U0339823

临床护理研究与护理管理

主编 宁雪玲 王 霞 吕延媛 李 艳
吕洪清 袁素玲 滕莲莲

黑龙江科学技术出版社
HEILONGJIANG SCIENCE AND TECHNOLOGY PRESS

图书在版编目（CIP）数据

临床护理研究与护理管理 / 宁雪玲等主编. -- 哈尔滨：黑龙江科学技术出版社，2023.2
ISBN 978-7-5719-1784-5

Ⅰ．①临… Ⅱ．①宁… Ⅲ．①护理学 Ⅳ．①R47

中国国家版本馆CIP数据核字（2023）第029018号

临床护理研究与护理管理
LINCHUANG HULI YANJIU YU HULI GUANLI

主　　编	宁雪玲　王　霞　吕延媛　李　艳　吕洪清　袁素玲　滕莲莲
责任编辑	陈兆红
封面设计	宗　宁
出　　版	黑龙江科学技术出版社
	地址：哈尔滨市南岗区公安街70-2号　邮编：150007
	电话：（0451）53642106　传真：（0451）53642143
	网址：www.lkcbs.cn
发　　行	全国新华书店
印　　刷	黑龙江龙江传媒有限责任公司
开　　本	787 mm×1092 mm　1/16
印　　张	29.75
字　　数	755千字
版　　次	2023年2月第1版
印　　次	2023年2月第1次印刷
书　　号	ISBN 978-7-5719-1784-5
定　　价	238.00元

编 委 会

主 编

宁雪玲　王　霞　吕延媛　李　艳
吕洪清　袁素玲　滕莲莲

副主编

桂　娴　刘　梅　鲍琳琳　孙　丹
李万洋　杜亚娟

编　委（按姓氏笔画排序）

于　爽（河南中医药大学人民医院/郑州人民医院）

王　霞（泗水县人民医院）

王芝英（山东省招远市张星中心卫生院）

宁雪玲（青岛市城阳区人民医院）

曲珊珊（烟台桃村中心医院）

吕延媛（临清市人民医院）

吕洪清（潍坊市第二人民医院）

朱蕊彦（河南中医药大学人民医院/郑州人民医院）

刘　梅（莱西市市立医院）

孙　丹（河南中医药大学人民医院/郑州人民医院）

杜亚娟（栖霞市庙后镇卫生院）

李　艳（临朐县海浮山医院）

李万洋（云南省精神病医院）

宋明月（河南中医药大学人民医院/郑州人民医院）

张亚菲（河南中医药大学人民医院/郑州人民医院）

周　波（十堰市人民医院/湖北医药学院附属人民医院）

袁素玲（寿光市精神卫生中心）

桂　娴（贵州中医药大学第一附属医院）

郭　倩（河南中医药大学人民医院/郑州人民医院）

曾凡敏（宜城市人民医院）

鲍琳琳（汶上县人民医院）

滕莲莲（烟台毓璜顶医院）

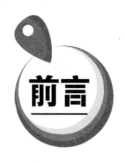

前言

　　护理学作为一门综合性应用学科，是以自然科学和社会科学理论为基础的，其任务是为人们生老病死这一生命现象的全过程提供全面、系统的护理服务。护理管理是医院管理的重要组成部分，如何实施科学有效的管理、改善护理系统的运行状态、提高运行效益，是护理管理研究的重大课题。发展中的现代护理学不仅要求临床护理人员熟练掌握临床各科室常见疾病护理的精要，还要求相关从业人员学习和掌握一定的人文社会科学知识和医学基础理论，从而为护理对象提供更加舒适、人性化的服务。因此，为了进一步规范临床护理人员的护理操作，有效提高基础护理质量，促进护理学科发展，从而更好地为患者提供高效优质的护理服务，编者参阅了国内外大量最新、最权威的文献，并结合自身的护理实践编写了《临床护理研究与护理管理》一书，希望本书能为护理学的发展贡献一份力量。

　　本书首先对护理学基础及护理管理进行了论述；然后从护理评估、护理目标、护理措施等方面阐述了临床各科室疾病；最后对门诊护理和介入护理进行了介绍。本书的编写是从临床护理工作的角度出发，在继承传统护理操作的基础上，结合目前护理的新知识、新技术、新方法，反映了临床护理的新进展。本书内容精练、全面、系统，资料新颖，重点突出，通俗易懂，具有较强的科学性和实用性，既可以对临床护士的工作进行科学规范和有效指导，也可作为医学院校学生的学习参考用书。

　　本书在编写过程中参考了许多专业书籍和文献，尽管编者付出了很大的努力，但由于其知识水平有限，书中难免有不足、疏漏及错谬之处，希望读者及专家同道予以指正。

《临床护理研究与护理管理》编委会
2022 年 11 月

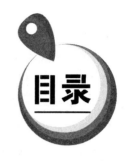

目录

第一章

护理学绪论

第一节　护理学发展史

一、护理学的形成

(一)人类早期的护理

最初的护理诞生于祖先自我防护本能的基础上,以自我护理和家庭护理为主。如用流水冲洗伤口,将烧热的石块置于患处,腹部不舒服时用手抚摸等。但对疾病和死亡,只能听之任之,无法救治,甚至把疾病看成是一种灾难。巫师用放血、冷水泼、念咒等方法祈求神灵帮助,减轻痛苦,治疗疾病。后来在征服自然的过程中,人类逐渐积累了大量的经验。中国、印度、埃及等文明古国,早期文化中就有按摩分娩、凉水降温、伤口包扎、泥湿敷、固定骨折、拔火罐等护理技术的记载。公元初年基督教兴起,教会对护理的影响长达1 000多年。教徒们在各地修建了医院,最初是用作收容徒步朝圣者的休息站,后来发展为治疗精神疾病、麻风病等疾病的医院及养老院。当时一切照顾工作均由妇女承担,虽然没有接受过专业训练,但她们工作认真,以温柔慈祥的母爱照顾着老人和病残者,这就是医疗护理的萌芽。

(二)中世纪的护理

中世纪欧洲的政治、经济、宗教迅速发展,战争频繁,疫病流行,这些因素对护理工作的发展起到了一定的促进作用。护理工作除大部分由修女担任外,还由一些自愿为贫病者服务的女性担任。她们虽然缺乏护理知识,又没有足够的护理设备,但以良好的道德品质为患者提供护理服务。当时的护理受宗教控制,医院条件很差,内科、外科甚至传染科患者都混住在一起,床位严重不足,晚上患者在床上、地板上轮流睡觉,交叉感染非常严重。

(三)文艺复兴与宗教改革时期的护理

公元1400年,意大利兴起的文艺复兴运动对欧洲的各行各业产生了深远的影响,西方国家将这段时期称为科学新发现时代。在此期间,医学也发展迅猛,摒弃了神话和迷信,治疗疾病有了新依据。文艺复兴后,护理逐渐摆脱了教会的控制,培训护理人员的机构相继成立,护理开始成为一种独立职业。但是在1517年发生宗教改革后,社会结构发生了很大变化。妇女地位低下,没有机会接受教育,担任护理工作的是那些找不到工作的人,甚至是女犯人。她们既无护理经验又未经过培训,也没有宗教热情,只能做一些仆役式的工作,而且服务态度差,导致了护理质量大大下降,护理的发展进入了历史上的黑暗时期。

(四)现代护理的诞生与南丁格尔的贡献

19世纪,随着社会文化、科学技术和医学技术的发展,护理工作者的社会地位有所改善,社会需要具有良好护理技术的护士。一些系统化培训护士的教育机构应运而生,玛丽·艾肯贺首先创立了爱尔兰慈善姐妹会。1836年德国牧师弗利德纳(1800—1864年)在凯撒斯威斯城成立了医院和女执事训练所,专门招收年满18周岁、身体健康、品德良好的年轻女性,进行3年的课程训练。训练的内容包括授课、医院实习、家庭访视,这就是最早的有组织的系统化的护理训练。佛罗伦斯·南丁格尔(1820—1910年)就曾在此接受过训练,弗利德纳共建立了32所女执事训练所,并著有《护理工作记录》一书。

佛罗伦斯·南丁格尔是历史上最负盛名的护士,被誉为护理学的鼻祖,现代护理学的创始人,她的贡献对护理学产生了深远的影响。南丁格尔重建了军中与民间的医院,发展了"通过改善环境,促进舒适和健康"的护理理念。1860年,在英国的圣托马斯医院创办了第一所护士学校,标志着近代护理的诞生。

南丁格尔1820年5月12日出生于意大利的佛罗伦斯,她的家庭是英国名门,所以她从小就接受了良好的教育。她曾就读于法国巴黎大学,精通英、法、德、意四国语言,具有较高的文化修养。受母亲的影响,南丁格尔善良、乐于助人,经常随父母参加慈善活动,她渐渐感受到训练有素的护士的重要性。1850年,南丁格尔冲破重重障碍,来到当时最好的护士训练基地——德国的凯撒斯威斯城学习,完成了长达32页的"莱茵河畔的凯撒斯威斯学校"一文。1851年,她又重返该校参加了3个月的护理训练班,并考察了英、法等国家的护理现状。1853年,在慈善委员会的赞助下,南丁格尔在伦敦哈雷街1号开设了第一所护士看护所,开始了护理生涯。

1854年,英法联军与沙俄发生战争,攻占了俄属克里米亚岛阿尔马河一带。当时英国的战地医院护理条件极差,大批浴血奋战的将士由于得不到恰当的护理而死亡。1854年10月南丁格尔被任命为"驻土耳其英国总医院妇女护士团团长",率38名护士抵达战地医院。通过改善供水条件、伤员饮食、个人卫生、医院环境等使伤病员的死亡率由50%降至2.2%。她工作细致、认真,每天晚上都提着油灯,不辞辛苦地巡视各个病房,伤病员深受感动,甚至亲吻她的身影,这就是著名的"石壁之吻"。1856年,战争结束后南丁格尔回到英国,英国政府奖励她44 000英镑的巨额奖金,但南丁格尔将其全部用于护理事业。瑞士银行家邓南在她的影响下,1864年在日内瓦成立了国际红十字会,帮助救治欧洲战场上的伤病员。南丁格尔编写的《健康和工作效率对英国军队医院管理的影响》对英国陆军医院的建设起了很大作用,她一生写了大量的论文、日记、报告、论著,最著名的是《医院札记》和《护理札记》,被认为是护理教育和医院管理的重要文献。1910年8月13日,南丁格尔于睡梦中安然长逝,享年90岁,她终身未嫁,将自己的一生奉献给护理事业。为了纪念南丁格尔的伟大贡献,国际护士会建立了南丁格尔基金,并把南丁格尔的诞辰日——5月12日定为"国际护士节"。

二、现代护理学的发展

护理学在从南丁格尔时代向科学事业的转化过程中发生了巨大的变化,已经由医学辅助学科发展为医学科学中具有独特功能的一门学科。现代护理学不仅形成了自己特有的理论和实践体系,而且正日益向深度和广度方向迈进,发展经历可分为3个阶段。

（一）以疾病为中心的护理阶段

以疾病为中心的护理阶段是现代护理学发展的初级阶段,从南丁格尔时代持续到20世纪中期,当时人们认为"健康就是没有疾病""有病就是不健康""疾病是由细菌或外伤引起的机体结构改变或功能异常"。此时期的护理特点是以疾病护理为中心,护士的工作主要是机械地执行医嘱和完成生活护理。护士工作给人的印象只是打针、发药,社会地位较低,护士自身成就感差。此阶段的护理理论体系发展不完善,但这也是人们在当时历史条件下对健康和疾病认识水平较低的产物。

（二）以患者为中心的护理阶段

20世纪30年代末,美籍奥地利理论生物学家贝塔朗菲提出了"系统论",接着美国心理学家马斯洛提出了"人的基本需要层次论",生态学家纽曼提出了"人和环境的相互关系论"。这些理论和学说的相继出现促使人们重新认识人类健康与心理、精神、社会、环境之间的关系。1948年,世界卫生组织提出了新的健康观,认为"健康不但是身体没有疾病,还要有完整的生理、心理状态和良好的社会适应能力"。这一概念的提出,强调了健康的全面性,为护理研究提供了广泛的领域。1955年,美国莉迪亚·霍尔提出了"护理程序",使护理有了科学的方法。20世纪60年代后出现的一些护理理论提出应重视人的整体性,人类的健康受生理、心理、社会、经济等多方面因素的影响。1977年,美国医学家恩格尔提出了"生物-心理-社会"医学模式。从此,护理发生了根本的变革,也相应地提出了满足患者"生物-心理-社会"需要的护理模式。护理工作从以疾病为中心转变为以患者为中心。护士工作不再是被动地执行医嘱和各种护理技术操作,而是根据患者的实际情况,合理应用护理程序,为患者提供护理照顾。患者由入院到出院由一位护士负责,包括入院介绍、制订护理计划、各种护理操作、护理病历书写、观察病情、心理护理、健康宣教、出院时的护理小结与评价等。实现了以患者为中心,运用现代护理技术来维护患者的身心健康,但此时的护理工作范围仍局限于患者,工作场所局限于医院。

（三）以人的健康为中心的护理阶段

随着生活水平的提高,人们观念的改变,疾病谱发生了很大的变化,常见的疾病由过去的传染病、营养不良转变为由生活习惯和生活方式不良导致的一系列疾病,如"两管一瘤",即心血管、脑血管和肿瘤。为了满足广大民众对卫生保健服务的需求,护理学发展到"以人的健康为中心"的护理阶段。此期的护理对象由患者扩展到全体人类,护理过程从健康扩展到疾病的全过程,护理场所由医院扩展到所有有人的地方。

三、我国护理学的发展

（一）祖国医学与护理

我国古代的护理历史悠久,在祖国古代的医学中早已存在,只是一直处于医、护、药不分的状态,从重视疾病的"三分治,七分养"中,不难看出护理在古代医学中的重要性。在大量的医学典籍和历代名医传记里,保留着护理理论和技术的记载,如饮食调护、口腔护理、冰块降温、急救、功能锻炼、消毒隔离、疾病预防等,其中相当一部分内容对现代护理仍具有指导意义。

西汉完成的《黄帝内经》是我国现存的最早的医学经典著作,它强调热病的反复与饮食调节的关系、自然环境和气候变化的关系,并指出了饮食必须多样化,着重强调加强自身防御的重要性。如提出了"上工救其萌芽""肾病勿食盐""怒伤肝,喜伤心……""圣人不治已病治未病"等防病和早治的思想。《本草衍义》中提出了与现代饮食护理相关的观点,在食盐与肾病的关系中指

3

出"水肿者宜全禁之"。春秋末年,齐国的扁鹊提出了"切脉、望色、听声、写形、言病之所在",总结了观察疾病的方法和意义。三国时期外科鼻祖华佗创编了强身健体的"五禽戏",唐代杰出的医药家孙思邈创造了葱管导尿法,东汉末年的名医张仲景发明了猪胆汁灌肠术、人工呼吸和舌下给药法。明代胡正心提出用蒸汽消毒处理传染病患者的衣物,当时还采用焚烧艾叶、喷洒雄黄酒等空气消毒法。这些宝贵的经验和方法是历代先人智慧的结晶,为我国近代护理事业的发展奠定了坚实的基础。

(二)中国近代护理发展史

我国近代护理开始于鸦片战争前后,带有浓厚的欧美式宗教色彩,当时外国的传教士、医师可以自由出入我国,他们除建教堂外,还开办了医院、学校。1820年,英国医师开始在澳门开设诊所。1835年,英国传教士巴克尔在广州开设了第一所西医医院(即现在的广州孙逸仙纪念医院)。两年后,该医院以短训班的方式培训护理人员。1884年美国大学妇女联合会派到中国的第一位护士麦克尼在上海妇孺医院推行"南丁格尔"护理制度,她是最早来华的西方护士。1888年,美国的约翰逊女士在福州创办了第一所护士学校。1900年以后中国各大城市建立了许多教会医院并附设了护士学校,逐渐形成了护理专业队伍。据记载,1900-1915年,英美教会所开办的护士学校有36所,到1915年时外国教会在中国开设的基督教会医院及诊所共330所,外国医师有383名,外国护士112名。同时在培养护士方面发展迅速,其中包括培训男护士,主要承担骨科、手术室、泌尿外科等工作,非常受欢迎。在当时的北京同仁医院、湖北普爱医院等10多家医院均有男护士。1909年,中国护理界的群众学术团体"中华护士会"在江西牯岭成立。1937年改为中华护士学会,1964年改为中华护理学会。1912年,中华护士会成立了护士教育委员会,开始负责全国护士的注册工作。1920年中华护士会创刊《中华护士季报》,这是我国护理的第一本综合性刊物。1921年,北京协和医学院开办高等护理教育,学制4~5年,五年制的学生毕业时授予理学学士学位。1932年,我国第一所由政府开办的中央高级护士职业学校在南京成立。1934年,教育部成立护士教育专门委员会,将护士教育改为高级护士职业教育,招收高中毕业生,学制3~4年,护士教育逐渐被纳入国家正式教育系统。1950年,北京协和医学院与东吴大学、燕京大学、岭南大学、齐鲁大学、金陵女子文理学院等合办了五年制高等护理教育,培养了一批护理精英,主要从事护理教学、护理管理、护理研究、临床护理等工作。在军队里,护理工作备受党和中央政府的重视。1928年,在井冈山的五井地区创建了具有历史意义的红军医院。1931年,在江西开办了中央红色护士学校。1932年,创建了我军第一所军医学校,并在长征开始前培训了300名看护生。长征期间,看护生创造了永垂千古的功绩,成为我国护理工作者及全国人民的宝贵精神财富。1941年,在延安成立了中华护士学会延安分会,毛泽东同志曾先后为护理工作亲笔题词"护士工作有很大的政治重要性""尊重护士、爱护护士"。

(三)中国现代护理的成就

中华人民共和国成立以后,我国的护理工作进入了新的发展阶段,改革开放再次推动了护理事业的发展。

1.护理教育迅猛发展

1950年,我国将护理教育列为中等专业教育,纳入了正规教育系统,从此,有了全国统一的护士教材和教育计划。1988年,我国首届护理本科生在天津医学院毕业。1992年北京开始了护理硕士研究生教育。1996年,中国协和医科大学成立了护理学院。从20世纪80年代起,各个地区开展了各种形式的护理成人教育。现在部分医学院校已经开设了护理博士教育,完善了中专、大专、本科、硕士、博士5个层次的护理教育体系。1997年,中华护理学会在无锡召开护理继续教育座谈会,制定了继续教育法规。目前,我国已经实现了护理终身教育,护理人才结构发展合理。

2.护理专业水平不断提高

在20世纪50年代初,我国创造并推广了无痛注射法,完善了无痛分娩法。近年来专科护理发展迅猛,如显微外科、营养疗法、器官移植、造口护理、大面积烧伤、重症监护等专科护理技术逐步完善,专科护士深受欢迎。护理设施不断更新,护理质量不断提高。

3.护理学术活动频繁

1977年中华护理学会和各地分会相继恢复,多次召开各种全国性的、地方性的护理学术经验交流会、专题学习班、研讨会等。1954年创刊的《护理杂志》于1977年7月复刊,1981年改名为《中华护理杂志》。同时《国外医学护理杂志》《实用护理杂志》《护理学杂志》《护士进修杂志》等10多种护理杂志如雨后春笋般出现。中华护理学会多次与美国、日本、澳大利亚、加拿大等国家的护理学会联合召开国际护理学术会议,互派专家、学者讲学和参观访问。1985年,全国护理中心在北京成立,取得了世界卫生组织对我国护理学科发展的支持。

4.护理管理体制逐步健全

我国卫生部(现国家卫健委)设立了护理处,负责统筹全国的护理工作,制定有关政策法规。各省、市、自治区卫生厅(局)在医政处下设专职护理管理干部,负责协调管辖范围内的护理工作。各医院护理部健全了护理管理体制,以保证护理质量。1979年国务院批准卫生部颁发的《卫生技术人员职称及晋升条例(试行)》明确规定了护理专业人员的高级、中级、初级职称。1993年卫生部颁发了第一个关于护士执业和注册的部长令和《中华人民共和国护士管理办法》。1995年在全国举行了首次护士执业考试,经考试合格获执业证书方可申请注册,护理管理步入了法制化道路。

5.护士的社会地位不断提高

1981年5月,在北京召开了首都护理界座谈会,号召全社会都来尊重护士、爱护护士。1986年在南京召开了全国首届护理工作会议,增设了护龄津贴,并对从事护理工作30年以上的护士颁发"荣誉证书"和"证章"。南丁格尔奖章是红十字国际委员会设立的护理界国际最高荣誉奖,1983年我国首次参加了第29届南丁格尔奖章评选,到2009年的第42届为止,我国先后有48名优秀护理工作者获此殊荣。

(袁素玲)

第二节　护理学的范畴

一、护理学的理论范畴

(一)护理学研究的对象

护理学的研究对象随学科的发展而不断变化。从研究单纯的生物人向研究整体的人、社会的人转化。

(二)护理学与社会发展的关系

护理学与社会发展的关系体现在研究护理学在社会中的作用、地位和价值,研究社会对护理学发展的促进和制约因素。如老年人口增多使老年护理专业得到重视;慢性疾病患者增多使社区护理迅速发展;信息高速公路的建成使护理工作效率得以提高,也使护理专业向着网络化、信息化迈出了坚实的步伐。

(三)护理专业知识体系

护理专业知识体系是专业实践能力的基础。自20世纪60年代后,护理界开始致力于发展护理理论与概念模式,并将这些理论用于指导临床护理实践,对提高护理质量、改善护理服务起到了积极作用。

(四)护理交叉学科和分支学科

护理学与自然科学、社会科学、人文科学等多学科相互渗透,在理论上相互促进,在方法上相互启迪,在技术上相互借用,形成许多新的综合型、边缘型的交叉学科和分支学科,从而在更大范围内促进了护理学科的发展。

二、护理学的实践范畴

(一)临床护理

临床护理服务的对象是患者,临床护理包括基础护理和专科护理。

1.基础护理

基础护理是指以护理学的基本理论、基本知识和基本技能为基础,结合患者生理、心理特点和治疗康复的需求,满足患者的基本需要。如基本护理技能操作、口腔护理、饮食护理、病情观察等。

2.专科护理

专科护理是指以护理学及相关学科理论为基础,结合各专科患者的特点及诊疗要求,为患者提供护理。如各专科患者的护理、急救护理等。

(二)社区护理

社区护理是借助有组织的社会力量,将公共卫生学和护理学的知识与技能相结合,以社区人群为服务对象,对个人、家庭和社区提供促进健康、预防疾病、早期诊断、早期治疗、减少残障等服务,提高社区人群的健康水平。社区的护理实践属于全科性质,是针对整个社区人群实施连续及动态的健康服务。

(三)护理管理

护理管理是为了提高人们的健康水平,系统地利用护士的潜在能力、其他相关人员或设备、环境和社会活动的过程。护理管理是运用管理学的理论和方法,对护理工作的诸多要素(人、物、财、时间、信息等)进行科学的计划、组织、指挥、协调和控制,以确保护理服务正确、及时、安全、有效。

(四)护理研究

护理研究是推动护理学科发展,促进护理理论、知识、技能更新的有效措施。护理研究是用科学的方法探索未知,回答和解决护理领域的问题,直接或间接地指导护理实践的过程。护理研究多以人为研究对象。

（五）护理教育

护理教育是以护理学和教育学理论为基础,有目的地培养护理人才,以适应医疗卫生服务和护理学科发展的需要。护理教育分为基本护理教育、毕业后护理教育和继续护理教育三大类。基本护理教育包括中专教育、专科教育和本科教育;毕业后护理教育包括研究生教育、规范化培训;继续护理教育是对从事护理工作的在职人员提供以学习新理论、新知识、新技术、新方法为目的的终身教育。

（袁素玲）

第三节　护理的概念

一、护理的定义

护理英文名为"nursing",原意为抚育、扶助、保护、照顾幼小等。自1860年南丁格尔开创现代护理新时代至今,护理的定义已经发生了深刻的变化。

南丁格尔认为"护理既是艺术,又是科学""护理应从最小限度地消耗患者的生命力出发,使周围环境保持舒适、安静、美观、整洁、空气新鲜、阳光充足、温度适宜,此外还有合理地调配饮食""护理的主要功能在于维护人们良好的状态,协助他们免于疾病,达到他们最高可能的健康水平"。

美国护理学家韩德森认为,"护士的独特功能是协助患病的或者健康的人,实施有利于健康、健康的恢复或安详死亡等活动。这些活动,在个人拥有体力、意愿与知识时,是可以独立完成的,护理也就是协助个人尽早不必依靠他人来执行这些活动"。

美国护士协会(ANA)对护理的简明定义为"护理是诊断和处理人类对现存的和潜在的健康问题的反应"。此定义的内涵反映了整体护理概念。从1860年南丁格尔创立第一所护士学校以来,护理已经发展成为一门独立的学科与专业。护理概念的演变体现了人类对护理现象的深刻理解,是现代护理观念的体现。

护理是人文科学(艺术科学)和自然科学的结合。护理是护士与患者之间互动的过程。照顾是护理的核心。护理通过应用护理程序进行实践,通过护理科研不断提高。总体说来,护理起到了满足患者的各种需要,协助患者达到独立,教育患者,增进患者应对及适应的能力,寻求更健康的行为,达到完美的健康状态,为个人、家庭、群体及社会提供整体护理的作用。

二、护理的基本概念

护理有4个最基本的概念,对护理实践产生重要的影响并起决定性的作用。它们是以下几方面:人、环境、健康、护理。这4个概念的核心是人,即护理实践是以人为中心的活动。缺少上述任何一个要素,护理就不可能成为一门独立的专业。

（一）人的概念

人是生理、心理、社会、精神、文化的统一整体,是动态的又是独特的。根据一般系统理论原则,人作为自然系统中的一个次系统,是一个开放系统,在不断与环境进行能量、物质、信息的交换。人的基本目标是保持机体的平衡,也就是机体内部各次系统间和机体与环境间的平衡。

护理的对象是人,既包括个人、家庭、社区和社会4个层面,也包括从婴幼儿到老年的整个年龄段。

(二)环境的概念

人类的一切活动都离不开环境,环境的质量与人类的健康有着密切关系。环境是人类生存或生活的空间,包括与人类的一切生命活动有着密切关系的各种内、外环境。机体内环境的稳态主要依靠各种调节机制(如神经系统和内分泌系统的功能)以自我调整的方式来控制和维持。外环境可分为自然环境和社会环境。自然环境是指存在于人类周围自然界中的各种因素的总和,它是人类及其他一切生物赖以生存和发展的物质基础,如空气、水、土壤和食物等自然因素。社会环境是人为的环境,是人们为了提高物质和文化生活而创造的环境。社会环境中同样有危害健康的各种因素,如人口的超负荷、文化教育落后、缺乏科学管理、社会上医疗卫生服务不完善等。此外,与护理专业有关的环境还包括治疗性环境。治疗性环境是专业人员在以治疗为目的的前提下创造的一个适合患者恢复身心健康的环境。治疗性环境主要考虑两个主要因素:安全和舒适。考虑患者的安全,这就要求医院在建筑设计、设施配置及治疗护理过程中预防意外的发生,如设有防火装置、紧急供电装置、配有安全辅助用具(如轮椅、床栏、拐杖等)、设立护理安全课程等;此外,医院还要建立院内感染控制办公室,加强微生物安全性的监测和管理。舒适既来源于良好的医院物理环境(如温度、湿度、光线、噪声等),也来源于医院内工作人员优质的服务和态度。

人类与环境是互相依存、互相影响、对立统一的整体。人类的疾病大部分由环境中的致病因素引起。人体对环境的适应能力,因年龄、神经类型、健康状况的不同而有很大的差别,所以健康的体魄是保持机体与外界环境平衡的必要条件。人类不仅需要有适应环境的能力,更要有能够认识环境和改造环境的能力,使两者处于互相适应和互相协调的平衡关系之中,使环境向着对人类有利的方向发展。

(三)健康的概念

健康不仅是没有躯体上的疾病,而且要保持稳定的心理状态和具有良好的社会适应能力及良好的人际交往能力。每个人对健康有不同的理解和感知。健康程度还取决于个人对健康、疾病的经历及个人对健康的认识存在的差别。健康和疾病很难找到明显的界限,健康与疾病可在个体身上并存。

(四)护理的概念

护理是诊断和处理人类对现存和潜在健康问题的反应。护理有利于增进健康、预防疾病,有利于疾病的早期发现、早期诊断、早期治疗,通过护理、调养达到康复。护理的对象是人,人是一个整体,其疾病与健康受着躯体、精神和社会因素的影响。因此,在进行护理时,必须以患者为中心,为患者提供全面、系统、整体的身心护理。

(袁素玲)

第四节 护理的理念

护理的理念是指护理人员对护理的信念、理想和所认同的价值观。护理的理念可以影响护理专业的行为及护理品质。随着医学模式的转变,护理改革不断深入及人们对健康需求的不断提高,护理的理念也在不断更新和发展。

一、整体护理的理念

整体护理的理念,是以人为中心,以现代护理观为指导,以护理程序为基础框架,并且把护理程序系统化地运用到临床护理和护理管理中去的指导思想。在整体护理的理念指导下,护理人员应以服务对象为中心,根据其需要和特点,提供包含服务对象生理、心理、社会等多方面的深入、细致、全面的帮助和照顾,从而解决服务对象的健康问题。整体护理不仅要求护理人员要对人的整个生命过程提供照顾,还要关注健康－疾病全过程并提供护理服务;并且要求护理人员要对整个人群提供服务。可以说,整体护理进一步充实和改变了护理研究的方向和内容,同时拓展了护理服务的范围,也有助于建立新型的护患关系。

二、以人为本的理念

以人为本在本质上是一种以人为中心,对人存在的意义、人的价值及人的自由和发展珍视和关注的思想。在护理实践中,体现在对患者的价值,即对患者的生命与健康、权利和需求、人格和尊严的关心和关注上。护理人员应该尊重患者的生命,理解患者的信仰、习惯、爱好、人生观、价值观,努力维护患者的人格和尊严,公正地看待每一位患者,维护患者合理的医疗保健权利,承认患者的知情权和选择权等。

三、优质护理服务的理念

优质护理是以患者为中心,强化基础护理,全面落实护理责任制,深化护理专业内涵,整体提升护理服务水平的护理理念。优质护理旨在倡导主动服务、感动服务、人性化服务,营造温馨、安全、舒适、舒心的就医环境,把爱心奉献给患者,为患者提供全程优质服务。称职、关怀、友好的态度、提供及时的护理是优质护理的体现。患者对护士所提供的护理服务的满意程度是优质护理的一种评价标准。优质护理既是医院的一种形象标志,也是指导护士实现护理目标,取得成功的关键所在。

在卫生事业改革发展的今天,面对患者的多种需求,护理人员只有坚持优质护理服务理念,从人的"基本需要"出发,实行人性化、个性化的优质护理服务,力争技术上追求精益求精,服务上追求尽善尽美,信誉上追求真诚可靠,才能锻造护理服务品牌,不断提高护理服务质量,提高患者的满意度。

(袁素玲)

第二章

护 理 程 序

第一节 概 述

护理程序是一种系统而科学地安排护理活动的工作方法,目的是确认和解决护理对象对现存或潜在健康问题的反应。它是指在护理服务活动中,通过一系列有目的、有计划、有步骤的行动,为护理对象提供生理、心理、社会、文化及发展的整体护理。

一、护理程序的特征

护理程序作为护理人员照顾护理对象的独特工作方法,具有以下几个方面的特征。

(一)个体性

根据患者的具体情况和需求设计护理活动,满足不同患者的需求。

(二)目标性

以识别及解决护理对象的健康问题,及对健康问题的反应为特定目标,全面计划及组织护理活动。

(三)系统性

以系统论为理论框架,指导护理工作的各个步骤系统而有序地进行,每一项护理活动都是系统中的一个环节,保证了护理活动的连续性。

(四)连续性

不限于某特定时间,而是随着护理对象反应的变化随时进行。

(五)科学性

综合了现代护理学的理论观点和其他学科的相关理论,如控制论、需要论等学说为理论基础。

(六)互动性

在整个过程中,护理人员与护理对象、同事、医师及其他人员密切合作,以全面满足服务对象的需要。

(七)普遍性

护理程序适合在任何场所、为任何护理服务对象安排护理活动。

二、护理程序的理论基础

护理程序在现代护理理论基础上产生,通过一系列目标明确的护理活动为服务对象的健康服务,可作为框架运用到面向个体、家庭和社区的护理工作中。相关的理论基础主要包括一般系统论、需要层次论、生长发展理论、应激适应理论、沟通理论等,具体见表 2-1。

表 2-1　护理程序的理论基础与应用

理论	应用
一般系统论	理论框架、思维方法、工作方法
需要层次论	指导分析资料、提出护理问题
生长发展理论	制定计划
应激适应理论	确定护理目标、评估实施效果
沟通理论	收集资料、实施计划、解决问题过程

三、护理程序的步骤

护理程序由评估、诊断、计划、实施和评价 5 个步骤组成,这 5 个步骤之间相互联系,互为影响(见图 2-1)。

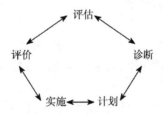

图 2-1　护理程序模式图

(一)护理评估

护理评估是护理程序的第 1 步,收集护理对象生理、心理、社会方面的健康资料并进行整理分析,以发现和确认服务对象的健康问题。

(二)护理诊断

在评估基础上确定护理诊断,以描述护理对象的健康问题。

(三)护理计划

对如何解决护理诊断涉及的健康问题作出决策,包括排列护理诊断顺序、确定预期目标、制定护理措施和书写护理计划。

(四)护理实施

即按照护理计划执行护理措施的活动。

(五)护理评价

即将护理对象对护理的反应与预期目标进行比较,根据预期目标达到与否,评定护理计划实施后的效果。必要时,应重新评估服务对象的健康状况,引入护理程序的下一个循环(见图 2-1)。

(宁雪玲)

第二节 护理评估

护理评估是有目的、有计划、有步骤地收集有关护理对象生理、心理、社会文化和经济等方面的资料,对此进行整理与分析,以判断服务对象的健康问题,为护理活动提供可靠的依据。具体包括收集资料、整理资料和分析资料3个部分。

一、收集资料

(一)资料的来源

1.直接来源

护理对象本人,是第一资料来源也是主要来源。

2.间接来源

(1)护理对象的重要关系人,也就是社会支持性群体,包括亲属、关系亲密的朋友、同事等。

(2)医疗活动资料,如既往实验室报告、出院小结等健康记录。

(3)其他医护人员、放射医师、化验师、药剂师、营养师、康复师等。

(4)护理学及其他相关学科的文献等。

(二)资料的内容

在收集资料的过程中,各个医院均有自己设计的收集资料表,无论依据何种框架,基本内容主要包括一般资料、生活状况及自理程度、健康检查及心理社会状况等。

1.一般资料

一般资料包括患者姓名、性别、出生日期、出生地、职业、民族、婚姻、文化程度、住址等。

2.现在的健康状况

现在的健康状况包括主诉、现病史、入院方式、医疗诊断及目前用药情况。目前的饮食、睡眠、排泄、活动、健康管理等日常生活形态。

3.既往健康状况

既往健康状况包括既往史、创伤史、手术史、家族史、有无过敏史、有无传染病。既往的日常生活形态、烟酒嗜好、女性还包括月经史和婚育史。

4.护理体检

护理体检包括体温、脉搏、呼吸、血压、身高、体重、生命体征、各系统的生理功能及有无疼痛、眩晕、麻木、瘙痒等,有无感觉(视觉、听觉、嗅觉、味觉、触觉)异常,有无思维活动、记忆能力、认知感受等障碍。

5.实验室及其他辅助检查结果

实验室及其他辅助检查结果包括最近进行的辅助检查的客观资料,如实验室检查、X线检查、病理检查等。

6.心理方面的资料

心理方面的资料包括对疾病的认知和态度、康复的信心,病后情绪、心理感受、应对能力等变化。

7.社会方面的资料

社会方面的资料包括就业状态、角色问题和社交状况;有无重大生活事件,支持系统状况等;有无宗教信仰;享受的医疗保健待遇等。

(三)资料的分类

1.按照资料的来源划分

资料包括主观资料和客观资料。主观资料指患者对自己健康问题的体验和认识。包括患者的知觉、情感、价值、信念、态度、对个人健康状态和生活状况的感知。主观资料的来源可以是患者本人,也可以是患者家属或对患者健康有重要影响的人。客观资料指检查者通过观察、会谈、体格检查和实验等方法得到或被检测出的有关患者健康状态的资料。客观资料获取是否全面和准确主要取决于检查者是否具有敏锐的观察能力及丰富的临床经验。

当护理人员收集到主观资料和客观资料后,应将两方面的资料加以比较和分析,可互相证实资料的准确性。

2.按照资料的时间划分

资料包括既往资料和现时资料。既往资料是指与服务对象过去健康状况有关的资料,包括既往病史、治疗史、过敏史等。现时资料是指与服务对象现在发生疾病有关的状况,如现在的体温、脉搏、呼吸、血压、睡眠状况等。

护理人员在收集资料时,需要将既往资料和现时资料结合起来分析。

(四)收集资料的方法

1.观察

观察是指护理人员运用视、触、叩、听、嗅等感官获得患者、家属及患者所处环境的信息并进行分析判断,是收集有关服务对象护理资料的重要方法之一。观察贯穿在整个评估过程中,可以与交谈同时进行。护理人员应及时、敏锐、连续的对服务对象进行观察,如患者出现面容痛苦、呈强迫体位,就提示患者是否有疼痛,由此进一步询问持续时间、部位、性质等。观察作为一种技能,护理人员在实践中需要不断培养和锻炼,以期得到发展和提高。

2.交谈

护患之间的交谈是一种有目的的医疗活动,使护理人员获得有关患者的资料和信息。一般可分为以下几种。

(1)正式交谈:是指事先通知患者,有目的、有计划的交谈,如入院后的采集病史。

(2)非正式交谈:是指护理人员在日常护理工作中与患者随意自然的交谈,不明确目的,不规定主题、时间,是一种"开放式交流",以便及时了解服务对象的真实想法和心理反应。

交谈时护理人员应注意沟通技巧的运用,对一些敏感性话题应注意保护患者的隐私。

3.护理体检

护理人员运用体检技能,为护理对象进行系统的身体评估,获取与护理有关的生命体征、身高、体重等,以便收集与护理诊断、护理计划有关的患者方面的资料,及时了解病情变化和发现护理对象的健康问题。

4.阅读

阅读包括查阅护理对象的医疗病历(门诊和住院)、各种护理记录及实验室和辅助检查结果,及有关文献等。也可以用心理测量及评定量表对服务对象进行心理社会评估。

二、整理资料

为了避免遗漏和疏忽相关和有价值的资料,得到完整全面的资料,常依据某个护理理论模式设计评估表格,护理人员依据表格全面评估,整理资料。

(一)按戈登(Gordon)的功能性健康形态整理分类

1.健康感知-健康管理形态

健康感知-健康管理形态指服务对象对自己健康状态的认识和维持健康的方法。

2.营养代谢形态

营养代谢形态包括食物的利用和摄入情况。如营养、液体、组织完整性、体温调节及生长发育等的需求。

3.排泄形态

排泄形态主要指肠道、膀胱及皮肤的排泄状况。

4.活动-运动形态

活动-运动形态包括运动、活动、休闲与娱乐状况。

5.睡眠-休息形态

睡眠-休息形态指睡眠、休息及精神放松的状况。

6.认知-感受形态

认知-感受形态包括与认知有关的记忆、思维、解决问题和决策及与感知有关的视、听、触、嗅等功能。

7.角色-关系形态

家庭关系、社会中角色任务及人际关系的互动情况。

8.自我感受-自我概念形态

自我感受-自我概念形态指服务对象对于自我价值与情绪状态的信念与评价。

9.性-生殖形态

性-生殖形态主要指性发育、生殖器官功能及对性的认识。

10.应对-压力耐受形态

应对-压力耐受形态指服务对象压力程度、应对与调节压力的状况。

11.价值-信念形态

价值-信念形态指服务对象的思考与行为的价值取向和信念。

(二)按马斯洛(Maslow)需要层次进行整理分类

1.生理需要

体温 39 ℃,心率 120 次/分,呼吸 32 次/分,腹痛等。

2.安全的需要

对医院环境不熟悉,夜间睡眠需开灯,手术前精神紧张,走路易摔倒等。

3.爱与归属的需要

患者害怕孤独,希望有亲友来探望等。

4.尊重与被尊重的需要

如患者说:"我现在什么事都不能干了""你们应该征求我的意见"等。

5.自我实现的需要

担心住院会影响工作、学习,有病不能实现自己的理想等。

(三)按北美护理诊断协会(NANDA)的人类反应形态分类

1.交换

交换包括营养、排泄、呼吸、循环、体温、组织的完整性等。

2.沟通

沟通主要指服务对象与人沟通交往的能力。

3.关系

关系指社交活动、角色作用和性生活形态等项目。

4.价值

价值包括个人的价值观、信念、宗教信仰、人生观及精神状况。

5.选择

选择包括个人的应对能力、判断能力及寻求健康所表现的行为。

6.移动

移动包括身体活动能力、休息、睡眠、娱乐及休闲状况,日常生活自理能力等。

7.感知

感知包括自我概念,感知和意念。

8.知识

知识包括对健康的认知能力、学习状况及思考过程。

9.感觉

感觉包括个人的舒适、情感和情绪状况。

三、分析资料

(一)检查有无遗漏

将资料进行整理分类之后,应仔细检查有无遗漏,并及时补充,以保证资料的完整性及准确性。

(二)与正常值比较

收集资料的目的在于发现护理对象的健康问题。因此,护理人员应掌握常用的正常值,将所收集到的资料与正常值进行比较,并在此基础上进行综合分析,以发现异常情况。

(三)评估危险因素

有些资料虽然目前还在正常范围,但是由于存在危险因素,若不及时采取预防措施,以后很可能会出现异常,损害服务对象的健康。因此,护理人员应及时收集资料评估这些危险因素。

护理评估通过收集服务对象的健康资料,对资料进行组织、核实和分析,确认服务对象对现存的或潜在的健康问题或生命过程的反应,为作出护理诊断和进一步制定护理计划奠定了基础。

四、资料的记录

(一)原则

书写全面、整洁、简练、流畅,客观资料运用医学术语,避免使用笼统、模糊的词,主观资料尽量引用护理对象的原话。

(二)记录格式

根据资料的分类方法,根据各医院,甚至各病区的特点自行设计,多采用表格式记录。与患者第一次见面收集到的资料记录称入院评估,要求详细、全面,是制定护理计划的依据,一般要求入院后 24 小时内完成。住院期间根据患者病情天数,每天或每班记录,反映了患者的动态变化,用以指导护理计划的制定、实施、评价和修订。

(宁雪玲)

第三节　护理诊断

护理诊断是护理程序的第 2 个步骤,是在评估的基础上对所收集的健康资料进行分析,从而确定服务对象的健康问题及引起健康问题的原因。护理诊断是一个人生命过程中的生理、心理、社会文化发展及精神方面健康状况或问题的一个简洁、明确的说明,这些问题都是属于护理职责范围之内,能够用护理的方法解决的问题。

一、护理诊断的概念

1990 年,北美护理诊断协会(NANDA)提出并通过了护理诊断的定义:护理诊断是关于个人、家庭、社区对现存或潜在的健康问题及生命过程反应的一种临床判断,是护理人员为达到预期的结果选择护理措施的基础,这些预期结果应能通过护理职能达到。

二、护理诊断的组成部分

护理诊断有 4 个组成部分:名称、定义、诊断依据和相关因素。

(一)名称

名称是对服务对象健康状况的概括性的描述。应尽量使用 NANDA 认可的护理诊断名称,以有利于护理人员之间的交流和护理教学的规范。常用改变、受损、缺陷、无效或低效等特定描述语。例如,便秘;有皮肤完整性受损的危险。

(二)定义

定义是对名称的一种清晰的、正确的表达,并以此与其他诊断相鉴别。一个诊断的成立必须符合其定义特征。有些护理诊断的名称虽然十分相似,但仍可从定义中发现彼此的差异。例如,"压力性尿失禁"的定义是"个人在腹内压增加时立即无意识地排尿的一种状态""反射性尿失禁"的定义是"个体在没有要排泄或膀胱胀满的感觉下可以预见的不自觉地排尿的一种状态"。虽然两者都是尿失禁,但前者的原因是腹内压增高,后者的原因是无法抑制的膀胱收缩。因此,确定诊断时必须认真区别。

(三)诊断依据

诊断依据是作出护理诊断的临床判断标准。诊断依据常常是患者所具有的一组症状和体征,及有关病史,也可以是危险因素。对于潜在的护理诊断,其诊断依据则是原因本身(危险因素)。

诊断依据依其在特定诊断中的重要程度分为主要依据和次要依据。

1.主要依据

主要依据是指形成某一特定诊断所应具有的一组症状和体征及有关病史,是诊断成立的必要条件。

2.次要依据

次要依据是指在形成诊断时,多数情况下会出现的症状、体征及病史,对诊断的形成起支持作用,是诊断成立的辅助条件。

例如,便秘的主要依据是"粪便干硬,每周排大便不到 3 次",次要依据是"肠鸣音减少,自述肛门部有压力和胀满感,排大便时极度费力并感到疼痛,可触到肠内嵌塞粪块,并感觉不能排空"。

(四)相关因素

相关因素是指造成服务对象健康状况改变或引起问题产生的情况。常见的相关因素包括以下几个方面。

1.病理生理方面的因素

指与病理生理改变有关的因素。例如,"体液过多"的相关因素可能是右心衰竭。

2.心理方面的因素

指与服务对象的心理状况有关的因素。例如,"活动无耐力"可能是由疾病后服务对象处于较严重的抑郁状态引起。

3.治疗方面的因素

指与治疗措施有关的因素(用药、手术创伤等)。例如,"语言沟通障碍"的相关因素可能是使用呼吸机时行气管插管。

4.情景方面的因素

指环境、情景等方面的因素(陌生环境、压力刺激等)。例如,"睡眠形态紊乱"可能与住院后环境改变有关。

5.年龄因素

指在生长发育或成熟过程中与年龄有关的因素。如婴儿、青少年、中年、老年各有不同的生理、心理特征。

三、护理诊断与合作性问题及医疗诊断的区别

(一)合作性问题——潜在并发症

在临床护理实践中,护理人员常遇到一些无法完全包含在 NANDA 制定的护理诊断中的问题,而这些问题也确实需要护理人员提供护理措施。因此,1983 年,Lynda Juall Carpenito 提出了合作性问题的概念。她把护理人员需要解决的问题分为两类:一类经护理人员直接采取措施可以解决,属于护理诊断;另一类需要护理人员与其他健康保健人员尤其是医师共同合作解决,属于合作性问题。

合作性问题需要护理人员承担监测职责,及时发现服务对象身体并发症的发生和情况的变化,但并非所有并发症都是合作性问题。有些可通过护理措施预防和处理,属于护理诊断;只有护理人员不能预防和独立处理的并发症才是合作性问题。合作性问题的陈述方式是"潜在并发症:××××"。如"潜在并发症:脑出血"。

(二)护理诊断与合作性问题及医疗诊断的区别

1.护理诊断与合作性问题的区别

护理诊断是护理人员独立采取措施能够解决的问题;合作性问题需要医师、护理人员共同干预处理,处理决定来自医护双方。对合作性问题,护理措施的重点是监测。

2.护理诊断与医疗诊断的区别

明确护理诊断和医疗诊断的区别对区分护理和医疗两个专业、确定各自的工作范畴和应负的法律责任非常重要。两者主要区别见表 2-2。

表 2-2　护理诊断与医疗诊断的区别

项目	护理诊断	医疗诊断
临床判断的对象	对个体、家庭、社会的健康问题/生命过程反应的一种临床判断	对个体病理生理变化的一种临床判断
描述的内容	描述的是个体健康问题的反应	描述的是一种疾病
决策者	护理人员	医疗人员
职责范围	在护理职责范围内进行	在医疗职责范围内进行
适应范围	适用于个体、家庭、社会的健康问题	适用于个体的疾病
数量	往往有多个	一般情况下只有一个
是否变化	随病情的变化而变化	一旦确诊则不会改变

四、护理诊断的分类方法及标准

(一)按照护理诊断或健康所处的状态来分类

可分为现存的、潜在的、健康的和综合的几种类型。

1.现存的护理诊断

现存的护理诊断是指服务对象评估时正感到的不适或存在的反应。书写时,通常将"现存的"省略。例如,"清理呼吸道无效"和"焦虑"即为现存的护理诊断。

2.潜在的护理诊断

潜在的护理诊断是指服务对象目前尚未发生问题,但因为有危险因素存在,若不进行预防处理就一定会发生的问题。用"有……的危险"进行描述,如"有感染的危险"即为潜在的护理诊断。

3.健康的护理诊断

健康的护理诊断描述的是个人、家庭或社区人群具有的能进一步提高健康水平的临床判断。例如,"母乳喂养有效"。

4.综合的护理诊断

综合的护理诊断是指一组由某种特定的情境或事件所引起的现存的或潜在的护理诊断。

5.可能的护理诊断

可能的护理诊断是指已有资料支持这一诊断的提出,但是目前能明确该诊断的资料尚不充分,需要进一步收集资料以确认或排除该护理诊断。

(二)确定护理诊断时究竟依据何种标准,哪些诊断可以得到医护人员的普遍认可

目前,我国普遍使用的是北美护理诊断协会(NANDA)的分类体系。包括以人类反应形态的分类体系和功能性健康形态分类体系。

1.人类反应形态分类体系

护理诊断的人类反应分类体系:交换,沟通,关系,价值,选择,活动,感知,认知,感觉。

(1)交换。①营养失调:高于机体需要量;②营养失调:低于机体需要量;③营养失调:潜在高于机体需要量;④有感染的危险;⑤有体温改变的危险;⑥体温过低;⑦体温过高;⑧体温调节无效;⑨反射失调;⑩便秘;⑪感知性便秘;⑫结肠性便秘;⑬腹泻;⑭大便失禁;⑮排尿异常;⑯压迫性尿失禁;⑰反射性尿失禁;⑱急迫性尿失禁;⑲功能性尿失禁;⑳完全性尿失禁;㉑尿潴留;㉒组织灌注量改变(肾、脑、心肺、胃肠、周围血管);㉓体液过多;㉔体液不足;㉕体液不足的危险;㉖心输出量减少;㉗气体交换受损;㉘清理呼吸道无效;㉙低效性呼吸形态;㉚不能维持自主呼吸;㉛呼吸机依赖;㉜有受伤的危险;㉝有窒息的危险;㉞有外伤的危险;㉟有误吸的危险;㊱自我防护能力改变;㊲组织完整性受损;㊳口腔黏膜改变;㊴皮肤完整性受损;㊵有皮肤完整性受损的危险;㊶调节颅内压能力下降;㊷精力困扰。

(2)沟通:语言沟通障碍。

(3)关系:①社会障碍;②社交孤立;③有孤立的危险;④角色紊乱;⑤父母不称职;⑥有父母不称职的危险;⑦有父母亲子依恋改变的危险;⑧性功能障碍;⑨家庭作用改变;⑩照顾者角色障碍;⑪有照顾者角色障碍的危险;⑫家庭作用改变:酗酒;⑬父母角色冲突;⑭性生活形态改变。

(4)价值:①精神困扰;②增进精神健康:潜能性。

(5)选择:①个人应对无效;②调节障碍;③防卫性应对;④防卫性否认;⑤家庭应对无效:失去能力;⑥家庭应对无效:妥协性;⑦家庭应对:潜能性;⑧社区应对:潜能性;⑨社区应对无效;⑩遵守治疗方案无效(个人的);⑪不合作(特定的);⑫遵守治疗方案无效(家庭的);⑬遵守治疗方案无效(社区的);⑭遵守治疗方案有效(个人的);⑮抉择冲突(特定的);⑯寻求健康行为(特定的)。

(6)活动:①躯体移动障碍;②有周围血管神经功能障碍的危险;③有围术期外伤的危险;④活动无耐力;⑤疲乏;⑥有活动无耐力的危险;⑦睡眠形态紊乱;⑧娱乐活动缺乏;⑨持家能力障碍;⑩保持健康的能力改变;⑪进食自理缺陷;⑫吞咽障碍;⑬母乳喂养无效;⑭母乳喂养中断;⑮母乳喂养有效;⑯婴儿吸吮方式无效;⑰沐浴/卫生自理缺陷;⑱穿戴/修饰自理障碍;⑲如厕自理缺陷;⑳生长发育改变;㉑环境改变应激综合征;㉒有婴幼儿行为紊乱的危险;㉓婴幼儿行为紊乱;㉔增进婴幼儿行为(潜能性)。

(7)感知:①自我形象紊乱;②自尊紊乱;③长期自我贬低;④情境性自我贬低;⑤自我认同紊乱;⑥感知改变(特定的)(视、听、运动、味、触、嗅);⑦单侧感觉丧失;⑧绝望;⑨无能为力。

(8)认知:①知识缺乏(特定的);②定向力障碍;③突发性意识模糊;④渐进性意识模糊;⑤思维过程改变;⑥记忆力障碍。

(9)感觉:①疼痛;②慢性疼痛;③功能障碍性悲哀;④预感性悲哀;⑤有暴力行为的危险:对自己或对他人;⑥有自伤的危险;⑦创伤后反应;⑧强奸创伤综合征;⑨强奸创伤综合征:复合性反应;⑩强奸创伤综合征:沉默性反应;⑪焦虑;⑫恐惧。

2.功能性健康形态分类体系

(1)健康感知-健康管理形态:①生长发育异常;②有生长异常的危险;③健康维护能力异常;④外科手术后恢复延迟;⑤寻求健康行为;⑥个人执行治疗计划无效;⑦社区执行治疗计划不当/无效;⑧家庭执行治疗计划不当/无效;⑨不合作;⑩有遭受损伤的危险;⑪有窒息的危险;⑫有中毒的危险;⑬有外伤的危险;⑭有围术期体位性损伤的危险。

(2)营养-代谢形态:①有体温改变的危险;②体温过低;③体温过高;④体温调节无效;⑤体液不足;⑥体液过多;⑦有体液不平衡的倾向;⑧有感染的危险;⑨有感染他人的危险;⑩乳胶变态反应;⑪有乳胶变态反应的危险;⑫营养改变:低于机体需要量;⑬母乳喂养有效;⑭母乳喂养无效/不当;⑮母乳喂养中断;⑯出牙异常;⑰婴儿喂养不当/无效;⑱吞咽困难;⑲营养改变:高于机体需要量;⑳营养改变:有高于机体需要量的危险;㉑保护能力改变;㉒口腔黏膜异常;㉓皮肤完整性受损。

(3)排泄形态:①排便异常;②便秘;③有便秘的危险;④感知性便秘;⑤腹泻;⑥排便失禁;⑦排尿形态改变;⑧尿潴留;⑨完全性尿失禁;⑩反射性尿失禁;⑪急迫性尿失禁;⑫有急迫性尿失禁的危险;⑬压力性尿失禁;⑭功能性尿失禁;⑮成熟性遗尿。

(4)活动-运动形态:①活动无耐力;②适应能力下降:颅内的;③心排血量减少;④失用综合征;⑤娱乐活动缺乏;⑥持家能力障碍;⑦婴儿行为紊乱;⑧有婴儿行为紊乱的危险;⑨躯体移动障碍;⑩床上活动障碍;⑪步行活动障碍;⑫借助于轮椅活动障碍;⑬轮椅转移能力障碍;⑭有周围神经血管功能障碍的危险;⑮有呼吸功能异常的危险;⑯功能障碍性脱离呼吸机的危险;⑰清理呼吸道无效;⑱低效性呼吸形态;⑲气体交换受损;⑳不能维持自主呼吸;㉑自理缺陷综合征:特定的(使用器具、进食、沐浴、卫生、穿衣、修饰);㉒组织灌注量改变(肾、脑、心、肺、胃肠、外周神经)。

(5)睡眠-休息形态:①睡眠形态紊乱;②睡眠剥夺。

(6)认知-感知形态:①不舒适;②疼痛;③急性疼痛;④慢性疼痛;⑤恶心;⑥意识模糊/错乱;⑦急性意识模糊/错乱;⑧慢性意识模糊/错乱;⑨决策冲突;⑩反射失调;⑪有自主反射失调的危险;⑫环境解析障碍综合征;⑬知识缺乏:特定的;⑭有误吸的危险;⑮感知改变(特定的):(视、听、触、味、嗅、动觉);⑯思维过程异常;⑰记忆受损;⑱忽略单侧身体。

(7)自我认识-自我概念形态:①焦虑;②对死亡的恐惧;③疲乏;④恐惧;⑤绝望;⑥无能为力感;⑦自我形象紊乱;⑧自我认同紊乱;⑨自尊紊乱;⑩长期自尊低下;⑪情境性自尊低下。

(8)角色-关系形态:①沟通障碍;②语言沟通障碍;③家庭运作改变/异常;④家庭运作异常:酗酒;⑤悲伤;⑥预期性悲哀;⑦功能障碍性悲伤;⑧经常性悲伤;⑨有孤独的危险;⑩有亲子依附关系异常的危险;⑪父母不称职;⑫亲职角色冲突;⑬角色紊乱;⑭社交障碍;⑮社交孤立。

(9)性-生殖形态:①性功能障碍;②性生活改变。

(10)应对-应激耐受形态:①调节障碍;②照顾者角色困难;③个人应对能力失调;④防卫性应对;⑤否认性应对;⑥否认性应对失调;⑦家庭应对无效:无能性;⑧家庭妥协性应对能力失调;⑨家庭有潜力增强应对能力社区应对能力失调;⑩社区有潜力增强应对能力;⑪能量场紊乱;⑫创伤后反应;⑬强暴后创伤综合征;⑭有创伤后综合征的危险;⑮迁居压力综合征;⑯有自我伤害的危险;⑰有自虐的危险;⑱有自残的危险;⑲有自杀的危险;⑳有暴力行为的危险。

(11)价值-信念形态:①精神困扰;②有精神困扰的危险;③有潜力增强精神安适。

五、护理诊断的形成

护理诊断是针对护理评估整理的资料进行分析,与标准进行比较、判断,初步提出问题并进行分析,将符合护理诊断定义、属于护理职责范围、能用护理方法解决或缓解的问题列出。形成过程包括3个步骤:①分析资料;②确认健康问题、危险因素和服务对象的需求;③形成护理诊断(见表2-3)。

表 2-3 某护理对象护理诊断形成的过程

临床资料	与标准比较、分析、判断	形成护理诊断
体温 40 ℃	高于正常	体温过高
心率 108 次/分	高于正常	
白细胞:$15×10^9$/L	高于正常	
皮肤潮红、大汗、咳嗽、口渴、头晕、头痛等	可能感染、发热的表现	
住院两天,早餐均未进食,午餐连续喝一碗汤,晚餐进食半碗白米稀饭	不足以供应身体需要的营养	营养摄取低于机体需要量
(男)身高 175 cm,体重 50.2 kg	体重过轻	
走到厕所需靠墙休息数次	可能是活动耐力降低	活动无耐力

六、护理诊断的陈述

戈登主张护理诊断的陈述应包括 3 个部分:健康问题、症状或体征和原因。

(一)健康问题

健康问题包括服务对象现存的和潜在的健康问题。

(二)症状或体征

症状或体征是指与健康问题有关的症状或体征。临床症状或体征往往提示服务对象有健康问题存在。例如,急性心肌梗死时心前区疼痛是此人健康问题的重要特征。

(三)原因

原因是指影响服务对象健康状况的直接因素、促发因素或危险因素。疾病的原因往往是比较明确的,而健康问题的原因往往因人而异,如失眠,其原因可能有焦虑、饥饿、环境改变、体位不舒适等,而且不同的疾病可能有相同的健康问题。

一个完整的护理诊断通常由 3 个部分构成,即:①健康问题;②原因;③症状或体征,又称 PES 公式。例如,营养失调:高于机体需要量(P);肥胖(S):与进食过多有关(E);排便异常(P):便秘(S),与生活方式改变有关(E)。但目前临床上趋向于将护理诊断简化为两部分,即:P+E 或 S+E。例如,①皮肤完整性受损(P):与局部组织长期受压有关(E);②便秘(S):与生活方式改变有关(E)。

无论 3 个部分陈述还是 2 个部分陈述,原因的陈述不可或缺,只有明确原因才能为制定护理计划指明方向,而且原因的陈述常用"与……有关"来连接,准确表述健康问题与原因之间的关系,有助于护理人员确定该诊断是否成立。

七、陈述护理诊断的注意事项

(一)名称清楚

护理诊断所列名称应明确、简单易懂。

(二)护理诊断并非医疗诊断

应是由护理措施能够解决的问题。

(三)勿将医学诊断当做导致问题的相关因素

如"潜在性皮肤受损:与糖尿病有关"。

(四)勿将护理对象的症状或体征当做问题

如"尿少：与水的摄入不足有关"。

(五)勿将护理诊断的问题与相关因素相混淆

如"糖尿病知识不足：与缺乏糖尿病知识有关"。

(六)全面诊断

列出的护理诊断应贯彻整体的观点，做全面的诊断。故一个患者可有多个护理诊断，并随病情发展而变化。

(七)避免作出带有价值判断的护理诊断

如"卫生不良：与懒惰有关""社交障碍：与缺乏道德有关"。

(八)避免使用可能引起法律纠纷的语句

如"有受伤的危险：与护理人员未加床挡有关"。

护理诊断对服务对象的健康状况进行了准确的描述，界定了护理工作的范畴，指出了护理的方向，为护理计划的制订提供了依据。

（宁雪玲）

第四节　护 理 计 划

护理计划是护理程序的第 3 个步骤，是制定护理对策的过程。护理人员在评估及诊断的基础上，对患者的健康问题、护理目标及护理人员所要采取的护理措施的一种书面说明，通过护理计划，可以使护理活动有组织、有系统地满足患者的具体需要。

一、护理计划的种类

护理计划从与服务对象刚接触开始，直到因服务对象离开医疗机构终止护患关系而结束。计划的类型可分为入院护理计划、住院护理计划和出院护理计划。

(一)入院护理计划

入院护理计划指护理人员经入院评估后制订的综合护理计划。评估资料不仅来源于书面数据，而且来源于服务对象的身体语言和直觉信息。由于住院期有逐渐缩短的趋势，因此计划应在入院评估后尽早开始，并根据情况及时修改。

(二)住院护理计划

护理人员根据获取的新评估资料和服务对象对护理的反应，制订较入院计划更为个体化的住院护理计划。住院护理计划也可在护理人员接班后制订，主要确定本班为服务对象所提供的护理项目。根据住院评估资料，护理人员每天制订护理计划，以达到以下目的：①确定服务对象的健康状况是否发生改变。②排列本班护理活动的优先顺序。③决定本班需要解决的核心问题。④协调护理活动，通过一次护理活动解决服务对象多个问题。

(三)出院护理计划

随着平均住院期的缩短，患者出院后仍然需要护理。因此，出院护理计划是总体护理计划的重要组成部分。有效出院护理计划的制定从第 1 次与服务对象接触开始，护理人员以全面而及时的满足服务对象需要的信息为基础,根据服务对象住院和出院时的评估资料,推测如何满足服务对象出院后的需要而制定。

二、护理计划的过程

护理计划包括4个方面的内容:①排列护理诊断的顺序;②制定预期目标;③制定护理措施;④书写护理计划。

(一)排列护理诊断的顺序

由于护理诊断往往不只是一个,因此,在拟定计划时首先应明确处理护理诊断提出问题的先后次序。一般对护理诊断的排序按首优、中优、次优进行排列,分出轻重缓急,先解决主要问题或以主要问题为重点,再依次解决所有问题,做到有条不紊。

1.首优问题

涉及的问题是直接威胁生命,需要立即采取行动予以解决的问题。如心排血量减少、气体交换受损、清理呼吸道无效、不能维持自主呼吸、严重体液不足、组织灌流量改变等问题。

2.中优问题

涉及的问题不直接威胁生命,但对护理对象的身心造成痛苦并严重影响健康的问题。如急性疼痛、组织或皮肤完整性受损、体温过高、睡眠形态紊乱、有受伤的危险、有感染的危险、焦虑、恐惧等。

3.次优问题

涉及的问题需要护理人员的少量支持就可以解决或可以考虑暂时放后面的问题,虽然不如生理需要和安全需要问题迫切,但并非不重要,同样需要护理人员给予帮助,使问题得到解决,以便对象达到最佳健康状态。如社交孤立、家庭作用改变、角色冲突、精神困扰等。

首优、中优、次优的顺序在护理的过程中不是固定不变的,随着病情的变化,威胁生命的问题得以解决,生理需要获得一定程度的满足后,中优或次优的问题可以上升为"首优问题"。

(二)排列护理诊断顺序应遵循的原则

1.结合护理理论模式

常用的有马斯洛的人类基本需要层次论。先考虑满足基本生活的需要,再考虑高水平的需要。即将对生理功能平衡状态威胁最大的问题排在最前面。如对氧气的需要优先于对水的需要,对水的需要优先于对食物的需要。

2.紧急情况

危急生命的问题始终摆在护理行动的首位。

3.与治疗计划相一致

要考虑不与医疗措施相抵触。

4.取得护理对象的信任与合作

注重服务对象的个人需求,尊重护理对象的意愿,共同讨论达成一致,即服务对象认为最为迫切的问题,如果与治疗、护理原则无冲突,可考虑优先解决。

5.尊重服务对象的健康价值观和信仰

根据服务对象的健康价值观和信仰排列护理诊断顺序。

6.考虑设备资源及所需的时间

一定要考虑在现有的条件下能否实施,否则计划形同虚设,措施无法实施,问题也就得不到解决。

7.潜在的问题要全面评估

一般认为现存问题应优先解决,但有时潜在的和需协同处理的问题并非首优问题,有时后者比前者更重要。护理人员应根据理论知识和临床经验对潜在的问题全面评估。例如,大面积烧伤处于休克期时,有体液不足的危险,如果不及时预防,就会危及服务对象生命,应列为首优问题。

(三)制定预期目标

预期目标也称预期结果,是期望的护理结果。指在护理措施实施之后,期望能够达到的健康状态或行为的改变,其目的是为制定的护理措施提供方向及为护理效果评价提供标准。

1.分类

根据实现目标所需的时间分为短期目标和长期目标。

(1)短期目标:是指在较短的时间内(几天、几小时)能够达到的目标,适合于住院时间较短、病情变化快者。例如,"3天后,服务对象下床行走50 m""用药2小时后服务对象自述疼痛消失"等都是短期目标。

(2)长期目标:是指需要相对较长时间(数周、数月)才能够达到的目标。可以分为两类。

一类是需要护理人员针对一个长期存在的问题采取连续性行动才能达到的长期目标。例如,一个长期卧床的服务对象需要护理人员在整个卧床期间给予精心的皮肤护理以预防发生压疮,长期目标可以描述为"卧床期间皮肤完整无破损"。

另一类是需要一系列短期目标的实现才能达到的长期目标。例如,"半年内体重减轻12 kg",最好通过一系列短期目标来实现,可以定为"每周体重减轻0.5 kg"。短期目标的实现使人看到进步,增强实现长期目标的信心。

2.陈述

目标的陈述方式:主语＋谓语＋行为标准＋条件状语。

(1)主语:是指服务对象或服务对象的一部分或与服务对象有关的因素。如护理对象的血压、脉搏、体重等。主语为护理对象本人时可以省略。

(2)谓语:是指主语将要完成且能被观察到的行为,用行为动词陈述。如说明、解释、走、喝等。

(3)行为标准:是指主语完成该行为将要达到的程度。如时间、距离、速度、次数、重量、计量单位(个、件等)、容量等。

(4)条件状语:是指服务对象完成该行为所必须具备的条件状况,即在什么样的条件下达到目标,并非所有目标陈述都包括此项。如在护理人员的帮助下、在学习后、在凭借扶手后等。

3.制定预期目标的注意事项

(1)目标应以服务对象为中心:目标陈述的是服务对象的行为,而非护理活动本身。目标应说明服务对象将要做什么、怎么做、什么时候做、做到什么程度,而不是描述护理人员的行为或护理人员采取的护理措施。

(2)目标应切实可行:既应在护理对象的能力范围之内,又要能激发服务对象的能动性,且与医疗条件相匹配。

(3)目标应有明确的针对性:一个预期目标只能针对一个护理诊断,一个护理诊断可有多个预期目标。

（4）目标应具体：预期目标应是可观察、可测量的，避免使用含糊不清、不明确的词，如活动适量、饮酒量减少等，不易被观察和测量，难以进行评价。

（5）目标应有时间限制：预期目标应注明具体时间。如 3 天后，2 小时内、出院时等，为确定何时评价提供依据。

（6）目标必须有据可依：护理人员应根据医学、护理知识、个人临床经验及服务对象的实际情况制定目标，以保证目标的可行性。

（7）关于潜在并发症的目标：潜在并发症是合作性问题，仅通过护理往往无法阻止，护理人员只能监测并发症的发生与发展。因此，潜在并发症的目标可这样书写：并发症被及时发现并得到及时处理。

（四）制定护理措施

护理措施是指有助于实现预期目标的护理活动及其具体实施方法。护理措施的制定必须围绕已明确的护理诊断和拟定的护理目标，针对护理诊断提出的原因，结合服务对象的具体情况，运用护理知识和经验作出决策。

1.护理措施的分类

（1）独立性护理措施：是指护理人员运用护理知识和技能可独立完成的护理活动，即护嘱。

（2）合作性护理措施：是指护理人员与其他医护人员共同合作完成的护理活动。例如，与营养师一起制订符合服务对象病情的饮食计划。

（3）依赖性护理措施：是指护理人员执行医嘱的护理活动。例如，给药。然而护理人员不是盲目地执行医嘱，应能够判别医嘱的正确与否。

2.制订护理措施的原则

（1）护理措施必须具有一定的理论依据，应保证护理对象安全。

（2）护理措施针对护理诊断提出的原因而制订，其目的是为了达到预期的护理目标。

（3）应用现有资源，护理措施切实可行、因人而异，与个体情况相适应，与护理对象的价值观和信仰不相违背。

（4）与其他医护人员的处理方法不冲突，相辅相成。

（5）护理措施的描述应准确、明了。一项完整的护理措施应包括日期、具体做什么、怎样做、执行时间和签名。

（6）鼓励服务对象参与制订护理措施，保证护理措施的最佳效果。

（五）护理计划的书写

护理计划的书写就是将已明确的护理诊断、目标、措施书写成文，以便指导和评价护理活动。各个医疗机构护理计划的书写格式不尽相同，一般都有护理诊断、预期目标、护理措施和评价 4 个栏目。

书写时注意应用标准医学术语，包括护理活动的合作者，出院和家庭护理的内容，制定日期和责任护士都要书写完整。

标准护理计划的出现，简化了护理计划的书写工作。标准护理计划是根据临床经验，推测出在一个特定的护理诊断或健康状态下，服务对象所具有的共同的护理需要，根据需要预先印刷好的护理计划表格。护理人员只需在一系列护理诊断中勾画出与服务对象有关的护理诊断，按标准计划去执行。对于标准护理计划上没有列出，而服务对象却具备的护理诊断，须按护理计划格式填写附加护理计划单，补充服务对象特殊的护理诊断、预期目标、护理措施和评价。

随着计算机在病历管理中的应用,护理计划也逐渐趋向计算机化。标准护理计划被输入存储器后,护理人员可以随时调阅标准护理计划或符合服务对象实际情况的护理计划。制订某服务对象具体的护理计划,步骤如下:①将护理评估资料输入计算机,计算机将会显示相应的护理诊断。②选定护理诊断后,计算机即可显示与护理诊断相对应的原因,预期目标。③在出现预期目标后,计算机即提示可行的护理措施。④选择护理措施,制定出一份个体化的护理计划。⑤打印护理计划。

护理计划明确了服务对象健康问题的轻重缓急及护理工作的重点,确定了护理工作的目标,制定了实现预期目标的护理措施,为护理人员解决服务对象健康问题,满足服务对象健康需要的护理活动提供了行动指南。

(宁雪玲)

第五节 护 理 实 施

护理实施是护理程序的第 4 个步骤,是将护理计划付诸实施的过程。通过实施,可以解决护理问题,并可以验证护理措施是否切实可行。其工作内容包括实施措施、写出记录、继续收集资料。这一步不仅要求护理人员具备丰富的专业知识,还要具备熟练的操作技能和良好的人际沟通能力,才能保证患者得到高质量的护理。

一、实施的过程

(一)实施前思考
要求护理人员在护理实施前思考以下问题。

1.做什么(what)

回顾已制订好的护理计划,保证计划内容是合适的、科学的、安全的、符合患者目前情况。然后,组织所要实施的护理措施。这样一次接触患者时可以根据计划有顺序地执行数个护理措施。

2.谁去做(who)

确定哪些护理措施是护理人员自己做,哪些是由辅助护理人员执行,哪些是由其他医护人员共同完成,需要多少人。一旦护理人员为患者制订好了护理计划,计划可由下列几种人员完成:①护理人员本人:由制订护理计划的护理人员将计划付诸行动。②其他医护人员:包括其他护理人员、医师和营养师。③患者及其家属:有些护理措施,需要患者及其家属参与或直接完成。

3.怎么做(how)

实施时将采取哪些技术和技巧,并回顾技术操作、仪器操作的过程。如果需要运用沟通交流,则应考虑在沟通中可能遇到的问题,可以使用的沟通技巧。

4.何时做(when)

根据患者的具体情况、健康状态,选择执行护理措施的时间。

(二)实施过程

1.落实

将所计划的护理活动加以组织,任务落实。

2.执行

执行医嘱,保持医疗和护理有机结合。

3.解答

解答服务对象及家属的咨询问题。

4.评价

及时评价实施的质量、效果,观察病情,处理突发急症。

5.收集资料

继续收集资料,及时、准确地完成护理记录,不断补充和修正护理计划。

6.协作

与其他医护人员保持良好关系,做好交班工作。

二、实施护理计划的常用方法

(一)提供专业护理

护理人员运用各种相应的护理技巧来执行护理计划,直接给护理对象提供护理服务。

(二)管理

将护理计划的先后次序进行安排、排序,并委托其他护理人员、其他人员执行护理措施,使护理活动能够最大限度地发挥护理人员的作用,使患者最大程度的受益。

(三)健康教育

对患者及其家属进行疾病的预防、治疗、护理等方面的知识教育。

(四)咨询指导

提供有助于患者健康的信息,指导患者进行自我护理或家属、辅助护理人员对患者的护理。

(五)记录

记录护理计划的执行情况。

(六)报告

及时向医师报告患者出现的身心反应、病情的进展情况。

三、护理实施的记录

护理记录是护理实施阶段的重要内容,是交流护理活动的重要形式。做好护理记录可以保存重要资料,为下一步治疗护理提供可靠依据。护理记录要求及时、准确、可靠地反映患者的健康问题及其进展状况;描述确切客观、简明扼要、重点突出;体现动态性和连续性。

(一)护理记录的内容

护理记录的主要内容包括实施护理措施后服务对象、家属的反应及护理人员观察到的效果,服务对象出现的新的健康问题与病情变化,所采取的临时性治疗、护理措施,服务对象的身心需要及其满足情况,各种症状、体征,器官功能的评价,服务对象的心理状态等。

(二)护理记录的方法

护理文件记录与护理程序的实施同样重要。护理管理者提倡在临床实践中使用具体而统一的护理实践及程序表格,护理人员只需记录护理中所遇到的特殊问题。然而,这种方法有一定的法律争议,认为如果在表格中没有相应的记录,就证明护理人员没有做相应的工作。因此,医院及其他的健康机构要求护理人员认真、详细、完整地记录护理过程。

临床护理记录的方式很多,目前在以患者为中心的整体护理实践中,多采用 PIO 护理记录格式,这是一种简明而又能体现护理程序的记录法(见图 2-2)。

科别＿＿＿ 病区＿＿＿ 床号＿＿＿ 姓名＿＿＿ 年龄＿＿＿ 住院号＿＿＿

日期	护理诊断/问题(P)	护理目标(G)	护理措施(I)	签名	护理评价(O)	日期/签名

图 2-2　护理病程记录单

P(problem,问题):指护理诊断或护理问题。

I(intervention,措施):是针对患者的问题进行的护理活动。

O(outcome,结果):护理措施完成后的结果。

在护理实践中,护理人员需准确及时记录护理程序的实施过程,我国护理界也根据有关法律规定及护理专业组织的具体要求建立相应的记录标准。在执行护理措施的过程中,需要随时观察,继续收集资料,评估服务对象的变化,以便根据服务对象的动态变化修改护理计划。

护理实施是落实护理计划的实际行动,计划实施以后服务对象的健康状况是否达到了预期结果,下一步的护理活动应如何进行,还需要通过护理评价来完成。

（宁雪玲）

第六节　护 理 评 价

护理评价是护理程序的最后一个步骤,是确定护理目标是否实现或判断实现的程度。护理评价按预期目标所规定的时间,将护理后服务对象的健康状况与预期目标进行比较并做出评定和修改,了解服务对象对健康问题的反应,验证护理效果,调控护理质量,积累护理经验。

一、列出已制定的护理目标

计划阶段所确定的预期目标可作为护理效果评价的标准。预期目标对评价的作用有以下两个方面:①确定评价阶段所需收集资料的类型;②提供判断服务对象健康资料的标准。例如,预期结果:①每天液体摄入量不少于 2 500 mL;②尿液输出量与液体摄入量保持平衡;③残余尿量低于100 mL。根据以上预期目标,任何一名护理人员都能明确护理评价时所应收集资料的类型。

二、收集与目标有关的资料

为评价预期目标是否达到,护理人员应收集服务对象的相关主客观资料。有些主客观资料需要证实,如确认主观资料恶心或疼痛时,护理人员需依据服务对象的主诉,或该主观资料的客观指标(如脉搏、呼吸频率减慢,面部肌肉放松等可作为疼痛缓解的客观指标)。所收集资料应简明、准确地记录,以备与计划中的预期目标进行比较。

三、比较收集到的资料和预期目标

评价预期目标是否实现,即评价通过实施护理措施后,原定计划中的预期目标是否已经达到。评价分两步进行。

(一)服务对象实际行为的变化

列出实施护理措施后服务对象的反应。

(二)将服务对象的反应与预期目标比较,了解目标是否实现

预期目标实现的程度可分为3种:①预期目标完全实现;②预期目标部分实现;③预期目标未实现。为便于护理人员之间的合作与交流,护理人员在对预期目标实现与否作出评价后,应记录结论。记录内容为结论及支持资料,然后签名并注明评价的时间。结论即预期目标达到的情况,支持资料是支持评价结论的服务对象的反应。

四、重审护理计划

(一)分析原因

在评价的基础上,对目标部分实现或未实现的原因进行分析,找出问题之所在,可询问的问题包括以下几个:①所收集的基础资料是否欠准确?②护理诊断是否正确?③预期目标是否合适?④护理措施是否适当?是否得到了有效落实?⑤服务对象的态度是否积极,是否配合良好?⑥病情是否已经改变或有新的问题发生?原定计划是否失去了有效性?

(二)全面决定

对健康问题重新估计后,作出全面决定,一般有以下4种可能:①继续:问题仍然存在,目标与措施恰当,计划继续进行。②停止:问题已经解决,停止采取措施。③确认或排除:对可能的问题,通过进一步的收集资料,给予确认或排除。④修订:对诊断、目标、措施中不适当之处加以修改。

护理程序是护理人员通过科学的解决问题的方法确定服务对象的健康状态,明确健康问题的身心反应,并以此为依据,制定适合护理对象的护理计划,采取适当的护理措施以解决确认的问题的过程。其目的是帮助护理对象满足其各种需要,恢复或达到最佳的健康状态。运用护理程序不仅能提高护理质量,促进服务对象健康得到恢复,而且能培养护理人员的逻辑思维,增强其发现问题和解决问题的能力,使业务知识和技能水平得以提高,护患关系也会因此得到改善,同时运用护理程序中完整的护理记录将为护理科研与护理理论的发展奠定基础。

(宁雪玲)

第三章

基础护理技术

第一节　清　洁　护　理

清洁是患者的基本需求之一,是维持和获得健康的重要保证。清洁可以清除微生物及污垢,防止细菌繁殖,促进血液循环,有利于体内废物排泄,同时清洁使人感到愉快、舒适。

一、口腔护理

口腔护理的目的有以下几方面。①保持口腔的清洁、湿润,使患者舒适,预防口腔感染等并发症。②防止口臭、口垢,促进食欲,保持口腔的正常功能。③观察口腔黏膜和舌苔的变化、特殊的口腔气味,可提供病情的动态信息,如肝功能不全患者出现肝臭,常是肝昏迷的先兆。

常用的漱口液有生理盐水、朵贝尔溶液(复方硼酸溶液)、1%～3%过氧化氢溶液、2%～3%硼酸溶液、1%～4%碳酸氢钠溶液、0.02%呋喃西林溶液、0.1%醋酸溶液。

(一)协助口腔冲洗

1.目的

协助口腔手术后使用固定器,或对有口腔病变的患者清洁口腔。

2.用物准备

治疗碗、治疗巾、弯盘、生理盐水、朵贝尔溶液、口镜、抽吸设备、压舌板、手电筒、20 mL 空针及冲洗针头。

3.操作步骤

(1)洗手。

(2)准备用物携至患者床旁。

(3)向患者解释。协助患者采取半坐位式,并于胸前铺治疗巾及放置弯盘。①装生理盐水及朵贝尔溶液于溶液盘内,并接上,用 20 mL 注射器抽吸并连接针头。②协助医师冲洗。③冲洗毕,擦干患者嘴巴。④整理用物后洗手。⑤记录。

4.注意事项

为了避免冲洗中弄湿患者,必要时给予手电筒照光,冲洗时须特别注意齿缝、前庭外,若有舌苔,可用压舌板外包纱布予以机械性刮除,冲洗中予以持续性的低压抽吸,必要时协助更换湿衣服。

(二)特殊口腔冲洗

1.用物准备

(1)治疗盘:治疗碗(内盛含有漱口液的棉球12～16个,棉球湿度以不能挤出液体为宜;弯血管钳、镊子)、压舌板、弯盘、吸水管、杯子、治疗巾、手电筒,需要时备张口器。

(2)外用药:按需准备,如液状石蜡、冰硼散、西瓜霜、金霉素甘油、制霉素甘油等,酌情使用。

2.操作步骤

(1)将用物携至床旁,向患者解释以取得合作。

(2)协助患者侧卧,面向护士,取治疗巾,围于颌下,置弯盘于口角边。

(3)先湿润口唇、口角,观察口腔黏膜有无出血、溃疡等现象。对长期应用抗生素、激素者应注意观察有无真菌感染。有活动义齿者,应取下,一般先取上面义齿,后取下面义齿,并放置容器内,用冷开水冲洗刷净,待患者漱口后戴上或浸入清水中备用(昏迷患者的义齿应浸于清水中保存)。浸义齿的清水应每天更换。义齿不可浸在乙醇或热水中,以免变色、变形和老化。

(4)协助患者用温开水漱口后,嘱患者咬合上下齿,用压舌板轻轻撑开一侧颊部,以弯血管钳夹有漱口液的棉球由内向门齿纵向擦洗。同法擦洗对侧。

(5)嘱患者张口,依次擦洗一侧牙齿内侧面、上颌面、下内侧面、下颌面,再弧形擦洗一侧颊部。同法擦洗另一侧。洗舌面及硬腭部(勿触及咽部,以免引起恶心)。

(6)擦洗完毕,帮助患者用洗水管以漱口水漱口,漱口后用治疗巾拭去患者口角处水。

(7)口腔黏膜如有溃疡,酌情涂药于溃疡处。口唇干裂可涂擦液状石蜡。

(8)撤去治疗巾,清理用物,整理床单。

3.注意事项

(1)擦洗时动作要轻,特别是对凝血功能差的患者要防止碰伤黏膜及牙龈。

(2)昏迷患者禁忌漱口,需用张口器时,应从白齿放入(牙关紧闭者不可用暴力张口),擦洗时须用血管钳夹紧棉球,每次一个,防止棉球遗留在口腔内,棉球蘸漱口水不可过湿,以防患者将溶液吸入呼吸道。

(3)传染病患者的用物按隔离消毒原则处理。

二、头发护理

(一)床上梳发

1.目的

梳发、按摩头皮,可促进血液循环,除去污垢和脱落的头发、头屑,使患者清洁舒适和美观。

2.用物准备

治疗巾、梳子、30%乙醇溶液、纸袋(放脱落头发)。

3.操作步骤

(1)铺治疗巾于枕头上,协助患者把头转向一侧。

(2)将头发从中间梳向两边,左手握住一股头发,由发梢逐渐梳到发根。长发或遇有打结时,可将头发绕在示指上慢慢梳理。避免强行梳拉,造成患者疼痛。如头发纠集成团,可用30%乙醇湿润后,再小心梳理,同法梳理另一边。

(3)长发酌情编辫或扎成束,发型尽可能符合患者所好。

(4)将脱落头发置于纸袋中,撤下治疗巾。

(5)整理床单,清理用物。

(二)床上洗发(橡胶马蹄形垫法)

1.目的

同床上梳发、预防头虱及头皮感染。

2.用物准备

治疗车上备一只橡胶马蹄形垫,治疗盘内放小橡胶单,大、中毛巾各一条,眼罩或纱布,别针,棉球两只(以不吸水棉花为宜),纸袋,洗发液或肥皂,梳子,小镜子,护肤霜,水壶内盛 40～45 ℃热水,水桶(接污水)。必要时备电吹风。

3.操作步骤

(1)备齐用物携至床旁,向患者解释,以取得合作,根据季节关窗或开窗,室温以 24 ℃为宜。按需要给予便盆。移开床旁桌椅。

(2)垫小橡胶单及大毛巾于枕上,松开患者衣领向内反折,将中毛巾围于颈部,以别针固定。

(3)协助患者斜角仰卧,移枕于肩下,患者屈膝,可垫膝枕于两膝下,使患者体位安全舒适。

(4)置马蹄形垫垫于患者后颈部,使患者颈部枕于突起处,头在槽中,槽形下部接污水桶。

(5)用棉球塞两耳,用眼罩或纱布遮盖双眼或嘱患者闭上眼。

(6)洗发时先用两手掬少许水于患者头部试温,询问患者感觉,以确定水温是否合适;然后用水壶倒热水充分湿润头发,倒洗发液于手掌上,涂遍头发,用指尖揉搓头皮和头发。用力要适中,揉搓方向由发际向头顶部,使用梳子除去落发,置于纸袋中,用热水冲洗头发,直到冲净为止。观察患者的一般情况,注意保暖,洗发完毕,解下颈部毛巾,包住头发,一手托头,一手撤去橡胶马蹄垫。除去耳内棉球及眼罩,用患者自备的毛巾擦干脸部,酌情使用护肤霜。

(7)帮助患者卧于床正中,将枕、橡胶单、浴巾一起自肩下移至头部,用包头的毛巾揉搓头发,再用大毛巾擦干或电风吹干。梳理成患者习惯的发型,撤去上述用物。

(8)整理床单,清理用物。

4.注意事项

(1)要随时观察患者的病情变化,如脉搏、呼吸、血压有异常时应立即停止操作。

(2)注意室温和水温,及时擦干头发,防止患者受凉。

(3)防止水流入眼及耳内,避免沾湿衣服和床单。

(4)衰弱患者不宜洗发。

三、皮肤清洁与护理

(一)床上擦浴

1.用物准备

治疗车上备:面盆两只、水桶两只(一桶盛热水,水温在 50～52 ℃,并按年龄、季节、习惯,增减水温,另一桶接污水)、治疗盘(内置小毛巾两条、大毛巾、浴皂、梳子、小剪刀、50％乙醇、爽身粉)、清洁衣裤、被服。另备便盆、便盆布和屏风。

2.操作步骤

(1)推治疗车至床边,向患者解释,以取得合作。

(2)将用物放在便于操作处,关好门窗调节室温,用屏风或拉布遮挡患者,按需给予便盆。

(3)将脸盆放于床边桌上,倒入热水 2/3 满,测试水温。根据病情放平床头及床尾支架,松开床尾盖被。

（4）将微湿小毛巾包在右手上，为患者洗脸及颈部，左手扶患者头顶部，先擦眼，然后像写"3"字样，依次擦洗一侧额部、颊部、鼻翼部、人中、耳后下颌，直至颈部。另一侧同法。用较干毛巾依次擦洗一遍，注意擦净耳郭，耳后及颈部皮肤。

（5）为患者脱下衣服，在擦洗部位下面铺上浴巾，按顺序擦洗两上肢、胸腹部。协助患者侧卧，背向护士依次擦洗后颈部、背臀部，为患者换上清洁裤子。擦洗中，根据情况更换热水，注意擦净腋窝及腹股沟等处。

（6）擦洗的方法为先用涂肥皂的小毛巾擦洗，再用湿毛巾擦去皂液，清洗毛巾后再擦洗，最后用浴巾边按摩边擦干。动作要敏捷，为取得按摩效果，可适当用力。

（7）擦洗过程中，如患者出现寒战、面色苍白等病情变化时，应立即停止擦浴，给予适当的处理，同时注意观察皮肤有无异常。擦洗毕，可在骨突处用50%乙醇做按摩，扑上爽身粉。

（8）整理床单，必要时梳发、剪指甲及更换床单。

（9）如有特殊情况，需做记录。

3.注意事项

护士操作时，要站在擦浴的一边，擦洗完一边后再转至另一边。站立时两脚要分开，重心应在身体中央或稍低处，拿水盆时，盆要靠近身边，减少体力消耗。操作时要体贴患者，保护患者自尊，动作要敏捷、轻柔，减少翻动和暴露，防止受凉。

（二）压疮的预防及护理

压疮是指机体局部组织由于长期受压，血液循环障碍，造成组织缺氧、缺血、营养不良而致的溃烂和坏死。导致活动受限的因素一般都会增加压疮的发生。常见的因素有压力、剪力、摩擦力、潮湿等。好发部位为枕部、耳郭、肩胛部、肘部、骶尾部、髋部、膝关节内外侧、外踝、足跟。

1.预防措施

预防压疮在于消除其发生的原因。因此，要求做到勤翻身、勤按摩、勤整理、勤更换。交班时要严格细致地交接局部皮肤情况及护理措施。

（1）避免局部长期受压：①鼓励和协助卧床患者经常更换卧位，使骨骼突出部位交替地受压，翻身间隔时间应根据病情及局部受压情况而定。一般2小时翻身1次，必要时1小时翻身1次，建立床头翻身记录卡。②保护骨隆突处和支持身体空隙处，将患者体位安置妥当后，可在身体空隙处垫软枕、海绵垫。需要时可垫海绵垫、气垫褥、水褥等，使支持体重的面积宽而均匀，使作用于患者身上的正压及作用力分布在一个较大的面积上，从而降低在隆突部位皮肤上所受的压强。③对使用石膏、夹板、牵引的患者，衬垫应平整、松软适度，尤其要注意骨骼突起部位的衬垫，要仔细观察局部皮肤和肢端皮肤颜色改变的情况，认真听取患者反映，适当给予调节，如发现石膏绷带凹凸不平，应立即报告医师，及时纠正。

（2）避免潮湿、摩擦及排泄物的刺激：①保持皮肤清洁干燥。大小便失禁、出汗及分泌物多的患者应及时擦干，以保护皮肤免受刺激，床铺要经常保持清洁干燥、平整无碎屑，被服污染要随时更换。不可让患者直接卧于橡胶单上。小儿要勤换尿布；②不可使用破损的便盆，以防擦伤皮肤。

（3）增进局部血液循环：对易发生压疮的患者，要常检查，用温水擦澡、擦背或用湿毛巾行局部按摩。

手法按摩。①全背按摩：协助患者俯卧或侧卧，露出背部，先以热水进行擦洗，再以两手或一手沾上少许 50％乙醇按摩。按摩者斜站在患者右侧,左腿弯曲在前,右腿伸直在后,从患者骶尾部开始,沿脊柱两侧边缘向上按摩(力量要能够刺激肌肉组织)至肩部时用环状动作。按摩后,手再轻轻滑至尾骨处。此时,左腿伸直,右腿弯曲,如此有节奏地按摩数次,再用拇指指腹由骶尾部开始沿脊柱按摩至第7颈椎。②受压处局部按摩:沾少许 50％乙醇,以手掌大、小鱼际紧贴皮肤,压力均匀向心方向按摩,由轻至重,由重至轻,每次 3～5 分钟。

电动按摩器按摩:电动按摩器是依靠电磁作用,引导治疗器头震动,以代替各种手法按摩。操作者持按摩器根据不同部位选择合适的按摩头,紧贴皮肤,进行按摩。

(4)增进营养的摄入:营养不良是导致压疮的内因之一,又可影响压疮的愈合。蛋白质是身体修补组织所必需的物质,维生素也可促进伤口愈合,因此在病情允许时可给予高蛋白、高维生素膳食,以增进机体抵抗力和组织修复能力。此外,适当补充矿物质,可促进慢性溃疡的愈合。

2.压疮的分期及护理

(1)淤血红润期:为压疮初期,局部皮肤受压或受到潮湿刺激后,开始出现红、肿、热、麻木或有触痛。此期要及时除去致病原因,加强预防措施,如增加翻身次数及防止局部继续受压、受潮。

(2)炎性浸润期:红肿部位如果继续受压,血液循环仍得不到改善,静脉回流受阻,局部静脉淤血,受压表面呈紫红色,皮下产生硬结,表面有水疱形成。对未破小水泡要减少摩擦,防破裂感染,让其自行吸收,大水疱用无菌注射器抽出泡内液体,涂以消毒液,用无菌敷料包扎。

(3)溃疡期:静脉血液回流受到严重障碍,局部淤血致血栓形成,组织缺血缺氧。轻者,浅层组织感染,脓液流出,溃疡形成;重者,坏死组织发黑,脓性分泌物增多,有臭味,感染向周围及深部扩展,可达骨骼,甚至可引起败血症。

四、会阴部清洁卫生的实施

(一)目的

保持清洁,清除异味,预防或减轻感染、增进舒适、促进伤口愈合。

(二)用物准备

便盆、屏风、橡胶单、中单、清洁棉球、大量杯、镊子、浴巾、毛巾、水壶(内盛 50～52 ℃的温水)、清洁剂或呋喃西林棉球。

(三)操作方法

1.男患者会阴的护理

(1)携用物至患者床旁,核对后解释。

(2)患者取仰卧位,为遮挡患者可将浴巾折成扇形盖在患者的会阴部及腿部。

(3)带上清洁手套,一手提起阴茎,一手取毛巾或用呋喃西林棉球擦洗阴茎头部、下部和阴囊。擦洗肛门时,患者可取侧卧位,护士一手将臀部分开,一手用浴巾将肛门擦洗干净。

(4)为患者穿好衣裤,根据情况更换衣、裤、床单。整理床单,患者取舒适卧位。

(5)整理用物,清洁整齐,记录。

2.女患者会阴部护理

(1)携用物至患者床旁,核对后解释。

(2)患者取仰卧位,为遮挡患者可将浴巾折成扇形盖在患者的会阴部及腿部。

(3)先将橡胶单及中单置于患者臀下,再置便盆于患者臀下。

(4)护士一手持装有温水的大量杯,一手持夹有棉球的大镊子,边冲水边用棉球擦洗。

(5)冲洗后擦干各部位。撤去便盆及橡胶单和中单。

(6)为患者穿好衣裤,根据情况更换衣、裤、床单。整理床单,患者取舒适卧位。

(7)整理用物,清洁整齐,记录。

(四)注意事项

(1)操作前应向患者说明目的,以取得患者的合作。

(2)在执行操作的原则上,尽可能尊重患者习惯。

(3)注意遮挡患者,保护患者隐私。

(4)冲洗时从上至下。

(5)操作完毕应及时记录所观察到的情况。

(刘　梅)

第二节　休息与睡眠护理

休息与睡眠是人类最基本的生理需要。良好的休息和睡眠如同充分的营养和适度的运动一样,对保持和促进健康起着重要作用。作为护士,必须了解睡眠的分期、影响睡眠的因素及患者的睡眠习惯,切实解决患者的睡眠问题,帮助患者达到可能的最佳睡眠状态。

一、休息

休息是指在一段时间内,通过相对地减少机体活动,使身心放松,处于一种没有紧张和焦虑的松弛状态。休息包括身体和心理两方面的放松,通过休息,可以减轻疲劳和缓解精神紧张。

(一)休息的意义和方式

1.休息的意义

对健康人来说,充足的休息是维持机体身心健康的必要条件;对患者来说,充足的休息是促进疾病康复的重要措施。休息对维护健康具有重要的意义,具体表现如下:①休息可以减轻或消除疲劳,缓解精神紧张和压力。②休息可以维持机体生理调节的规律性。③休息可以促进机体正常的生长发育。④休息可以减少能量的消耗。⑤休息可以促进蛋白质的合成及组织修复。

2.休息的方式

休息的方式是因人而异的,取决于个体的年龄、健康状况、工作性质和生活方式等因素。对不同的人而言,休息有着不同的含义。例如,对从事脑力劳动的人而言,他的休息方式可以是散步、打球、游泳等;而对于从事这些活动的运动员来讲,他的休息反而是读书、看报、听音乐。无论采取何种方式,只要达到缓解疲劳、减轻压力、促进身心舒适和精力恢复的目的,就是有效的休息。在休息的各种形式中,睡眠是最常见也是最重要的一种。

(二)休息的条件

要想得到充足的休息,应满足以下 3 个条件,即充足的睡眠、生理上的舒适和心理上的放松。

1.充足的睡眠

休息的最基本的先决条件是充足的睡眠。充足的睡眠可以促进个体精力和体力的恢复。虽然每个人所需要的睡眠时间有较大的区别,但都有最低限度的睡眠时数,满足了一定的睡眠时数,才能得到充足的休息。护理人员要尽量使患者有足够的睡眠时间和建立良好的睡眠习惯。

2.生理上的舒适

生理上的舒适也就是身体放松,是保证有效休息的前提。因此,在休息之前必须将患者身体上的不适降至最低程度。护理人员应为患者提供各种舒适服务,包括祛除或控制疼痛、提供舒适的体位或姿势、协助患者搞好个人卫生、保持适宜的温湿度、调节睡眠时所需要的光线等。

3.心理上的放松

要得到良好的休息,必须有效地控制和减少紧张和焦虑,心理上才能得到放松。由于生病、住院时个体无法满足社会上、职业上或个人角色在义务上的需要,加之住院时对医院环境及医护人员感到陌生,对自身疾病的担忧等,患者常常会出现紧张和焦虑。因此,护理人员应耐心与患者沟通,恰当地运用知识和技能,提供及时、准确的服务,尽量满足患者的各种需要,才能帮助患者减少紧张和焦虑。

二、睡眠

睡眠是各种休息中最自然、最重要的方式。人的一生中有 1/3 的时间要用在睡眠上。任何人都需要睡眠,通过睡眠可以使人的精力和体力得到恢复,可以保持良好的觉醒状态,这样人才能精力充沛地从事劳动或其他活动。睡眠对于维持人的健康,尤其是促进疾病的康复,具有重要的意义。

(一)睡眠的定义

现代医学界普遍认为睡眠是一种主动过程,是一种知觉的特殊状态。睡眠时,人脑并没有停止工作,只是换了模式,虽然对周围环境的反应能力降低,但并未完全消失。通过睡眠,人的精力和体力得到恢复,睡眠后可保持良好的觉醒状态。

由此,可将睡眠定义为周期性发生的持续一定时间的知觉的特殊状态,具有不同的时相,睡眠时可相对地不做出反应。

(二)睡眠原理

睡眠是与较长时间的觉醒交替循环的生理过程。目前认为,睡眠由睡眠中枢控制。睡眠中枢位于脑干尾端,它向上传导冲动,作用于大脑皮质(也称上行抑制系统),与控制觉醒状态的脑干网状结构上行激动系统的作用相拮抗,引起睡眠和脑电波同步化,从而调节睡眠与觉醒的相互转化。

(三)睡眠分期

通过脑电图(EEG)测量大脑皮质的电活动,眼电图(EOG)测量眼睛的运动,肌电图(EMG)测量肌肉的状况,发现睡眠的不同阶段,脑、眼睛、肌肉的活动处于不同的水平。正常的睡眠周期可分为两个相互交替的不同时相状态,即慢波睡眠和快波睡眠。成人进入睡眠后,首先是慢波睡眠,持续 80～120 分钟后转入快波睡眠,维持 20～30 分钟后,又转入慢波睡眠。整个睡眠过程中有 4 或 5 次交替,越近睡眠的后期,快波睡眠持续时间越长。两种睡眠时相状态均可直接转为觉醒状态,但在觉醒状态下,一般只能进入慢波睡眠,而不能进入快波睡眠。

1.慢波睡眠

脑电波呈现同步化慢波时相,伴有慢眼球运动,肌肉松弛但仍有一定张力,也称正相睡眠或非快速眼球运动睡眠(NREM)。在这段睡眠期间,大脑的活动下降到最低,使得人体能够得到完全的舒缓。此阶段又可分为四期。

(1)第Ⅰ期:为入睡期,是所有睡眠时相中睡得最浅的一期,常被认为是清醒与睡眠的过渡阶段,仅维持几分钟,很容易被唤醒。此期眼球有着缓慢的运动,生理活动开始减少,同时生命体征和新陈代谢逐渐减缓,在此阶段的人们仍然认为自己是清醒的。

（2）第Ⅱ期:为浅睡期。此期的人们已经进入无意识阶段,不过仍可听到声音,仍然容易被唤醒。此期持续10～20分钟,眼球不再运动,机体功能继续变慢,肌肉逐渐放松,脑电图偶尔会产生较快的宽大的梭状波。

（3）第Ⅲ期:为中度睡眠期,持续15～30分钟。此期肌肉完全放松,心搏缓慢,血压下降,但仍保持正常,难以唤醒并且身体很少移动,脑电图显示梭状波与δ波（大而低频的慢波）交替出现。

（4）第Ⅳ期:为深度睡眠期,持续15～30分钟。此期全身松弛,无任何活动,极难唤醒,生命体征比觉醒时明显下降,体内生长激素大量分泌,人体组织愈合加快,遗尿和梦游可能发生,脑电波为慢而高的δ波。

2.快波睡眠

快波睡眠也称异相睡眠或快速眼球运动睡眠（REM）。此期的睡眠特点是眼球转动很快,脑电波活跃,与觉醒时很难区分。其表现与慢波睡眠相比,各种感觉功能进一步减退,唤醒阈值提高,极难唤醒,同时骨骼肌张力消失,肌肉几乎完全松弛。此外,这一阶段还会有间断的阵发性表现,如眼球快速运动、部分躯体抽动,同时有心排血量增加、血压上升、心率加快、呼吸加快而不规则等交感神经兴奋的表现。多数在醒来后能够回忆的生动、逼真的梦境都是在此期发生的。

睡眠中的一些时相对人体具有特殊的意义,如在NREM第Ⅳ期的睡眠中,机体会释放大量的生长激素来修复和更新上皮细胞和某些特殊细胞,如脑细胞,故慢波睡眠有利于促进生长和体力的恢复。而REM睡眠则对于学习记忆和精力恢复似乎很重要。因为在快波睡眠中,脑耗氧量增加,脑血流量增多,且脑内蛋白质合成加快,有利于建立新的突触联系,可加快幼儿神经系统成熟。同时快波睡眠对保持精神和情绪上的平衡最为重要。因为这一时期的梦境都是生动的、充满感情色彩的,此梦境可减轻、缓解精神压力,使人将忧虑的事情从记忆中消除。非快速眼球运动睡眠与快速眼球运动睡眠的比较见表3-1。

表3-1 非快速眼球运动睡眠与快速眼球运动睡眠的比较

项目	非快速眼球运动睡眠	快速眼球运动睡眠
脑电图	第Ⅰ期:低电压α节律8～12次/秒 第Ⅱ期:宽大的梭状波14～16次/秒 第Ⅲ期:梭状波与δ波交替 第Ⅳ期:慢而高的δ波1～2次/秒	去同步化快波
眼球运动	慢的眼球转动或没有	阵发性的眼球快速运动
生理变化	呼吸、心率减慢且规则 血压、体温下降 肌肉逐渐松弛 感觉功能减退	感觉功能进一步减退 肌张力进一步减弱 有间断的阵发性表现:心排血量增加,血压升高,呼吸加快且不规则,心率加快
合成代谢	人体组织愈合加快	脑内蛋白质合成加快
生长激素	分泌增加	分泌减少
其他	第Ⅳ期发生夜尿和梦游	做梦且为充满感情色彩、稀奇古怪的梦
给你	有利于个体体力的恢复	有利于个体精力的恢复

(四)睡眠周期

对大多数成人而言,睡眠是每 24 小时循环一次的周期性程序。一旦入睡,成人平均每晚经历 4～6 个完整的睡眠周期,每个睡眠周期由不同的睡眠时相构成,分别是 NREM 睡眠的 4 个时相和 REM 睡眠,持续 60～120 分钟,平均为 90 分钟。睡眠周期各时相按一定的顺序重复出现。这一模式总是从 NREM 第 Ⅰ 期开始,依次经过第 Ⅱ 期、第 Ⅲ 期、第 Ⅳ 期之后,返回 NREM 的第 Ⅲ 期然后到第 Ⅱ 期,再进入 REM 期,当 REM 期完成后,再回到 NREM 的第 Ⅱ 期(图 3-1),如此周而复始。在睡眠时相周期的任一阶段醒而复睡时,都需要从头开始依次经过各期。

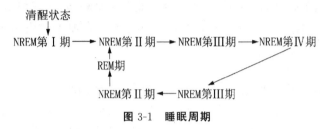

图 3-1 睡眠周期

在睡眠周期中,每一时相所占的时间比例随睡眠的进行而有所改变。一般刚入睡时,个体进入睡眠周期约 90 分钟后才进入 REM 睡眠,随睡眠周期的进展,NREM 第 Ⅲ、Ⅳ 时相缩短,REM 阶段时间延长。在最后一个睡眠周期中,REM 睡眠可达到 60 分钟。因此,大部分 NREM 睡眠发生在上半夜,REM 睡眠则多在下半夜。

(五)影响睡眠的因素

1.生理因素

(1)年龄:通常人睡眠的需要量与其年龄成反比,但有个体差异。新生儿期每天睡眠时间最长,可达 16～20 小时,成人 7～8 小时。

(2)疲劳:适度的疲劳,有助于入睡,但过度的精力耗竭反而会使入睡发生困难。

(3)昼夜节律:"睡眠-觉醒"周期具有生物钟式的节律性,如果长时间频繁地夜间工作或航空时差,就会造成该节律失调,从而影响入睡及睡眠质量。

(4)内分泌变化:妇女月经前期和月经期常出现嗜睡现象,绝经期妇女常失眠,与内分泌变化有关。

(5)寝前习惯:睡前的一些行为习惯,如看报纸杂志、听音乐、喝牛奶、洗热水澡或泡脚等,当这些习惯突然改变或被阻碍进行时,可能使睡眠发生障碍。

(6)食物因素:含有较多 L-色氨酸的食物,如肉类、乳制品和豆类都能促进入睡,缩短入睡时间,是天然的催眠剂;少量饮酒能促进放松和睡眠,但大量饮酒会干扰睡眠,使睡眠变浅;含有咖啡因的浓茶、咖啡及可乐饮用后使人兴奋,即使入睡也容易中途醒来,且总睡眠时间缩短。

2.病理因素

(1)疾病影响:几乎所有疾病都会影响睡眠。例如,各种原因引起的疼痛未能及时缓解时严重影响睡眠,精神分裂症、强迫性神经症等患者常处于过度觉醒状态。生病的人需要更多时间的睡眠来促进机体康复,却往往因为多种症状困扰或特殊的治疗限制而无法获得正常的睡眠。

(2)身体不适:身体的舒适是获得休息与安睡的先决条件,饥饿、腹胀、呼吸困难、憋闷、身体不洁、皮肤瘙痒、体位不适等都是常见的影响睡眠的原因。

3.环境因素

睡眠环境影响睡眠状况,适宜的温湿度、安静、整洁、舒适、空气清新的环境常可增进睡眠,反之则会对睡眠产生干扰。

4.心理因素

焦虑不安、强烈的情绪反应(如恐惧、悲哀、激动、喜悦)、家庭或人际关系紧张等常常影响患者的睡眠。

5.其他

食物摄入多少、体育锻炼情况、某些药物等也会影响睡眠形态。

(六)促进睡眠的护理措施

1.增进舒适

人们在感觉舒适和放松时才能入睡。为了使患者放松,对于一些遭受病痛折磨的患者采用有效镇痛的方法;做好就寝前的晚间护理,如协助患者洗漱、排便;帮助患者处于正确的睡眠姿势,妥善安置身体各部位的导管、引流管及牵引、固定等特殊治疗措施。

2.环境控制

人们睡眠时需要的环境条件包括适宜的室温和通风、最低限度的声音、舒适的床和适当的照明。一般冬季室温 18～22 ℃、夏季 25 ℃左右,湿度以 50%～60%为宜;根据患者需要,睡前开窗通风,清除病房内异味,使空气清新;保持病区尽可能地安静,尽量减少晚间交谈;提供清洁、干燥的卧具和舒适的枕头、被服;夜间调节住院单元的灯光。

3.重视心理护理

多与患者沟通交流,找出影响患者休息与睡眠的心理社会因素,通过鼓励倾诉、正确指导,消除患者紧张和焦虑情绪,恢复平静、稳定的状态,提高休息和睡眠质量。

4.建立休息和睡眠周期

针对患者的不同情况,帮助患者建立适宜的休息和睡眠周期。患者入院后,原有的休息和睡眠规律被打乱,护士应在患者醒时进行评估、治疗和常规护理工作,避免因一些非必要任务而唤醒患者,同时鼓励患者合理安排日间活动,适当锻炼。

5.尊重患者的睡眠习惯

病情允许的情况下,护理人员应尽可能根据患者就寝前的一些个人习惯,选择如提供温热饮料,允许短时间的阅读、听音乐,协助沐浴或泡脚等方式促进睡眠。

6.健康教育

使患者了解睡眠对健康与康复的重要作用,心、身放松的重要意义和一些促进睡眠的常用技巧。与患者一起讨论有关休息和睡眠的知识,分析困扰患者睡眠的因素,针对具体情况给予相应指导,帮助患者建立有规律的生活方式,养成良好的睡眠习惯。

(郭 倩)

第三节 静脉输液

一、准备

(一)仪表

着装整洁,佩戴胸牌,洗手、戴口罩。

(二)用物

注射盘内放干棉球缸、一次性输液器、网套、止血带、橡皮小枕及一次性垫巾、弯盘、0.75%碘酊、棉签、胶布、启盖器、药液瓶外贴输液标签(上写患者姓名、床号、输液药品、剂量、用法、日期、时间、输液架)。

二、操作步骤

(1)根据医嘱备齐用物,携至床旁查对床号、姓名、剂量、用法、时间、药液瓶和面貌,并摇动药瓶对光检查。

(2)做好解释工作,询问大小便,备胶布。

(3)开启铝盖中心部分(如备物时加完药可省去)套网套,消毒瓶塞中心及瓶颈,挂于输液架上,检查输液器并打开,插入瓶塞至针头根部。

(4)排气,排液 3~5 mL 至弯盘内。

(5)选择血管、置小枕及垫巾、扎止血带、消毒皮肤,待干。

(6)再次查对床号、姓名、剂量、用法、时间、药液瓶和面貌。

(7)再次检查空气是否排尽,夹紧,穿刺时左手绷紧皮肤并用拇指固定静脉,见回血,松止血带及螺旋夹。

(8)胶布固定,干棉球遮盖针眼,调节滴速,开始 15 分钟应慢,无异常调节至正常速度。

(9)交代注意事项,整理床及用物。

(10)爱护体贴患者,协助患者选择舒适的体位。

(11)洗手、消毒用物。

三、临床应用

(一)静脉输液注意事项

(1)严格执行无菌操作和查对制度。

(2)根据病情需要,有计划地安排轮流顺序,如需加入药物,应合理安排,以尽快达到输液目的,注意配伍禁忌。

(3)需长期输液者,要注意保护和合理使用静脉,一般从远端小静脉开始。

(4)输液前应排尽输液管及针头内空气,药液滴尽前要按需及时更换溶液瓶或拔针,严防造成空气栓塞。

(5)输液过程中应加强巡视,耐心听取患者的主诉,严密观察注射部位皮肤有无肿胀,针头有无脱出,阻塞或移位,针头和输液器衔接是否紧密,输液管有无扭曲受压,输液滴速是否适宜及输液瓶内溶液量等,及时记录在输液卡或护理记录单上。

(6)需24小时连续输液者,应每天更换输液器。

(7)颈外静脉穿刺置管,如硅胶管内有回血,须及时用稀释肝素溶液冲注,以免硅胶管被血块堵塞;如遇输液不畅,须注意是否存在硅胶管弯曲或滑出血管外等情况。

(二)常见输液反应及防治

1.发热反应

(1)减慢滴注速度或停止输液,及时与医师联系。

(2)对症处理,寒战时适当增加盖被或用热水袋保暖,高热时给予物理降温。

(3)按医嘱给抗过敏药物或激素治疗。

(4)保留余液和输液器,必要时送检验室做细菌培养。

(5)严格检查药液质量、输液用具的包装及灭菌有效期等,防止致热物质进入体内。

2.循环负荷过重(肺水肿)

(1)立即停止输液,及时与医师联系,积极配合抢救,安慰患者,使患者有安全感和信任感。

(2)为患者安置端坐位,使其两腿下垂,以减少静脉回流,减轻心脏负担。

(3)加压给氧,可使肺泡内压力升高,减少肺泡内毛细血管渗出液的产生,同时给予20%～30%乙醇湿化吸氧。因乙醇能降低肺泡内泡沫的表面张力,使泡沫破裂消散,从而改善肺部气体交换,迅速缓解缺氧症状。

(4)按医嘱给用镇静剂、扩血管药物和强心剂如洋地黄等。

(5)必要时进行四肢轮流结扎,即用止血带或血压计袖带做适当加压,以阻断静脉血流,但动脉血流仍通畅。每隔5～10分钟轮流放松一侧肢体的止血带,可有效地减少静脉回心血量,待症状缓解后,逐步解除止血带。

(6)严格控制输液滴速和输液量,对心、肺疾病患者及老年人、儿童尤应慎重。

3.静脉炎

(1)严格执行无菌操作,对血管壁有刺激性的药物应充分稀释后应用,并防止药物溢出血管外。同时,要有计划地更换注射部位,以保护静脉。

(2)患肢抬高并制动,局部用95%乙醇或50%硫酸镁行热湿敷。

(3)理疗。

(4)如合并感染,根据医嘱给予抗生素治疗。

4.空气栓塞

(1)立即停止输液,及时通知医师,积极配合抢救,安慰患者,以减轻恐惧感。

(2)立即为患者置左侧卧位(可使肺的位置低于右心室,气泡侧向上漂移到右心室,避开肺动脉口)和头低足高位(在吸气时可增加胸内压力,以减少空气进入静脉。由于心脏搏动将空气混成泡沫,分次小量进入肺动脉内)。

(3)氧气吸入。

(4)输液前排尽输液管内空气,输液过程中密切观察,加压输液或输血时应专人守护,以防止空气栓塞发生。

(刘　梅)

第四节 床上擦浴

一、目的

去除皮肤污垢,消除令人不快的身体异味,保持皮肤清洁,促进患者机体放松,增强患者舒适度及活动度,防止肌肉挛缩和关节僵硬等并发症,刺激皮肤的血液循环,增加皮肤的排泄功能,防御皮肤感染和压疮的发生。病情较重、长期卧床或使用石膏、牵引、卧床、生活不能自理及无法自行沐浴的患者,应给予床上擦浴。皮肤覆盖于人体表面,是身体最大的器官。完整的皮肤还具有保护机体、调节体温、吸收、分泌、排泄及感觉等功能,是抵御外界有害物质入侵的第一道屏障。皮肤的新陈代谢迅速,其代谢产物如皮脂、汗液及表皮碎屑等能与外界细菌及尘埃结合成污垢,黏附于皮肤表面,如不及时清除,可刺激皮肤,降低皮肤的抵抗力,以致破坏其屏障作用,成为细菌入侵的门户,造成各种感染。因此,皮肤的清洁与护理有助于维持机体的完整性,给机体带来舒适感,可预防感染发生,防止压疮及其他并发症。

二、准备

(一)物品准备

(1)治疗盘内:浴巾、毛巾各2条、沐浴液或浴皂、小剪刀、梳子、50％乙醇、护肤用品(爽身粉、润肤剂)、一次性油布一条、手套。

(2)治疗盘外:面盆2个,水桶2个(一桶内盛50～52 ℃的温水,并按年龄、季节和生活习惯调节水温;另一桶接盛污水用)、清洁衣裤和被服、另备便盆、便盆巾和屏风。

(二)患者、操作人员及环境准备

使患者了解床上擦浴目的、方法、注意事项及配合要点;根据需要协助患者使用便器排便,避免温水擦洗中引起患者的排尿和排便反射;调整情绪,指导或协助患者取舒适体位。操作人员应衣帽整齐,修剪指甲,洗手,戴口罩。环境安静、整洁、关闭门窗,室温控制在22～26 ℃,必要时备屏风。

三、评估

(1)评估病情、治疗情况、意识、心理状态、卫生习惯及合作度。

(2)评估患者皮肤情况,有无感染、破损及并发症、肢体活动度、自理能力。

(3)向患者解释床上擦浴的目的、方法、注意事项及配合要点。

四、操作步骤

(1)根据医嘱,确认患者,了解病情。

(2)向患者解释说明目的、过程及方法。解除患者紧张情绪,使患者有安全感,取得合作。

(3)拉布幔或屏风遮挡患者,预防受凉并保护患者隐私,使患者身心放松。

(4)面盆内倒入50～52 ℃温水约2/3处或根据患者的习性调节水温。

(5)根据病情摇平床头及床尾支架,松开床尾盖被,放平靠近操作者的床挡,将患者身体移向床沿,尽量靠近操作者,确保患者舒适,利用人体力学的原理,减少操作过程中机体的伸展和肌肉紧张及疲劳度。

(6)戴手套,托起头颈部,将浴巾铺在枕头上,另一浴巾放在患者胸前(每擦一处均应在其下面铺浴巾,保护床单位,并用浴毯遮盖好擦洗周围的暴露部位),防止枕头和被褥弄湿。

(7)毛巾放入温水中浸透,拧至半干叠成手套状,包在操作者手上,用毛巾不同面,先擦患者眼部按由内眦到外眦依次擦干眼部,再用较干的毛巾擦洗一遍。毛巾折叠能提高擦洗效果,同时保持毛巾的温度。

(8)操作者一手轻轻固定患者头部,用洗面乳或香皂(根据患者习惯选择),依次擦洗患者额部、鼻翼、颊部、耳郭、耳后直至额下、颈部,再用清水擦洗,然后再用较干毛巾擦洗一遍。褶皱部应重复擦洗,如额下、颈部位、耳郭、耳后。

(9)协助患者脱下上衣,置于治疗车下层。按先近侧后对侧,先擦洗双上肢(上肢由远心端向近侧擦洗,避免静脉回流),再擦洗胸腹部(腹部以脐为中心,从右向左顺结肠走向擦洗,乳房处环形擦洗)顺序。先用涂浴皂的湿毛巾擦洗,再用湿毛巾擦净皂液,清洗拧干毛巾后再擦洗干,最后用大浴巾边按摩边擦干。根据需要随时调节更换水温。擦洗过程中注意观察患者病情及皮肤情况,患者出现寒战、面色苍白时,应立即停止擦洗,给予适当处理。

(10)协助患者侧卧,背向操作者,浴巾一底一盖置患者擦洗部下及暴露部,依次进行擦洗后劲、背、臀部。背部及受压部位可用50%乙醇做皮肤按摩,促进血液循环,防止并发症发生。根据季节扑爽身粉。

(11)协助患者更换清洁上衣,一般先穿远侧上肢,再穿近侧、患侧,再穿健侧,可减少关节活动,避免引起患者的疼痛不适。及时用棉被盖好胸、腹部,避免受凉。

(12)更换温水、盆、毛巾,擦洗患者下肢、足部背侧。患者平卧,脱下裤子后侧卧,脱下衣物置治疗车下层。将浴巾纵向垫在下肢,浴巾盖于会阴部及下肢前侧,依次从踝部向膝关节、大腿背侧顺序擦洗。

(13)协助患者平卧,擦洗两下肢、膝关节处、大腿前侧部位。

(14)更换温水、盆、毛巾,擦洗会阴部、肛门处(注意肛门部皮肤的褶皱处擦洗干净,避免分泌物滞留,细菌滋生),撤去浴巾,为患者换上干净裤子。

(15)更换温水、盆、毛巾,协助患者移向近侧床边,盆移置足下,盆下铺一次性油布或将盆放于床旁椅上,托起患者小腿部屈膝,将患者双脚同时或先后浸泡于盆内,浸泡片刻软化角质层,洗清双足,擦干足部。

(16)根据需要修剪指甲,足部干裂者涂护肤品,防止足部干燥和粗糙。

(17)为患者梳头,维护患者个人形象,整理床单位,必要时更换床单。

(18)协助患者取舒适体位后,开窗换气。

(19)整理用物,进行清洁消毒处理,避免致病菌的传播。

(20)洗手、记录。

五、注意事项

(1)按擦浴顺序、步骤和方法进行。

(2)擦洗眼部时,尽量避免浴皂,防止对眼部刺激。

（3）操作过程中注意观察患者的病情变化,保持与患者沟通,询问患者感受。

（4）擦洗动作要轻柔、利索,尽量注意少搬动、少暴露患者,注意保暖。

（5）擦洗时注意褶皱处如颌下、颈部、耳郭、耳后、腋窝、指间、乳房下褶皱处、脐部、腹股沟、肛周等要擦洗干净。

（6）肢体有损伤者,应先脱健侧衣裤后脱患侧,穿时应先穿患侧后穿健侧,避免患者关节的过度活动,引起疼痛和损伤。

（李　艳）

第五节　铺　床　法

病床是病室的主要设备,是患者睡眠与休息的必须用具。患者,尤其是卧床患者与病床朝夕相伴,因此,床铺的清洁、平整和舒适,可使患者心情舒畅,增强治愈疾病的自信心,并可预防并发症的发生。

铺床总的要求为舒适、平整、安全、实用、节时、节力。常用的病床有 3 种。①钢丝床:有的可通过支起床头、床尾(二截或三截摇床)而调节体位,有的床脚下装有小轮,便于移动。②木板床:为骨科患者所用。③电动控制多功能床:患者可自己控制升降或改变体位。

病床及被服类规格要求具体为以下几点。①一般病床:高 60 cm,长 200 cm,宽 90 cm。②床垫:长宽与床规格同,厚 9 cm。以棕丝制作垫芯为好,也可用橡胶泡沫、塑料泡沫制作垫芯;垫面选帆布制作。③床褥:长宽同床垫,一般以棉花制作褥芯,棉布制作褥面。④棉胎:长 210 cm,宽 160 cm。⑤大单:长 250 cm,宽 180 cm。⑥被套:长 230 cm,宽 170 cm,尾端开口缝四对带。⑦枕芯:长 60 cm,宽 40 cm,内装木棉或高弹棉、锦纶丝棉,以棉布制作枕面。⑧枕套:长 65 cm,宽 45 cm。⑨橡胶单:长 85 cm,宽 65 cm,两端各加白布 40 cm。⑩中单:长 85 cm,宽 170 cm。以上各类被服均以棉布制作。

一、备用床

(一)目的
铺备用床为准备接受新患者和保持病室整洁美观。

(二)用物准备
床、床垫、床褥、枕芯、棉胎或毛毯、大单、被套或衬单及罩单、枕套。

(三)操作方法
1.被套法
(1)将上述物品置于护理车上,推至床前。
(2)移开床旁桌,距床 20 cm,并移开床旁椅置床尾正中,距床 15 cm。
(3)将用物按铺床操作的顺序放于椅上。
(4)翻床垫,自床尾翻向床头或反之,上缘紧靠床头。床褥铺于床垫上。
(5)铺大单,取折叠好的大单放于床褥上,使中线与床的中线对齐,并展开拉平,先铺床头后铺床尾。①铺床头:一手托起床头的床垫,一手伸过床的中线将大单塞于床垫下,将大单边缘向上提起呈等边三角形,下半三角平整塞于床垫下,再将上半三角翻下塞于床垫下。②铺床尾:至床尾拉紧大单,一手托起床垫,一手握住大单,同法铺好床角。③铺中段:沿床沿边拉紧大单中部边沿,然后,双手掌心向上,将大单塞于床垫下。④至对侧:同法铺大单。

(6)套被套。①S形式套被套法(图3-2):被套正面向外使被套中线与床中线对齐,平铺于床上,开口端的被套上层倒转向上约1/3。棉胎或毛毯竖向三折,再按S形横向三折。将折好的棉胎置于被套开口处,底边与被套开口边平齐。拉棉胎上边至被套封口处,并将竖折的棉胎两边展开与被套平齐(先近侧后对侧)。盖被上缘距床头15 cm,至床尾逐层拉平盖被,系好带子。边缘向内折叠与床沿平齐,尾端掖于床垫下。同上法将另一侧盖被理好。②卷筒式套被套法(图3-3):被套正面向内平铺于床上,开口端向床尾,棉胎或毛毯平铺在被套上,上缘与被套封口边齐,将棉胎与被套上层一并由床尾卷至床头(也可由床头卷向床尾),自开口处翻转,拉平各层,系好带子,余同S形式。

(7)套枕套,于椅上套枕套,使四角充实,系带子,平放于床头,开口背门。

(8)移回桌椅,检查床单,保持整洁。

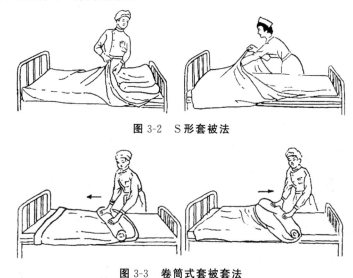

图3-2 S形套被法

图3-3 卷筒式套被套法

2.被单法

(1)移开床旁桌、椅,翻转床垫、铺大单,同被套法。

(2)将反折的大单(衬单)铺于床上,上端反折10 cm,与床头齐,床尾按铺大单法铺好床尾。

(3)棉胎或毛毯平铺于衬单上,上端距床头15 cm,将床头衬单反折于棉胎或毛毯上,床尾同大单铺法。

(4)铺罩单,正面向上对准床中线,上端与床头齐,床尾处则折成斜45°,沿床边垂下。转至对侧,先后将衬单、棉胎及罩单同上法铺好。

(5)余同被套法。

(四)注意事项

(1)铺床前先了解病室情况,若患者进餐或做无菌治疗时暂不铺床。

(2)铺床前要检查床各部分有无损坏,若有则修理后再用。

(3)操作中要使身体靠近床边,上身保持直立,两腿前后分开稍屈膝以扩大支持面增加身体稳定性,既省力又能适应不同方向操作。同时手和臂的动作要协调配合,尽量用连续动作,以节省体力消耗,并缩短铺床时间。

(4)铺床后应整理床单及周围环境,以保持病室整齐。

二、暂空床

(一)目的

铺暂空床供新入院的患者或暂离床活动的患者使用,保持病室整洁美观。

(二)用物准备

同备用床,必要时备橡胶中单、中单。

(三)操作方法

(1)将备用床的盖被四折叠于床尾。若被单式,在床头将罩单向下包过棉胎上端,再翻上衬单做 25 cm 的反折,包在棉胎及罩单外面。然后将罩单、棉胎、衬单一并四折,叠于床尾。

(2)根据病情需要铺橡胶中单、中单。中单上缘距床头 50 cm,中线与床中线对齐,床沿的下垂部分一并塞床垫下。至对侧同上法铺好。

三、麻醉床

(一)目的

(1)铺麻醉床便于接受和护理手术后患者。

(2)使患者安全、舒适和预防并发症。

(3)防止被褥被污染,并便于更换。

(二)用物准备

1.被服类

同备用床,另加橡胶中单、中单两条。弯盘、纱布数块、血压计、听诊器、护理记录单、笔。根据手术情况备麻醉护理盘或急救车上备麻醉护理用物。

2.麻醉护理盘用物

治疗巾内置张口器、压舌板、舌钳、牙垫、通气导管、治疗碗、镊子、输氧导管、吸痰导管、纱布数块。治疗巾外放电筒、胶布等。必要时备输液架、吸痰器、氧气筒、胃肠减压器等。天冷时无空调设备应备热水袋及布套各 2 只、毯子。

(三)操作方法

(1)拆去原有枕套、被套、大单等。

(2)按使用顺序备齐用物至床边,放于床尾。

(3)移开床旁桌椅等同备用床。

(4)同暂空床铺好一侧大单、中段橡胶中单、中单及上段橡胶中单、中单,上段中单与床头齐。转至对侧,按上法铺大单、橡胶中单、中单。

(5)铺盖被。①被套式:盖被头端两侧同备用床,尾端系带后向内或向上折叠与床尾齐,将向门口一侧的盖被三折叠于对侧床边。②被单式:头端铺法同暂空床,下端向上反折和床尾齐,两侧边缘向上反折同床沿齐,然后将盖被折叠于一侧床边。

(6)套枕套后将枕头横立于床头,以防患者躁动时头部碰撞床栏而受伤(图 3-4)。

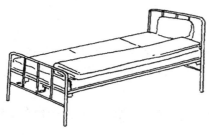

图 3-4 麻醉床

（7）移回床旁桌,椅子放于接受患者对侧床尾。

（8）麻醉护理盘置于床旁桌上,其他用物放于妥善处。

(四)注意事项

（1）铺麻醉床时,必须更换各类清洁被服。

（2）床头一块橡胶中单、中单可根据病情和手术部位需要铺于床头或床尾。若下肢手术者将床单铺于床尾,头胸部手术者铺于床头。全麻手术者为防止呕吐物污染床单则铺于床头。一般手术者,只铺床中部中单即可。

（3）患者的盖被根据医院条件增减。冬季必要时可置热水袋两只加布套,分别放于床中部及床尾的盖被内。

（4）输液架、胃肠减压器等物放于妥善处。

四、卧有患者床

(一)扫床法

1.目的

（1）使病床平整无皱褶,患者睡卧舒适,保持病室整洁美观。

（2）随扫床操作协助患者变换卧位,又可预防压疮及坠积性肺炎。

2.用物准备

护理车上置浸有消毒液的半湿扫床巾的盆,扫床巾每床一块。

3.操作方法

（1）备齐用物,推护理车至患者床旁,向患者解释,以取得合作。

（2）移开床旁桌椅,半卧位患者,若病情许可,暂将床头、床尾支架放平,以便操作。若床垫已下滑,须上移与床头齐。

（3）松开床尾盖被,助患者翻身侧卧背向护士,枕头随患者翻身移向对侧。松开近侧各层被单,取扫床巾分别扫净中单、橡胶中单后搭在患者身上。然后自床头至床尾扫净大单上碎屑,注意枕下及患者身下部分各层应彻底扫净,最后将各单逐层拉平铺好。

（4）助患者翻身侧卧于扫净一侧,枕头也随之移向近侧。转至对侧,以上法逐层扫净拉平铺好。

（5）助患者平卧,整理盖被,将棉胎与被套拉平,掖成被筒,为患者盖好。

（6）取出枕头,揉松,放于患者头下,支起床上支架。

（7）移回床旁桌椅,整理床单位,保持病室整洁美观,向患者致谢意。

（8）清理用物,归回原处。

(二)更换床单法

1.目的

(1)使病床平整无皱褶,患者睡卧舒适,保持病室整洁美观。

(2)随扫床操作协助患者变换卧位,又可预防压疮及坠积性肺炎。

2.用物准备

清洁的大单、中单、被套、枕套,需要时备患者衣裤。护理车上置浸有消毒液的半湿扫床巾的盆,扫床巾每床一块。

3.操作方法

(1)适用于卧床不起,病情允许翻身者(图3-5)。①备齐用物推护理车至患者床旁,向患者解释,以取得合作。移开床旁桌椅,半卧位患者,若病情许可,暂将床头、床尾支架放平,以便操作。若床垫已下滑,须上移与床头齐。清洁的被服按更换顺序放于床尾椅上。②松开床尾盖被,助患者侧卧,背向护士,枕头随之移向对侧。③松开近侧各单,将中单卷入患者身下,用扫床巾扫净橡胶中单上的碎屑,搭在患者身上再将大单卷入患者身下,扫净床上碎屑。④取清洁大单,使中线与床中线对齐。将对侧半幅卷紧塞于患者身近侧,半幅自床头、床尾、中部先后展平拉紧铺好,放下橡胶中单,铺上中单(另一半卷紧塞于患者身下),两层一并塞入床垫下铺平。移枕头并助患者翻身面向护士。转至对侧,松开各单,将中单卷至床尾大单上,扫净橡胶中单上的碎屑后搭于患者身上,然后将污大单从床头卷至床尾与污中单一并丢入护理车污衣袋或护理车下层。⑤扫净床上碎屑,依次将清洁大单、橡胶中单、中单逐层拉平,同上法铺好。助患者平卧。⑥解开污被套尾端带子,取出棉胎盖在污被套上,并展平。将清洁被套铺于棉胎上(反面在外),两手伸入清洁被套内,抓住棉胎上端两角,翻转清洁被套,整理床头棉被,一手抓棉被下端,一手将清洁被套往下拉平,同时顺手将污棉套撤出放入护理车污衣袋或护理车下层。棉被上端可压在枕下或请患者抓住,然后从床尾逐层拉平后系好带子,掖成被筒为患者盖好。⑦一手托起头颈部,一手迅速取出枕头,更换枕套,助患者枕好枕头。⑧清理用物,归回原处。

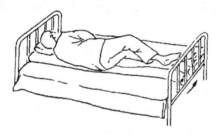

图3-5 卧有允许翻身患者床换单法

(2)适用于病情不允许翻身的侧卧患者(图3-6)。①备齐用物推护理车至患者床旁,向患者解释,以取得合作。移开床旁桌椅,半卧位患者,若病情许可,暂将床头、床尾支架放平,以便操作。若床垫已下滑,需上移与床头齐。清洁的被服按更换顺序放于床尾椅上。②2人操作。一人一手托起患者头颈部,另一人一手迅速取出枕头,放于床尾椅上。松开床尾盖被,大单、中单及橡胶中单。从床头将大单横卷成筒式至肩部。③将清洁大单横卷成筒式铺于床头,大单中线与床中线对齐,铺好床头大单。一人抬起患者上半身(骨科患者可利用牵引架上拉手,自己抬起身躯),将污大单、橡胶中单、中单一起从床头卷至患者臀下,同时另一人将清洁大单也随着污单拉至臀部。④放下上半身,一人托起臀部,一人迅速撤出污单,同时将清洁大单拉至床尾,橡胶中单放在床尾椅背上,污单丢入护理车污衣袋或护理车下层,展平大单铺好。⑤一人套枕套为患者枕好。一人备橡胶中单、中单,并先铺好一侧,余半幅塞患者身下至对侧,另一人展平铺好。⑥更换被套、枕套同方法一,两人合作更换。

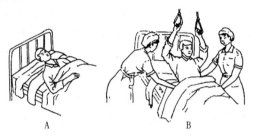

A   B

图 3-6　卧有不允许翻身患者床换单法

（3）盖被为被单式更换衬单和罩单的方法:①将床头污衬单反折部分翻至被下,取下污罩单丢入污衣袋或护理车下层。②铺大单(衬单)于棉胎上,反面向上,上端反折 10 cm,与床头齐。③将棉胎在衬单下由床尾退出,铺于衬单上,上端距床头 15 cm。④铺罩单,正面向上,对准中线,上端和床头齐。⑤在床头将罩单向下包过棉胎上端,再翻上衬单做 25 cm 的反折,包在棉胎和罩单的外面。⑥盖被上缘压于枕下或请患者抓住,在床尾撤出衬单,并逐层拉平铺好床尾,注意松紧,以防压迫足趾。

4.注意事项

(1)更换床单或扫床前,应先评估患者及病室环境是否适宜操作。需要时应关闭门窗。

(2)更换床单时注意保暖,动作敏捷,勿过多翻动和暴露患者,以免患者过劳和受凉。

(3)操作时要随时注意观察病情。

(4)患者若有输液管或引流管,更换床单时可从无管一侧开始,操作较为方便。

(5)撤下的污单切勿丢在地上或他人床上。

（李　艳）

第六节　导　尿　术

一、目的

(1)为尿潴留患者解除痛苦;使尿失禁患者保持会阴清洁干燥。

(2)收集无菌尿标本,做细菌培养。

(3)避免盆腔手术时误伤膀胱,为危重、休克患者正确记录尿量,测尿比重提供依据。

(4)检查膀胱功能,测膀胱容量、压力及残余尿量。

(5)鉴别尿闭和尿潴留,以明确肾功能不全或排尿功能障碍。

(6)诊断及治疗膀胱和尿道的疾病,如进行膀胱造影或对膀胱肿瘤患者进行化疗等。

二、准备

(一)物品准备

(1)治疗盘内:橡皮圈 1 个,别针 1 枚,备皮用物 1 套,一次性无菌导尿包一套(治疗碗两个、弯盘、双腔气囊导尿管根据年龄选不同型号尿管、弯血管钳一把、镊子一把、小药杯内置棉球若干个,液状石蜡棉球瓶一个,洞巾一块),弯盘一个,一次性手套一双,治疗碗一个(内盛棉球若干个),弯血管钳一把、镊子两把、无菌手套一双,常用消毒溶液如 0.1% 苯扎溴铵(新洁尔灭)、0.1% 氯己定等,无菌持物钳及容器一套,男患者导尿另备无菌纱布 2 块。

(2)治疗盘外:小橡胶单和治疗巾一套(或一次性治疗巾),便盆及便盆巾。

(二)患者、护理人员及环境准备

患者了解导尿目的、方法、注意事项及配合要点。取仰卧屈膝位,调整情绪,指导或协助患者清洗外阴,备便盆。护理人员应衣帽整齐,修剪指甲,洗手,戴口罩。环境安静、整洁、光线、温湿度适宜,关闭门窗,备屏风或隔帘。

三、评估

(1)评估患者病情、治疗情况、意识、心理状态及合作度。

(2)患者排尿功能异常的程度,膀胱充盈度及会阴部皮肤、黏膜的完整性。

(3)向患者解释导尿的目的、方法、注意事项及配合要点。

四、操作步骤

将用物推至患者处,核对患者床号、姓名,向患者解释导尿的目的、方法、注意事项及配合要点。消除患者紧张和窘迫的心理,以取得合作。①用屏风或隔帘遮挡患者,保护患者的隐私,使患者精神放松。②帮助患者清洗外阴部,减少逆行泌尿系统感染的机会。③检查导尿包的日期,是否严密干燥,确保物品无菌性,防止泌尿系统感染。④根据男女性尿道解剖特点执行不同的导尿术。

(一)男性患者导尿术操作步骤

(1)操作者位于患者右侧,帮助患者取仰卧屈膝位,脱去对侧裤腿,盖在近侧腿上,对侧下肢和上身用盖被盖好,两腿略外展,暴露外阴部。

(2)将一次性橡胶单和治疗巾垫于患者臀下,弯盘放于患者臀部,治疗碗内盛棉球若干个。

(3)左手戴手套,用纱布裹住阴茎前 1/3,将阴茎提起,另一手持镊子夹消毒棉球按顺序消毒,阴茎后 2/3 部-阴阜-阴囊暴露面。

(4)用无菌纱布包裹消毒过的阴茎后 2/3 部-阴阜-阴囊暴露面,消毒阴茎前 1/3,并将包皮向后推,换另一把镊子夹消毒棉球消毒尿道口,向外螺旋式擦拭龟头-冠状沟-尿道口数次,包皮和冠状沟易藏污,应彻底消毒,预防感染。污棉球置于弯盘内移至床尾。

(5)在患者两腿间打开无菌导尿包,用持物钳夹浸消毒液的棉球于药杯内。

(6)戴无菌手套,铺洞巾,使洞巾与包布内面形成无菌区域。嘱患者勿移动肢体保持体位,以免污染无菌区。

(7)按操作顺序排列好用物,用镊子取液状石蜡棉球,润滑导尿管前端。

(8)左手用纱布裹住阴茎并提起,使之与腹壁呈 60°,使耻骨前弯消失,便于插管。将包皮向后推,右手用镊子夹取浸消毒液的棉球,按顺序消毒尿道口-螺旋消毒龟头-冠状沟-尿道口数遍,每个棉球只可用一次,禁止重复使用,确保消毒部位不受污染,污棉球置于弯盘内,右手将弯盘移至靠近床尾无菌区域边沿,便于操作。

(9)左手固定阴茎,右手将治疗碗置于洞巾口旁,男性尿道长而且又有3个狭窄处,当插管受阻时,应稍停片刻嘱患者深呼吸,减轻尿道括约肌紧张,再徐徐插入导尿管,切忌用力过猛而损伤尿道。

(10)用另一只血管钳夹持导尿管前端,对准尿道口轻轻插入20~22 cm,见尿液流出后,再插入约2 cm,将尿液引流入治疗碗(第一次放尿不超过1 000 mL,防止大量放尿,腹腔内压力急剧下降,血液大量滞留腹腔血管内,血压下降虚脱及膀胱内压突然降低,导致膀胱黏膜急剧充血,发生血尿)。

(11)治疗碗内尿液盛2/3满后,可用血管钳夹住导尿管末端,将尿液导入便器内,再打开导尿管继续放尿。注意询问患者的感觉,观察患者的反应。

(12)导尿毕,夹住导尿管末端,轻轻拔出导尿管,避免损伤尿道黏膜。撤下洞巾,擦净外阴,脱去手套置弯盘内,撤出臀部一次性橡胶单和治疗巾置治疗车下层。协助患者穿好裤子,整理床单位。

(13)整理用物。

(14)洗手,记录。

(二)女性患者导尿术操作步骤

(1)操作者位于患者右侧,帮助患者取仰卧屈膝位,脱去对侧裤腿,盖在近侧腿上,对侧下肢和上身用盖被盖好,两腿略外展,暴露外阴部。

(2)将一次性橡胶单和治疗巾垫于患者臀下,弯盘放于患者臀部,治疗碗内盛棉球若干个。

(3)左手戴手套,右手持血管钳夹取消毒棉球做外阴初步消毒,按由外向内,自上而下,依次消毒阴阜、两侧大阴唇。

(4)左手分开大阴唇,换另一把镊子按顺序消毒大小阴唇之间-小阴唇-尿道口-自尿道口至肛门,减少逆行感染的机会。污棉球置于弯盘内,消毒完毕,脱下手套置于治疗碗内,污物放置治疗车下层。

(5)在患者两腿间打开无菌导尿包,用持物钳夹浸消毒液的棉球于药杯内。

(6)戴无菌手套,铺洞巾,使洞巾与包布内面形成无菌区域。嘱患者勿移动肢体保持体位,以免污染无菌区。

(7)按操作顺序排列好用物,用镊子取液状石蜡棉球,润滑导尿管前端。

(8)左手拇指、示指分开并固定小阴唇,右手持弯持物钳夹取消毒棉球,按由内向外,自上而下顺序消毒尿道口、两侧小阴唇、尿道口,尿道口处要重复消毒一次,污棉球及弯血管钳置于弯盘内,右手将弯盘移至靠近床尾无菌区域边沿,便于操作。

(9)右手将无菌治疗碗移至洞巾旁,嘱患者张口呼吸,用另一只弯血管钳夹持导尿管对准导尿口轻轻插入尿道4~6 cm,见尿液后再插入1~2 cm。

(10)左手松开小阴唇,下移固定导尿管,将尿液引入治疗碗。注意询问患者的感觉,观察患者的反应。

(11)导尿毕,夹住导管末端,轻轻拔出导尿管,避免损伤尿道黏膜。撤下洞巾,擦净外阴,脱去手套置弯盘内,撤出臀部一次性橡胶单和治疗巾置治疗车下层。协助患者穿好裤子,整理床单位。

（12）整理用物。

（13）洗手，记录。

五、注意事项

（1）向患者及其家属解释留置导尿管的目的和护理方法，使其认识到预防泌尿系统感染的重要性，并主动参与护理。

（2）保持引流通畅，避免导尿管扭曲堵塞，造成引流不畅。

（3）防止泌尿系统逆行感染。

（4）患者每天摄入足够的液体，每天尿量维持在 2 000 mL 以上，达到自然冲洗尿路的目的，以减少泌尿系统感染和结石的发生。

（5）保持尿道口清洁，女患者用消毒棉球擦拭外阴及尿道口，如分泌物过多，可用 0.02％高锰酸钾溶液冲洗，再用消毒棉球擦拭外阴及尿道口。男患者用消毒棉球擦拭尿道口、阴茎头及包皮，1～2 次/天。

（6）每周定时更换集尿袋 1 次，定时排空集尿袋，并记录尿量。

（7）每月定时更换导尿管 1 次。

（8）采用间歇性夹管方式，训练膀胱反射功能。关闭导尿管，每 4 小时开放 1 次，使膀胱定时充盈和排空，促进膀胱功能的回复。

（9）离床活动时，应用胶布将导尿管远端固定在大腿上，集尿袋不得超过膀胱高度，防止尿液逆流。

（10）协助患者更换体位，倾听患者主诉，并观察尿液性状、颜色和量，尿常规每周检查一次，若发现尿液浑浊、沉淀、有结晶，应做膀胱冲洗。

（于　爽）

第四章

护理管理

第一节　护理岗位管理

医院应当实行护理岗位管理,按照科学管理、按需设岗、保障患者安全和临床护理质量的原则,合理设置护理岗位,明确岗位职责、任职条件,健全管理制度,提高管理效率。

一、护理岗位设置

《卫生健康委员会关于实施医院护士岗位管理的指导意见》中对改革护士管理方式、护理岗位设置等方面提出了明确的要求。

(一)护理岗位设置的原则

1.以改革护理服务模式为基础

实行"以患者为中心"的责任制整体护理工作模式,在责任护士全面履行专业照顾、病情观察、治疗处置、心理护理、健康教育和康复指导等职责的基础上,开展岗位管理相关工作。

2.以建立岗位管理制度为核心

医院根据功能任务、规模和服务量,将护士从按身份管理逐步转变为按岗位管理,科学设置护理岗位,实行按需设岗、按岗聘用、竞聘上岗,逐步建立激励性的用人机制。通过实施岗位管理,实现同工同酬、多劳多得、优绩优酬。

3.以促进护士队伍健康发展为目标

遵循公平、公正、公开的原则,建立和完善护理岗位管理制度,稳定临床一线护士队伍,使医院护士得到充分的待遇保障、晋升空间、培训支持和职业发展,促进护士队伍健康发展。

4.建立合理的岗位系列框架

运用科学的方法,收集、分析、整合工作岗位相关信息,对岗位的职责、权力、隶属关系、任职资质等作出书面规定并形成正式文件,制定出合格的岗位说明书。

(二)护理岗位的设置

医院护理岗位设置分为护理管理岗位、临床护理岗位和其他护理岗位。

1.护理管理岗位

护理管理岗位是从事医院护理管理工作的岗位,包括护理部主任、副主任、科护士长、护士长和护理部干事。护理管理岗位的人员配置应当具有临床护理岗位的工作经验,具备护理管理的知识和能力。医院应当通过公开竞聘,选拔符合条件的护理人员从事护理管理岗位工作。

2.临床护理岗位

临床护理岗位是护士为患者提供直接护理服务的岗位,主要包括病房(含重症监护病房)、门诊、急诊科、手术部、产房、血液透析室、导管室、腔镜检查室、放射检查室、放射治疗室、医院体检中心等岗位。临床护理岗位含专科护士岗位和护理教学岗位。重症监护、急诊急救、手术部、血液净化等对专科护理技能要求较高的临床护理岗位宜设专科护理岗位。承担临床护理教学任务的医院,应设置临床护理教学岗位。教学老师应具备本科及以上学历、本专科5年及以上护理经验、主管护师及以上职称,经过教学岗位培训。

3.其他护理岗位

其他护理岗位是护士为患者提供非直接护理服务的岗位,主要包括消毒供应中心、医院感染管理部门、病案室等间接服务于患者的岗位。

(三)护士分层级管理

医院应当根据护士的临床护理服务能力和专业技术水平为主要指标,结合工作年限、职称和学历等,对护士进行合理分层。临床护理岗位的分级包括N0~N4,各层级护士按相应职责实施临床护理工作,并体现能级对应。

(1)医院层面依据护士学历、年资、岗位分类、工作职责、任职条件、技术职称和专业能力等综合因素,确定层级划分标准及准入条件。

(2)科室层面根据患者病情、护理难度和技术要求等要素,对责任护士进行合理分工、科学配置及分层级管理。N1~N4级护士比例原则为4:3:2:1,在临床工作中可根据医院及科室的实际情况酌情调整。

专业能力培训重点是指各层级护士在承担相应级别护理工作期间,应接受高一层级护士的专业能力培训,以便在该层级期满以后顺利晋升到高一层级。如N0护士准备晋升N1时,应具备N1护士的资质要求及临床能力,符合晋级条件,并接受N1级别标准的专业能力培训考核合格,方能晋升为N1级护士。

(3)护理部建立考核指标,对各层级护士进行综合考评及评定,以日常工作情况及临床护理实践能力为主要考评因素,并与考核结果相结合,真正做到多劳多得、优绩优酬,护士薪酬向临床一线风险高、工作量大、技术性强的岗位倾斜,实现绩效考核的公开、公平、公正。

二、岗位职责

(一)护理管理岗位职责

1.护理部主任职责

(1)在院长及主管副院长的领导下,负责医院护理行政、护理质量及安全、护理教学、护理科研等管理工作。

(2)严格执行有关医疗护理的法律、法规及安全防范等制度。

(3)制订护理部的远期规划和近期计划并组织实施,定期检查总结。

(4)负责全院护理人员的调配,向主管副院长及人事部门提出聘用、奖惩、任免、晋升意见。

(5)教育各级护理人员培养良好的职业道德和业务素质,树立明确的服务理念,敬业爱岗,无私奉献。

(6)加强护理科学管理。以目标为导向,以循证为支持,以数据为依据。建立护理质量评价指标,不断完善结构-过程-结果质量评价体系。

(7)建立护士培训机制,提升专业素质能力。建立"以需求为导向,以岗位胜任力为核心"的护士培训制度。制订各级护理人员的培训目标和培训计划,采取多渠道、多种形式的业务技术培训及定期进行业务技术考核。

(8)负责护生、进修护士的教学工作,创造良好的教学条件和实习环境,督促教学计划的落实,确保护理持续质量改进。

(9)组织制定护理常规、技术操作规程、护理质量考核标准及各级护理人员的岗位职责。积极开展护理科研和技术革新,引进新业务、新技术。

(10)主持护理质量管理组的工作,使用现代质量管理工具、按照现有的护理程序,做好日常质量监管。

(11)深入临床,督导护理工作,完善追踪管理机制,做到持续监测、持续分析、持续改进。

(12)定期召开护士长会议,部署全院护理工作。定期总结分析护理不良事件,提出改进措施,确保护理持续质量改进。

(13)定期进行护理查房,组织护理会诊及疑难疾病讨论,不断提高护理业务水平及护理管理质量。

(14)制订护理突发事件的应急预案并组织实施。

2.护理部副主任职责

(1)在护理部主任的领导下,负责所分管的工作,定期向主任汇报。

(2)主任外出期间代理主任主持日常护理工作。

3.科护士长职责

(1)在护理部、科主任领导下全面负责所属科室的临床护理、教学、科研及在职教育的管理工作。

(2)根据护理部工作计划制订本科室的护理工作计划,按期督促检查、组织实施并总结。

(3)负责督促本科各病房认真执行各项规章制度、护理技术操作规程。

(4)负责督促检查本科各病房护理工作质量,加强护理质量评价指标监测,利用管理工具对问题进行根本原因分析,制定对策,达到持续质量改善的效果。

(5)有计划地组织科内护理查房,疑难患者讨论、会诊等。解决本科护理业务上的疑难问题,指导临床护理工作。

(6)有计划地组织安排全科业务学习。负责全科护士培训和在职教育工作。

(7)负责组织并指导本科护士护理科研、护理改革等工作。

(8)对科内发生的护理不良事件按要求及时上报护理部,并进行根本原因分析、制定改进对策,做好记录。

4.护士长职责

(1)门诊部护士长职责:①在护理部、门诊部或科护士长领导下,负责门诊部及其管辖各科室的护理行政及业务管理。督促检查护理人员及保洁人员的岗位责任制完成情况。②负责制定门诊护理质量控制标准,督促检查护理人员严格执行各项规章制度和操作技术标准规程,认真执行各项护理常规。③根据医院和护理部总体目标,制定本部门的护理工作目标、工作计划并组织落实,定期总结。④负责护理人员的分工、排班及调配工作。负责组织护士做好候诊服务。⑤组织专科业务培训和新技术的学习,不断提高门诊护理人员的业务技术水平。⑥负责对新上岗医师、护士和实习生,进修人员介绍门诊工作情况及各项规章制度,负责实习、进修护士的教学工作。⑦落实优质护理措施,持续改进服务质量。⑧负责督促检查抢救用物、毒麻精神药品和仪器管理工作。⑨负责计划、组织候诊患者进行健康教育和季节性疾病预防宣传。⑩严格执行传染病的预检分诊和报告制度,可疑传染病患者应及时采取隔离措施,防止医院感染。⑪制订门诊突发事件的应急预案,定期组织急救技能的培训及演练,保证安全救治。⑫加强医护、后勤及辅助科室的沟通,不断改进工作。⑬建立不良事件应急预案,加强不良事件的上报管理,并落实改进对策。

(2)急诊科护士长职责:①在护理部主任和科主任领导下,负责急诊科护理行政管理及护理部业务技术管理工作。②制定和修订急诊护理质量控制标准,督促检查护理人员严格执行各项规章制度和操作技术标准规程,认真执行各项护理常规。组织实施计划,定期评价效果,持续改进急诊科护理工作质量。③根据医院和护理部总体目标,制订本部门的护理工作目标、工作计划并组织落实,定期总结。④负责急诊科护理人员的分工和排班工作。⑤督促护理人员严格执行各项规章制度和操作技术规范,加强业务训练,提高护士急救的基本理论和基本技能水平。复杂的技术要亲自执行或指导护士操作,防止发生不良事件。⑥负责急诊科护士的业务训练和绩效考核,提出考核、晋升奖惩和培养使用意见。组织开展新业务、新技术及护理科研。⑦负责护生的临床见习、实习和护士进修的教学工作,并指定有经验、有教学能力的护师或护师职称以上的人员担任带教工作。⑧负责各类物资的管理。如药品、仪器、设备、医疗器材、被服和办公用品等,分别指定专人负责请领、保管、保养和定期检查。⑨组织护士准备各种急救药品、器械,定量、定点、定位放置,并定期检查、及时补充,保持急救器材物品完好率在100%。⑩加强护理质量评价指标监测及数据的分析、评价,建立反馈机制,达到持续改善的效果。⑪建立、完善和落实急诊"绿色通道"的各项规定和就诊流程,组织安排、督促检查护理人员配合医师完成急诊抢救任务。巡视观察患者,按医嘱进行治疗护理,并做好各种记录和交接班工作。⑫加强护理质量管理,及时完成疫情统计报告,检查监督消毒隔离,保证室内清洁、整齐、安静,防止医院感染。⑬建立不良事件应急预案,加强不良事件的上报管理,并落实改进对策。

(3)病房护士长职责:①在护理部主任及科主任的领导下,负责病房的护理行政及业务管理。②根据医院和护理部的工作目标,确定本部门的护理工作目标、计划并组织实施,定期总结。③科学分工,合理安排人力,督促检查各岗位工作完成情况。④随同科主任查房,参加科内会诊、大手术和新开展手术的术前讨论及疑难患者的讨论。⑤认真落实各项规章制度和技术操作规程,加强医护合作,严防不良事件的发生。⑥参加并指导危重、大手术患者的抢救工作,组织护理查房、护理会诊及疑难护理患者讨论。⑦组织护理人员的业务学习及技术训练,引进新业务、新技术,开展护理科研。组织并督促护士完成继续医学教育计划。⑧加强护理质量评价指标监测及数据的分析、评价,建立反馈机制,达到持续改善的效果。⑨经常对护理人员进行职业道德教育,不断提高护理人员的职业素质和服务质量。⑩组织安排护生和进修护士的临床实习,督促教学老师按照教学大纲制定教学计划并定期检查落实。⑪负责各类物品、药品的管理,做到计划领取。在保证抢救工作的前提下,做到合理使用,避免浪费。⑫各种仪器、抢救设备做到定期测试和维修,保证性能良好,便于应急使用。⑬保持病室环境,落实消毒隔离制度,防止医院感染。⑭制定病房突发事件的应急预案并组织实施。⑮协调沟通医患、后勤及辅助科室的关系,经常听取意见,不断改进工作。⑯建立不良事件应急预案,加强不良事件的上报管理,并落实改进对策。

(4)夜班总护士长职责:①在护理部领导下,负责夜间全院护理工作的组织指导。②掌握全院危重、新入院、手术患者的病情、治疗及护理情况,解决夜间护理工作中的疑难问题。③检查夜间各病房护理工作,如环境的安静、安全,抢救物品及药品的准备,陪伴及作息制度的执行情况,值班护士的仪表、服务态度。④协助领导组织并参加夜间院内抢救工作。⑤负责解决临时缺勤的护理人员调配工作,协调科室间的关系。⑥督促检查护理人员岗位责任制落实情况。⑦督促检查护理人员认真执行操作规程。⑧书写交班报告,并上交护理部,重点问题还应做口头交班。

(二)护理人员技术职称及职责

1.主任/副主任护师职责

(1)在护理部主任或护士长的领导下,负责本专科护理、教学、科研等工作。

(2)指导制订本科疑难患者的护理计划,参加疑难患者讨论、护理会诊及危重患者抢救。

(3)经常了解国内、外护理发展新动态,及时传授新知识、新理论,引进新技术,以提高专科护理水平。

(4)组织护理查房,运用循证护理解决临床护理中的疑难问题。

(5)承担高等院校的护理授课及临床教学任务。

(6)参与编写教材,组织主管护师拟定教学计划。

(7)协助护理部主任培养教学、科研高级护理人才,组织开展新业务,参与护理查房。

(8)协助护理部主任对各级护理人员进行业务培训及考核。

(9)参与护理严重事故鉴定会,并提出鉴定意见。

(10)制订科研计划并组织实施,带领本科护理人员不断总结临床护理工作经验,撰写科研论文和译文。

(11)参与护理人员的业务、技术考核,审核、评审科研论文及科研课题,参与科研成果鉴定。

(12)参与护理技术职称的评定工作。

2.主管护师职责

(1)在本科护士长的领导及主任(副主任)护师的指导下,参与临床护理、教学、科研工作。

(2)完成护士长安排的各岗及各项工作。

(3)参与复杂、较新的技术操作及危重患者抢救。

(4)指导护师(护士)实施整体护理,制订危重、疑难患者的护理计划及正确书写护理记录。

(5)参加科主任查房,及时沟通治疗、护理情况。

(6)协助组织护理查房、护理会诊及疑难患者讨论,解决临床护理中的疑难问题。

(7)承担护生、进修护士的临床教学任务,制订教学计划,组织教学查房。

(8)承担护生的授课任务,指导护士及护生运用护理程序实施整体护理,做好健康教育。

(9)参与临床护理科研,不断总结临床护理经验,撰写护理论文。

(10)协助护士长对护师及护士进行业务培训和考核。

(11)学习新知识及先进护理技术,不断提高护理技术及专科水平。

3.护师职责

(1)在病房护士长的领导及主任护师、主管护师的指导下,进行临床护理及护理带教工作。

(2)参加病房临床护理实践,完成本岗任务,指导护士按照操作规程进行护理技术操作。

(3)运用护理程序实施整体护理,制订护理计划,做好健康教育。

(4)参与危重患者的抢救与护理,参加护理查房,协助解决临床护理问题。

(5)指导护生及进修护士的临床实践,参与临床讲课及教学查房。

(6)学习新知识及先进护理技术,不断提高护理业务技术水平。

(7)参加护理科研,总结临床护理经验,撰写护理论文。

4.护士职责

(1)在护士长的领导和上级护师的指导下进行工作。

(2)认真履行各岗职责,准确、及时地完成各项护理工作。

(3)严格遵守各项规章制度,认真执行各项护理常规及技术操作规程。

(4)在护师指导下运用护理程序实施整体护理及健康教育并写好护理记录。

(5)参与部分临床带教工作。

(6)学习新知识及先进护理技术,不断提高护理技术水平。

三、绩效考核

绩效考核是人力资源管理中的重要环节,是指按照一定标准,采用科学方法评定各级护理人员对其岗位职责履行的情况,以确定其工作业绩的一种有效管理方法,其考核结果可作为续聘、晋升、分配、奖惩的主要依据。建立科学的绩效评价体系是开展绩效管理的前提与基础,根据不同护理岗位的特点,使绩效考核结合护士护理患者的数量、质量、技术难度和患者满意度等要素,以充分调动广大护士提高工作水平的主动性和积极性。

(一)绩效考核重点环节

绩效考核的目的不是考核护士,而是通过"评估"与"反馈"提升护士工作表现,拓宽职业生涯发展空间。绩效考核包括 3 个重点环节。

1.工作内容和目标设定

护士长与护士就工作职责、岗位描述、工作标准等达成一致。

2.绩效评估

护士的实际绩效与设定标准(目标)比较、评分过程。

3.提供反馈信息

需要一个或多个信息反馈,与护士共同讨论工作表现,必要时共同制订改进计划。

(二)绩效考核步骤

绩效考核是一个动态循环的过程,是绩效管理中的一个环节。绩效考核的步骤如下。①绩效制度规划包括明确绩效评估目标、构建具体评估指标、制定绩效评估标准、决定绩效评估方式;②绩效的执行:资料的收集与分析;③绩效考核与评价;④建立绩效检讨奖惩制度;⑤绩效更新修订与完善。

(三)绩效考核内容

绩效考核的内容包括德、能、勤、绩四个方面。

1.德

德即政治素质、思想品德、工作作风、职业道德等。

(1)事业心:具有强烈的事业心及进取精神,爱岗敬业、为人师表,模范地遵守各项规章制度,认真履行职责。

(2)职业道德:具有良好的职业道德,热心为患者服务,能认真履行医德、医风等各项规定。

(3)团结协作:能团结同志并能协调科室间、部门间、医护间的工作关系。

2.能

能即具备本职工作要求的知识技能和处理实际工作的能力。

(1)专业水平:精通本专业的护理理论,了解本专业国内护理现状和发展动态,有较强的解决实际问题能力和组织管理能力。

(2)专业技能:熟练掌握本岗技能,具有解决疑难问题的能力,并能指导护士的技术操作。

(3)科研能力:科研意识强,能独立承担科研课题的立项任务,开展或引进护理新技术、新业务。

(4)教学能力:具有带教或授课能力,能胜任院内、外授课任务及指导培养下级护士的能力。

3.勤

工作态度、岗位职责完成情况、出勤及劳动纪律等。

4.绩

工作效率和效益、成果、奖励及贡献等。绩能综合体现德、能、勤三个方面,应以考绩为主。

(四)绩效考核类型

绩效考核不仅局限于管理者对下属绩效的评价,还应采取多种考核方式,以取得良好的评价效果。

1.按层次分类有以下五种

(1)上级考核:较理想的上级考核方式是每位护理人员由上一级管理人员来考核其表现,即逐级考核。这种方式便于评价护理人员的整体表现,反映评价的真实性和准确性。

(2)同级评价:同级的评价是最可靠的评价资料来源之一,因为同级间工作接触密切,对每个人的绩效彼此间能全面了解。通过同级评价可以增加护理人员之间的信任,提高交流技能,增加责任感。这种方式考评结果比较可信。

(3)下级评价:对管理者的评价可以直接由下级提供管理者的行为信息。为避免护理人员在评议上级时所产生的顾虑,可采取不记名的形式进行"民意测验",其结果比较客观、准确。

(4)自我评价:自我评价法是护理人员及管理人员根据医院或科室的要求定期对自己工作的各方面进行评价。这种方式有利于他们自觉提高自己的品德素质、临床业务水平和管理能力,增强工作的责任感。其结果还可用来作为上级对下级评价的参考,从而减少被考评者的不信任感。

(5)全方位评价:全方位评价是目前较常采用的一种评价方法,这种方法提供的绩效反馈资料比较全面。评价者可以是护理人员在日常工作中接触的所有人,如上级、下级、同事、患者、家属等,但实施起来比较困难。

2.按时间分类法有以下两种

(1)日常考核:护理人员个人和所在部门或科室均应建立日常考核手册。个人手册应随时记录个人业绩,包括业务活动、护理缺陷等情况。科室或部门应建立护理人员绩效考核手册,随时对员工的表现、护理质量、护理缺陷、突出的业绩予以记录。

(2)定期考核:定期考核为阶段性考核,可以按周、月、半年、年终等阶段进行考核,便于全面了解员工情况,激励员工的积极性。

(五)绩效考核方法

1.表格评定法

表格评定法是绩效考核中最常见的一种方法。此方法是把一系列的绩效因素罗列出来,如工作质量、业务能力、团结协作、出勤率、护理不良事件等制成表格,最后可用优、良、中、差来表示。此方法利于操作,便于分析和比较。

2.评分法

将考核内容按德、能、勤、绩的具体标准规定分值,以分值的多少计算考核结果。

3.评语法

评语法是一种传统的考绩方法。指管理者对护理人员的工作绩效用文字表达出来,其内容、形式不拘一格,便捷易行。但由于纯定性的评语难免带有评价者的主观印象,因此难以做到准确评价和对比分析。

4.专家评定法

专家评定法即外请专家与本单位的护理管理者共同考评,采用此方法护理专家既能检查、指导工作,又可交流工作经验且比较公正、专业。

(六)绩效考评反馈

绩效考评反馈是绩效考评的一种非常重要的环节,它的主要任务是让被考评者了解、认可考评结果,客观地认识自己的不足,以改进工作,提高护理质量。

1.书面反馈

书面反馈即对考核结果归纳、分析,以书面报告或表格的形式反馈给科室或当事人。

2.沟通反馈

沟通反馈即当面反馈,开始先对被评考人的工作成绩进行肯定,然后提出一些不足、改进意见及必要的鼓励。

(刘 梅)

第二节 护理质量标准管理

一、护理质量标准的基本概念

(一)标准和标准化的概念

1.标准的概念

标准指的是判定事物的准则,是技术工作与管理工作的依据。标准是一种权威性规定,具有约束力,是医疗护理质量的保护性和促进性因素。

2.标准化的概念

标准化通常是指制订标准、贯彻标准及修订标准的整个过程。标准化有多种形式,如简化、系列化、统一化、组合化等。

(二)标准化管理

标准化管理指的是在护理管理中比较全面、系统地将标准化贯穿于管理全过程的一种管理手段或方法。它将标准付诸实践,并在理论与实践的过程中不断深化。因此,标准化管理的显著特点是要吸收最新的管理理论和方法,实施科学的管理,进行标准化建设。

(三)护理质量标准化管理

护理质量标准指的是在护理质量管理过程中,以标准化的形式,按照护理工作内容及特点、流程、管理要求、护理人员及服务对象的特点,以患者满意为最高标准,制定护理人员严格遵循和掌握的护理工作准则、规定、程序和方法。要搞好护理质量标准化管理,必须制定科学的、适合本医院护理工作的质量标准。

二、护理质量标准的制定原则

(一)目的性原则

针对不同目的,制定不同种类的质量标准。标准要符合我国医院护理质量主要评价指标和等级医院标准。标准应反映患者的需求,体现以患者为中心的指导思想,无论是直接或间接为患者服务的项目,都应当以此为原则。

(二)系统性原则

全面质量管理体现了系统性和统一性的原则。应当从整体着眼,使部分服从整体。护理质量标准必须服从于国家性标准,服从于地方性标准、省级标准、地区或市级标准、本单位标准。

(三)科学性原则

科学是反映自然、社会、思维等客观规律的分科知识体系。标准的科学性就是必须符合护理质量管理规律和发展规律,要积极地贯彻执行、检查评价的科学管理方法。

(四)实用性原则

标准的制定必须结合实践,具有实际使用的价值,各类指标要能测量和控制,符合临床实际,如果指标太高、太低或复杂、烦琐,不但浪费人力、物力,而且不能长久坚持,起不到监控的作用。

三、制定质量标准的要求和程序

(一)制定标准的基本要求

1.科学可靠

标准的内容应体现科学性、先进性和实用性,不但有利于学科发展、管理水平提高,而且可以从客观实际出发,按照现有人力、物力,制定通过努力能够达到的标准,标准中的技术指标、参数要科学可靠。

2.准确明了

标准的内容要通俗易懂、简洁明了,用词要准确,能用数据的标准尽量用数据来表达。

3.符合法规

标准的内容要符合相关法律、法令和法规,标准要与现行的上级有关标准协调一致,标准中的名词和术语要规范统一。

4.相对稳定

标准一经审订,就具有严肃性和法规作用,大家都必须按照执行,所以,制定标准时必须要慎重,要有群众基础,要有相对的稳定性,不能朝令夕改。但标准要随着科学技术的发展而变化,所以需要进行适时的修订。

(二)制定标准的程序

(1)确定标准项目,成立制定小组:选择熟悉此项目护理质量要求的资深护理人员组成标准制定小组。

(2)制定标准草案:编写小组成员在充分了解本单位的情况和国内外现状的前提下制定出科学、先进、实用的标准草案。

(3)标准草案的试运行:标准草案制定后,要在部分相关科室或单位试运行,征求意见,对分歧意见要进行分析研究,协商修正草案,最后确定标准,必要时送上级主管部门审批。

(4)批准和发布:按照标准的级别和审批的权限,将标准报相应的主管部门批准后,由批准机关将标准编号发布,并明确标准的实施日期,组织各单位或各科室贯彻执行。在执行过程中发现问题,可向主管部门反映,以利修订。

四、护理质量标准的意义和重要性

(一)护理质量标准的意义

护理质量标准是衡量护理质量的准则,是质量管理的依据,没有标准就不可能有质量管理。标准化是医院科学管理的基础,也是进行全面质量管理的重要环节。所以,应将医院护理工作各部分的质量要求及检查评定制度定出具有先进性、科学性、合理性、实用性的标准,只有形成标准化体系,才能达到真正的质量管理。

(二)护理质量标准的重要性

护理质量标准的重要性主要表现在以下 3 个方面。

(1)护理质量标准是了解护理工作正常进行的重要手段,它明确了护理人员在护理技术活动中应当遵循的技术准则和程序方法,规范了护理人员的职责,使各项护理工作有章可循,是质量管理活动的依据和准则。

(2)护理质量标准是护理服务质量的保证和促进因素。医院严格的护理质量标准对护理人员的服务提出了要求,达到标准的过程本身就是保证质量的过程。它可有效减少护理工作中的过失行为,提高工作效益,减少人力、物力等资源浪费,从而提高护理质量。

(3)护理质量标准可促进护理业务技术水平的提高,有助于护理教学和科研工作的开展,是护理教学和科研的重要依据。它明确了护理人员的业务培训目标,对于促进护理学科的发展和提高护理人员的整体素质具有重要意义。

五、常用的护理质量标准

(一)各项制度标准要求

1.值班、交接班制度

(1)护士必须实行 24 小时轮流值班制,服从护士长排班,不得私自更动班次。

(2)值班人员必须坚守岗位,遵守劳动纪律,工作中做到"四轻、十不",即说话轻、走路轻、操作轻、开关门轻;不擅自离岗外出、不违反护士仪表规范、不带私人用物进入工作场所、不在工作区吃东西、不接待私人会客和打私人电话(非急事)、不做私事、不打瞌睡或闲聊、不与患者及探陪人员争吵、不接受患者礼物、不利用工作之便谋私利。

(3)勤巡视,严密观察、了解病室动态及患者的病情变化与心理状态,及时准确地完成各项治疗护理工作。

(4)必须在交班前完成本班各项工作,写好各项记录,处理好用过的物品,为下一班做好用物准备。

(5)按时交接班,接班者应提前 15 分钟到科室,对患者逐个进行床旁病情交接班和用物交接班,未交接清楚,交班者不得离开岗位,接班时发现的问题由交班者负责。

(6)认真执行"十不交接":衣着穿戴不整齐不交接;危重患者抢救时不交接;患者出、入院或死亡、转科未处理好不交接;皮试结果未观察、未记录不交接;医嘱未处理不交接;床边处置未做好不交接;物品数目不清楚不交接;清洁卫生未处理好不交接;没为下班工作做好用物准备不交接;交班报告未完成不交接。

2.查对制度

(1)医嘱要做到班班查对,下一班查上一班,查对后签全名。

(2)执行一切医嘱均要严格执行"三查七对"。

(3)麻醉药用后登记并保留安瓿备查。

(4)药品使用前要检查药物标签、批号和失效期,瓶盖及药瓶有无松动与裂缝,药液有无变色与沉淀。

(5)给药前,询问患者有无过敏史。

(6)输血要有 2 人核对,并严格检查血液质量。

(7)使用无菌物品,要检查包装是否严密,无菌日期及无菌效果是否达到要求。

3.抢救制度

(1)各科室必须根据情况设有抢救室或抢救车、抢救箱。

(2)抢救室内物品齐全,严格管理,一切用物做到"四固定、三及时"。

(3)各类抢救仪器功能良好,器械完好备用,抢救用物分项配套齐全,随时处于完好备用状态。

(4)急救车上物品齐备,放置有序,无过期变质,数目相符。

(5)人人都能熟练掌握常用抢救知识、技能、急救药物和各抢救仪器的使用。

(6)抢救患者时指挥得力,分工明确,配合默契,有条不紊。

(7)准确执行医嘱,口头医嘱要复述核实后才能执行。

(8)各项记录清楚完善,记录及时。

(9)终末料理及消毒符合要求,一切用物及时补充与还原。

(二)护理管理工作质量标准

管理是保证质量的关键,只有严格的管理才会有高水平的质量。护理管理长期以来实行护理部主任、科护士长、护士长三级负责制,有严格的质量管理标准,最主要的标准有护理部工作质量标准、科护士长工作质量标准、病室护士长工作质量标准等。

1.护理部工作质量标准

(1)在院长领导下,负责全院的护理管理工作,严格督促执行全院各科护理常规,检查指导各科室落实各项护理工作制度,定期向主管院长汇报工作。

(2)明确各类人员职责分工,建立定期部务会议制度,研究安排检查工作。

(3)制订全院护理年工作计划、在职护士培训计划、新护士上岗培训计划,护理工作年终总结,半年工作小结。

(4)定期检查护理工作质量,每次有检查小结,有质量分析,有整改措施。

(5)组织全院护理人员业务技术培训,拟订、落实在职护士业务培训计划。专人负责和组织开展护理科研和新业务、新技术、科研立项,每年≥2 项。

(6)注意护士素质培养,开展职业道德教育每年≥2 次,做好护士思想政治工作,关心护士生活。

(7)主持召开全院护士长会议,并形成例会制度,对科护士长工作每季度检查 1 次。

（8）制定安全防范措施，加强安全检查，定期分析安全隐患，杜绝护理差错事故的发生。

（9）落实教学任务，明确带教老师职责，保质、保量完成教学、实习、进修工作。

2.科护士长工作质量标准

（1）熟悉职责，有年计划、月安排、周工作重点，并组织实施。

（2）每月召开1次护士长会，内容明确具体。

（3）有计划地到所负责的病室参加下列工作：每周参加晨会≥2次；每周参加科主任查房1次；每季度组织业务学习1次；每周检查病室护理工作3次。

（4）亲自实践和指导危重患者的护理和新业务、新技术的开展。

（5）做好科内护理人员临时调配，协调各病室间的关系。

（6）每月检查护士长工作1次，每年综合考核护士长工作1次。

（7）经常向护理部汇报工作，做好沟通，贯彻、落实护理部各项工作。

3.病室护士长工作质量标准

（1）科室工作有年计划、月安排、周重点，每周在晨会上有工作小结。

（2）有切实可行的岗位职责，有日常检查考核办法，有奖惩措施，每月进行工作质量讲评。

（3）护理人员排班科学合理，充分满足患者需要，保证医疗护理安全。

（4）有差错疏忽及投诉登记本，无漏报、隐瞒现象，发生差错、事故及时上报，积极处理，认真进行差错分析，有处理意见，有整改措施。

（5）科室内部团结协作，科室间关系良好，关心同事，并协助解决实际问题。

（6）严格执行各项规章制度和操作规程，不断健全专科护理常规。

（7）每周深入病房了解患者及家属的需要和征求意见1次，每月召开工休座谈会1次，针对意见有改进措施。

（8）贯彻落实上级各项指令性工作。

（9）每月定期组织科内护士业务学习和护理查房；参加危重患者病案讨论和死亡患者讨论；每年"三基"考核2次。

（10）妥善安排实习、进修人员带教工作。

（三）护理工作质量标准

临床护理是对患者进行直接护理最重要的内容，质量高低会直接影响到患者的康复，主要包括护士素质、护理安全、消毒隔离、基础护理、护理记录等内容。

1.护士素质质量标准

（1）尊重患者，态度和蔼，执行保护性医疗制度，患者对护理工作满意度≥95%。

（2）认真履行岗位职责，责任护士对患者做到"十知道"（床号、姓名、诊断、职业、文化程度、家庭状况、心理状况、饮食、治疗和护理）。

（3）遵守院纪院规，遵守劳动纪律。

（4）仪表端庄，举止大方，待人礼貌、热情，着装符合要求。

（5）对患者实施针对性的心理护理及健康教育。

（6）保持慎独的态度，严格执行规章制度和操作规程。

（7）积极参加业务学习、论文撰写和科研工作，完成规定的教学任务。

2.护理安全质量标准

（1）有医疗安全防范的制度和措施，护士与护士长签订安全责任状。

(2)麻醉药管理做到"五专"(专人、专柜、专锁、专处方、专登记本),有交接班记录,有使用登记。

(3)抢救车用物齐全,摆放合理,呼吸机、监护仪等抢救仪器性能良好。

(4)有青霉素过敏抢救专用盒,无过期失效药品和用物,过敏性与非过敏性药物分开放置,药物过敏患者床头挂醒目标志。

(5)严格执行护理操作规程和无菌操作原则。

(6)坚持"三查七对",护理事故发生率为0,护理差错发生率≤1/(年·百张床)。

(7)注意护士自身安全,出现意外纠纷,及时报警并采取防范措施。

(8)氧气、吸引等装置保持完好,有用氧"四防"标志。

(9)病房安全通道通畅,灭火器完好,做好安全知识宣教。

3.消毒隔离质量标准

(1)有预防医院感染的制度和措施,严格遵守无菌操作原则,操作前后洗手。

(2)每月定时对工作人员手、无菌物品、空气、物体表面、消毒液进行细菌学监测,超标有整改措施和复查记录。

(3)消毒、灭菌方法正确,灭菌合格率100%。

(4)病床湿扫,一床一毛巾一消毒,床头桌抹布一桌一巾一消毒。

(5)无菌物品放置在无菌专用柜,无过期失效。

(6)实行一人一针一管一消毒,止血带每人一根,用后消毒,垫巾、隔巾一人一用一消毒。

(7)无菌溶液注明开瓶日期,并在有效期内使用,氧气湿化瓶、呼吸机管道等按规定时间更换、消毒。

(8)室内清洁整齐,定期消毒和开窗通风,严格区分无菌区、清洁区和污染区,有专用的卫生工具。

(9)感染伤口和特殊感染的器械、布类及用物等要按规定严格处理,垃圾分类按要求处理(黄色——医用垃圾、黑色——生活垃圾、红色——放射性垃圾)。

(10)出院或死亡患者,做好床单位终末消毒。

4.基础护理质量标准

(1)病房环境整洁、安静、空气新鲜无异味。

(2)患者口腔、头发清洁无臭味,衣服和床单整洁无污迹,皮肤清洁无压痕,外阴清洁,无长胡须、长指(趾)甲。

(3)床周边物品摆放有序,无杂物。

(4)患者体位正确,症状与病情相符,情绪稳定无心理障碍。

(5)患者基本生活需要落实到位,各种管道护理正确,无护理并发症(压疮、烫伤、冻伤、坠床、足下垂、输液外漏等)。

(6)用药准确安全,床头药物过敏标志醒目,特殊患者保护措施到位(神志不清者、小孩有护栏),床头卡与患者情况相符。

(7)经常巡视病房,了解患者动态,责任护士对患者情况要做到"十知道"。

(8)做好健康教育,患者知道护士长、负责护士、负责医师的名字,知道住院注意事项,患者对自身疾病、用药情况、卧位、饮食、休息、活动、检查的注意事项基本了解。

5.护理记录质量标准

护理记录包括体温单、医嘱单、护理记录单、病室交班本等。各项记录要做到:格式符合要求,项目填写齐全,记录及时准确,用医学术语、措辞精练,字体端正易辨认,页面清洁、不涂改。

(1)体温单:楣栏项目逐项填写齐全、准确。手术后数天连续填写至术后第七天;测量的时间、次数符合病情规定的要求;体温单的绘制做到点圆、线直、大小粗细及颜色深浅一致,页面清洁;40~42 ℃体温线上及底栏各项目填写正确并符合要求。

(2)护理记录单:楣栏填写符合规定要求,页码准确;首页开始,应简述病情或手术情况,病情的处置及效果;按医嘱或病情需要,及时、准确地记录每个时段患者的生命体征、用药治疗效果、护理措施和病情变化,要求记录完整。交班时应做一次清楚扼要的小结,并签全名;液体出入水量按要求记录,并进行 24 小时总结;患者病故或出院都应有最后的护理小结;记录的时间与病情的记录要准确无误,不能与医师记录矛盾,不能有主观臆断内容,真实、客观地反映病情,避免医疗纠纷隐患;护理记录书写合格率≥95%。

(四)特殊专科护理质量标准

特殊专科很多,常把病室之外的科室都视为特殊专科,如手术室、急诊室、供应室、产房婴儿室、重症监护病房、门诊、血液透析室等。这些科室除具备共性的护理质量要求外,还具备一些特殊的质量要求。现举例介绍手术室、急诊室、供应室特有的护理质量标准。

1.手术室护理质量标准

(1)手术室环境随时都必须做到:清洁、整齐、安静、布局合理,严格区分限制区、半限制区、非限制区。

(2)严格遵守各项手术室制度,如查对制度、接送制度、手术器械制度、敷料清点制度、标本保存制度、交接班制度、参观制度等,并有记录可查。

(3)严格执行无菌技术操作规程,无菌手术感染率≤0.5%。

(4)有严格的消毒隔离制度,并认真执行,每月对空气、无菌物品、工作人员手和物体表面、消毒液、高压锅进行细菌学监测。

(5)无菌手术与有菌手术分室进行,在特殊情况下,应先做无菌手术后再做有菌手术,隔离手术间门口挂隔离牌,术后用物按隔离性质进行严格消毒处理。

(6)严格洗手制度,手术室人员外出必须更换外出鞋、衣,外出的推车有清洁、消毒措施。

(7)手术室人员半年一次体检,咽拭子培养阳性及皮肤化脓感染者不进手术间。

(8)巡回护士根据手术需要,摆好患者体位,注意患者的舒适和安全,做好各项准备,主动、及时地配合手术及抢救工作。

(9)洗手护士要了解手术步骤,熟练地配合手术,并与巡回护士一起认真地查对患者、手术部位、器械敷料、手术标本等,保证术后伤口内无遗留物,确保手术安全。

2.急诊室护理质量标准

(1)具备救死扶伤的精神,责任心强,业务水平高,熟悉各科室常见急性病的治疗原则和抢救常规,严密观察病情,及时配合抢救,必要时要进行初步应急处理。

(2)做好急诊登记,分诊准确。如发现传染病应立即隔离,并做好消毒工作和疫情报告。

(3)服务态度良好,时间观念强,工作安排有序,应做到接诊患者快、治疗抢救快、医护配合好。

(4)有抢救组织,有抢救预案,如遇大批外伤或中毒患者来院时,能立即组织抢救,并向有关领导汇报。

（5）抢救物品和药品随时保持齐全、完好状态，不准外借，使抢救用品完好率达100％。

（6）做好抢救室及留观室患者的各项护理工作，无护理不当引发的并发症，做到观察室管理病室化。

3.供应室工作质量标准

（1）布局合理，符合污—净—无菌—发放路线原则，三区线路不交叉、不逆行。

（2）有健全的制度和职责，有物品洗涤、包装、灭菌、存放、质量监测、保管等质量要求，并认真执行。

（3）各类设备配置符合要求，供应品种、数量满足医院工作需要。

（4）所供应的物品均写明灭菌日期，无过期物品，每天对消毒灭菌用物进行质量检测，灭菌质量合格率达100％。

（5）坚持做到下送、下收，下送、下收物品不混装、不互相污染，方便于临床。

（6）各种物品管理做到账物相符、分类放置。借物手续齐全，有统计月报制度，数据真实可靠。

（7）环境清洁、整齐有序，定时进行空气消毒，每月对空气、无菌物品、工作人员手及物体表面、消毒液、灭菌锅进行细菌学监测，确保医疗护理安全。

六、临床科室护理质量管理流程

由于临床科室护理质量管理是医院护理质量管理的基础环节，一般情况下，由病区护士长和护理骨干组成的病区三级护理质控小组负责。主要有如下步骤。

（一）成立护理质量控制小组

质量控制小组简称质控小组，小组人员相对固定，分工明确。一般设立组长1人、组员4～5名，组长由护士长担任，组员由责任组长、护理骨干、带教组长、高年资护士组成。质控小组负责制定科室年度护理质量监控计划、监控形式及整改意见，根据要求，每天、每周或每月进行科室护理质量自我检查和考评。月底由护士长核定成绩，并结合护理部、科护士长及医院专项护理质量小组检查的结果在全科护士会上总结讲评，分析本科存在的实际问题，提出改进意见或建议，落实奖惩，以促进质量持续改进。

（二）组织学习护理质量标准

病区护士长组织全科护士认真学习医院护理质量标准，要求每位护士熟记并通过自行组织的考核。

（三）建立自查制度和奖惩制度

建立完整的自查和奖惩制度。质量小组成员按照分工定期检查各项护理质量指标的达标情况，小组成员间各自负责又相互合作，做到重点突出、标准统一、量化评分、奖惩分明。

（四）跟班检查

护士长根据跟班者情况或近期护理工作的特点，有重点地跟班。在跟班过程中，主要了解护士掌握工作的熟练程度和完成质量，指出存在问题或不足，提出改进意见，必要时进行示范教学。对于科室存在的共性问题、重点问题，应重点讲评。为便于观察分析质量发展的趋势和改进效果，科室可建立专门的"跟班登记本"，记录跟班的各项检查指标及其分值，被跟班者的姓名，跟班的时间、班次、讲评意见等。

（五）不定期检查

护理部主任、质管干事和科护士长可通过跟班检查对科室护理工作质量进行检查。检查的重点是新护士长、代理护士长及工作繁忙、存在隐患多的科室等。检查内容为护士长的行政管理、业务技术、护理教学和护理查房等全面护理工作的完成质量。

（六）问卷调查和自评

护士长可通过问卷调查了解患者对科室护理质量的满意度，问卷可以在患者住院期间即时发放，也可以在患者出院后以邮寄形式发放。问卷设计可参照护理部的满意度调查表，同时也应采纳科室医技类人员的意见或建议。护士长也可通过问卷调查对科室护理工作进行自评，由每位护士配合填写自评表。通过满意度调查和自评，护士长可以对科室的护理质量有一个全面的了解，能及时发现问题、完善管理。

（七）每月召开护士会分析讲评

护士长每月组织护士或护理骨干召开护理质量分析会，护士长在会上根据跟班检查的结果、自查的结果、护理部专项护理质量检查小组和护士长例会通报的情况等进行分析讲评，重点讲评科室护理工作的完成质量、存在问题、整改意见及奖惩情况，并布置下个月的工作任务和要求。

（八）完善科内管理制度

实施改进措施后，科室的护理质量如能改善并实现达标，护士长应当将改进措施列为科内的管理制度继续执行。

（王　霞）

第三节　医院感染与护理管理

护理工作在医院感染管理中具有本身的特殊性和重要性。国内外调查结果显示，医院感染中有30％～50％与不恰当的护理操作及护理管理有关。因此，加强研究护理程序、护理技术和医院感染的发生规律，以及它们之间的相互关系，探索预防、控制感染的理论与方法，用有效的护理操作技术，最大限度地降低医院感染的发生率，是本节阐述的目的。

一、护理操作与防止感染的关系

护理管理是医院管理系统中的主要组成部分。在总系统的协调下，相关的护理部门运用科学的理论和方法，在医院内实行各种消毒灭菌和隔离措施。完善的护理管理机制通常以质量管理为核心、技术管理为重点、组织管理为保证。护理质量的核心则是医院感染控制的水平。在预防和控制医院感染的全过程中，护理指挥系统起着决定性的作用。护理人员及护理管理者，应该成为预防和控制医院感染的主力。

预防感染措施的执行常常首先涉及护理人员。要做好实质性护理，离不开消毒、灭菌和隔离技术，而且，一般来说，护理人员接受的控制感染的基本教育和训练比医师要多。在多数情况下，患者的一些病情变化首先发现的往往是护士。一旦发现患者有严重感染的危险时，当班护士有权对患者实行隔离。这种责任要求护士对一些疾病及其隔离的必要条件，必须有较全面的知识和理念，并要随着疾病谱的变化、疾病传播和流行的特点，制定出相应的隔离措施。比如，100多年前提出的"类目隔离"发展至今已有7种方法(严密隔离、呼吸道隔离、抗酸杆菌隔离、接触隔离、肠道隔离、引流物-分泌物隔离、血液-体液隔离),以后又发展为以疾病为特点的隔离;20世纪80年代末期进一步提出全面血液和体液隔离,也称屏障护理;20世纪90年代初发展为"体内物质隔离"。在此基础上于20世纪90年代中期形成了"普遍性预防措施",到了20世纪90年代后期又迅速地发展为今天的"标准预防"。

以最简单而常做的试体温为例来说,曾有报道,由于直肠体温表擦拭不净,消毒不彻底,造成新生儿沙门菌感染迅速扩散,6周内就有25例新生儿感染。经过实行隔离患儿、彻底消毒体温计和停止直肠测温(改用腋表)等综合管理和护理措施,感染才得以控制。

点眼药这一简单而常见的护理操作,也可能造成眼部的严重感染。国外有报道说,因点眼药造成感染的发生率可高达44%。点眼药除可导致铜绿假单胞菌传播外,还会引起黄杆菌污染。曾有报道,给新生儿洗眼后发生脑膜炎;用无色杆菌污染的水洗眼和湿润暖箱造成6名早产婴儿死亡。

大量的事实充分说明,严格认真地执行消毒、灭菌、无菌操作和隔离技术,是预防医院感染的重要保证。护理人员既然是主力,在任何治疗和护理行动中都必须坚持这一观点。欧美各国多数医院管理机构都认为,没有预防感染的护士,就无法推动和贯彻防止医院感染的各种措施。因此,英国在1958年率先任命了医院感染监控护士。

随着人们对感染与护理关系的认识日益深入,各有关护理管理和护理教育部门相继把防止感染问题列入迫切的议事日程,作为护理质量控制的必要指标来抓。这既是摆在护理工作者面前的一个亟待解决的重要课题,也是全体护理人员的光荣任务和神圣职责。

综上所述,护理人员必然是医院感染管理中的主力。有关机构总结了感染监控工作的经验与教训,认为一个合格的感染监控护士,应该扮演着多种重要角色:专职者(掌握病原体特征及其传播途径,并有针对性地加以有效预防和控制)、执行者(理论与实际并重,不仅掌握清洁、消毒、灭菌理论与方法,并能付诸实践,严格地执行无菌操作技术与隔离方法,有效地控制医院感染的发生)、监察者(督促全院医护人员行动一致,互相提醒)、教育者(指导卫生员、护工及探访者等非专业人员,普及有关疾病传播和预防交叉感染等知识)、发现者(高度警惕、密切观察,及时发现感染者及引起感染的潜在危险因素,并尽快予以控制)、研究者(研究医院感染的发生、发展规律,探讨针对感染的预防控制措施)和保护者(既是患者健康的保护神,又必须保护工作人员免受感染)。集7个角色于一身,这充分说明监控护士的突出作用,同时也描绘出他们所担负的职责与任务的分量。

二、加强护理管理与减少医院感染

按卫生健康委员会1988年建立健全医院感染管理组织的文件精神,护理部主任(或总护士长)必须是医院感染管理委员会的主要成员之一,积极参加该委员会的组织、管理、计划和决策等各项重要活动。护理部必须将感染管理委员会的各项计划、决策列为本部门的日常基础工作,并及时付诸实施和督促执行。护理部有责任教育广大护理人员提高对医院感染危害的认识,贯彻消毒、灭菌、隔离和合理使用抗生素等各项预防措施,并担负起有关防止感染的组织、领导、培训、考核、评价、科研和调查等工作。如有必要,护理系统应该主动和独立地制定出行之有效的预防措施,并建立严格的控制感染管理制度,层层落实把关,从而最大限度地避免因护理管理失误而引发医院感染。

(一)加强组织领导与健全监督检查

医院的感染管理是一个复杂的系统工程,护理管理则是该系统的重要子系统,它的运行状况会直接影响整个医院感染管理的质量与水平。为了实现预防和控制医院感染这个大目标,必须建立健全组织,并实施科学而有效的管理。护理部要在医院感染管理委员会的指导下,组织本系统中有关人员成立预防医院感染的消毒隔离管理小组,由护理部主任或副主任(或总护士长)担任组长,成员应包括部分科护士长和病房护士长。组成感染管理的护理指挥系统,负责制订预防医院感染的近期和远期计划,并提出相应的具体要求,明确职责与任务。无论近期或远期计划均应从实际出发,并有一定群众基础,以利实施和执行。切实可行的预防感染计划是严格护理管理的关键一步。它既是护理质量评定的标准和检查、考核、评比的依据,又是防止感染发生的保障。

护理指挥系统应当充分发挥它的组织作用及计划、处理和控制医院感染的职能,通过计划安排、定期检测、随时抽查或深入第一线等途径,了解情况,以此衡量和评定各科室的护理管理现状和质量,并根据所获得的各方面的信息及时处理存在的问题,或做出相应的调整,使医院感染的各项预防措施持续处于良好的运行状态。这个系统必须使组织中的成员都能发挥他们的聪明才智,为实现组织目标而共同努力奋斗,用有限的资源获得最大的预防控制感染的效果。

感染管理的护理系统还应对全院护理人员进行消毒、灭菌、无菌操作和隔离技术的教育,进行合理使用抗菌药物、正确配制和选择合适溶酶、观察用药后的反应,以及各种标本的正确留取及运送等有关预防感染的培训,并根据实际需要及时实施考核、检查、纠错等工作。要定期进行无菌操作的达标率和消毒灭菌合格率等的统计,了解护理人员被利器刺伤甚或遭受感染的情况,以及住院患者的感染发生率等,分析原因,及时向有关部门提出警示并做好宣传教育工作等。它还必须建立感染发生的报告制度,除法定传染病按规定报告外,其他医院感染均应由各病区护士长(或监控护士)上报护理部及医院感染管理专职人员,特别是发生多种耐药菌株,如耐甲氧西林的金黄色葡萄球菌、耐万古霉素的金黄色葡萄球菌、耐万古霉素肠球菌等感染;输血和输液反应及输血后肝炎等需要立即报告,同时应实施有效的相应隔离。一旦发生感染暴发流行,护理部的主管者应迅速到达发病现场进行调查,第一时间获得资料,并同医院感染管理专职人员协力探讨原因,采取相应的对策及改进消毒灭菌方法和隔离措施。

在医院感染暴发流行时,必须及时调整防止感染的计划。这时感染管理的惯性运行应过渡到调度运行或控制运行状态。但是,全院统一的清洁卫生、消毒隔离、监测检查和无菌操作等各种规章制度应保持相对稳定,这一点也正是制度与计划的不同之处。切实可行的计划与严格的管理制度不但可提高质量和效率,而且是使整个护理工作处于良好状态的保证。此外,护理系统还应制定统一的消毒隔离、无菌操作等护理质量检查标准和具体要求,如对肌内注射、静脉注射、留置针、呼吸机的应用、留置导尿管等操作规定统一的操作程序及质量标准,并要根据标准进行训练和强化要求,使具体操作规范化和质量标准化。每季度应进行抽查,以切实达到预防医院感染的目的。

(二)改善建筑布局与增添必要设备

医院感染管理工作的好坏与医院重点部门的建筑布局和设备的关系比较密切,所以在条件允许的情况下,应根据需要适当改造或改建不适于预防感染的旧建筑,增添必要的专用设备。例如,在无菌手术室和大面积烧伤病房及大剂量化疗、骨髓移植病房安装空气净化装置;医院中心供应室三区(污染区、清洁区与无菌区)划分清楚,区与区之间有实际屏障,人流、物流由污到洁,保证不逆行,清洗污染物品逐步由手工操作过渡到机械化操作,使之达到保证清洗干净又不污染或损伤操作者;淘汰不合格的压力蒸汽灭菌器,应用预真空压力蒸汽灭菌器,保证灭菌质量;根据医院功能及灭菌要求,考虑购置环氧乙烷灭菌器,以保证畏热、怕湿仪器的灭菌质量;增加基础医疗设备,如持物钳、器械罐、剪刀、镊子等基础器械的备份,以保证有充足的灭菌及周转时间,确保医疗安全。在供应室的三区内部设有足够的洗手池及清洁干燥的肥皂与毛巾,以保证工作人员及时洗手。在重点病房及注射室、重症监护病房、儿科病房等部门的进出口旁安装洗手池、脚踏式的开关,以保证医护人员在护理患者前后,能充分地洗手而防止交叉感染。在综合医院设立传染病房时,应建立独立的护理单元,并按传染病医院要求合理布局,按传染病管理法严格管理;严格区分清洁区、半污染区和污染区,以及加强污物、污水的无害化处理。

(三)加强教育培训与提高人员素质

提高工作质量的原动力来自教育。不断进行针对性的教育与专业培训是搞好医院感染管理的基础。因此,护理部必须从教育入手,与感染管理专职人员密切配合,根据当时的具体情况,对各级人员进行消毒、隔离技术等的培训。只有人人都了解预防医院感染的意义、具体要求和实施方法,才能使预防感染的各项计划和措施变为群众的愿望和行动,才能切实控制或防止感染的发生。

对于从事医院感染管理人员的知识结构的要求主要有两方面:其一是严密的消毒、隔离、无菌操作及其他预防或控制措施的技术方法,以及合理使用抗生素等,这可按照一定的规章制度,通过严格的专业培训来实现;其二是有关的微生物学、卫生学、流行病学等基础知识,这需要加强经常性的学习,不断拓宽知识面才能达到。其中尤其重要的是提高工作人员的专业素质,使他们掌握并熟知各种感染性疾病的先兆特征及其潜伏期,早期预测和推断交叉感染发生的可能性,并采取相应的措施。早期识别对防止感染的发生最为有效,因为患者最具有传染性威胁的时间往往是患病的最初阶段,如果能及早采取必要的措施,就能迅速控制疾病传播,达到事半功倍的效果。否则,一旦感染扩散开来,就会出现不可收拾的局面。从这个意义上来讲,医院感染预防和管理教育的对象应该不仅限于传染科的医护人员,而是医院的全体,只是教育的内容和程度有所选择和区别。

定期进行在职教育或轮训和考评,是促进护理常规落实的好办法。值得一提的是,实践已反复证明,有关护士长和监控护士的思想作风、业务技术和组织管理能力与医院感染的发生率有密切关系,因此医院感染的管理机构和护理指挥系统必须紧紧抓住对他们的教育。通常,可以通过有计划的专业培训、参观学习、经验交流及定期举办专题讨论会等形式来提高他们的业务素质和管理水平。护士长和监控护士应该善于利用组织查房、消毒和隔离操作、小讲课、定期考评等途径来指导所属护理人员的工作,从而保证医院感染预防和管理的质量。对于各级护理人员(特别是新调入的),除培养他们严格执行各项消毒隔离制度的习惯外,还必须加强个人卫生管理。如保持工作服、工作帽、口罩及各种器具等清洁和合理使用等。

2000 年卫生健康委员会下发的医院感染管理规范中也明确规定,各级人员均要有计划地参加医院感染专业和职业道德的培训,新调入人员不少于 3 个学时、一般工作人员每年不少于 6 个学时、专职人员每年不少于 15 个学时的培训。

(四)强化高危人群和重点部门的感染管理

医院是各种疾病患者聚集的地方,其免疫防御功能都存在不同程度的损伤或缺陷。同时,患者在住院期间又由于接受各种诊疗措施,如气管插管、动静脉插管、留置导尿管、手术、放射治疗(以下简称放疗)、化疗、内镜检查和介入治疗等,进一步降低了他们的防御功能。加之医院病原菌种类繁多、人员密集,增加了患者的感染机会。因此,为了控制医院感染的发生,医护人员必须对人体的正常防御能力有一定的了解,还要熟悉降低或损伤宿主免疫功能的各种因素,以便采取相应措施,提高宿主的抵抗力。同时,还应对医院感染所涉及的各类微生物,对于常见致病菌和机会致病菌的种类、形态、耐药力、致病力及对药物的敏感性等应有一个清楚的认识,以便有针对性地对有传染性的患者进行有的放矢的隔离与治疗,对环境及医疗器械进行有效的消毒、灭菌,从而降低医院感染的发生率。

老年患者由于免疫功能低下,抗感染能力减弱,尤其是有疾病并处于卧床不起的老年人,由于呼吸系统的纤毛运动和清除功能下降、咳嗽反射减弱,导致防御功能失调,易发生坠积性肺炎。而且,这类患者的尿道多有细菌附着,导管中铜绿假单胞菌、大肠埃希菌、肠球菌分离率高,也可能成为医院感染的起因。对于抗菌药物的应用,无论用于治疗还是用于预防,均应持慎重态度,并坚持定期做感染菌株耐药性监测,以减少耐药菌株的产生。

对住院的老年患者,必须特别加强生活护理,做好患者口腔和会阴的卫生。协助患者进行增加肺活量的训练,促进排痰和胃肠功能恢复。用于呼吸道诊疗的各种器械要做到严格消毒。工作人员在护理老年患者前后均应认真洗手,保持室内环境清洁、空气新鲜,严格探视制度及消毒隔离制度。

幼儿处于生长发育阶段,免疫系统发育尚不成熟,对微生物的易感染性较高,尤其是葡萄球菌、克雷伯杆菌、鼠伤寒沙门菌、致病性大肠埃希菌和柯萨奇病毒等感染,较易在新生儿室暴发流行。因此,预防医院感染要针对小儿的特点,制订护理和管理计划。加强基础护理,注意小儿的皮肤清洁及饮食卫生,更主要的是从组织活动和环境改善方面进行考虑,除严格执行各种消毒、隔离的规章制度外,还要求工作人员上班前一定要做好个人卫生。进入新生儿室要换鞋,接触新生儿前一定要洗手,并做好对环境卫生的监测。工作人员出现传染性疾病时,应及时治疗、休息,传染期应调离新生儿室,以免发生交叉感染。

重症监护病房是医院感染的高发区,患者的明显特点是病情危重而复杂:①多数患者都是因其他危重疾病继发感染(包括耐药菌株的感染)后转入重症监护病房。②各种类型休克、严重的多发性创伤、多脏器功能衰竭、大出血等患者,其身心和全身营养状况均较差,抗感染能力低。严重创伤、重大手术等常导致全身应激反应,进而出现抗细菌定植能力及免疫功能下降。③患者多数较长时期使用各类抗菌药物,细菌的耐药性均较强。④强化监护所使用的各种介入性监察、治疗,如机械通气、动脉测压、血液净化、静脉高营养、留置导尿管、胃肠引流等都可能为细菌侵入机体和正常菌群移位提供有利条件。⑤患者自理能力缺乏或丧失,因而十分依赖护理人员,与护理人员频繁接触往往会增多发生交叉感染的机会。

为了做好重症监护病房医院感染的预防工作,除从设计和设备上给予关注外,必须制定一系列防止感染的管理制度。此外,还应强调从业人员素质的提高,有高度责任心者才能做好重症监护病房的工作,从而降低重症监护病房患者医院感染的发生率。预防重症监护病房医院感染的原则应是提倡非介入性监护方法,尽量减少介入性血流动力学监护的使用频率。对患者施行必要的保护性医疗措施,提高患者机体的抵抗力。特别应预防下述各类型感染。

1.预防下呼吸道感染

因为这类感染易于发生,而且对危重患者威胁较大。在具体实践中应认真做好以下各项。

(1)对昏迷及气管插管的患者,必须加强口腔护理。

(2)掌握正确的吸痰技术,以免损伤呼吸道黏膜及带入感染细菌。

(3)严格按七步洗手要求,应用流动水、脚踏式或感应式开关、一次性擦手纸巾认真地洗手。根据需要定期或不定期进行手部细菌监测,切断通过手的传播途径。

(4)做好吸入性治疗器具的消毒,阻断吸入感染途径,如湿化瓶及导管要按照卫生健康委员会规范严格终末消毒、干燥保存,用时加无菌水,连续使用时每天更换无菌水;使用中的呼吸机管道系统应及时清除冷凝水,必要时定期或不定期更换、消毒。

(5)积极寻找有效手段,阻断患者的胃-口腔细菌逆向定植及误吸,不用 H_2 受体拮抗剂,慎用抗酸药,以免胃内 pH 升高,而细菌浓度增高,以致促成内源性感染的发生。可用硫糖铝保护胃黏膜,防止应激性溃疡;带有胃管的患者,应选择半卧位,并应保持胃肠通畅,若有胃液潴留,应及时吸引,防止胃液倒流而误吸;术后麻醉尚未恢复之前,应使患者处于侧卧位,严格监护,若有痰液应及时吸出等措施防止误吸。

(6)做好病室的清洁卫生,及时消除积水和污物,铲除外环境生物储源,保持空气洁净及调节适宜的温湿度,定期清洗空调系统。

(7)加强基础护理,对患者进行有关预防下呼吸道感染的教育,指导患者进行深呼吸训练和有效咳嗽训练,鼓励患者活动,对不能自主活动的患者应协助其活动,定时翻身拍背,推广使用胸部物理治疗技术。

(8)监护室内尽量减少人员走动,隔离不必要人员入室,室内禁止养花,以防真菌感染。

(9)进入重症监护病房 的人员(包括探视人员)都要严格按制度更换清洁的外衣和鞋子,洗手,必要时戴口罩,严禁有呼吸道感染者入内。

(10)建立细菌监测、感染情况的登记上报制度,定期分析细菌的检出情况,对感染部位、菌种、菌型及耐药性、感染来源和传播途径,以及医护人员的带菌情况均应做好记录,以便制订针对性的控制措施。

2.防止血管相关性感染

危重患者往往需要进行介入性的监护、治疗或诊查,而作为医护人员必须贯彻世界卫生组织的安全注射的 3 条标准,即接受注射者安全、注射操作者安全、环境安全,还应特别注意下列各点。

(1)采用各种导管应有明确指征,总的来讲要提倡非介入性方法,尽量减少介入性损伤。

(2)对患者实行保护性措施,提高其自身抵抗力,介入性操作容易破坏皮肤和黏膜屏障,能不用时应立即终止。

(3)置入时除了严格的无菌技术外,还应注意选择合适的导管,如选择口径相宜、质地柔软而光洁的导管,以及置管者具备熟练的穿刺、插管技术,从而避免发生血小板黏附及导管对腔壁的机械性损伤。

(4)加强插管部位的护理及监测,留置导管的时间不宜过长,导管入口部位保持清洁,可选用透明敷料,以便于随时监察,一旦发现局部感染或全身感染征象应立即拔除导管,并做相应的处理。

(5)做好消毒、隔离,严格的洗手和无菌操作是预防介入性感染的最基本的重要措施。

(6)配制液体及高营养液时应在洁净环境中进行,配制抗癌药及抗菌药时应在生物洁净操作台上进行,确保患者、工作人员及环境安全。

(7)介入性操作中使用的一次性医疗用品必须有合格证件,符合卫生健康委员会的有关要求,严防使用过期、无证产品,确保患者安全等。

3.重症监护病房患者感染

重症监护病房患者多为手术后带有切口,而本身的抵抗力又很弱,伤口愈合较慢,所以要求特别注意预防手术部位及切口感染。

(1)防止切口感染的最有效对策是严格的无菌操作,不用无抗菌能力的水冲洗切口,并对疑有感染的切口做好标本留取,及时送检。

(2)缩短患者在监护室滞留的时间。

(3)选用吸附性很强的伤口敷料,敷料一旦被液体渗透要立即更换,以杜绝细菌穿透并清除有利于细菌的渗液和避免皮肤浸渍。

(4)尽量采用封闭式重力引流。

(5)更换敷料前洗手,处理不同患者之间也要洗手,即使处理同一个患者不同部位的伤口之间也应清洁双手。

(6)保持重症监护病房室内空气清洁,尽量减少人员流动,避免室内污染等。

三、护理人员感染的防护

医院的工作人员直接或间接与患者和传染性污物接触,可以从患者获得感染,也可以把所得的感染或携带的病原体传给患者,并能在患者及工作人员之间传播,甚至扩散到社会上去。因此,对工作人员进行感染管理,不仅关系到他们自身的健康,而且也有益于全院患者及其家属,甚至社会。

在医院众多职工中,护理人员接触患者最多,每天需要处理各种各样的感染性体液和分泌物,可以说是处于各种病原菌包围之中,时刻受到感染的威胁,因此必须加强护理人员的自我防护与感染管理。

(一)加强对护理人员的感染管理

对护理人员感染的监测既是职业性健康服务和预防感染的重要环节,也是医院感染监控及管理系统中的重要组成部分。对护理人员应定期进行全面体格检查,建立健康状况档案,了解受感染的情况,以便采取针对性的预防措施。

在医院中,许多科室和工作环节对职工具有较高的感染危险性,尤其是护理人员在调入或调离某一部门时,都应进行健康检查,查明有无感染,感染的性质,是否获得免疫力等,并做好详细记录。在此基础上,进一步探讨这个部门的感染管理工作,明确改进目标,制定相应的预防感染措施。

(二)提高护理人员自我防护意识

护理人员在进行手术、注射、针刺、清洗器械等操作时,极易被锐利的器械刺伤。人体的皮肤黏膜稍有破损,在接触带病毒的血液、体液中就有被感染的危险性。国内有医院调查发现,外科及治疗室的护士在工作中约有70%被医疗器械损伤过,美国的一项调查报告表明,703例的医护人员的感染100%与接触感染性的血液、体液有关,这其中有95%与利器刺伤相关。因此,处置血液和血液污染的器械时应戴手套或采用不直接接触的操作技术,谨慎地处理利器,严防利器刺伤,一旦被利器刺伤必须立即处理,挤血并冲洗伤口、清创、消毒、包扎、报告和记录、跟踪监测,尽量找到可能感染的病原体种类证据,以便根据病原学的特点阻断感染。护理人员手上一旦出现伤口,就不要再接触患者血液和体液。对于从事有可能被患者体液或血液溅入眼部及口腔黏膜内的操作者,应强调戴口罩及佩戴护目镜,在供应室的污染区还应佩戴耳塞,穿防护衣、防护鞋等。在进行化学消毒时,应注意通风及戴手套,消毒器必须加盖,防止环境污染带来的危害。

(三)做好预防感染的宣传教育

护理人员在工作中双手极易被病原菌污染。有些护士往往只注意操作后洗手,而忽视了操作前同样需要洗手;有的护理人员本身就是病原携带者,或由于长期接触大量抗菌药物已经改变了鼻咽部的正常菌群,成为耐药细菌的储菌源。这些病原体可通过手或先污染环境和物品,继而导致患者感染。因此,护理人员必须养成良好的卫生习惯,尤其要强化洗手意识,对一切未经训练的新工作人员,应给予预防感染的基本操作技术培训,并结合各种形式(如板报、壁画、警示等)的宣传教育。

(四)强化预防感染的具体措施

患有传染性疾病的护理人员,为防止感染扩散,应在一定时期内调离直接治疗或护理患者的岗位,并在工作中做好避免交叉感染的各项措施。对从事高危操作的工作人员,如外科医师、监护病房护士及血液透析工作人员等均应进行抗乙肝的免疫接种。被抗原阳性血液污染的针头等锐利器械刺破皮肤或溅污眼部、口腔黏膜者,应立即注射高效免疫球蛋白,以防感染发生。同时,还应加强对结核病的防治,以及在传染病流行期或遭受某种传染物质污染后,及时为护理人员进行各种相应的免疫接种,如乙肝疫苗、流感疫苗等。

四、严格病房管理和做好健康教育

护理人员往往是各级医院健康教育的主要力量。为了取得患者主动配合治疗和协作,对于医院所实行的每一项制度、每一项护理操作的目的与要求,都应该做好必要的宣传教育。例如,管理好病房秩序、控制患者的陪护率、减少病房的人流量等各项措施,实际上都是为了控制病房内的洁净度,这对保护住院患者的医疗安全和减少感染机会都能收到良好的效果。在实践中,只要把问题说清楚,必然会得到患者的理解和配合。

护理人员向患者进行宣传教育的方式应该多种多样,如通过个别指导、集体讲解、电教、录像、展览、广播和画册等,向患者传播预防疾病及控制医院感染等知识。教会患者及其家属、探访者养成接触患者前洗手的习惯。对于需要隔离的患者,特别要讲清隔离的目的和意义,以及不随意串病房的好处。这样做不但能在一定程度上解除患者的心理负担,而且能促进他们主动自觉地配合医护人员遵守隔离、消毒等制度,使之安全而顺利地渡过隔离期。

五、建立健全规章制度

医院感染管理工作的成功与否,在很大程度上取决于切合实际情况而又行之有效的规章制度。各种规章制度绝大多数是前人在长期实践中,经过反复验证的经验和教训的总结,是客观规律的反映,可作为各项工作的准则或检查评价的依据。

通常,与医院感染的预防和管理相关的规章制度主要有清洁卫生制度、消毒隔离制度、监测制度、无菌操作制度、探视陪住制度,以及供应室的物品消毒灭菌管理制度等。尤其是对发生感染可能因素较多的科室,如手术室、产房、婴儿室、换药室、治疗室、重症监护病房和新生儿病房等要害部门的各方面规章制度,更应认真制订和严格执行,在执行过程中不断修正、充实和完善。另外,还必须重视患者入院、住院和出院3阶段工作,实施相关的各项要求,以及做好疫源的随时消毒、终末消毒和预防性消毒。这样才能通过重点管理促进整体预防措施的贯彻执行,逐步达到预防工作和管理制度规范化,确保患者和医护人员的健康和安全。

六、消毒措施的贯彻与落实

消毒是预防感染传播的基本手段之一,能否防止或控制感染的扩散往往取决于消毒工作的质量。在任何一个医疗机构里,各种消毒管理规章制度的执行和各项具体消毒措施的落实,涉及诸多方面,但其中某些环节必须予以特别关注。

(一)专人负责

每一护理单元应设医院感染监控护士,在护士长和医院感染管理专职人员的领导下,负责督促检查本病区的消毒隔离制度及无菌操作的执行情况。护士还必须完成规定的各项消毒灭菌效果的检测工作,并按要求做好记录。在本病区发生医院感染甚至暴发流行时,监控护士要及时上报护理部及医院感染管理机构,并协助感染管理部门做好感染情况调查和分析,有针对性地提出有效的控制方案及措施。

(二)定期消毒

不论有无感染发生,各类用具都应根据具体情况和实际需要设有固定的消毒灭菌时间,不能任意更改,一旦发现感染,还应增加消毒次数。除定期消毒的用具外,对某些物品还必须做好随时消毒、预防性消毒和终末消毒。例如,餐具应每餐消毒;便器一用一消毒;患者的床单每天清洁、消毒;被、褥、枕和床垫按规定进行终末消毒,等等。

(三)按时检查

根据不同对象,建立定期检查制度,按需要明确规定年、季、月、周、日的检查重点(全面检查或抽查)。划定感染管理机构、护理部、科护士长和病房护士长分级检查的范围、内容和要求,做到每项制度有布置必有检查。对于大多数项目的检查,如洗手的要求、口罩的带菌情况、空气的含菌量和物体表面的污染程度等,必须按卫生健康委员会颁布的《消毒管理办法》《医院消毒技术规范》中的各项规定贯彻执行。通过定期和不定期的检查和监测,得出科学的数据,说明现状或存在的感染潜在因素,找出消毒隔离等实施过程中的薄弱环节,采取针对性的改进措施,进一步完善各项规章制度。

(四)定期监测

为了确保消毒灭菌的有效性,对某些项目应定期做好监测。例如,对消毒液的有效成分与污染程度,含氯消毒剂中有效氯的性能及各种消毒液的细菌培养等,必须按时做出分析与鉴别。由于革兰阴性菌可能在化学消毒液中存活并繁殖,因此不能用消毒液来储存无菌器械。按常规监测消毒的效果,并根据所得结果提出需要调整消毒剂的种类、浓度及使用方法等建议。对于压力蒸汽灭菌器还必须定期进行生物化学检测。病区的治疗室、换药室、手术室、婴儿室、产房和重症监护病房等重点单位,除定期监测外,根据医院感染的流行情况,必要时应随时进行空气、物表、工作人员手等环节微生物监测,并按卫生健康委员会《医院感染管理规范(试行)》《医院消毒技术规范》中的要求对测得的结果进行分析、控制。

(王　霞)

第四节 门诊护理管理

一、门诊护士服务规范

(一)护士仪表

(1)护士仪表端庄文雅,淡妆上岗,给人以亲切、纯洁、文明的形象。

(2)工作衣帽干净、整洁,勤换洗,正确佩戴胸牌(左上方)。

(3)头发保持清洁、整齐,短发前不遮眉,后不过领,长发者需盘起。

(4)保持手部清洁,不留长指甲,不涂指甲油。

(5)穿护理部、门诊部统一发放的白色鞋子和肤色袜子,并保持鞋子、袜子清洁无破损,不穿高跟鞋、响声鞋。

(6)饰物:上班期间不佩戴首饰。

(7)外出期间着便装,不穿工作服进食堂就餐或出入其他公共场所。

(二)文明服务规范

(1)仪表端庄、整洁,符合医院职业要求,挂胸牌上岗。准时到岗,不擅离工作岗位,不聚堆聊天,专心工作。

(2)接待患者态度亲切,服务热心。有问必答,使用普通话,首问负责制,主动服务,语言规范。

(3)预检护士熟悉普通、专科、专家门诊出诊时间,为患者提供正确的预检服务。

(4)巡回护士站立服务,根据就诊患者人数,及时进行引导和疏导服务,并保持两次候诊秩序良好。

(5)对政策照顾对象,按政策要求予以照顾就诊。

(6)对老、弱、残、孕等行动不便患者提供迎诊服务及搀扶服务和陪诊服务。

(7)各楼层免费提供饮用水和一次性水杯,并实行其他便民服务措施。

(8)发现问题主动联系相关部门,尽可能为患者提供方便,帮助解决问题,不推卸责任,不推诿患者,构建和谐医患关系。

(9)尊重患者的人格与权利,尊重其隐私,保守医密。

(10)注重自我修养,树立为患者服务意识,展现良好的医德、医风和精益求精的职业风范。

(11)以不同形式开展健康教育,如讲座、咨询等。

(12)接待患者和服务对象时,使用礼貌用语,语言坦诚亲切,带有安慰性的讨论,电话热线等,为患者提供健康教育服务。

(三)护士礼貌用语

(1)护士与人交谈时要保持稳定情绪和平和心态,做到自然大方。

(2)牢记和熟练运用服务用语"十声九字",不对患者使用"四语"。①"九声":问候声、欢迎声、致谢声、征询声、应答声、称赞声、祝贺声、道歉声、送别声。②"九字":您好、欢迎、谢谢、对不起。③"四语":蔑视语、烦躁语、否定语、斗气语。

二、门诊护理工作质量标准

(1)护士岗位要求:仪表端庄,挂胸牌上岗,准时到岗,不擅离岗位。

(2)对患者态度亲切,服务热情,不生硬、不推诿。

(3)主动服务,语言规范,有问必答,首句普通话,首问负责制,无患者投诉。

(4)患者就诊服务流程为预检、挂号、候诊、就诊。

(5)预检护士挂号前10分钟开始预检。护士熟悉普通、专科、专家门诊时间。正确分诊,做到"一问、二看、三检查、四分诊、五请示、六登记"。对传染病患者及时分诊隔离。

(6)巡回护士站立服务,根据就诊人数,及时进行疏导,并根据工作安排,进行健康教育。

(7)候诊区环境整洁,就诊秩序良好,有两次候诊流程。

(8)各诊室内环境整洁,秩序良好,单人诊室内一医一患;多人诊室内诊台、诊察床有遮隔设施、诊察床单位整洁,患者使用后及时更换。

(9)治疗室清洁、整洁,物品放置有序,标识清楚,严格按《医院消毒隔离质量标准》工作。医用垃圾分类正确。

(10)各楼层有便民服务措施,对政策照顾对象按政策照顾就诊。对病重、老、弱、残、孕和行动不便者提供迎诊服务、陪诊服务和搀扶服务。免费提供饮用水和一次性水杯。

三、门诊预检分诊管理

(1)预检护士由资深护士担任,同时具有高度的责任心。严格遵守卫生管理法律、法规和有关规定,认真执行临床技术操作规范及有关工作制度。

(2)患者来院就诊,预检护士严格按照"一看、二问、三检查、四分诊、五请示、六登记"原则,正确分诊。

(3)根据《中华人民共和国传染病防治法》有关规定,预检护士对来就诊患者预先进行有关传染病方面的甄别、检查与分流。发现传染病或疑似传染病患者,通知专科医师到场鉴别,排除者到相应普通科就诊;疑似者发放口罩、隔离衣等保护用具,专人护送到特定门诊,并对接诊区进行消毒处理。由特定门诊预检护士按要求通知医务处、防保科、门诊办公室,并做好传染病登记工作。

(4)如遇患者病情突变急需抢救时,预检护士立即联系医师就地抢救,同时联系急诊,待病情许可,由专人护送至急诊。

(5)遇突发事件,预检护士立即通知医务处、护理部、门诊办公室,按相关流程启动应急预案。

四、发热门诊管理

(1)在门诊部和急诊室设立预检分诊处,在醒目处悬挂清晰的发热预检标识。急诊室预检工作实行24小时值班制,做好患者信息登记。经预检查出体温超过37 ℃的发热患者,由预检处的工作人员陪送到发热门诊。

(2)发热门诊相对独立,并有明显标识,配有专用诊室、留观室、抢救设施、治疗室、放射线摄片机、检验室、厕所。

(3)发热门诊设有双通道,工作人员和患者从不同路径出入发热门诊。有明确的清洁、半污染和污染区划分,设置有效屏障,安装非接触式洗手装置。

(4)医师和护士须经过专业培训,合格后方可上岗。

(5)医护人员须准时上岗,24 小时均按排班表落实。不擅自离岗,不以任何理由延误开诊。如确有特殊情况,必须提前一天向医务部及门诊部请假,由医务部安排其他人员。

(6)坚持首诊负责制,对每个发热患者必须首先进行详细的流行病学资料收集及认真检查,根据流行病学资料、症状和体征、实验室检查和肺部影像学检查综合判断进行临床诊断,避免漏诊。

(7)严格执行疫情报告制度,一旦出现可疑患者,在第一时间内进行隔离观察、治疗(一人一室一消毒),并立即向医务科报告。遇有疑难病症,及时会诊,以免延误病情。

(8)确诊或疑似患者必须立即按程序上报,6 小时内报当地疾病控制中心,并同时填写传染病疫情报告卡,不得延误或漏报。

(9)严格执行交接班制度,并做好患者信息登记及转运交接记录。

(10)医护人员在岗时做好个人防护,接触患者(含疑似患者)后,及时更换全套防护物品。

(11)进入发热门诊就诊患者应在医护人员指导下做好相应防护。

(12)诊室保证通风良好和独立的空调系统,每天常规进行空气消毒、定时消毒地面、物品表面。患者离去后立即进行终末消毒处理。

(13)医护人员防护、设备消毒、污染物品处理等,按卫生健康委员会统一文件执行。

五、肠道门诊管理

(1)认真学习《中华人民共和国传染病防治法》及有关肠道传染病业务知识,按要求完成培训。

(2)认真填写门诊日志。对前来就诊的腹泻患者建立肠道门诊卡,并逐例按腹泻患者专册登记项目要求登记,每天核对。专卡、专册、登记册保存 3 年。

(3)做好肠道传染病的登记工作。按规定时间向防保科报出传染病报告卡,并做好交接记录。疑似或确诊甲类传染病立即电话报告防保科。

(4)每月填写肠道门诊月报表交防保科、卫生防疫站,并留存 1 份。

(5)肠道门诊对就诊患者认真询问腹泻病史、流行病史及进行必须体征、粪常规检查,做到"有泻必采,有样必检"。对可疑对象进行霍乱弧菌培养。对确诊或疑似细菌性痢疾患者及重点职业(幼托儿童保育员、饮食从业人员、水上作业人员、与粪便接触从业人员)腹泻患者需进行细菌性痢疾培养。

(6)发现食物中毒、集体性腹泻患者(3 例以上,含 3 例),立即电话报告卫生防疫站和卫生监督所。

(7)加强肠道门诊日常消毒隔离工作,严格按消毒隔离规范及肠道门诊医院感染管理制度执行,防止医院内感染发生。对患者呕吐物、粪便和检后标本,以及被污染物品、场所及废弃物应立即进行相应消毒隔离处理。对重症腹泻患者立即隔离,防止疾病蔓延、扩散。

六、门诊换药室、治疗室管理

(1)换药室、治疗室的布局合理,清洁区、污染区分区明确,标志清楚。

(2)环境清洁、干燥,有专用清洁工具,每天 2 次清洁地面。如有脓、血、体液污染,及时用 2 000 mg/L 含氯消毒液擦拭消毒。

（3）护士按各自岗位职责工作，无关人员不得入内。

（4）严格执行无菌技术操作规程，每次操作前后洗手。各种治疗、护理及换药操作按清洁伤口、感染伤口分区域进行，无菌物品必须一人一用，换药时要戴手套。

（5）无菌物品按消毒日期前后顺序使用，摆放整齐，有效期为2周，梅雨季节为1周。使用后的器械、换药用具等物品，统一送供应室处理。置于无菌罐中的消毒物品（棉球、纱布等）一经打开，使用时间最长不超过24小时，提倡使用小包装。疑似过期或污染的无菌物品需重新消毒，不得使用。

（6）治疗车上物品应摆放有序，上层为清洁区，下层为污染区。车上应备有快速手消毒液或消毒手套。

（7）破伤风、气性坏疽、铜绿假单胞菌、传染性等特殊伤口应在特殊感染换药室进行。使用一次性换药器具。换药后敷料及换药器具放入带有警示标识的双层黄色垃圾袋，换药室进行紫外线空气消毒，地面用2 000 mg/L含氯消毒液擦拭。

（8）污染敷料和使用过的一次性医疗废弃物丢入黄色垃圾袋，由专人收取、处理并交接登记。

（9）换药室、治疗室每天紫外线进行空气消毒，做好记录。

（10）每天开窗通风，保持空气流通。

七、入院处管理

入院处是医院的一个特殊窗口，是住院患者必经的中间环节，与医院其他部门有着纵横交错的联系。为确保患者的合法权利，提高入院处的服务质量，制定下列管理规范。

（一）常规工作规范

（1）每天上班即与各病区办公室护士或护士长联系当天出院情况，了解床位调整，确定收治床位。按流程为已有确定床位的患者办理全套入院手续。

（2）接受患者入院登记，填写入院须知（兼入院通知单）并交给患者。对于要办理特殊手续患者作重点指导。

（3）普通患者住院采取预约制，按照时间先后顺序处理；在入院通知单上告知住院需等待及办理入院时所需要携带的相关证件和日常生活必需品；对急诊或有紧急需求患者，优先安排入院。

（4）按照当天床位情况，尽早安排。及时通知患者入院，使患者有较充裕的准备时间。

（5）热情接待登记患者，如无床位，做好解释工作，帮助患者了解入院手续。

（6）热情接待患者的查询（来电、来人），耐心听取患者倾诉。对患者及家属提出的疑问耐心解释，做到有问必答。

（7）加强与各科医师及病区护士联系，根据登记患者的男女比例及时调整床位。

（8）每天整理各科入院登记卡，对于登记时间较长的入院登记卡要定期处理、清理。

（二）办理登记流程

（1）患者首先在门诊或急诊挂号、就诊。

（2）医师评估患者疾病后，对于符合收治标准的患者开具入院登记卡，入院处按相关规定安排入院。

（3）核对医师在入院登记卡上填写的基本信息、科别、疾病诊断、医师签名、入院前相关内容告知等。项目无遗漏，由患者或其家属签名确认，并在入院卡上填写联系电话。

（4）入院处工作人员收下住院卡,认真填写入院须知(兼入院通知单),交给患者,并告知患者相关内容:等候入院电话通知,办理入院手续时带好相关证件、预付款、物品。

(三)办理入院流程

（1）患者接到电话通知后,持入院通知单到入院处办理入院手续,同时出示门诊就医磁卡(医保卡)、门诊病历本,患者本人必须到院。

（2）入院处收回入院通知单,电脑登录患者信息(姓名、性别、诊断及病区等),复印患者本次入院的门诊病历,并置于住院病历中。

（3）患者到财务窗口交住院预付款,并正确填写入院凭证上的基本信息(姓名、现住址、联系电话、联系人姓名等)。

（4）患者须出示身份证(医保卡)、入院登记卡、入院凭证,由工作人员电脑输入上述详细信息并打印病案首页、床头卡及腕带。

（5）完成入院登记手续,按照相关规定使患者安全进入病区。如行动不便、病情较重或沟通困难,由入院处工作人员护送至病区,并与病区护士做好交接手续。

八、特需门诊管理

特需门诊是医院为满足患者特殊需求而开设的门诊。除了具备普通门诊的功能之外,更着重于为患者提供优质的一条龙服务,减少就诊中间环节,缩短候诊时间。挂号、就诊、交费、取药等环节均有专人指引、陪伴,过程相对快捷、方便,为患者提供更温馨、舒适的就诊服务。

(一)严格的专家准入条件

特需门诊专家应是副高级以上卫生技术职称并经医院聘任的有长期临床工作经验的医师。医院建立专家准入制,由门诊办公室和所属科室双重审核,根据专业特长、学术成就、科研成果及同行认可,确认专家资格,方可准入。

(二)特需门诊的规范管理

1.环境管理

特需门诊要有较好的环境,候诊时应有较大的空间。环境布置要人性化,候诊室有绿植、软硬候诊椅、饮水机、一次性水杯、中央空调,并设有健康教育栏和多媒体健康宣教;专家介绍栏展出专家照片、简历,公开专家技术职称、专业特长及诊治范围,有利于患者择医,为患者创造一个温馨的就医环境。

2.诊室管理

开设独立的、符合有关规定的诊室,严格一医一患,制定具体的接诊时间,由专人负责各诊室的管理。

3.挂号管理

特需门诊的挂号由计算机统一进行,登记姓名、性别、年龄、地址、就诊时间、科别等,防止专家号被倒卖,损害患者利益。同时,开展实名制预约挂号服务,可以定人、定时,使患者有计划就诊。

4.专家管理

（1）要求专家保证出诊时间,请假需提前3个工作日。严格执行工作制度及医疗质量控制标准,做到首诊负责制,合理检查与用药,杜绝人情方、大处方。对就诊人数实行定额管理,以保证特需门诊的诊疗质量。

(2)对违反相应规定的医护人员严肃处理,以保证患者权利。

5.护理人员管理

仪表端庄、举止优美;资深护士业务能力强,具有全科知识,准确分诊;及时解决各类问题,发现和化解矛盾,合理安排就诊,保证就诊的有序进行。

九、门诊患者及家属健康教育规划

门诊健康教育是通过有计划、有组织、有系统的信息传播和行为干预,促使患者及家属自觉地采纳有益于健康的行为和生活方式,消除或减轻影响健康的危险因素,预防疾病、促进健康、提高生活质量。

(一)门诊健康教育的目的

通过健康教育稳定患者情绪,维持良好医疗程序。同时让患者获得卫生保健知识,树立健康观念,自愿采纳有利于健康的行为和生活方式。

(二)门诊健康教育的服务对象

门诊患者及家属。

(三)门诊健康教育的策略

(1)因人、因病实施健康教育,并将健康教育伴随医疗活动的全过程。在就诊过程中,护士随时与患者进行交谈,针对不同需求,进行必要而简短的解释、说明、指导、安慰。

(2)健康教育内容精练、形式多样,具有针对性和普遍性。

(四)门诊健康教育的形式

1.语言教育方法

健康咨询、专题讲座、小组座谈等。

2.文字教育方法

卫生标语、卫生传单、卫生小册子、卫生报刊、卫生墙报、卫生专栏、卫生宣传画等。

3.形象化教育方法

图片、照片、标本、模型、示范、演示等。

4.电化教育方法

广播、投影、多媒体等。

(五)门诊健康教育的方法

1.接诊教育

在分诊过程中通过与患者交流,了解心理、识别病情的轻重缓急,安排患者就诊科室。

2.候诊教育

护士对候诊患者进行健康知识宣教,设置固定的健康教育课程,内容以常见病、多发病、流行病的防治知识为主,形式多样、内容精炼、语言通俗易懂。通过健康教育安定患者情绪,向患者及家属传播卫生科学常识及自我保健措施。

（王　霞）

第五章

神经内科护理

第一节 癫 痫

癫痫是多种原因导致的脑部神经元高度同步化异常放电所引起的临床综合征,临床表现具有发作性、短暂性、重复性和刻板性的特点。临床上每次发作或每种发作的过程称为痫性发作。

一、病因与发病机制

(一)病因

癫痫不是独立的疾病,而是一组疾病或综合征。引起癫痫的病因非常复杂,根据病因学不同,癫痫可分为三大类。

1.症状性癫痫

由各种明确的中枢神经系统结构损伤和功能异常引起,如脑肿瘤、脑外伤、脑血管病、中枢神经系统感染、寄生虫、遗传代谢性疾病、神经系统变性疾病等。

2.特发性癫痫

病因不明,未发现脑部有足以引起癫痫发作的结构性损伤或功能异常,可能与遗传因素密切相关。

3.隐源性癫痫

病因不明,但临床表现提示为症状性癫痫,现有的检查手段不能发现明确的病因。其占全部癫痫的 60%~70%。

(二)发病机制

癫痫的发病机制非常复杂,至今尚未能完全了解其全部机制,但发病的一些重要环节已被探知。

1.痫性放电的起始

神经元异常放电是癫痫发病的电生理基础。

2.痫性放电的传播

异常高频放电反复通过突触联系和强化后的易化作用诱发周边及远处的神经元的同步放电,从而引起异常电位的连续传播。

3.痫性放电的终止

目前机制尚未完全明了。

二、临床表现

(一)痫性发作

1.部分性发作

部分性发作包括以下几种。①单纯部分性发作:常以发作性一侧肢体、局部肌肉节律性抽动或感觉障碍为特征,发作时程短。②复杂部分性发作:表现为意识障碍,多有精神症状和自动症。③部分性发作继发全面性发作:上述部分性发作后出现全身性发作。

2.全面性发作

这类发作起源于双侧脑部,发作初期即有意识丧失,根据其临床表现的不同,可分为以下几种。

(1)全面强直-阵挛发作:以意识丧失、全身抽搐为主要临床特征。早期出现意识丧失、跌倒,随后的发作过程分为三期:强直期、阵挛期和发作后期。发作过程可有喉部痉挛、尖叫、心率增快、血压升高、瞳孔散大、呼吸暂停等症状,发作后各项体征逐渐恢复正常。

(2)失神发作:典型表现为正常活动中突然发生短暂的意识丧失,两眼凝视且呼之不应,发作停止后立即清醒,继续原来的活动,对发作没有丝毫记忆。

(3)强直性发作:多在睡眠中发作,表现为全身骨骼肌强直性阵挛,常伴有面色潮红或苍白、瞳孔散大等症状。

(4)阵挛性发作:表现为全身骨骼肌阵挛伴意识丧失,见于婴幼儿。

(5)肌阵挛发作:表现为短暂、快速、触电样肌肉收缩,一般无意识障碍。

(6)失张力发作:表现为全身或部分肌肉张力突然下降,造成张口、垂颈、肢体下垂甚至跌倒。

3.癫痫持续状态

癫痫持续状态指一次癫痫发作持续 30 分钟以上,或连续多次发作致发作间期意识或神经功能未恢复至通常水平。可见于各种类型的癫痫,但通常是指全面强直-阵挛发作持续状态。可因不适当地停用抗癫痫药物或治疗不规范、感染、精神刺激、过度劳累、饮酒等诱发。

(二)癫痫综合征

特定病因引发的由特定症状和体征组成的癫痫。

三、辅助检查

(1)脑电图检查:脑电图检查是诊断癫痫最有价值的辅助检查方法,典型表现是尖波、棘波、棘-慢或尖-慢复合波。

(2)血液检查:通过血糖、血常规、血寄生虫等检查,可了解有无低血糖、贫血、寄生虫病。

(3)影像学检查:应用数字减影血管造影、CT、MRI 等检查可发现脑部器质性病变,为癫痫的诊断提供依据。

四、治疗要点

目前癫痫治疗仍以药物治疗为主,药物治疗应达到 3 个目的:①控制发作或最大限度地减少发作次数;②长期治疗无明显变态反应;③使患者保持或恢复其原有的生理、心理和社会功能状态。

（一）病因治疗

祛除病因，避免诱因。如全身代谢性疾病导致癫痫的应先纠正代谢紊乱，睡眠不足诱发癫痫的要保证充足的睡眠，对于颅内占位性病变引起者首先考虑手术治疗，对于脑寄生虫病行驱虫治疗。

（二）发作时治疗

立即让患者就地平卧，保持呼吸道通畅，及时给氧；防止外伤，预防并发症；应用药物预防再次发作，如地西泮、苯妥英钠等。

（三）发作间歇期治疗

合理应用抗癫痫药物，常用的抗癫痫药物有地西泮、氯硝西泮、卡马西平、丙戊酸、苯妥英钠、苯巴比妥、扑痫酮、拉莫三嗪、奥卡西平、左乙拉西坦、加巴喷丁等。强直性发作、部分性发作和部分性发作继发全面性发作首选卡马西平；全面强直-阵挛发作、典型失神、肌阵挛发作、阵挛性发作首选丙戊酸。

（四）癫痫持续状态的治疗

保持稳定的生命体征和进行性心肺功能支持；终止呈持续状态的癫痫发作，减少癫痫发作对脑部神经元的损害；寻找并尽可能根除病因及诱因；处理并发症。可依次选用地西泮、异戊巴比妥钠、苯妥英钠和水合氯醛等药物。及时纠正血酸碱度和电解质失衡，发生脑水肿时给予甘露醇和呋塞米注射，注意预防和控制感染。

（五）其他治疗

对于药物难治性、有确定癫痫灶的癫痫可采用手术治疗，中医学针灸治疗对某些癫痫也有一定疗效。

五、护理措施

（一）一般护理

（1）饮食：为患者提供充足的营养，癫痫持续状态的患者可给予鼻饲，嘱发作间歇期的患者进食清淡、无刺激、富于营养的食物。

（2）休息与运动：癫痫发作后宜卧床休息，平时应劳逸结合，保证充足的睡眠，生活规律，避免不良刺激。

（3）纠正水、电解质及酸碱平衡紊乱，预防并发症。

（二）病情观察

密切观察生命体征、意识状态、瞳孔变化、大小便等情况；观察并记录发作的类型、频率和持续时间；观察发作停止后意识恢复的时间，有无疲乏、头痛及行为异常。

（三）安全护理

告知患者有发作先兆时立即平卧。活动中发作时，立即将患者置于平卧位，避免摔伤。摘下眼镜、手表、义齿等硬物，用软垫保护患者关节及头部，必要时用约束带适当约束，避免外伤。用牙垫或厚纱布置于患者口腔一侧上下磨牙间，防止口、舌咬伤。发作间歇期，应为患者创造安静、安全的休养环境，避免或减少诱因，防止意外的发生。

（四）保持呼吸道通畅

发作时立即解开患者领扣、腰带以减少呼吸道受压，及时清除口腔内食物、呕吐物和分泌物，防止呼吸道阻塞。让患者平卧、头偏向一侧,必要时用舌钳拉出舌头,避免舌后坠阻塞呼吸道。必要时可行床旁吸引和气管切开。

(五)用药护理

有效的抗癫痫药物治疗可使80%的患者发作得到控制。告诉患者抗癫痫药物治疗的原则及药物疗效与变态反应的观察,指导患者遵医嘱坚持长期正确服药。

1.服药注意事项

服药注意事项包括以下几项:①根据发作类型选择药物。②药物一般从小剂量开始,逐渐加量,以尽可能控制发作、又不致引起毒性反应的最小有效剂量为宜。③坚持长期有规律服药,完全不发作后还需根据发作类型、频率,再继续服药2～3年,然后逐渐减量至停药,切忌服药控制发作后就自行停药。④间断不规则服药不利于癫痫控制,易导致癫痫持续状态发生。

2.常用抗癫痫药物变态反应

每种抗癫痫药物均有多种变态反应。变态反应轻者一般不需停药,从小剂量开始逐渐加量或与食物同服可以减轻,严重反应时应减量或停药、换药。服药前应做血、尿常规和肝、肾功能检查,服药期间定期监测血药浓度,复查血常规和生化检查。

(六)避免促发因素

1.癫痫的诱因

疲劳、饥饿、缺睡、便秘、经期、饮酒、感情冲动、一过性代谢紊乱和变态反应。过度换气对于失神发作、过度饮水对于强直性阵挛发作、闪光对于肌阵挛发作也有诱发作用。有些反射性癫痫还应避免如声光刺激、惊吓、心算、阅读、书写、下棋、玩牌、刷牙、起步、外耳道刺激等特定因素。

2.癫痫持续状态的诱发因素

常为突然停药、减药、漏服药及换药不当;其次为发热、感冒、劳累、饮酒、妊娠与分娩;使用异烟肼、利多卡因、氨茶碱或抗抑郁药也可诱发。

(七)手术的护理

对于手术治疗癫痫的患者,术前应做好心理护理以减少恐惧和紧张。密切观察意识、瞳孔、肢体活动和生命体征等情况,并按医嘱做好术前检查和准备;术后麻醉清醒后应采取头高脚低位,以减轻脑水肿的发生。严密监测病情,做好术后常规护理、用药护理和安全护理。

(八)心理护理

病情反复发作、长期服药常会给患者带来沉重的精神负担,易产生焦虑、恐惧、抑郁等不良心理状态。护士应多关心患者,随时关注其心理状态并给予安慰和疏导,缓解患者的心理负担,使其更好地配合治疗。

(九)健康指导

(1)向患者及家属介绍疾病治疗和预防的相关知识,教会其癫痫的基本护理方法,安静的环境、规律的生活、合理的饮食、充足的睡眠、远离不良刺激等均有利于患者的康复。

(2)告知患者及家属遵医嘱长期、规律用药,不可突然减药甚至停药,定期复查,病情变化立即就诊。

(3)应尽量避免患者单独外出,不参与蹦极、游泳等可能危及生命的活动,避免紧张、劳累。

(4)特发性癫痫且有家族史的女性患者,婚后不宜生育,双方均有癫痫,或一方患病,另一方有家族史者不宜婚配。

(杜亚娟)

第二节 面 神 经 炎

一、疾病概述

(一)概念和特点

面神经炎是由茎乳孔内面神经非特异性炎症所致的周围性面瘫,又称为特发性面神经麻痹,或称贝尔麻痹,是一种最常见的面神经瘫痪疾病。

(二)相关病理生理

其早期病理改变主要为神经水肿和脱髓鞘,严重者可出现轴突变性,以茎乳孔和面神经管内部分尤为显著。

(三)病因与诱因

面神经炎的病因尚未完全阐明。受凉、感染、中耳炎、茎乳孔周围水肿及面神经在面神经管出口处受压、缺血、水肿等均可引起发病。

(四)临床表现

(1)本病任何年龄、任何季节均可发病,男性比女性略多。一般为急性发病,常于数小时或1~3天症状达到高峰。

(2)主要表现为一侧面部表情肌瘫痪,额纹消失,不能皱额蹙眉;眼裂闭合不能或闭合不完全;病侧鼻唇沟变浅,口角歪向健侧(露齿时更明显);吹口哨及鼓腮不能等。

(3)病初可有侧耳后麻痹或下颌角后疼痛。少数人可有茎乳孔附近及乳突压痛。面神经病变在中耳鼓室段者可出现说话时回响过度和病侧舌前2/3味觉缺失。影响膝状神经节者,除上述表现外,还出现病侧乳突部疼痛,耳郭与外耳道感觉减退,外耳道或鼓膜出现疱疹,称为Hunt综合征。

(五)辅助检查

面神经传导检查对早期(起病5~7天)完全瘫痪者的预后判断是一项有用的检查方法,EMG检查表现为病侧诱发的肌电动作电位M波波幅明显减低,如为对侧正常的30%或以上者,则可望在2个月内完全恢复。如为10%~29%者则需要2~8个月才能恢复,且有一定程度的并发症;如仅为10%以下者则需要6~12个月才有可能恢复,并常伴有并发症(面肌痉挛等);如病后10天内出现失神经电位,恢复时间将延长。

(六)治疗原则

改善局部血液循环,减轻面部神经水肿,促使功能恢复。治疗要点如下。

(1)急性期应尽早使用糖皮质激素,可用泼尼松30 mg口服,1次/天,或地塞米松静脉滴注10 mg/d,疗程1周左右,并用大剂量维生素B_1、维生素B_{12}肌内注射,还可以采用红外线照射或超短波透热疗法。若为带状疱疹引起者,可口服阿昔洛韦7~10天。眼裂不能闭合,可根据情况使用眼膏、眼罩,或缝合眼睑以保护角膜。

(2)恢复期可进行面肌的被动或主动运动训练,也可采用碘离子透入理疗、针灸、高压氧等治疗。

（3）2～3个月后，对自愈较差的高危患者可行面神经减压手术，以争取恢复的机会。发病后1年以上仍未恢复者，可考虑整容手术或面-舌下神经或面-副神经吻合术。

二、护理评估

（一）一般评估

1.生命体征

一般无特殊。体温升高常见于感染。

2.患者的主诉

（1）诱因：发病前有无受凉、感染、中耳炎。

（2）发作症状：发作时有无侧耳后麻痹或下颌角后疼痛，一侧面部表情肌瘫痪，额纹消失，不能皱额蹙眉；眼裂闭合不能或闭合不完全；病侧鼻唇沟变浅，口角歪向健侧（露齿时更明显）；不能吹口哨及鼓腮。

（3）发病形式：是否急性发病，持续时间，症状的部位、范围、性质、严重程度等。

（4）既往检查、治疗经过及效果，是否有遵医嘱治疗。目前情况包括使用药物的名称、剂量、用法和有无变态反应。

3.其他

体重与身高、体位、皮肤黏膜、饮食状况及排便情况的评估和/或记录结果。口腔卫生评估：评估患者的口腔卫生清洁程度，患侧脸颊是否留有食物残渣。疼痛的评估：使用口诉言词评分法、数字等级评定量表、面部表情测量图对疼痛程度、疼痛控制及疼痛不良作用的评估。

（二）身体评估

1.头颈部

（1）外观评估：患侧额皱纹是否浅，眼裂是否增宽。鼻唇沟是否浅，口角是否低，口是否向健侧歪斜。

（2）运动评估：让患者做皱额、闭眼、吹哨、露齿、鼓气动作，比较两侧是否相等。

（3）味觉评估：让患者伸舌，检查者以棉签或毛笔蘸少许试液（醋、盐、糖等），轻擦于舌之前部，如有味觉可以手指预定符号表示之，不能伸舌和讲话。先试可疑一侧再试健侧。每种味觉试验完毕时，需用温水漱口，一般舌尖对甜、咸味最敏感，舌后边对酸味最敏感。

2.胸部

无特殊。

3.腹部

无特殊。

4.四肢

无特殊。

（三）心理-社会评估

（1）了解患者对疾病知识特别是预后的了解。

（2）观察患者有无心理异常的表现，患者面部肌肉出现瘫痪，自身形象改变，容易导致其焦虑和急躁的情绪。

（3）了解其患者家庭经济状况，家属及社会支持程度。

(四)辅助检查结果的评估

1.常规检查

一般无特殊,注意监测体温、血常规有无异常。

2.面神经传导检查

有无异常。

(五)常用药物治疗效果的评估

主要是糖皮质激素。

(1)服用药物的具体情况:是否餐后服用,主要剂型、剂量与持续用药时间。

(2)胃肠道反应评估:这是口服糖皮质激素最常见的变态反应,主要表现为上腹痛、恶心及呕吐等。

(3)出血评估:糖皮质激素可致诱发或加剧胃和十二指肠溃疡的发生,严重时引起出血甚至穿孔。患者服药期间,应定期检测血象和异常出血的情况。

(4)体温变化及其相关感染灶的表现:皮质激素对机体免疫反应有多个环节的抑制作用,削弱机体的抵抗力。容易诱发各种感染的发生有关,尤其是上呼吸道、泌尿道、皮肤(含肛周)的感染。

(5)神经精神症状的评估:小剂量皮质激素可引起精神欣快感,而大剂量则出现兴奋、多语、烦躁不安、失眠、注意力不集中和易激动等精神症状,少数尚可出现幻觉、幻想谵妄、昏睡等症状,也有企图自杀者,这种精神失常可迅速恶化。

三、主要护理诊断/问题

(一)身体意象紊乱

与面神经麻痹所致口角歪斜等有关。

(二)疼痛:下颌角或乳突部疼痛

与面神经病变累及膝状神经节有关。

四、护理措施

(一)心理护理

患者突然出现面部肌肉瘫痪,自身形象改变,害怕遇见熟人,不敢出现在公共场所。容易导致焦虑、急躁情绪。应观察有无心理异常的表现,鼓励患者表达对面部形象改变后的心理感受和对疾病预后担心的真实想法;告诉患者本病大多预后良好,并介绍治愈患者,指导克服焦躁情绪和害羞心理,正确对待疾病,积极配合治疗;同时护士在与患者谈话时应语言柔和、态度和蔼亲切,避免任何伤害患者自尊的言行。

(二)休息与修饰指导

急性期注意休息,防风、防寒,尤其患侧耳后茎乳孔周围应予保护,预防诱发。外出时可戴口罩,系围巾,或使用其他改善自身形象的恰当修饰。

(三)饮食护理

选择清淡饮食,避免粗糙、干硬、辛辣食物,有味觉障碍的患者应注意食物的冷热度,以防烫伤口腔黏膜;指导患者饭后及时漱口,清除口腔患侧滞留食物,保持口腔清洁,预防口腔感染。

(四)预防眼部并发症

眼睑不能闭合或闭合不全者予以眼罩、眼镜遮挡及点眼药等保护,防止角膜炎、溃疡。

(五)功能训练

指导患者尽早开始面肌的主动与被动运动。只要患侧面部能运动,就应进行面肌功能训练,可对着镜子做皱眉、抬额、闭眼、露齿、鼓腮和吹口哨等运动,每天数次,每次5~15分钟,并辅以面肌按摩,以促进早日康复。

(六)就诊指标

受凉、感染、中耳炎后出现一侧面部表情肌瘫痪,额纹消失,不能皱额蹙眉;眼裂闭合不能或闭合不完全;病侧鼻唇沟变浅,口角歪向健侧(露齿时更明显);不能吹口哨及鼓腮及侧耳后麻痹或下颌角后疼痛,及时就医。

五、护理效果评价

(1)患者能够正确对待疾病,积极配合治疗。

(2)患者能够掌握相关疾病知识,做好外出的自我防护。

(3)患者口腔清洁舒适,无口腔异物、异味及口臭,无烫伤。

(4)患者无角膜炎、溃疡的发生。

(5)患者积极参与康复锻炼,坚持自我面肌功能训练。

(6)患者对治疗效果满意。

(杜亚娟)

第三节 三叉神经痛

一、疾病概述

(一)概念和特点

三叉神经痛是一种原因未明的三叉神经分布区内闪电样反复发作的剧痛,不伴三叉神经功能破坏的症状,又称为原发性三叉神经痛。

(二)相关病理生理

三叉神经感觉根切断术活检可见神经节细胞消失、炎症细胞浸润,神经鞘膜不规则增厚、髓鞘瓦解,轴索节段性蜕变、裸露、扭曲、变形等。

(三)病因与诱因

原发性三叉神经痛病因尚未完全明了,周围学说认为病变位于半月神经节到脑桥间部分,是由于多种原因引起的压迫所致;中枢学说认为三叉神经痛为一种感觉性癫痫样发作,异常放电部位可能在三叉神经脊束核或脑干。

发病机制迄今仍在探讨之中。较多学者认为是各种原因引起三叉神经局部脱髓鞘产生异位冲动,相邻轴索纤维假突触形成或产生短路,轻微痛觉刺激通过短路传入中枢,中枢传出冲动也通过短路传入,如此叠加造成三叉神经痛发作。

(四)临床表现

(1)70%～80%的患者发生在 40 岁以上,女性稍多于男性,多为一侧发病。

(2)以面部三叉神经分布区内突发的剧痛为特点,似触电、刀割、火烫样疼痛,以面颊部、上下颌或舌疼痛最明显;口角、鼻翼、颊部和舌等处最敏感,轻触、轻叩即可诱发,故有"触发点"或"扳机点"之称。严重者洗牙、刷牙、谈话、咀嚼都可以诱发,以致不敢做这些动作。发作时患者常常双手紧握拳或握物,或用力按压痛部,或用手擦痛部,以减轻疼痛。因此,患者多出现面部皮肤粗糙,色素沉着、眉毛脱落等现象。

(3)每次发作从数秒至 2 分钟。其发作来去突然,间歇期完全正常。

(4)疼痛可固定累及三叉神经的某一分支,尤以第二、三支多见,也可以同时累及两支,同时三支受累者少见。

(5)病程可呈周期性,开始发作次数较少,间歇期长,随着病程进展使发作逐渐频繁,间歇期缩短,甚至整日疼痛不止。本病可以缓解,但极少自愈。

(6)原发性三叉神经痛者神经系统检查无阳性体征。继发性三叉神经疼痛,多伴有其他脑神经及脑干受损的症状及体征。

(五)辅助检查

1.螺旋 CT 检查

螺旋 CT 检查能更好地显示颅底三孔区正常和病理的颅脑组织结构和骨质结构。对于发现和鉴别继发性三叉神经痛的原因及病变范围尤为有效。

2.MRI 综合成像

快速梯度回波加时间飞跃法即 TOF 法技术。它可以同时兼得三叉神经和其周围血管的影像,已作为 MRI 对于三叉神经痛诊断和鉴别诊断的首选检查。

(六)治疗原则

1.药物治疗

卡马西平首选,开始为 0.1 g,2 次/天,以后每天增加 0.1 g,最大剂量不超过 1.0 g/d。直到疼痛消失,然后再逐渐减量,最小有效维持剂量常为 0.6～0.8 g/d。如卡马西平无效可考虑苯妥英钠 0.1 g 口服3 次/天。如两药无效时可试用氯硝西泮 6～8 mg/d 口服。40%～50%患者可有效控制发作,25%疼痛明显缓解。可同时服用大剂量维生素 B_{12},1 000～2 000 μg,肌内注射,2～3 次/周,4～8 周为 1 个疗程,部分患者可缓解疼痛。

2.经皮半月神经节射频电凝治疗法

采用射频电凝治疗对大多数患者有效,可缓解疼痛数月至数年。但可致面部感觉异常、角膜炎、复视、咀嚼无力等并发症。

3.封闭治疗

药物治疗无效者可行三叉神经纯乙醇或甘油封闭治疗。

4.手术治疗

以上治疗长达数年无效且又能耐受开颅手术者可考虑三叉神经终末支或半月神经节内感觉支切断术,或行微血管减压术。手术治疗虽然止痛疗效良好,但也有可能失败,或产生严重的并发症,术后复发,甚至有生命危险等。因此,只有经过上述几种治疗后仍无效且剧痛难忍者才考虑手术治疗。

二、护理评估

(一)一般评估

1.生命体征

一般无特殊。

2.患者的主诉

有无三叉神经痛的临床表现。

3.相关记录

患者神志、年龄、性别、体重、体位、饮食、睡眠、皮肤等记录结果。尤其疼痛的评估:包括对疼痛程度、疼痛控制及疼痛不良作用的评估。主要包括以下 3 个方面。

(1)疼痛强度的单维测量。

(2)疼痛分成感觉强度和不愉快两个维度来测量。

(3)对疼痛经历的感觉、情感及认知评估方面的多维评估。

(二)身体评估

1.头颈部

(1)角膜反射:患者向一侧注视,用捻成细束的棉絮由外向内轻触角膜,反射动作为双侧直接和间接的闭眼活动。角膜反射可以受多种病变的影响。如一侧三叉神经受损造成角膜麻木时,刺激患侧角膜则双侧均无反应,而在做健侧角膜反射时,仍可引起双侧反应。

(2)腭反射:用探针或棉签轻刺软腭弓、咽腭弓边缘,正常时可引起腭帆上提,伴恶心或呕吐反应。当一侧反射消失,表明检查侧三叉神经、舌咽神经和迷走神经损害。

(3)眉间反射:用叩诊锤轻轻叩击两眉之间的部位,可出现两眼轮匝肌收缩和两眼睑闭合。一侧三叉神经及面神经损害,均可使该侧眉间反射减弱或消失。

(4)运动功能的评估:检查时,首先应注意观察患者两侧颞部及颌部是否对称,有无肌萎缩,然后让患者用力反复咬住磨牙,检查时双手掌按触两侧咬肌和颞肌,如肌肉无收缩,或一侧有明显肌收缩减弱,即有判断价值。另外可嘱患者张大口,观察下颌骨是否有偏斜,如有偏斜证明三叉神经运动支受损。

(5)感觉功能的评估:检查时,可用探针轻划(测触感)与轻刺(测痛感)患侧的三叉神经各分布区的皮肤与黏膜,并与健侧相比较。如果痛觉丧失时,需再做温度觉检查,以试管盛冷热水试之。可用两支玻璃管分盛 $0\sim10\ ℃$ 的冷水和 $40\sim50\ ℃$ 温水交替地接触患者的皮肤,请其报出"冷"和"热"。

2.胸部

无特殊。

3.腹部

无特殊。

4.四肢

无特殊。

(三)心理-社会评估

1.疾病知识

患者对疾病的性质、过程、防治及预后知识的了解程度。

2.心理状况

了解疾病对其日常生活、学习和工作的影响,患者能否面对现实、适应角色转变,有无人格改变、反应迟钝、记忆力及计算力下降或丧失等精神症状。

3.社会支持系统

了解家庭的组成、经济状况、文化教育背景;家属对患者的关心、支持及对患者所患疾病的认识程度;了解患者的工作单位或医疗保险机构所能承担的帮助和支持情况;患者出院后的继续就医条件,居住地的社区保健资源或继续康复治疗的可能性。

(四)辅助检查结果的评估

1.常规检查

一般无特殊,注意监测肝、肾功能有无异常。

2.头颅 CT

颅底三孔区的颅脑组织结构和骨质结构有无异常。

3.MRI 综合成像

三叉神经和其周围血管的影像有无异常。

(五)常用药物治疗效果的评估

1.卡马西平

(1)用药剂量、时间、方法的评估与记录。

(2)变态反应的评估:头晕、嗜睡、口干、恶心、消化不良等,多可消失。出现皮疹、共济失调、昏迷、肝功能受损、心绞痛、精神症状时需立即停药。

(3)血液系统毒性反应的评估:本药最严重的变态反应,但较少见,可产生持续性白细胞计数减少、单纯血小板计数减少及再生障碍性贫血。

2.苯妥英钠

(1)服用药物的具体情况:是否餐后服用,主要剂型、剂量与持续用药时间。

(2)变态反应的评估:本品变态反应小,长期服药后常见眩晕、嗜睡、头晕、恶心、呕吐、厌食、失眠、便秘、皮疹等反应,也可有变态反应。有时有牙龈增生(儿童多见,并用钙盐可减轻),偶有共济失调、白细胞计数减少、巨细胞贫血、神经性震颤;严重时有视力障碍及精神错乱、紫癜等。长期服用可引起骨质疏松,孕妇服用有可能致胎儿畸形。

3.氯硝西泮

(1)服用药物的具体情况:是否按时服用,主要剂型、剂量与持续用药时间。

(2)变态反应的评估:最常见的变态反应为嗜睡和步态不稳及行为紊乱,老年患者偶见短暂性精神错乱,停药后消失。偶有一过性头晕、全身瘙痒、复视等变态反应。对孕妇及闭角性青光眼患者禁用。对肝肾功能有一定的损害,故对肝肾功能不全者应慎用或禁用。

三、主要的护理诊断/问题

(一)疼痛

面颊、上下颌及舌疼痛 与三叉神经受损(发作性放电)有关。

(二)焦虑

与疼痛反复、频繁发作有关。

四、护理措施

(一)避免发作诱因

由于本病为突然、反复发作的阵发性剧痛,患者非常痛苦,加之咀嚼、哈欠和讲话均可能诱发,患者常不敢洗脸、刷牙、进食和大声说话等,故表现为面色憔悴、精神抑郁和情绪低落,应指导患者保持心情愉快,生活有规律、合理休息、适度娱乐;选择清淡、无刺激的饮食,严重者可进食流质;帮助患者尽可能减少刺激因素,如保持周围环境安静、室内光线柔和,避免因周围环境刺激而产生焦虑情绪,以致诱发或加重疼痛。

(二)疼痛护理

观察患者疼痛的部位、性质,了解疼痛的原因与诱因;与患者讨论减轻疼痛的方法与技巧,鼓励患者运用指导式想象、听轻音乐、阅读报纸杂志等分散注意力,以达到精神放松、减轻疼痛。

(三)用药护理

指导患者遵医嘱正确服用止痛药,并告知药物可能出现的变态反应,如服用卡马西平应先行血常规检查以了解患者的基本情况,用药2个月内应2周检查血常规1次。如无异常情况,以后每3个月检查血常规1次。

(四)就诊指标

出现头晕、嗜睡、口干、恶心、步态不稳、肝功能损害、皮疹和白细胞计数减少及时就医;患者不要随意更换药物或自行停药。

五、护理效果评价

(1)患者疼痛程度得到有效控制,达到预定疼痛控制目标。
(2)患者能正确认识疼痛并主动参与疼痛治疗护理。
(3)患者不舒适被及时发现,并予以相应处理。
(4)患者掌握相关疾病知识,遵医行为好。
(5)患者对治疗效果满意。

(杜亚娟)

第四节　蛛网膜下腔出血

一、疾病概述

(一)概念和特点

蛛网膜下腔出血指各种原因致脑底部或脑表面的血管破裂,血液直接流入蛛网膜下腔引起的一种临床综合征,又称为原发性蛛网膜下腔出血。还可见因脑实质内,脑室出血,硬膜外或硬膜下血管破裂,血液穿破脑组织流入蛛网膜下腔,称为继发性蛛网膜下腔出血。约占急性脑卒中的10%,是一种非常严重的常见疾病。世界卫生组织调查显示中国发病率约为2.0/10万人年,也有报道为每年6~20/10万人。

(二)相关病理生理

血液进入蛛网膜下腔后、血性脑脊液刺激血管、脑膜和神经根等脑组织,引起无菌性脑膜炎反应。脑表面常有薄层凝块掩盖,其中有时可找到破裂的动脉瘤或血管。随时间推移,大量红细胞开始溶解,释放出含铁血黄素,使软脑膜有不同程度的粘连。如脑沟中的红细胞溶解,蛛网膜绒毛细胞间小沟再开道,则脑脊液的回吸收可以恢复。

(三)病因与诱因

凡能引起脑出血的病因都能引起本病,但以颅内动脉瘤、动静脉畸形、高血压动脉硬化症、脑底异常血管网和血液病等为最常见。本病多在情绪激动或过度用力时发病(如排便)。

(四)临床表现

(1)突然发生的剧烈头痛、恶心、呕吐和脑膜刺激征,以颈项强直最为典型,伴或不伴局灶体征。

(2)部分患者,尤其是老年患者头痛、脑膜刺激征等临床表现常不典型,而精神症状较明显。

(3)原发性中脑出血的患者症状较轻,CT 表现为中脑或脑桥周围脑池积血,血管造影未发现动脉瘤或其他异常,一般不发生再出血或迟发型血管痉挛等情况,临床预后良好。

(五)辅助检查

1.头颅影像学检查

(1)CT:是诊断蛛网膜下腔出血的首选方法,CT 显示蛛网膜下腔内高密度影可以确诊蛛网膜下腔出血。

(2)MRI:当病后数天 CT 的敏感性降低时,MRI 可发挥较大作用。4 天后 T_1 像能清楚地显示外渗的血液,血液高信号可持续至少 2 周,在 FLAIR 像则持续更长时间。因此,当病后 1~2 周,CT 不能提供蛛网膜下腔出血的证据时,MRI 可作为诊断蛛网膜下腔出血和了解破裂动脉瘤部位的一种重要方法。

2.脑血管影像学检查

(1)数字减影血管造影:是诊断颅内动脉瘤最有价值的方法,阳性率达 95%,可以清楚显示动脉瘤的位置、大小、与载瘤动脉的关系、有无血管痉挛等,血管畸形和烟雾病也能清楚显示。但以出血 3 天内或 3~4 周后进行为宜。

(2)CT 血管成像(CTA)和 MR 血管成像(MRA):CTA 和 MRA 是无创性的脑血管显影方法,但敏感性、准确性不如数字减影血管造影。主要用于动脉瘤患者的随访及急性期不能耐受数字减影血管造影检查的患者。

(3)其他:经颅超声多普勒(TCD)。

3.实验室检查

血常规、凝血功能、肝功能及免疫学检查有助于寻找出血的其他原因。

(六)治疗原则

制止继续出血,防止血管痉挛及复发,以降低病死率。

二、护理评估

(一)一般评估

1.生命体征

患者的血压、脉搏、呼吸、体温有无异常。

2.患者主诉

患者发病时间、方式,有无明显诱因,有无头晕、剧烈头痛、恶心、呕吐等症状出现。患者既往有无高血压,动脉粥样硬化,血液病和家族脑卒中病史。患者的平时生活方式和饮食情况,患者的性格特点。

3.相关记录

体重、身高、上臂围、皮肤、饮食等记录结果。

(二)身体评估

1.头颈部

患者意识是否清楚,睁眼运动是否正常。两侧瞳孔是否等大等圆、瞳孔对光反射是否灵敏,角膜反射是否正常。有无面色苍白、口唇发绀、皮肤湿冷、烦躁不安,是否存在吞咽困难和饮水呛咳,咽反射是否存在或消失,有无声音嘶哑或其他语言障碍。注意头颅有无局部肿块或压痛,头痛是否为爆炸样。有无头部活动受限、不自主活动及抬头无力。脑膜刺激征是否阳性,颈椎、脊柱、肌肉有无压痛。颈动脉听诊是否闻及血管杂音。

2.胸部

脊柱有无畸形,心脏及肺部听诊是否异常。

3.腹部

上腹部有无疼痛、饱胀,肠鸣音是否正常。有无大、小便失禁,并观察大小便的颜色、量和性质。

4.四肢

有无肢体活动障碍或感觉缺失,四肢肌力及肌张力等情况。

(三)心理-社会评估

了解患者及其家属对疾病的了解程度,经济状况,对患者的支持关心程度等。

(四)辅助检查结果评估

评估血液检查、影像学检查、脑血管影像学检查等结果。

(五)常用药物治疗效果的评估

对意识清醒者给予适量的止痛剂和镇静剂,如罗通定,苯巴比妥等,禁用吗啡以免抑制呼吸。患有高血压的蛛网膜下腔出血患者,可有一过性反应性血压升高,注意监测,必要时使用降压药,血压过低可导致脑组织灌注不足,过高则有再出血的危险,降血压控制在正常范围内。预防和缓解血管痉挛的药物,在静脉滴注过程中,应注意滴速,定时测血压及观察患者的意识状态。用20％甘露醇降低颅内压时,应按时给药,以保持颅内压的稳定性。

三、主要护理诊断/问题

(一)疼痛:头痛

与脑水肿、颅内高压、血液刺激脑膜或继发出血有关。

(二)潜在并发症

(1)再出血:与病情变化有关。

(2)肺部感染:与长期卧床有关。

(三)焦虑

与担心疾病预后有关。

（四）生活自理缺陷

与医源性限制有关。

四、护理措施

（一）一般护理

绝对卧床休息,卧床时间应在4周以上,尽量减少搬动,减少人员探视,避免精神刺激,亲属探望过多,会引起情绪激动,身体劳累诱发再出血。

（二）严密观察病情变化

注意脑血管痉挛发生:脑血管痉挛是蛛网膜下腔出血的主要并发症,继发于出血后4~5天,这是出血后患者死亡和致残的主要原因。因此除观察体温,脉搏,呼吸,血压外,应特别观察瞳孔,头痛,呕吐和抽搐等情况的变化。

（三）保持呼吸道通畅预防肺部感染

保持呼吸道通畅,预防肺部感染并发症,对昏迷患者尤为重要,因为昏迷患者咳嗽及吞咽反射减弱或消失。口腔呼吸道分泌物及呕吐物误吸或聚积于肺部而发生肺部感染,此外也可引起窒息,患者应取侧卧位,头部略抬高稍后仰,吸痰时,吸痰管从鼻腔或口腔内插入,轻轻地吸出,避免损伤黏膜。

（四）保持大便通畅

患者因长期卧床,肠蠕动减少,或不习惯于床上排便,常常引起便秘,用力排便可使血压突然升高,再次出血。因此,应培养患者良好的生活习惯,多吃高维生素,粗纤维饮食,锻炼床上大小便能力,防止便秘及尿潴留,对便秘者可用开塞露,液状石蜡或缓泻剂昏迷者可留置导尿管。切忌灌肠,以免腹压突然增加,患者烦躁不安,加重出血。

（五）再出血的护理

蛛网膜下腔再出血是病情变化的重要因素,一般在病后2~3周发生,发生率及病死率均较高。如患者经治疗后出现剧烈头痛,意识障碍进行性加重,频繁呕吐,瞳孔不等大应高度怀疑再出血的发生。预防再出血要做到:①绝对卧床休息8周以上,饮食,大小便均不能下床;②保持大便通畅,排便时不能用力过猛;③避免情绪激动以免引起再出血。

（六）心理护理

护士要细心观察患者的心理反应,及时做好心理疏导工作,耐心安慰患者,向其介绍疾病的特点和病程转归,使他对疾病有正确的认识,取得合作,同时指导患者学会自我调节,保持情绪稳定,避免情绪激动和突然用力,对于合并肢体瘫痪患者,帮助其进行功能锻炼。

（七）健康教育

1.饮食指导

指导患者了解肥胖,吸烟,酗酒及饮食因素与脑血管病的关系,改变不合理的饮食习惯和饮食结构。选择低盐,低脂,充足蛋白质和丰富维生素的饮食,如多食谷类和鱼类,新鲜蔬菜水果,少吃糖类和甜食。限制钠盐和动物油的摄入及辛辣、油炸食物和暴饮暴食;注意粗细搭配,荤素搭配,戒烟限酒,控制食物热量,保持理想体重。

2.避免诱因

指导患者尽量避免使血压骤然升高的各种因素。如保持情绪稳定和心态平衡,避免过分喜悦、愤怒、焦虑、恐惧和悲伤等不良心理和惊吓等刺激;建立健康的生活方式,保证充足睡眠,适当运动,避免体力和脑力的过度劳累和突然用力过猛;养成定时排便的习惯,保持大便通畅,避免用力排便,戒烟酒。

3.检查指导

蛛网膜下腔出血患者一般在首次出血3周后进行数字减影血管造影检查,应告知脑血管造影的相关知识,指导患者积极配合,已明确病因,尽早手术,解除隐患或危险。

4.照顾者指导

家属应关心体贴患者,为其创造良好的修养环境,督促尽早检查和手术,发现再出血征象及时就诊。

5.就诊指标

患者出现意识障碍、肢体麻木、无力、头痛、头晕、视物模糊等症状及时就诊;定期门诊复查。

五、护理效果评估

(1)患者头痛得到减轻。

(2)患者没有出现再次出血或能及时发现再次出血并得到很好控制。

(3)患者心理得到很好的疏导,能很好配合治疗。

(4)患者无其他并发症发生。

(杜亚娟)

第六章

心内科护理

第一节 原发性高血压

原发性高血压是以血压升高为主要临床表现但原因不明的综合征,通常简称为高血压。高血压是导致充血性心力衰竭、卒中、冠心病、肾衰竭、夹层动脉瘤的发病率和病死率升高的主要危险性因素之一,严重影响人们的健康和生活质量,是最常见的疾病,防治高血压非常必要。

一、血压分类和定义

目前,我国采用国际上统一的血压分类和标准,将 18 岁以上成人的血压按不同水平分类(表 6-1),高血压定义为收缩压≥18.7 kPa(140 mmHg)和/或舒张压≥12.0 kPa(90 mmHg),根据血压升高水平,又进一步将高血压分为 1、2、3 级。

表 6-1 血压的定义和分类(WHO/ISH,1999 年)

类别	收缩压(mmHg)		舒张压(mmHg)
理想血压	<120	和	<80
正常血压	<130	和	<85
正常高值	130~139	或	85~89
高血压			
1 级(轻度)	140~159	或	90~99
亚组:临界高血压	140~149	或	90~94
2 级(中毒)	160~179	或	100~109
3 级(重度)	≥180	或	≥110
单纯收缩期高血压	≥140	和	<90
亚组:临界收缩期高血压	140~149	和	<90

注:当患者的收缩压和舒张压分属不同分类时,应当用较高的分类。

二、病因

(一)遗传

高血压具有明显的家族性,父母均为高血压者其子女患高血压的概率明显高于父母均无高血压者的概率。约60%高血压患者可询问到有高血压家族史。

(二)饮食

膳食中钠盐摄人量与人群血压水平和高血压病患病率呈正相关。摄盐越多,血压水平和患病率越高,钾摄入量与血压呈负相关,限制钠补充钾可使高血压患者血压降低。钾的降压作用可能是通过促进排钠而减少细胞外液容量。有研究表明膳食中钙不足可使血压升高。大量研究显示高蛋白质摄入、饮食中饱和脂肪酸或饱和脂肪酸/不饱和脂肪酸比值较高、饮酒量过多都属于升压因素。

(三)精神

城市脑力劳动者高血压患病率超过体力劳动者,从事精神紧张度高的职业者发生高血压的可能性较大,长期生活在噪声环境中听力敏感性减退者患高血压也较多。高血压患者经休息后往往症状和血压可获得一定改善。

(四)肥胖

超重或肥胖是血压升高的重要危险因素。一般采用体重指数(BMI),即体重(kg)/身高$(m)^2$(以20~24为正常范围)。血压与BMI呈显著正相关。肥胖的类型与高血压发生关系密切,向心性肥胖者容易发生高血压,表现为腰围往往大于臀围。

(五)其他

服避孕药妇女容易出现血压升高。一般在终止服用避孕药后3~6个月血压恢复正常。阻塞性睡眠呼吸暂停综合征(OSAS)是指睡眠期间反复发作性呼吸暂停。OSAS常伴有重度打鼾,患此病的患者常有高血压。

三、发病机制

原发性高血压的发病机制至今还没有一个完整统一的认识。目前认为高血压的发病机制集中在以下几个方面。

(一)交感神经系统活性亢进

已知反复的精神刺激与过度紧张可以引起高血压。长期处于应激状态如从事驾驶员、飞行员、等职业者高血压患病率明显增高。当大脑皮质兴奋与抑制过程失调时,交感神经和副交感神经之间的平衡失调,交感神经兴奋性增加,其末梢释放去甲肾上腺素、肾上腺素、多巴胺、血管升压素等儿茶酚胺类物质增多,从而引起阻力小动脉收缩增强使血压升高。

(二)肾素-血管紧张素-醛固酮系统(RAAS)激活经典的 RAAS

肾小球旁细胞分泌的肾素,激活从肝脏产生的血管紧张素原转化为血管紧张素Ⅰ,然后再经肺循环中的血管紧张素转换酶(ACE)的作用转化为血管紧张素Ⅱ。血管紧张素Ⅱ作用于血管紧张素Ⅱ受体,有以下作用:①直接使小动脉平滑肌收缩,外周阻力增加;②刺激肾上腺皮质球状带,使醛固酮分泌增加,致使肾小管远端集合管的钠重吸收加强,导致水、钠潴留;③交感神经冲动发放增加使去甲肾上腺素分泌增加。以上作用均可使血压升高。近年来发现血管壁、心脏、脑、肾脏及肾上腺中也有RAAS的各种组成成分。局部RAAS各成分对心脏、血管平滑肌的作用,可能在高血压发生和发展中有更大影响,占有十分重要的地位。

(三)其他

细胞膜离子转运异常可使血管收缩反应性增强和平滑肌细胞增生与肥大,血管阻力增高;肾脏潴留过量摄入的钠盐,使体液容量增大,机体为避免心排血量增高使组织过度灌注,全身阻力小动脉收缩增强,导致外周血管阻力增高;胰岛素抵抗所致的高胰岛素血症可使电解质代谢发生障碍,还使血管对体内升压物质反应性增强,血液中儿茶酚胺水平增加,血管张力增高,从而使血压升高。

四、病理生理和病理解剖

高血压病的早期表现为全身细小动脉的间歇性痉挛,仅有主动脉壁轻度增厚,全身细小动脉和脏器无明显的器质性改变,患者多无明显症状。如病变持续,可导致许多脏器受累,最重要的是心、脑、肾组织的病变。

(一)心脏

心脏主要表现为左心室肥厚和扩大,病变晚期可导致心力衰竭。这种由高血压引起的心脏病称为高血压性心脏病。长期高血压还可引起冠状动脉粥样硬化。

(二)脑

由于脑细小动脉的长期硬化和痉挛,使动脉壁缺血、缺氧而通透性增高,容易形成微小动脉瘤,当血压突然升高时,微小动脉瘤破裂,从而发生脑出血。高血压可促使脑动脉发生粥样硬化,导致脑血栓形成。

(三)肾脏

细小动脉硬化引起的缺血使肾小球缺血、变性、坏死,继而纤维化及玻璃样变,并累及相应的肾小管,使之萎缩、消失,间质出现纤维化。因残存的肾单位越来越少,最终导致肾衰竭。

五、临床表现

(一)症状

大多数患者早期症状不明显,常见症状有头痛、头晕、耳鸣、眼花、乏力、心悸,还有的表现为失眠、健忘、注意力不集中、情绪易波动或发怒等。经常在体检或其他疾病就医检查时发现血压升高。血压升高常与情绪激动、精神紧张、体力活动有关,休息或去除诱因血压可下降。

(二)体征

血压受昼夜、气候、情绪、环境等因素影响波动较大。一般清晨起床活动后血压迅速升高,夜间血压较低;冬季血压较高,夏季血压较低;情绪不稳定时血压高;在医院或诊所血压明显增高,在家或医院外的环境中血压低。体检时可听到主动脉瓣区第二心音亢进、收缩期杂音,长期高血压时有心尖冲动明显增强,搏动范围扩大及心尖冲动左移体征,提示左心室增大。

(三)恶性或急进性高血压

表现为患者发病急骤,舒张压多持续在 $17.3\sim18.7$ kPa($130\sim140$ mmHg)或更高。常有头痛、视力模糊或失明,视网膜可发生出血、渗出及视盘水肿,肾脏损害突出,持续蛋白尿、血尿及管型尿,病情进展迅速,如不及时治疗,易出现严重的脑、心、肾损害,发生脑血管意外、心力衰竭和尿毒症,最后多因尿毒症而死亡,但也可死于脑血管意外或心力衰竭。

六、并发症

(一)高血压危象

在情绪激动、精神紧张、过度劳累、寒冷等诱因作用下,小动脉发生强烈痉挛,血压突然急剧升高,收缩压可达 34.7 kPa(260 mmHg)、舒张压可达 16.0 kPa(120 mmHg),影响重要脏器血液供应而出现危急症状。在高血压的早、中、晚期均可发生。患者出现头痛、恶心、呕吐、烦躁、心悸、出汗、视力模糊等征象,伴有椎-基底动脉、视网膜动脉、冠状动脉等累及的缺血表现。

(二)高血压脑病

高血压脑病发生在重症高血压患者,是指血压突然或短期内明显升高,由于过高的血压干扰了脑血管的自身调节机制,脑组织血流灌注过多造成脑水肿。出现中枢神经功能障碍征象。临床表现为弥漫性严重头痛、呕吐、烦躁、意识模糊、精神错乱、局灶性或全身抽搐,甚至昏迷。

(三)主动脉夹层

主动脉夹层指主动脉腔内的血液通过内膜的破口进入主动脉壁中层而形成的血肿,夹层分离突然发生时多数患者突感胸部疼痛,向胸前及背部放射,随夹层涉及范围而可以延至腹部、下肢及颈部。疼痛剧烈难以忍受,起病后即达高峰,呈刀割或撕裂样。突发剧烈的胸痛常误诊为急性心肌梗死。高血压是导致本病的重要因素。患者因剧痛而有休克外貌,焦虑不安、大汗淋漓、面色苍白、心率加速,从而使血压增高。

(四)其他

其他并发症可并发急性左心衰竭、急性冠脉综合征、脑出血、脑血栓形成、腔隙性脑梗死、慢性肾衰竭等。

七、辅助检查

(一)测量血压

定期测量血压是早期诊断高血压和评估严重程度的主要方法,采用经验证合格的水银柱或电子血压计,测量安静休息坐位时上臂肱动脉处血压,必要时还应测量平卧位和站立位血压。但须在未服用降压药物情况下的不同时间测量 3 次血压,才能确诊。对偶有血压超出正常值者,需定期重复测量后确诊。通常在医疗单位或家中随机测血压的方式不能可靠地反映血压的波动和在休息、日常活动状态下的情况。近年来,24 小时动态血压监测已逐渐应用于临床及高血压的防治工作上。一般监测的时间为 24 小时,测压时间间隔为 15~30 分钟,可较为客观和敏感地反映患者的实际血压水平,可了解血压的昼夜变化节律性和变异性,估计靶器官损害与预后,比随机测血压更为准确。动态血压监测的参考标准正常值为:24 小时低于 17.3/10.7 kPa(130/80 mmHg),白天低于 18.0/11.3 kPa(135/85 mmHg),夜间低于 16.7/10.0 kPa(125/75 mmHg)。正常血压波动夜间 2~3 时处于血压最低,清晨迅速上升,上午 6~10 时和下午 4~8 时出现两个高峰,之后缓慢下降。高血压患者的动态血压曲线也类似,但波动幅度较正常血压时大。

(二)体格检查

除常规检查外还有身高,体重,双上肢血压,颈动脉及上下肢动脉搏动情况,颈、腹部血管有无杂音,腹主动脉搏动,肾增大,眼底等的情况。

(三)尿液检查

通过肉眼观察尿的颜色、透明度、有无血尿;测比重、pH、糖和蛋白含量,并做镜下检验。尿比重降低(<1.010)提示肾小管浓缩功能障碍。正常尿液 pH 为 5～7,原发性醛固酮增多症尿呈酸性。

(四)血生化检查

空腹血糖、血钾、肌酐、尿素氮、尿酸、胆固醇、甘油三酯、低密度脂蛋白、高密度脂蛋白等。

(五)超声心动图

超声心动图能更为可靠地诊断左心室肥厚,测定计算所得的左心室重量指数(LVMI),是一项反映左心室肥厚及其程度的较为准确的指标,与病理解剖的相关性和符合率好。超声心动图还可评价高血压患者的心功能,包括左心室射血分数、收缩功能、舒张功能。

(六)眼底检查

眼底检查可见血管迂曲,颜色苍白,反光增强,动脉变细、视网膜渗出、出血、视盘水肿等。眼底改变可反映高血压的严重程度,分为 4 级:①Ⅰ级,动脉出现轻度硬化、狭窄、痉挛、变细;②Ⅱ级,视网膜动脉中度硬化、狭窄,出现动脉交叉压迫、静脉阻塞;③Ⅲ级,动脉中度以上狭窄伴局部收缩,视网膜有棉絮状渗出、出血和水肿;④Ⅳ级,出血或渗出物伴视盘水肿。高血压眼底改变与病情的严重程度和预后密切相关。

(七)胸透或胸片、心电图

胸透或胸片、心电图对诊断高血压及评估预后都有帮助。

八、治疗

(一)目的

治疗目的是通过降压治疗使高血压患者的血压达标,以期最大限度地降低心脑血管发病和死亡的总危险。

(二)降压目标值

一般高血压人群降压目标值<18.7/12.0 kPa(140/90 mmHg);高血压高危患者(糖尿病及肾病)降压目标值<17.3/10.7 kPa(130/80 mmHg);老年收缩期性高血压的降压目标值:收缩压 18.7～20.0 kPa(140～150 mmHg),舒张压<12.0 kPa(90 mmHg)但不低于 9.3 kPa(70 mmHg),舒张压降得过低可能抵消收缩压下降得到的好处。

(三)非药物治疗

非药物治疗主要是改善生活方式,改善生活方式对降低血压和心脑血管危险的作用已得到广泛认可,所有患者都应采用,这些措施包括以下几点。

1.戒烟

吸烟所致的危害是使高血压并发症如心肌梗死、脑卒中和猝死的危险性显著增加,加重脂质代谢紊乱,降低胰岛素敏感性,降低内皮细胞依赖性血管扩张效应,并降低或抵消降压治疗的疗效。戒烟对心脑血管的良好益处,任何年龄组均可显示。

2.减轻体重

超重 10%以上的高血压患者体重减少 5 kg,血压便有明显降低,体重减轻也可增加降压药物疗效,对改善糖尿病、胰岛素抵抗、高脂血症和左心室肥厚等均有益。

3.减少过多的乙醇摄入

戒酒和减少饮酒可使血压显著降低,适量饮酒仍有明显加压反应者应戒酒。

4.适当运动

适当运动有利于改善胰岛素抵抗和减轻体重,提高心血管调节能力,稳定血压水平。较好的运动方式是低或中等强度的运动,可根据年龄及身体状况选择,中老年高血压患者可选择步行、慢跑、上楼梯、骑车等,一般每周 3～5 次,每次 30～60 分钟。运动强度可采用心率监测法,运动时心率不应超过最大心率(180 或 170 次/分)的 60%～85%。

5.减少钠盐的摄入量、补充钙和钾盐

膳食中约大部分钠盐来自烹调用盐和各种腌制品,所以应减少烹调用盐及腌制品的食用,每人每天食盐量摄入应少于 2.4 g(相当于氯化钠 6 g)。通过食用含钾丰富的水果(如香蕉、橘子)和蔬菜(如油菜、香菇、大枣等),增加钾的摄入。喝牛奶补充钙的摄入。

6.多食含维生素丰富的食物

多吃水果和蔬菜,减少食物中饱和脂肪酸的含量和脂肪总量。

7.减轻精神压力,保持心理平衡

长期精神压力和情绪忧郁是降压治疗效果欠佳的重要原因,也可导致高血压。应对患者作耐心的劝导和心理疏导,鼓励其参加社交活动、户外活动等。

(四)降压药物治疗对象

高血压 2 级或以上患者[≥21.3/13.3 kPa(160/100 mmHg)];高血压合并糖尿病、心、脑、肾靶器官损害患者;血压持续升高 6 个月以上,改善生活方式后血压仍未获得有效控制者。从心血管危险分层的角度,高危和极高危患者应立即开始使用降压药物强化治疗。中危和低危患者则先继续监测血压和其他危险因素,之后再根据血压状况决定是否开始药物治疗。

(五)降压药物治疗

1.降压药物分类

现有的降压药种类很多,目前常用降压药物可归纳为以下几大类(表 6-2):利尿剂、β 受体阻滞剂、钙通道阻滞剂、血管紧张素转换酶抑制剂和血管紧张素Ⅱ受体阻滞剂、α 受体阻滞剂。

表 6-2　常用降压药物名称、剂量及用法

药物种类	药名	剂量	用法(每天)
利尿剂	氢氯噻嗪	12.5～25.0 mg	1～3 次
	呋塞米	20 mg	1～2 次
	螺内酯	20 mg	1～3 次
β 受体阻滞剂	美托洛尔	12.5～50.0 mg	2 次
	阿替洛尔	12.5～25.0 mg	1～2 次
钙通道阻滞剂	硝苯地平控释片	30 mg	1 次
	地尔硫䓬缓释片	90～180 mg	1 次
血管紧张素转换酶抑制剂	卡托普利	25～50 mg	2～3 次
	依那普利	5～10 mg	1～2 次
血管紧张素Ⅱ受体阻滞剂	缬沙坦	80～160 mg	1 次
	伊贝沙坦	150 mg	1 次

续表

药物种类	药名	剂量	用法（每天）
α 受体阻滞剂	哌唑嗪	0.5～3 mg	2～3 次
	特拉唑嗪	1～8 mg	1 次

2.联合用药

临床实际使用降压药时,由于患者心血管危险因素状况、并发症、靶器官损害、降压疗效、药物费用及不良反应等,都可能影响降压药的具体选择。任何药物在长期治疗中均难以完全避免其不良反应,联合用药可使不同的药物互相取长补短,有可能减轻或抵消某些不良反应。联合用药可减少单一药物剂量,提高患者的耐受性和依从性。现在认为,2 级高血压[≥21.3/13.3 kPa(160/100 mmHg)]患者在开始时就可以采用两种降压药物联合治疗,有利于血压在相对较短的时间内达到目标值。比较合理的两种降压药联合治疗方案是利尿剂与 β 受体阻滞剂;利尿剂与 ACEI 或血管紧张素受体拮抗剂(ARB);二氢吡啶类钙通道阻滞剂与 β 受体阻滞剂;钙通道阻滞剂与 ACEI 或 ARB,α 阻滞剂和 β 阻滞剂。必要时也可用其他组合,包括中枢作用药如 α_2 受体激动剂、咪哒唑啉受体调节剂,以及 ACEI 与 ARB;国内研制了多种复方制剂,如复方降压片、降压0 号等,以当时常用的利舍平、双肼屈嗪、氢氯噻嗪为主要成分,因其有一定降压效果,服药方便且价格低廉而广泛使用。

（六）高血压急症的治疗

高血压急症是指短时期内血压重度升高,收缩压＞26.7 kPa(200 mmHg)和/或舒张压＞17.3 kPa(130 mmHg),伴有重要器官组织如大动脉、心脏、脑、肾脏、眼底的严重功能障碍或不可逆性损害。需要做紧急处理。

1.迅速降压

(1)硝普钠:同时直接扩张动脉和静脉,降低前、后负荷。开始时以 50 mg/500 mL 浓度每分钟 10～25 μg 速率静脉滴注,即刻发挥降压作用。使用硝普钠必须密切观察血压,避光静脉滴注,根据血压水平仔细调节滴注速度,硝普钠可用于各种高血压急症。一般使用不超过 7 天,长期或大剂量使用应注意可能发生氰化物中毒。

(2)硝酸甘油:选择性扩张冠状动脉与大动脉和扩张静脉。开始时以每分钟 5～10 μg 速度静脉滴注,然后根据血压情况增加滴注速度至每分钟 20～50 μg。降压起效快,停药后作用消失也快。硝酸甘油主要用于急性冠脉综合征或急性心力衰竭时的高血压急症。不良反应有头痛、心动过速、面部潮红等。

(3)地尔硫䓬:非二氢吡啶类钙通道阻滞剂,降压同时具有控制快速性室上性心律失常和改善冠状动脉血流量作用。配制成 50～60 mg/500 mL 浓度,以每小时 5～15 mg 速度静脉滴注,根据血压变化调整静脉输液速度。地尔硫䓬主要用于急性冠脉综合征、高血压危象。不良作用有面部潮红、头痛等。

(4)酚妥拉明:配制成 10～30 mg/500 mL 浓度缓慢静脉滴注,主要用于嗜铬细胞瘤高血压危象。

(5)其他药物:对血压显著增高,但症状不严重者,可舌下含用硝苯地平 10 mg,或口服卡托普利 12.5～25.0 mg,哌唑嗪 1～2 mg 等。降压不宜过快过低。血压控制后,需口服降压药物,或继续注射降压药物以维持疗效。

2.制止抽搐

可用地西泮 10～20 mg 静脉注射,苯巴比妥 0.1～0.2 g 肌内注射。也可予 25% 硫酸镁溶液 10 mL 深部肌内注射,或以 5% 葡萄糖溶液 20 mL 稀释后缓慢静脉注射。

3.脱水、排钠、降低颅内压

(1)呋塞米 20～40 mg 或依他尼酸钠 25～50 mg,加到 50% 葡萄糖溶液 20～40 mL 中,静脉注射。

(2)20% 甘露醇或 25% 山梨醇静脉快速滴注,半小时内滴完。

4.其他并发症的治疗

对主动脉夹层分离,应采取积极的降压治疗,诊断确定后,宜施行外科手术治疗。

九、护理

(一)一般护理

1.休息

早期高血压患者可参加工作,但不要过度疲劳,坚持适当的锻炼,如骑自行车、跑步、做体操及打太极拳等。要有充足的睡眠,保持心情舒畅,避免精神紧张和情绪激动,消除恐惧、焦虑、悲观等不良情绪。晚期血压持续增高,伴有心、肾、脑病时应卧床休息。关心体贴患者,使其精神愉快,鼓励患者树立战胜疾病的信心。

2.饮食

饮食方面应给低盐、低脂肪、低热量饮食,以减轻体重。因为摄入总热量太大超过消耗量,多余的热量转化为脂肪,身体就会发胖,体重增加,提高血液循环的要求,必定提高血压。鼓励患者多食水果、蔬菜、戒烟、控制饮酒、咖啡、浓茶等刺激性饮料。少吃胆固醇含量多的食物,对服用排钾利尿剂的患者应注意补充含钾高的食物如蘑菇、香蕉、橘子等。肥胖者应限制热能摄入,控制体重在理想范围之内。

3.病房环境

病房环境应整洁、安静、舒适、安全。

(二)对症护理及病情观察护理

1.剧烈头痛

当出现剧烈头痛伴恶心、呕吐,常为血压突然升高、高血压脑病,应立即让患者卧床休息,并测量血压及脉搏、心率、心律,积极协助医师采取降压措施。

2.呼吸困难、发绀

呼吸困难、发绀是高血压引起的左心衰竭所致,应立即给予舒适的半卧位,及时给予氧气吸入。按医嘱应用洋地黄治疗。

3.心悸

严密观察脉搏、心率、心律变化并做记录。安静休息,严禁下床,并安慰患者消除紧张情绪。

4.水肿

晚期高血压伴心肾衰竭时可出现水肿。护理中注意严格记录出入量,限制钠盐和水分摄入。严格卧床休息,注意皮肤护理,严防压疮发生。

5.昏迷、瘫痪

昏迷、瘫痪是晚期高血压引起脑血管意外所引起。应注意安全护理,防止患者坠床、窒息、肢体烫伤等。

6.病情观察护理

对血压持续增高的患者,应每天测量血压2～3次,并做好记录,必要时测立、坐、卧位血压,掌握血压变化规律。如血压波动过大,要警惕脑出血的发生。如在血压急剧增高的同时,出现头痛、视物模糊、恶心、呕吐、抽搐等症状,应考虑高血压脑病的发生。如出现端坐呼吸、喘憋、发绀、咳粉红色泡沫痰等,应考虑急性左心衰竭的发生。出现上述各种表现时均应立即送医院进行紧急救治。另外,在变换体位时也应动作缓慢,以免发生意外。有些降压药可引起水、钠潴留。因此,需每天测体重,准确记录出入量,观察水肿情况,注意保持出入量的平衡。

(三)用药观察与护理

1.用药原则

终身用药,缓慢降压,从小剂量开始逐步增加剂量,即使血压降至理想水平后,也应服用维持量,老年患者服药期间改变体位要缓慢,以免发生意外,合理联合用药。

2.药物不良反应观察

使用噻嗪类和襻利尿剂时应注意血钾、血钠的变化;用β受体阻滞剂应注意其抑制心肌收缩力、心动过缓、房室传导时间延长、支气管痉挛、低血糖、血脂升高的不良反应;钙通道阻滞剂硝苯地平的不良反应有头痛、面红、下肢水肿、心动过速;血管紧张素转换酶抑制剂可有头晕、乏力、咳嗽、肾功能损害等不良反应。

(四)心理护理

患者多表现有易激动、焦虑及抑郁等心理特点,而精神紧张、情绪激动、不良刺激等因素均与高血压密切相关。因此,对待患者应耐心、亲切、和蔼、周到。根据患者特点,有针对性地进行心理疏导。同时,让患者了解控制血压的重要性,帮助患者训练自我控制的能力,参与自身治疗护理方案的制定和实施,指导患者坚持长期的饮食、药物、运动治疗,将血压控制在接近正常的水平,以减少对靶器官的进一步损害,定期复查。

十、出院指导

(一)饮食调节指导

强调高血压患者要以低盐、低脂肪、低热量、低胆固醇饮食为宜;少吃或不吃含饱和脂肪的动物脂肪,多食含维生素的食物,多摄入富含钾、钙的食物,食盐量应控制在3～5 g/d,严重高血压病患者的食盐量控制在1～2 g/d。饮食要定量、均衡、不暴饮暴食;同时适当地减轻体重,有利于降压。戒烟和控制酒量。

(二)休息和锻炼指导

高血压患者的休息和活动应根据患者的体质、病情适当调节,病重体弱者,应以休息为主。随着病情好转,血压稳定,每天适当从事一些工作、学习、劳动将有益身心健康;还可以增加一些适宜的体能锻炼,如散步、慢跑、打太极拳、体操等有氧活动。患者应在运动前了解自己的身体状况,以此来决定自己的运动种类、强度、频度和持续时间。注意规律生活,保证充足的休息和睡眠,对于睡眠差、易醒、早醒者,可在睡前饮热牛奶200 mL,或用40～50 ℃温水泡足30分钟,或选择自己喜爱的放松精神情绪的音乐协助入睡。总之,要注意劳逸结合,养成良好的生活习惯。

(三)心理健康指导

高血压病的发病机制是除躯体因素外,心理因素占主导地位,强烈的焦虑、紧张、愤怒及压抑常为高血压病的诱发因素,因此教会患者自我调节和自我控制能力是关键。护士要鼓励患者保持豁达、开朗愉快的心境和稳定的情绪,培养广泛的爱好和兴趣。同时指导家属为患者创造良好的生活氛围,避免引起患者情绪紧张、激动和悲哀等不良刺激。

(四)血压监测指导

建议患者自行购买血压计,随时监测血压。指导患者和家属正确测量血压的方法,监测血压、做好记录,复诊时对医师加减药物剂量会有很好的参考依据。

(五)用药指导

由于高血压是一种慢性疾病,需要长期的、终身的服药治疗,而这种治疗要患者自己或家属配合进行,因此患者及家属要了解服用的药物种类及用药剂量、用药方法、药物的不良反应、服用药物的最佳时间,以便发挥药物的最佳效果和减少不良反应。出现不良反应,要及时报告主诊医师,以便调整药物及采取必要的处理措施。切不可血压降下来就停药,血压上升又服药,血压反复波动,对健康极为不利。由于这类患者大多是年纪较大,容易遗忘服药,可建议患者在家中醒目之处做标记,以起到提示作用。对血压显著增高多年的患者,血压不宜下降过快,因为患者往往不能适应,并可导致心、脑、肾血液的供应不足而引起脑血管意外,如使用可引起明显直立性低血压药物时,应向患者说明平卧起立或坐位起立时,动作要缓慢,以免血压突然下降,出现晕厥而发生意外。

(六)按时就医

服完药出现血压升高或过低;血压波动大;出现眼花、头晕、恶心呕吐、视物不清、偏瘫、失语、意识障碍、呼吸困难、肢体乏力等情况时立即到医院就医。如病情危重,可求助 120 急救中心。

（孙　丹）

第二节　心脏瓣膜病

心脏瓣膜病是由于炎症、缺血性坏死、退行性变、黏液样变性、先天性畸形、创伤等原因引起单个或多个瓣膜的功能和/或结构异常,导致瓣膜口狭窄和/或关闭不全。瓣膜关闭不全和瓣膜口狭窄可单独发生,也可合并存在。风湿性心脏病患者中二尖瓣最常受累,其次是主动脉瓣。而老年退行性瓣膜病以主动脉瓣膜病变最为常见。患者多表现为呼吸困难、咳嗽、口唇发绀、气促、反复发作的肺部感染及心房纤颤等症状。目前治疗心脏瓣膜病多以内科方式初步治疗,当内科保守治疗无法纠正血流动力学时,应进一步采取介入或外科手术干预治疗。

一、一般护理

(1)执行一般内科护理常规。

(2)卧位与休息:①在心功能代偿期,可进行日常工作,避免劳累、剧烈活动。作息规律,保证充足的睡眠,保持良好的心态。②在心功能失代偿期、有风湿活动及并发症者以卧床休息为主,出现呼吸困难时,给予半坐位或坐位;长期卧床的患者,协助生活护理,加强皮肤护理,减少机体消耗,保持病室舒适、安静、空气清新。

二、饮食护理

给予患者营养丰富的高蛋白、高维生素、清淡易消化的食物,少食多餐,避免过饱,禁食辣椒、浓茶或咖啡等。伴有心功能不全者适量限制钠盐、水的摄入,发热时鼓励患者适量喝水,预防发热所致脱水。

三、用药护理

(1)使用抗生素及抗风湿药物治疗患者,应遵医嘱正确用药,严格执行给药时间,严密观察药物疗效及有无过敏等不良反应。

(2)长期服用抗凝药物者,需监测凝血指标。注意有无出血倾向,评估栓塞风险。华法林是目前使用最普遍、研究证据最充分的口服抗凝药物。华法林通过抑制维生素 K 依赖的凝血因子的活化而发挥凝血作用,因个体基因多态性的影响、与药物和食物的相互作用等原因,剂量的个体差异极大。严密监测凝血酶原时间国际标准化比值(INR),维持在 2～3,能安全而有效地预防脑卒中的发生。

(3)服用抗心律失常药物时,注意心率、心律、脉搏的变化。

四、并发症的护理

(一)心力衰竭
检测生命体征的变化,评估患者有无呼吸困难、乏力、食欲减退、少尿、水肿等。

(二)栓塞
了解超声心动图报告,有左房内附壁血栓者应绝对卧床休息,防止血栓脱落。病情允许时协助患者翻身、床上活动,防止下肢深静脉血栓形成。

五、病情观察

(1)监测生命体征,观察有无心功能不全症状,如呼吸困难、咳嗽、发绀、水肿、腹水,观察皮肤颜色及外周动脉搏动情况等。

(2)评估患者有无栓塞的危险因素,如长期卧床、心房纤颤、意识改变、运动功能障碍、突发严重的呼吸困难和胸痛等,做到及早发现,及时处理。

(3)听诊心脏各瓣膜区杂音及变化。

(4)准确监测出入量,尤其是合并心力衰竭患者,为利尿治疗提供参考。

(5)服用洋地黄类药物,注意观察洋地黄中毒症状。

六、健康指导

(1)向患者及家属介绍该病发病的基本原因、诱发因素、病程特点、治疗要点等,使患者以乐观的态度投入到疾病的治疗当中,取得患者的积极配合。

(2)教会患者自测脉搏,每次测 1 分钟。

(3)患者居住环境要避免潮湿、阴暗等不良条件,保持室内空气流通,温度适宜,注意保暖。

(4)嘱患者进食高蛋白、高维生素、富含纤维素的清淡饮食,心力衰竭时应给予低盐饮食,保持大便通畅。

(5)心功能代偿期指导患者适当锻炼,提高机体抵抗力,避免诱发因素。

(6)坚持按医嘱服用药物,不可擅自停药或增减剂量。

(孙　丹)

第三节　慢性肺源性心脏病

一、疾病概述

(一)概念

慢性肺源性心脏病,简称慢性肺心病,是由肺组织、肺血管或胸廓的慢性病变引起肺组织结构和/或功能异常,产生肺血管阻力增加,肺动脉压力增高,使右心室扩张和/或肥厚,伴或不伴右心衰竭的心脏病,并排除先天性心脏病和左心病变引起者。

(二)相关病理生理

由于肺功能和结构的不可逆性改变,发生反复的气道感染和低氧血症,导致一系列体液因子和肺血管的变化,使肺血管阻力增加,肺动脉血管的结构重塑,产生肺动脉高压。肺血管阻力增加的功能性因素:缺氧、高碳酸血症和呼吸性酸中毒使肺血管收缩、痉挛,其中缺氧是肺动脉高压形成最重要的因素。

肺循环阻力增加时,右心发挥其代偿功能,以克服肺动脉压升高的阻力而发生右心室肥厚。肺动脉高压早期,右心室尚能代偿,舒张末期压仍正常。随着病情的进展,特别是急性加重期,肺动脉压持续升高,超过右心室的代偿能力,右心失代偿,右心排血量下降,右心室收缩末期残留血量增加,舒张末压增高,促使右心室扩大和右心室功能衰竭。

慢性肺心病除发现右心室改变外,也有少数可见左心室肥厚。由于缺氧、高碳酸血症、酸中毒、相对血流量增多等因素,使左心负荷加重。如病情进展,则可发生左心室肥厚,甚至导致左心衰竭。

(三)慢性肺源性心脏病的病因与诱因

1.病因

(1)支气管、肺疾病:以慢性阻塞性肺疾病(COPD)最为多见,占80%～90%,其次为支气管哮喘、支气管扩张、重症肺结核、肺尘埃沉着症、结节病、间质性肺炎、过敏性肺泡炎、嗜酸性肉芽肿、药物相关性肺疾病等。

(2)胸廓运动障碍性疾病:较少见,严重的脊椎后凸、侧凸、脊椎结核、类风湿性关节炎、胸膜广泛粘连及胸廓成形术后造成的严重胸廓或脊椎畸形,以及神经肌肉疾病如脊髓灰质炎,均可引起胸廓活动受限、肺受压、支气管扭曲或变形,导致肺功能受损。气道引流不畅,肺部反复感染,并发肺气肿或纤维化。

(3)肺血管疾病:慢性血栓栓塞性肺动脉高压、肺小动脉炎、累及肺动脉的过敏性肉芽肿病,以及原因不明的原发性肺动脉高压,均可引起肺血管阻力增加、肺动脉高压和右心室负荷加重,发展成慢性肺心病。

(4)其他:原发性肺泡通气不足及先天性口咽畸形、睡眠呼吸暂停低通气综合征等均可产生低氧血症,引起肺血管收缩,导致肺动脉高压,发展成慢性肺心病。

2.诱因

呼吸道感染,各种变应原、有害气体、粉尘吸入等。

(四)临床表现

本病发展缓慢,临床上除原有肺、胸疾病的各种症状和体征外,主要是逐步出现肺、心力衰竭及其他器官损害的征象。按其功能的代偿期与失代偿期进行分述。

1.肺、心功能代偿期

(1)症状:咳嗽、咳痰、气促,活动后可有心悸、呼吸困难、乏力和劳动耐力下降。急性感染可使上述症状加重。少有胸痛或咯血。

(2)体征:可有不同程度的发绀和肺气肿体征。偶有干、湿啰音,心音遥远,P2>A2,三尖瓣区可出现收缩期杂音或剑突下心脏搏动增强,提示有右心室肥厚。部分患者因肺气肿使胸膜腔内压升高,阻碍腔静脉回流,可有颈静脉充盈。此期肝界下移是膈下降所致。

2.肺、心功能失代偿期

(1)呼吸衰竭:①症状有呼吸困难加重,夜间为甚,常有头痛、失眠、食欲下降,但白天嗜睡,甚至出现表情淡漠、神志恍惚、谵妄等肺性脑病的表现;②体征有明显发绀,球结膜充血、水肿,严重时可有视网膜血管扩张、视盘水肿等颅内压升高的表现。腱反射减弱或消失,出现病理反射。因高碳酸血症可出现周围血管扩张的表现,如皮肤潮红、多汗。

(2)右心衰竭:①症状有气促更明显,心悸、食欲缺乏、腹胀、恶心等;②体征有发绀更明显,颈静脉曲张,心率增快,可出现心律失常,剑突下可闻及收缩期杂音,甚至出现舒张期杂音。肝大且有压痛,肝颈静脉回流征阳性,下肢水肿,重者可有腹水。少数患者可出现肺水肿及全心衰竭的体征。

3.并发症

(1)肺性脑病。

(2)酸碱失衡及电解质紊乱:可发生各种不同类型的酸碱失衡及电解质紊乱。

(3)心律失常:多表现为房性期前收缩及阵发性室上性心动过速,其中以紊乱性房性心动过速最具特征性。

(4)休克:慢性肺心病休克并不多见,一旦发生,预后不良。发生原因有严重感染、失血(多由上消化道出血所致)和严重心力衰竭或心律失常。

(5)弥散性血管内凝血。

(五)辅助检查

1.X线检查

除肺、胸基础疾病及急性肺部感染的特征外,尚有肺动脉高压症,右心室增大皆为诊断慢性肺心病的主要依据。个别患者心力衰竭控制后可见心影有所缩小。

2.心电图检查

主要表现有右心室肥大改变。

3.超声心动图检查

通过测定右心室流出道、右心室内径、右心室前壁的厚度、右心室内径比值、右肺动脉内径或肺动脉干及右心房增大等指标,可诊断慢性肺心病。

4.血气分析

慢性肺心病肺功能失代偿期可出现低氧血症或合并高碳酸血症,当 $PaO_2 < 8.0$ kPa (60 mmHg)、$PaCO_2 > 6.7$ kPa(50 mmHg)时,表示有呼吸衰竭。

5.血液检查

红细胞及血红蛋白可升高。全血黏度及血浆黏度可增加,红细胞电泳时间常延长;合并感染时白细胞总数增高,中性粒细胞增加。部分患者血清学检查可有肾功能或肝功能改变;血清钾、钠、氯、钙、镁均可有变化。

6.其他

肺功能检查对早期或缓解期慢性肺心病患者有意义。痰细菌学检查对急性加重期慢性肺心病可以指导抗生素的选用。

(六)主要治疗原则

积极控制感染;通畅呼吸道,改善呼吸功能;纠正缺氧和二氧化碳潴留;控制呼吸和心力衰竭;以治肺为主,治心为辅;积极处理并发症。

(七)急性加重期的药物治疗

1.控制感染

参考痰菌培养及药物敏感试验选择抗生素。在还没有培养结果前,根据感染的环境及痰涂片革兰染色选用抗生素。社区获得性感染以革兰阳性菌占多数,医院感染则以革兰阴性菌为主,或选用二者兼顾的抗生素。常用的有青霉素类、氨基糖苷类、喹诺酮类及头孢菌素类抗感染药物,必须注意可能继发真菌感染。

2.控制心力衰竭

慢性肺心病心力衰竭的治疗与其他心脏病心力衰竭的治疗有其不同之处,因为慢性肺心病患者一般在积极控制感染、改善呼吸功能后心力衰竭便能得到改善,患者尿量增多,水肿消退,不需加用利尿剂。但对治疗无效的重症患者,可适当选用利尿剂、正性肌力药或扩血管药物。

(1)利尿剂:原则上宜选用作用轻的利尿剂,小剂量使用。利尿剂应用后可出现低钾、低氯性碱中毒,痰液黏稠不易排痰和血液浓缩,应注意预防。

(2)正性肌力药:慢性肺心病患者由于慢性缺氧及感染,对洋地黄类药物的耐受性很低,疗效较差,且易发生心律失常。正性肌力药的剂量宜小,一般约为常规剂量的 1/2 或 2/3,同时选用作用快、排泄快的洋地黄类药物,用药前应注意纠正缺氧,防治低钾血症,以免发生药物毒性反应。

(3)血管扩张药:钙通道阻滞剂、一氧化氮(NO)、川芎嗪等有一定的降低肺动脉压效果。

3.控制心律失常

一般经过治疗慢性肺心病的感染、缺氧后,心律失常可自行消失。如果持续存在可根据心律失常的类型选用药物。

4.抗凝治疗

应用普通肝素或低分子肝素防止肺微小动脉原位血栓形成。

二、护理评估

(一)一般评估

(1)生命体征(T、P、R、BP):急性加重期合并肺部感染患者体温可升高;心率加快或有心律不齐;呼吸频率常达每分钟 30～40 次;脉压增大,或持续低血压提示患者可能并发休克、消化道出血或弥散性血管内凝血。

(2)评估患者神志,有无白天嗜睡,甚至出现表情淡漠、神志恍惚、谵妄等肺性脑病的表现。

(3)评估咳嗽、咳痰、呼吸困难、发绀等,观察痰的量及性状。

(4)评估患者的营养状况,皮肤和黏膜,查看水肿部位及程度。

(二)身体评估

1.视诊

面部颜色、口唇有无发绀、有无球结膜充血、水肿、皮肤潮红、多汗(二氧化碳潴留、高碳酸血症的体征);颈静脉充盈情况;有无颈静脉曲张(右心衰竭的主要体征)。

2.触诊

(1)测量腹围;观察有无腹水征象;观察平卧时背部有无水肿出现(心源性水肿的特点先是出现在身体下垂部位)。

(2)肝脏肿大并有压痛,肝颈静脉回流征阳性。

(3)下肢有无凹陷性水肿情况(从踝内侧开始检查,逐渐向上),根据每天下肢水肿的部位记录情况与尿量情况做动态的综合分析,判断水肿是否减轻,心力衰竭治疗是否有效。

3.叩诊

心界有无扩大。

4.听诊

肺部常可闻及湿啰音和哮鸣音;心尖部第一心音减弱,肺动脉瓣第二心音亢进;剑突下可闻及收缩期杂音,甚至出现舒张期杂音(结合患者综合考虑)。

(三)心理-社会评估

患者在疾病治疗过程中的心理反应与需求,家庭及社会支持情况,引导患者正确配合疾病的治疗与护理。

(四)辅助检查结果评估

1.血气分析

$PaO_2 < 8.0$ kPa(60 mmHg),$PaCO_2 > 6.7$ kPa(50 mmHg)时,提示有呼吸衰竭。根据血 pH 情况,有无酸碱失衡,判断是哪一类型的酸碱失衡。

2.血常规检查

红细胞及血红蛋白可升高,提示全血黏度及血浆黏度可增加;白细胞总数增高,中性粒细胞增加提示合并感染。

3.电解质

肺心病急性加重期由于呼吸衰竭、心力衰竭可引起各种电解质紊乱。应用利尿剂后,其中低血钾和失盐性低钠综合征最为多见,所以需要结合出入量与生化检查结果综合做动态的分析。

4.痰细菌学检查

痰细菌学检查可指导抗生素的选用。

(五)肺心病治疗常用药效果的评估

1.应用强心剂评估要点

用药前后要评估患者血氧分压情况、电解质情况。注意纠正缺氧,防治低钾血症,以免发生药物毒性反应。

2.应用利尿剂评估要点

(1)准确记录患者出入量(尤其是尿量/24 小时),过度脱水引起血液浓缩、痰液黏稠不易排出等不良反应。

(2)血生化检查的结果:长期使用噻嗪类利尿剂有可能导致水、电解质紊乱,产生低钠、低氯和低钾血症。

三、主要护理诊断/问题

(一)气体交换受损
与肺血管阻力增高引起肺淤血、肺血管收缩导致肺血流量减少有关。

(二)清理呼吸道无效
与呼吸道感染、痰多黏稠有关。

(三)活动无耐力
与心肺功能减退有关。

(四)体液过多
与心排血量减少、肾血流灌注量减少有关。

(五)潜在并发症
肺性脑病。

四、护理措施

(一)急性期卧床休息
心肺衰竭时应绝对卧床休息,呼吸困难时取半坐卧位或高枕卧位;下肢水肿者应抬高下肢,恢复期适度活动,以能耐受为度。

(二)饮食
进食高热量、高蛋白、丰富维生素、易消化、无刺激的饮食,重者给予半流质或鼻饲饮食,水肿者,宜限制水和钠盐的摄入。

(三)给氧
持续低流量摄氧,使用呼吸机的患者按机械通气护理常规护理。

(四)保持呼吸道通畅
医护人员需指导和鼓励患者进行有效的咳嗽及排痰。

(五)严密观察生命体征、神志等病情变化
患者烦躁不安时,警惕呼吸衰竭,电解质紊乱,未建立人工气道者慎用镇静剂,以免诱发和加重肺性脑病。给予床栏,防坠床。

(六)水肿患者的护理
做好皮肤护理,预防皮肤完整性受损。

(七)心血管并发症护理
心力衰竭、呼吸衰竭、消化道出血者分别按其相应护理常规护理。

(八)给予心理疏导和支持
帮助患者克服多疑,敏感,依赖等心理。

(九)健康教育

1.疾病预防指导

由于慢性肺心病是各种原发肺胸疾病晚期的并发症,应对高危人群宣传教育,劝导戒烟,积极防治慢性阻塞性肺疾病等慢性支气管肺疾病,以降低发病率。指导腹式和缩唇式呼吸训练,改善通气。

2.疾病知识指导

使患者和家属了解疾病发生、发展过程,减少反复发作的次数。积极防治原发病,避免和防治可能导致病情急性加重的诱因,坚持家庭氧疗等。加强饮食营养,以保证机体康复的需要。病情缓解期应根据肺、心功能及体力情况进行适当的体育锻炼,如散步、练气功、打太极拳、腹式呼吸、缩唇呼吸等,改善呼吸功能,提高机体免疫功能。

3.就诊指标

(1)体温升高。

(2)呼吸困难加重。

(3)咳嗽剧烈、咳痰不畅。

(4)尿量减少、水肿明显。

(5)患者神志淡漠、嗜睡、躁动、口唇发绀加重等。

五、护理效果评估

(1)患者神志清楚、情绪稳定。

(2)患者自觉症状好转(咳嗽、咳痰、呼吸困难减轻、发绀好转)。

(3)患者体温正常、心率由快变慢,血压平稳。

(4)患者尿量增加、体重减轻、水肿减轻。

(5)患者血气分析、血常规检查、电解质检查均恢复至缓解期水平。

(于　爽)

第四节　感染性心内膜炎

感染性心内膜炎为心脏内膜表面的微生物感染,伴赘生物形成。赘生物为大小不等、形状不一的血小板和纤维素团块,内含大量微生物和少量炎性细胞。瓣膜为最常受累部位,但感染也可发生在间隔缺损部位、腱索或心壁内膜。根据病程分为急性和亚急性:①急性感染性心内膜炎的特征为中毒症状明显;病程进展迅速,数天至数周引起瓣膜破坏;感染迁移多见;病原体主要为金黄色葡萄球菌;②亚急性感染性心内膜炎的特征为中毒症状轻;病程数周至数月;感染迁移少见;病原体以草绿色链球菌多见,其次为肠球菌。

感染性心内膜炎又可分为自体瓣膜、人工瓣膜和静脉药瘾者的心内膜炎。

一、自体瓣膜心内膜炎

(一)病因及发病机制

1.病因

链球菌和葡萄球菌分别占自体心内膜炎病原微生物的 65％ 和 25％。急性自体瓣膜心内膜炎主要由金黄色葡萄球菌引起,少数由肺炎球菌、淋球菌、A 族链球菌和流感杆菌等所致。亚急性自体瓣膜心内膜炎最常见的致病菌是草绿色链球菌,其次为 D 族链球菌,表皮葡萄球菌,其他细菌较少见。

2.发病机制

(1)亚急性患者至少占 2/3,发病与下列因素有关。①血流动力学因素:亚急性者主要发生于器质性心脏病,首先为心脏瓣膜病,尤其是二尖瓣和主动脉瓣;其次为先天性心血管病,如室间隔缺损、动脉导管未闭、法洛四联症和主动脉瓣缩窄。赘生物常位于血流从高压腔经病变瓣口或先天缺损至低压腔产生高速射流和湍流的下游,可能与这些部位的压力下降和内膜灌注减少,有利于微生物沉积和生长有关。高速射流冲击心脏或大血管内膜处致局部损伤易于感染。②非细菌性血栓性心内膜炎病变:当心内膜的内皮受损暴露其下结缔组织的胶原纤维时,血小板在该处聚集,形成血小板微血栓和纤维蛋白沉着,成为结节样无菌性赘生物,称非细菌性血栓性心内膜病变,是细菌定居瓣膜表面的重要因素。③短暂性菌血症:各种感染或细菌寄居的皮肤黏膜的创伤常导致暂时性菌血症,循环中的细菌若定居在无菌性赘生物上,即可发生感染性心内膜炎。④细菌感染无菌赘生物:取决于发生菌血症之频度和循环中细菌的数量、细菌黏附于无菌性赘生物的能力。草绿色链球菌从口腔进入血流的机会频繁,黏附力强,因而成为亚急性感染性心内膜炎的最常见致病菌。

细菌定居后,迅速繁殖,促使血小板进一步聚集和纤维蛋白沉积,感染赘生物增大。当赘生物破裂时,细菌又被释放进入血流。

(2)急性自体瓣膜心内膜炎发病机制尚不清楚,主要累及正常心瓣膜,主动脉瓣常受累。病原菌来自皮肤、肌肉、骨骼或肺等部位的活动感染灶。循环中细菌量大,细菌毒力强,具有高度侵袭性和黏附于内膜的能力。

(二)临床表现

1.症状

从暂时的菌血症至出现症状的时间长短不一,多在 2 周以内。

(1)亚急性感染性心内膜炎起病隐匿,可有全身不适、乏力、食欲缺乏、面色苍白、体重减轻等非特异性症状,头痛、背痛和肌肉关节痛常见。发热是最常见的症状,多呈弛张热型,午后和夜间较高,伴寒战和盗汗。

(2)急性感染性心内膜炎以败血症为主要临床表现。起病急骤,进展迅速,患者出现高热、寒战、呼吸急促,伴有头痛、背痛、胸痛和四肢肌肉关节疼痛,突发心力衰竭者较为常见。

2.体征

(1)心脏杂音:80％～85％的患者可闻及心脏杂音,杂音性质的改变为本病特征性表现,急性者要比亚急性者更易出现杂音强度和性质的变化,可由基础心脏病和/或心内膜炎导致瓣膜损害所致,如赘生物的生长与破裂、脱落有关。腱索断裂或瓣叶穿孔是迅速出现新杂音的重要因素。

(2)周围体征:多为非特异性,近年来已不多见。①瘀点,可出现于任何部位,以锁骨以上皮肤、口腔黏膜和睑结膜常见;②指和趾甲下线状出血;③Osler 结节,为指和趾垫出现的豌豆大的红或紫色痛性结节,略高出皮肤,亚急性者较常见;④Roth 斑,为视网膜的卵圆性出血斑块,其中心呈白色,亚急性者多见;⑤Janeway 损害,是位于手掌或足底直径 1～4 mm 无压痛出血红斑,急性者常见。

(3)动脉栓塞:多见于病程后期,但约 1/3 的患者是首发症状。赘生物引起动脉栓塞占 20%～40%,栓塞可发生在机体的任何部位。脑、心脏、脾、肾、肠系膜、四肢和肺为临床常见的动脉栓塞部位。脑栓塞可出现神志和精神改变、视野缺损、失语、吞咽困难、瞳孔大小不对称、偏瘫、抽搐或昏迷等表现。肾栓塞常出现腰痛、血尿等,严重者可有肾功能不全。脾栓塞时,患者出现左上腹剧痛,呼吸或体位改变时加重。肺栓塞常发生突然胸痛、气急、发绀、咯血。

(4)其他:贫血,较常见,主要由于感染导致骨髓抑制而引起,多为轻、中度,晚期患者可重度贫血。15%～50%病程超过 6 周的患者可有脾大;部分患者可见杵状指(趾)。

(三)并发症

(1)心脏并发症:心力衰竭为最常见并发症,其次为心肌炎。

(2)动脉栓塞和血管损害多见于病程后期,急性较亚急性者多见,部分患者中也可为首发症状。①脑:约 1/3 患者有神经系统受累,表现为脑栓塞、脑细菌性动脉瘤、脑出血(细菌性动脉瘤破裂引起)和弥漫性脑膜炎。患者出现神志和精神改变、失语、视野缺损、轻偏瘫、抽搐或昏迷等表现。②肾:大多数患者有肾脏损害,包括肾动脉栓塞和肾梗死、肾小球肾炎和肾脓肿。迁移性脓肿多见于急性患者。肾栓塞常出现血尿、腰痛等,严重者可有肾功能不全。③脾:发生脾栓塞,患者出现左上腹剧痛,呼吸或体位改变时加重。④肺:肺栓塞常出现突然胸闷、气急、胸痛、发绀、咯血等。⑤动脉:肠系膜动脉损害可出现急腹症症状;肢体动脉损害出现受累肢体变白或发绀、发冷、疼痛、跛行,甚至动脉搏动消失。⑥其他:可有细菌性动脉瘤,引起细菌性动脉瘤占 3%～5%。迁移性脓肿多见于急性期患者。

二、人工瓣膜心内膜炎

发生于人工瓣膜置换术后 60 天以内者为早期人工瓣膜心内膜炎,60 天以后发生者为晚期人工瓣膜心内膜炎。早期者常为急性暴发性起病,约 1/2 的致病菌为葡萄球菌,表皮葡萄球菌多于金黄色葡萄球菌;其次为革兰阴性杆菌和真菌。晚期者以亚急性表现常见,致病菌以链球菌最常见,其次为葡萄球菌。除赘生物形成外,常致人工瓣膜部分破裂、瓣周漏、瓣环周围组织和心肌脓肿,最常累及主动脉瓣。术后发热、出现心杂音、脾大或周围栓塞,血培养同一种细菌阳性结果至少 2 次,可诊断本病。预后不良,难以治愈。

三、静脉药瘾者心内膜炎

静脉药瘾者心内膜炎多见于年轻男性。致病菌最常来源于皮肤,药物污染所致者较少见,金黄色葡萄球菌为主要致病菌,其次为链球菌、革兰阴性杆菌和真菌。大多累及正常心瓣膜,三尖瓣受累占 50%以上,其次为主动脉瓣和二尖瓣。急性发病者多见,常伴有迁移性感染灶。亚急性表现多见于有感染性心内膜炎史者。年轻伴右心金黄色葡萄球菌感染者病死率在 5%以下,而左心革兰阴性杆菌和真菌感染者预后不良。

四、护理

(一)护理目标

患者体温恢复正常,心功能改善,活动耐力增加;营养改善,抵抗力增强;焦虑减轻,未发生并发症或发生后被及时控制。

(二)护理措施

1.一般护理

(1)休息与活动:急性感染性心内膜炎患者应卧床休息,限制活动,保持环境安静,空气新鲜,减少探视。亚急性者,可适当活动,但应避免剧烈运动及情绪激动。

(2)饮食:给予清淡、高热量、高蛋白、高维生素、低胆固醇、易消化的半流质或软食,补充营养和水分。有心力衰竭者,适当限制钠盐的摄入。注意变换饮食口味,鼓励患者多饮水,做好口腔护理,以增进食欲。

2.病情观察

(1)观察体温及皮肤黏膜变化:每4~6小时测量体温1次,准确绘制体温曲线,以反映体温动态变化,判断病情进展及治疗效果。评估患者有无皮肤瘀点、指(趾)甲下线状出血、Osler结节等皮肤黏膜病损。

(2)栓塞的观察:注意观察脑、肾、肺、脾和肢体动脉等栓塞的表现,脑栓塞出现神志和精神改变、失语、偏瘫或抽搐等;肾栓塞出现腰痛、血尿等;肺栓塞发生突然胸痛、呼吸困难、发绀和咯血等;脾栓塞出现左上腹剧痛;肢体动脉栓塞表现为肢体变白或发绀、皮肤温度降低、动脉搏动减弱或消失等。有变化及时报告医师并协助处理。

3.发热护理

高热患者应卧床休息,注意病室的温度和湿度适宜。给予冰袋物理降温或温水擦浴等,准确记录体温变化。出汗较多时可在衣服和皮肤之间垫上柔软毛巾,便于潮湿后及时更换,增强舒适感,并防止因频繁更衣而导致患者受凉。保证被服干燥清洁,以增加舒适感。

4.用药护理

抗微生物药物治疗是最重要的治疗措施。遵医嘱给予抗生素治疗,观察用药效果。坚持大剂量全疗程长时间的抗生素治疗,严格按照时间点用药,以确保维持有效的血药浓度。注意保护静脉,可使用静脉留置针,避免多次穿刺而增加患者的痛苦。注意观察药物的不良反应。

5.正确采集血培养标本

告诉患者暂时停用抗生素和反复多次采血培养的必要性,以取得患者的理解与配合。本病的菌血症为持续性,无须在体温升高时采血。每次采血量10~20 mL作需氧和厌氧菌培养,至少应培养3周。

(1)未经治疗的亚急性患者,应在第一天每间隔1小时采血1次,共3次。如次日未见细菌生长,重复采血3次后,开始抗生素治疗。

(2)用过抗生素者,停药2~7天后采血。

(3)急性患者应在入院后立即安排采血,在3小时内每隔1小时采血1次,共取3次血标本后,按医嘱开始治疗。

6.心理护理

由于发热、感染不易控制,疗程长,甚至出现并发症,患者常出现情绪低落、恐惧心理,应加强与患者的沟通,耐心解释治疗目的与意义,安慰、鼓励患者,给予心理支持,使其积极配合治疗。

7.健康指导

告诉患者及家属有关本病的知识,坚持足够疗程的抗生素治疗的重要意义。患者在施行口腔手术、泌尿、生殖和消化道的侵入性检查或外科手术治疗前应预防性使用抗生素。嘱患者注意防寒保暖,保持口腔和皮肤清洁,少去公共场所,减少病原体入侵的机会。教会患者自我监测体温变化、有无栓塞表现,定期门诊随访。教育家属应给予患者以生活照顾,精神支持,鼓励患者积极治疗。

(三)护理评价

通过治疗和护理患者体温基本恢复正常,心功能得到改善,提高了活动耐力;营养状况改善,抵抗力增强;焦虑减轻,未发生并发症或发生后得到及时控制。

(张亚菲)

第五节 病毒性心肌炎

病毒性心肌炎是指由嗜心肌性病毒感染所致,以非特异性间质性心肌炎为主要病变的疾病,可呈局限性或弥漫性改变。

一、病因和发病机制

确切的发病机制尚不清楚,可能与病毒感染和自身免疫反应有关。最常见的病毒是柯萨奇B组2～5型和A组9型病毒,其次是埃可病毒、腺病毒、流感病毒等。

二、临床表现

约半数以上患者在发病前1～3周有病毒感染的临床表现,如发热、头痛、全身倦怠感等上呼吸道感染症状,或有恶心、呕吐、腹痛、腹泻等消化道症状。然后出现心血管系统症状,如心悸、气短、胸闷、胸痛等。重症患者可出现心力衰竭、休克、晕厥、阿-斯综合征、猝死等。

三、辅助检查

(一)实验室检查

(1)血常规:白细胞计数轻度升高,血沉加快。

(2)血清心肌损伤标志物:急性期肌酸激酶(CK)、肌酸激酶同工酶(CK-MB)、心肌肌钙蛋白T(cTnT),心肌肌钙蛋白I(cTnI),天门冬酸氨基转移酶(AST)等增高。其中cTnT、cTnI的敏感性及特异性最强,并且检测时间窗也最宽(可达2周)。

(3)血清病毒中和抗体及血凝抑制抗体升高,>4倍或1次>1∶640即为阳性标准。

(4)从患者咽部、粪便、血液标本中可做病毒分离。

(二)心电图检查

各种类型的心律失常、非特异性的ST-T改变。

(三)X 线检查

正常或不同程度心脏扩大、心搏动减弱,心力衰竭时有肺淤血、肺水肿征。

(四)超声心动图检查

心脏扩大,室壁运动减弱,若伴有心包炎,可见心包积液征、心收缩功能降低。

四、治疗要点

病毒性心肌炎无特效治疗,治疗目的在于减轻心脏负荷,控制心律失常和防治心力衰竭。

(一)休息

休息是治疗急性病毒性心肌炎最重要的措施,急性期应卧床休息,尤其是心脏扩大或心力衰竭者,至少应休息 3 个月,待心界恢复正常或不再缩小,体温正常方可活动。

(二)改善心肌代谢,促进心肌恢复治疗

(1)静脉滴注维生素 C 5～10 g＋5％葡萄糖 500～1 000 mL,每天 1 次,2 周为 1 个疗程。

(2)极化液(ATP、辅酶 A、维生素 C)静脉滴注,加强心肌营养。

(3)辅酶 Q_{10} 每次 10 mg,每天 3 次,口服;曲美他嗪每次 20 mg,每天 3 次,口服。

(三)抗病毒治疗

干扰素(10～30)×10^5 U,每天 1 次肌内注射,2 周为 1 个疗程;黄芪注射液可能有抗病毒、调节免疫功能,可口服或静脉滴注。

(四)抗生素应用

治疗初期应常规应用青霉素(40～80)×10^5 U/d 或克林霉素 1.2 g/d,静脉滴注 1 周。

(五)并发症治疗

并发心力衰竭、心律失常者按相应常规治疗。但在急性心肌炎时洋地黄制剂用量宜偏小,因此时易引起洋地黄中毒。

(六)激素应用

病程早期不主张应用糖皮质激素,但在重症患者,如伴难治性心力衰竭或三度房室传导阻滞者可少量、短期内试用。

病毒性心肌炎大多数预后良好,重症者死于心力衰竭,严重心律失常;少数患者转为慢性,或发展为扩张型心肌病。

五、护理措施

(一)病情观察

监测患者脉搏、心律的变化情况,及时发现患者是否发生心力衰竭、严重心律失常等危重情况。

(二)充分休息

对病毒性心肌炎患者来说,休息是减轻心脏负荷的最好方法。症状明显、血清心肌酶增高或出现严重心律失常的患者应卧床 3 个月以上,心脏增大者最好卧床半年至 1 年,待症状、体征、心脏大小、心电图恢复正常后,逐渐增加活动量。

(三)饮食

给予高热量、高蛋白、高维生素、丰富矿物质饮食,增加营养,满足机体消耗并促进心肌细胞恢复。

（四）心理支持

病毒性心肌炎患者中青壮年占一定比例，且在疾病急性期心悸等症状明显，影响患者的日常生活和工作，使患者产生焦急、烦躁等情绪。故应向患者讲明本病的演变过程及预后，使患者安心休养。

（于　爽）

第六节　心源性休克

心源性休克是指由于严重的心脏泵功能衰竭或心功能不全导致心排血量减少，各重要器官和周围组织灌注不足而发生的一系列代谢和功能障碍综合征。

一、临床表现

多数心源性休克患者，在出现休克之前有相应心脏病史和原发病的各种表现，如急性肌梗死患者可表现严重心肌缺血症状，心电图可能提示急性冠状动脉供血不足，尤其是广泛前壁心肌梗死；急性心肌炎者则可有相应感染史，并有发热、心悸、气短及全身症状，心电图可有严重心律失常；心脏手术后所致的心源性休克，多发生于手术1周内。

心源性休克目前国内外比较一致的诊断标准如下。

（1）收缩压低于12.0 kPa（90 mmHg）或原有基础血压降低4.0 kPa（30 mmHg），非原发性高血压患者一般收缩压小于10.7 kPa（80 mmHg）。

（2）循环血量减少的征象：①尿量减少，常少于20 mL/h；②神志障碍、意识模糊、嗜睡、昏迷等；③周围血管收缩，伴四肢厥冷、冷汗、皮肤湿凉、脉搏细弱快速、颜面苍白或发绀等末梢循环衰竭征象。

（3）纠正引起低血压和低心排血量的心外因素（低血容量、心律失常、低氧血症、酸中毒等）后，休克依然存在。

二、诊断

（1）有急性心肌梗死、急性心肌炎、原发或继发性心肌病、严重的恶性心律失常、具有心肌毒性的药物中毒、急性心脏压塞及心脏手术等病史。

（2）早期患者烦躁不安、面色苍白、诉口干、出汗，但神志尚清；后逐渐表情淡漠、意识模糊、神志不清直至昏迷。

（3）体检心率逐渐增快，常＞120次。收缩压＜10.7 kPa（80 mmHg），脉压＜2.7 kPa（20 mmHg），后逐渐降低，严重时血压测不出。脉搏细弱，四肢厥冷，肢端发绀，皮肤出现花斑样改变。心音低纯，严重者呈单音律。尿量＜17 mL/h，甚至无尿。休克晚期出现广泛性皮肤、黏膜及内脏出血，即弥漫性血管内凝血的表现，以及多器官衰竭。

（4）血流动力学监测提示心脏指数降低、左心室舒张末压升高等相应的血流动力学异常。

三、检查

(1)血气分析。

(2)弥漫性血管内凝血的有关检查。血小板计数及功能检测，出凝血时间，凝血酶原时间，凝血因子Ⅰ，各种凝血因子和纤维蛋白降解产物(FDP)。

(3)必要时做微循环灌注情况检查。

(4)血流动力学监测。

(5)胸部 X 线片，心电图，必要时做动态心电图检查，条件允许时行床旁超声心动图检查。

四、治疗

(一)一般治疗

(1)绝对卧床休息，有效止痛，由急性心肌梗死所致者吗啡 3～5 mg 或哌替啶 50 mg，静脉注射或皮下注射，同时予安定、苯巴比妥(鲁米那)。

(2)建立有效的静脉通道，必要时行深静脉插管。留置导尿管监测尿量。持续心电、血压、血氧饱和度监测。

(3)氧疗：持续吸氧，氧流量一般为 4～6 L/min，必要时气管插管或气管切开，人工呼吸机辅助呼吸。

(二)补充血容量

首选低分子右旋糖酐 250～500 mL 静脉滴注或 0.9%氯化钠液、平衡液 500 mL 静脉滴注，最好在血流动力学监护下补液，前 20 分钟内快速补液 100 mL，如中心静脉压上升不超过 0.2 kPa(1.5 mmHg)，可继续补液直至休克改善，或输液总量达 500～750 mL。无血流动力学监护条件者可参照以下指标进行判断：诉口渴，外周静脉充盈不良，尿量＜30 mL/h，尿比重 ＞1.02，中心静脉压＜0.8 kPa(6 mmHg)，则表明血容量不足。

(三)血管活性药物的应用

首选多巴胺或与间羟胺(阿拉明)联用，从 2～5 μg/(kg·min)开始渐增剂量，在此基础上根据血流动力学资料选择血管扩张剂。①肺充血而心排血量正常，肺毛细血管嵌顿压＞2.4 kPa (18 mmHg)。而心脏指数＞2.2 L/(min·m²)时，宜选用静脉扩张剂，如硝酸甘油 15～30 μg/min静脉滴注或泵入，并可适当利尿；②心排血量低且周围灌注不足，但无肺充血，即心脏指数＜2.2 L/(min·m²)，肺毛细血管嵌顿压＜2.4 kPa(18 mmHg)而肢端湿冷时，宜选用动脉扩张剂，如酚妥拉明 100～300 μg/min 静脉滴注或泵入，必要时增至 1 000～2 000 μg/min；③心排血量低且有肺充血及外周血管痉挛，即心脏指数＜2.2 L/(min·m²)，肺毛细血管嵌顿压 ＜2.4 kPa(18 mmHg)而肢端湿冷时，宜选用硝普钠，10 μg/min 开始，每 5 分钟增加 5～10 μg/min，常用量为 40～160 μg/min，也有高达 430 μg/min 才有效。

(四)正性肌力药物的应用

1.洋地黄制剂

一般在急性心肌梗死的 24 小时内，尤其是 6 小时内应尽量避免使用洋地黄制剂，在经上述处理休克无改善时可酌情使用毛花苷 C 0.2～0.4 mg，静脉注射。

2.拟交感胺类药物

对心排血量低，肺毛细血管嵌顿压不高，体循环阻力正常或低下，合并低血压时选用多巴胺，用量同前;而心排血量低,肺毛细血管嵌顿压高,体循环血管阻力和动脉压在正常范围者,宜选用多巴酚丁胺5~10 μg/(kg·min),也可选用多培沙明0.25~1.0 μg/(kg·min)。

3.双异吡啶类药物

常用氨力农0.5~2 mg/kg,稀释后静脉注射或静脉滴注,或米力农2~8 mg,静脉滴注。

(五)其他治疗

1.纠正酸中毒

常用5%碳酸氢钠或摩尔乳酸钠,根据血气分析结果计算补碱量。

2.激素应用

早期(休克4~6小时)可尽早使用糖皮质激素,如地塞米松10~20 mg或氢化可的松100~200 mg,必要时每4~6小时重复1次,共用1~3天,病情改善后迅速停药。

3.纳洛酮

首剂0.4~0.8 mg,静脉注射,必要时在2~4小时后重复0.4 mg,继以1.2 mg置于500 mL液体内静脉滴注。

4.机械性辅助循环

经上述处理后休克无法纠正者,可考虑主动脉内气囊反搏(IABP)、体外反搏、左心室辅助泵等机械性辅助循环。

5.原发疾病治疗

如急性心肌梗死患者应尽早进行再灌注治疗,溶栓失败或有禁忌证者应在IABP支持下进行急诊冠状动脉成形术;急性心包压塞者应立即心包穿刺减压;乳头肌断裂或室间隔穿孔者应尽早进行外科修补等。

6.心肌保护

1,6-二磷酸果糖5~10 g/d,或磷酸肌酸2~4 g/d,酌情使用血管紧张素转换酶抑制剂等。

(六)防治并发症

1.呼吸衰竭

呼吸衰竭包括持续氧疗,必要时呼气末正压给氧,适当应用呼吸兴奋剂,如尼可刹米0.375 g或洛贝林(山梗菜碱)3~6 mg静脉注射;保持呼吸道通畅,定期吸痰,加强抗感染等。

2.急性肾衰竭

注意纠正水、电解质紊乱及酸碱失衡,及时补充血容量,酌情使用利尿剂如呋塞米20~40 mg静脉注射。必要时可进行血液透析、血液滤过或腹膜透析。

3.保护脑功能

酌情使用脱水剂及糖皮质激素,合理使用兴奋剂及镇静剂,适当补充促进脑细胞代谢药,如脑活素、胞磷胆碱、三磷酸腺苷等。

4.防治弥散性血管内凝血

休克早期应积极应用低分子右旋糖酐、阿司匹林、双嘧达莫等抗血小板及改善微循环药物,有弥散性血管内凝血早期指征时应尽早使用肝素抗凝,首剂$(3\sim6)\times10^3$ U静脉注射,后续以$(0.5\sim1)\times10^3$ U/h静脉滴注,监测凝血时间调整用量,后期适当补充消耗的凝血因子,对有栓塞表现者可酌情使用溶栓药如小剂量尿激酶[$(25\sim30)\times10^4$ U]或链激酶。

五、护理

(一)急救护理

(1)护理人员熟练掌握常用仪器、抢救器材及药品。

(2)各种抢救用物定点放置,定人保管,定量供应,定时核对,定期消毒,使其保持完好备用状态。

(3)患者一旦发生晕厥,应立即就地抢救并通知医师。

(4)应及时给予吸氧,建立静脉通道。

(5)按医嘱准、稳、快地使用各类药物。

(6)若患者出现心脏骤停,立即进行心、肺、脑复苏。

(二)护理要点

1.给氧用面罩或鼻导管给氧

面罩要严密,鼻导管吸氧时,导管插入要适宜,调节氧流量 4~6 L/min,每天更换鼻导管一次,以保持导管通畅。如发生急性肺水肿时,立即给患者端坐位,两腿下垂,以减少静脉回流,同时加用 30%乙醇吸氧,降低肺泡表面张力,特别是患者咯大量粉红色泡沫样痰时,应及时用吸引器吸引,保持呼吸道通畅,以免发生窒息。

2.建立静脉输液通道

迅速建立静脉通道。护士应建立静脉通道一至两条。在输液时,输液速度应控制,应当根据心率、血压等情况,随时调整输液速度,特别是当液体内有血管活性药物时,更应注意输液通畅,避免管道滑脱、输液外渗。

3.尿量观察

单位时间内尿量的观察,对休克病情变化及治疗是十分敏感和有意义的指标。如果患者六小时无尿或每小时为 20~30 mL,说明肾小球滤过量不足,如无肾实质变说明血容量不足。相反,每小时尿量大于 30 mL,表示微循环功能良好,肾血灌注好,是休克缓解的可靠指标。如果血压回升,而尿量仍很少,考虑发生急性肾衰竭,应及时处理。

4.血压、脉搏、末梢循环的观察

血压变化直接标志着休克的病情变化及预后,因此,在发病几小时内应严密观察血压,15~30 分钟一次,待病情稳定后 1~2 小时观察一次。若收缩压下降到 10.7 kPa(80 mmHg)以下,脉压小于 2.7 kPa(20 mmHg)或患者原有高血压,血压的数值较原血压下降 2.7~4.0 kPa(20~30 mmHg),要立即通知医师迅速给予处理。

脉搏的快慢取决于心率,其节律是否整齐,也与心搏节律有关,脉搏强弱与心肌收缩力及排血量有关。所以休克时脉搏在某种程度上反映心功能,同时,临床上脉搏的变化,往往早于血压变化。

心源性休克由于心排血量减少,末梢循环灌注量减少,血流留滞,末梢发生发绀,尤其以口唇、黏膜及甲床最明显,四肢也因血运障碍而冰冷,皮肤潮湿。这时,即使血压不低,也应按休克处理。当休克逐步好转时,末梢循环得到改善,发绀减轻,四肢转温。所以末梢的变化也是休克病情变化的一个标志。

5.心电监护的护理

患者入院后立即建立心电监护,通过心电监护可及时发现致命的室速或室颤。当患者入院后一般监测 24～48 小时,有条件可直到休克缓解或心律失常纠正。常用标准 Ⅱ 导进行监测,必要时描记心电记录。在监测过程中,要严密观察心律、心率的变化,对于频发室早(每分钟 5 个以上)、多源性室早,室早呈二联律、三联律,室性心动过速,R-on-T、R-on-P(室早落在前一个 P 波或 T 波上)立即报告医师,积极配合抢救,准备各种抗心律失常药,随时做好除颤和起搏的准备,分秒必争,以挽救患者的生命。

此外,还必须做好患者的保温工作,防止呼吸道并发症和预防压疮等方面的基础护理工作。

(朱蕊彦)

第七章

消化内科护理

第一节 消化性溃疡

消化性溃疡是一种常见的胃肠道疾病,简称溃疡病,通常指发生在胃或十二指肠球部的溃疡,并分别称为胃溃疡或十二指肠溃疡。事实上,本病可以发生在与酸性胃液相接触的其他胃肠道部位,包括食管下端、胃肠吻合术后的吻合口及其附近的肠襻,以及含有异位胃黏膜的Meckel憩室。

消化性溃疡是一组常见病、多发病,人群中患病率为 5%～10%,严重危害人们的健康。本病可见于任何年龄,以 20～50 岁为多,占 80%,10 岁以下或 60 岁以上者较少。胃溃疡(GU)常见于中年和老年人,男性多于女性,二者之比约为 3:1。十二指肠球部溃疡(DU)多于胃溃疡,患病率是胃溃疡的 5 倍。

一、病因及发病机制

消化性溃疡病因和发病机制尚不十分明确,学说甚多,归纳起来有 3 个方面:损害因素的作用,即化学性、药物性等因素的直接破坏作用;保护因素的减弱;易感及诱发因素(遗传、性激素、工作负荷等)。目前认为胃溃疡多以保护因素减弱为主,而十二指肠球部溃疡则以损害因素的作用为主。

(一)损害因素作用

1.胃酸及胃蛋白酶分泌异常

31%～46% 的 DU 患者胃酸分泌率高于正常高限(正常男 11.6～60.6 mmol/h,女 8.0～40.1 mmol/h)。因胃蛋白酶原随胃酸分泌,故患者中胃蛋白酶原分泌增加的百分比大致与胃酸分泌增加的百分比相同。

多数 GU 患者酸分泌率正常或低于正常,仅少数患者(如卓-艾综合征)酸分泌率高于正常。虽然如此,并不能排除胃酸及胃蛋白酶是某些 GU 的病因。通常认为在胃酸分泌高的溃疡患者中,胃酸和胃蛋白酶是导致发病的重要因素。

基础胃酸分泌增加可由下列因素所致:①胃泌素分泌增加(卓-艾综合征等)。②乙酰胆碱刺激增加(迷走神经功能亢进)。③组织胺刺激增加(系统性肥大细胞病或嗜碱性粒细胞白血病)。

2.药物性因素

阿司匹林、糖皮质激素、非甾体抗炎药等可直接破坏胃黏膜屏障,被认为与消化性溃疡的发病有关。

3.胆汁及胰液反流

胆酸、溶血卵磷脂及胰酶是引起一些消化性溃疡的致病因素,尤其见于某些GU。这些GU患者幽门括约肌功能不全,胆汁和/或胰酶反流入胃造成胃炎,继发GU。

胆汁及胰液损伤胃黏膜的机制可能是改变覆盖上皮细胞表面的黏液,损伤胃黏膜屏障,使黏膜更易受胃酸和胃蛋白酶的损害。

(二)保护因素减弱

1.黏膜防护异常

胃黏膜屏障由黏膜上皮细胞顶端的一层脂蛋白膜所组成,使黏膜免受胃内容损伤或在损伤后迅速地修复。黏液的分泌减少或结构异常均能使凝胶层黏液抵抗力减弱。胃黏膜血流减少导致细胞损伤与溃疡。胃黏膜缺血是严重内、外科疾病患者发生急性胃黏膜损伤的直接原因。胃小弯处易发溃疡可能与其侧支血管较少有关。黏膜碳酸氢盐和前列腺素分泌减少也可使黏膜防御功能降低。

2.胃肠道激素

胃肠道黏膜与胰腺的内分泌细胞分泌多种肽类和胺类胃肠道激素(胰泌素、胆囊收缩素、血管活性肠肽、高血糖素、肠抑胃肽、生长抑素、前列腺素等)。它们具有一定生理作用,主要参与食物消化过程,调节胃酸/胃蛋白酶分泌,并能营养和保护胃肠黏膜,一旦这些激素分泌和调节失衡,即易产生溃疡。

(三)易感及诱发因素

1.遗传倾向

消化性溃疡有相当高的家族发病率。曾有报告20%～50%的患者有家族史,而一般人群的发病率仅为5%～10%。许多临床调查研究表明,DU患者的血型以"O"型多见,消化性溃疡伴并发症者也以"O"型多见,这与50%DU患者和40%GU患者不分泌ABH血型物质有关。DU与GU的遗传易感基因不同。提示GU与DU是两种不同的疾病。GU患者的子女患GU风险为一般人群的3倍,而DU患者的子女的风险则并不比一般人群高。曾有报道62%的儿童DU患者有家族史。消化性溃疡的遗传因素还直接表现为某些少见的遗传综合征。

2.性腺激素因素

国内报道消化性溃疡的男女比(3.9～8.5):1,这种差异被认为与性激素作用有关。女性激素对消化道黏膜具有保护作用。生育期妇女罹患消化性溃疡明显少于绝经期后妇女,妊娠期妇女的发病率也明显低于非妊娠期。现认为女性性腺激素,特别是孕酮,能阻止溃疡病的发生。

3.心理-社会因素

研究认为,消化性溃疡属于心理生理疾病的范畴,特别是DU与心理-社会因素的关系尤为密切。与溃疡病的发生有关的心理-社会因素主要有以下几方面。

(1)长期的精神紧张:不良的工作环境和劳动条件,长期的脑力活动造成的精神疲劳,加之睡眠不足,缺乏应有的休息和调节导致精神过度紧张。

(2)强烈的精神刺激:重大的生活事件,生活情景的突然改变,社会环境的变迁,如丧偶、离婚、自然灾害、战争动乱等造成的心理应激。

（3）不良的情绪反应：指不协调的人际关系，工作生活中的挫折，无所依靠而产生的心理上的"失落感"和愤怒、抑郁、忧虑、沮丧等不良情绪。消化系统是情绪反应的敏感器官系统，所以这些心理-社会因素就会在其他一些内外致病因素的综合作用下，促使溃疡病的发生。

4.个性和行为方式

个性特点和行为方式与本病的发生也有一定关系，它既可作为本病的发病基础，又可改变疾病的过程，影响疾病的转归。溃疡病患者的个性和行为方式有以下几个特点。

（1）竞争性强，雄心勃勃。有的人在事业上虽取得了一定成就，但其精神生活往往过于紧张，即使在休息时，也不能取得良好的精神松弛。

（2）独立和依赖之间的矛盾，生活中希望独立，但行动上又不愿吃苦，因循守旧、被动、顺从、缺乏创造性、依赖性强，因而引起心理冲突。

（3）情绪不稳定，遇到刺激，内心情感反应强烈，易产生挫折感。

（4）惯于自我克制。情绪虽易波动，但往往喜怒不形于色，即使在愤怒时，也常常是"怒而不发"，情绪反应被阻抑，导致更为强烈的自主神经系统功能紊乱。

（5）其他，性格内向、孤僻、过分关注自己、不好交往、自负、焦虑、易抑郁、事无巨细等。

5.吸烟

吸烟与溃疡发病是否有关，尚不明确。但流行病学研究发现溃疡患者中吸烟比例较对照组高；吸烟量与溃疡病流行率呈正相关；吸烟者死于溃疡病者比不吸烟者多；吸烟者的 DU 较不吸烟者难愈合；吸烟者的 DU 复发率比不吸烟者高。吸烟与 GU 的发病关系则不清楚。

6.乙醇及咖啡饮料

两者都能刺激胃酸分泌，但缺乏引起胃十二指肠溃疡的确定依据。

二、症状和体征

（一）疼痛

溃疡疼痛的确切机制尚不明确。较早曾提出胃酸刺激是溃疡疼痛的直接原因。因溃疡疼痛发生于进餐后一段时期，此时胃内胃酸浓度达到最高水平。然而，以酸灌注溃疡病患者却不能诱发疼痛；"酸理论"也不能解释十二指肠溃疡疼痛。由于溃疡痛与胃内压力的升高同步，故胃壁肌紧张度增高与十二指肠球部痉挛均被认为是溃疡痛的原因。溃疡周围水肿与炎症区域的肌痉挛，或溃疡基底部与胃酸接触可引起持续烧灼样痛。给溃疡病患者服用安慰剂，发现其具有与抗酸剂同样的缓解疼痛疗效，进食在有些患者反而会加重疼痛，因此溃疡疼痛的另一种机制可能与胃、十二指肠运动功能异常有关。

1.疼痛的性质与强度

溃疡痛常为绞痛、针刺样痛、烧灼样痛和钻痛，也可仅为烧灼样感或类似饥饿性胃收缩感以致难与饥饿感相区别。疼痛的程度因人而异，多数呈钝痛，可忍受，无须立即停止工作。老年人感觉迟钝，疼痛往往较轻。少数则剧痛，需使用止痛剂才可缓解。约 10% 的患者在病程中不觉疼痛，直至出现并发症时才被诊断，故被称为无痛性溃疡。

2.疼痛的部位和放射

无并发症的 GU 的疼痛部位常在剑突下或上腹中线偏左；DU 多在剑突下偏右，范围较局限。疼痛常不放射。一旦发生穿透性溃疡或溃疡穿孔，则疼痛向背部、腹部其他部位，甚至肩部放射。有报道在一些吸烟的溃疡病患者，疼痛可向左下胸放射，类似心绞痛，称为胃心综合征。

患者戒烟和溃疡治愈后,左下胸痛即消失。

3.疼痛的节律性

消化性溃疡病中一项最特别的表现是疼痛的出现与消失呈节律性,这与胃的充盈和排空有关。疼痛常与进食有明显关系。GU 疼痛多在餐后 0.5~2 小时出现,至下餐前消失,即有"进食→疼痛→舒适"的规律。DU 疼痛多在餐后 3~4 小时出现,进食后可缓解,即有"进食→舒适→疼痛"的规律。疼痛还可出现在晚间睡前或半夜痛醒,称为夜间痛。

4.疼痛的周期性

消化性溃疡的疼痛发作可延续数天或数周后自行缓解,称为溃疡痛小周期。每逢深秋至冬春季节交替时疼痛发作,构成溃疡痛的大周期。溃疡病病程的周期性原因不明,可能与机体全身反应,特别是神经系统兴奋性的改变有关,也与气候变化和饮食失调有关。一般饮食不当,情绪波动,气候突变等可加重疼痛;进食、饮牛奶、休息、局部热敷、服制酸药物可缓解疼痛。

(二)胃肠道症状

1.恶心、呕吐

溃疡病的呕吐为胃性呕吐,属反射性呕吐。呕吐前常有恶心且与进食有关。但恶心与呕吐并非是单纯性胃十二指肠溃疡的症状。消化性溃疡患者发生呕吐很可能伴有胃潴留或与幽门附近溃疡刺激有关。刺激性呕吐于进食后迅速发生,患者在呕吐大量胃内容物后感觉轻松。幽门梗阻胃潴留所致呕吐很可能发生于清晨,呕吐物中含有隔宿的食物,并带有酸馊气味。

2.嗳气与胃灼热

(1)嗳气可见于溃疡病患者,此症状无特殊意义。多见于年轻的 DU 患者,可伴有幽门痉挛。

(2)胃灼热(也称烧心)是位于心窝部或剑突后的发热感,见于 60%~80% 溃疡病患者,患者多有高酸分泌。可在消化性溃疡发病之前多年发生。胃灼热与溃疡痛相似,有在饥饿时与夜间发生的特点,且同样具有节律性与周期性。胃灼热发病机制仍有争论,目前多认为是由于反流的酸性胃内容物刺激下段食管的黏膜引起。

3.其他消化系统症状

消化性溃疡患者食欲一般无明显改变,少数有食欲亢进。由于疼痛常与进食有关,往往不敢多食。有些患者因长期疼痛或并发慢性胃十二指肠炎,胃分泌与运动功能减退,导致食欲减退,这较多见于慢性 GU。有些 DU 患者有周期性唾液分泌增多,可能与迷走神经功能亢进有关。

痉挛性便秘是消化性溃疡常见症状之一,但其原因与溃疡病无关,而与迷走神经功能亢进,严重偏食使纤维食物摄取过少及药物(铝盐、铋盐、钙盐、抗胆碱能药)的不良反应有关。

(三)全身性症状

除胃肠道症状外,患者可有自主神经功能紊乱的症状,如缓脉、多汗等。久病更易出现焦虑、抑郁和失眠等精神症状。疼痛剧烈影响进食者可有消瘦及贫血。

三、并发症

约 1/3 的消化性溃疡患者病程中出现出血、穿孔或梗阻等并发症。

(一)出血

出血是消化性溃疡最常见的并发症,见于 15%~20% 的 DU 和 10%~15%GU 患者。它标志着溃疡病变处于高度活动期。发生出血的危险率与病期长短无关,1/4~1/3 患者发生出血时无溃疡病史。出血多见于寒冷季节。

出血是溃疡腐蚀血管所致。急性出血最常见现象为黑便和呕血。仅 $50\sim75$ mL 的少量出血即可表现为黑便。GU 者大量出血时有呕血伴黑便。DU 则多为黑便,量多时反流入胃也可表现为呕血。如大量血流快速通过胃肠道,粪色则为暗红或酱色。大量出血导致急性循环血量下降,出现体位性心动过速、血压脉压减小和直立性低血压,严重者发生休克。

(二)穿孔

溃疡严重,穿破浆膜层可致:十二指肠内容物经过溃疡穿孔进入腹膜腔即游离穿孔;溃疡侵蚀穿透胃、十二指肠壁,但被胰、肝、脾等实质器官所封闭而不形成游离穿孔;溃疡扩展至空腔脏器如胆总管、胰管、胆囊或肠腔形成瘘管。

$6\%\sim11\%$ 的 DU 和 $2\%\sim5\%$ 的 GU 患者发生游离穿孔,甚至以游离穿孔为起病方式。老年男性及服用非甾体抗炎药者较易发生游离穿孔。十二指肠前壁溃疡容易穿孔,偶有十二指肠后壁溃疡穿孔至小网膜囊引起背痛而非弥漫性腹膜炎症。GU 穿孔多位于小弯处。

游离穿孔的特点为突然出现、发展很快,有持续的剧烈疼痛。痛始于上腹部,很快发展为全腹痛,活动可加剧,患者多取仰卧不动的体位。腹部触诊压痛明显,腹肌广泛板样强直。由于体液向腹膜腔内渗出,常有血压降低、心率加快、血液浓缩及白细胞计数增高,而少有发热。16%患者血清淀粉酶轻度升高。75%患者的直立位胸腹部 X 线可见游离气体。经鼻胃管注入 $400\sim500$ mL 空气或碘造影剂后摄片,更易发现穿孔。

有时,游离穿孔的临床表现可不典型:如穿孔很快闭合,腹腔细菌污染很轻,临床症状可很快自动改善;老年或有神经精神障碍者,腹痛及腹部体征不明显,仅表现为原因不明的休克;体液缓慢渗漏入腹膜腔而集积于右结肠旁沟,临床表现似急性阑尾炎。

溃疡穿孔至胰腺者通常有难治性溃疡疼痛。十二指肠后壁穿透者血清淀粉酶及脂酶水平可升高。偶尔,穿孔可引起瘘管,如十二指肠穿孔至胆总管瘘管,胃溃疡穿通至结肠或十二指肠瘘管。

穿孔死亡率为 $5\%\sim15\%$,而靠近贲门的高位胃溃疡的死亡率更高。

(三)幽门梗阻

约 5%DU 和幽门溃疡患者出现幽门梗阻。梗阻由水肿、平滑肌痉挛、纤维化或诸种因素合并所致,梗阻多为溃疡病后期表现。消化性溃疡并发梗阻的死亡率为 $7\%\sim26\%$。

由于梗阻使胃排空延缓,患者常出现恶心、呕吐、上腹部饱满、胀气、食欲减退、早饱、畏食和体重明显下降。上腹痛经呕吐后可暂时缓解。呕吐多在进食后 1 小时或更长时间后出现,吐出量大,为不含胆汁的未消化食物,此种症状可持续数周至数月。体格检查可见血容量不足征象(低血压、心动过速、皮肤黏膜干燥),上腹部蠕动波及胃部振水音。

实验室检查常有血液浓缩、肾前性氮质血症等血容量不足征象及呕吐引起的低钾低氯代谢性碱中毒。若体重丧失明显,可出现低蛋白血症。

(四)癌变

少数 GU 发生癌变,发生率不详。凡 45 岁以上患者,内科积极治疗无效者及营养状态差、贫血、粪便隐血试验持续阳性者均应做钡餐、纤维胃镜检查及活组织病理检查,以尽早发现癌变。

四、检查

(一)血清胃泌素含量

放免法检测胃泌素可检出卓-艾综合征及其他高胃酸分泌性消化性溃疡。未服过大剂量的抗酸剂、H_2 受体拮抗剂或质子泵抑制剂等药者,如空腹血清胃泌素水平＞200 pg/mL,应测定胃酸分泌量,以明确是否由于恶性贫血、萎缩性胃炎、胃癌或迷走神经切除等因素胃泌素反馈性增高。血清胃泌素含量及基础酸排量均增加仅见于少数疾病。测定静脉注射胰泌素后的血清胃泌素浓度,有助于确诊诊断不明的卓-艾综合征。

(二)胃酸分泌试验方法

胃酸分泌试验方法是在透视下将胃管置入胃内,管端位于胃窦,以吸引器吸取胃液,测定每次吸取的胃液量及酸浓度。健康人胃酸分泌量见表 7-1。GU 的酸排量与正常人相似,而 DU 则空腹和夜间均维持较高水平。胃酸分泌幅度在正常人和消化性溃疡患者之间重叠,GU 与 DU 之间也有重叠,故胃酸分泌检查对溃疡病的定性诊断意义不大。对缺乏胃酸的溃疡病,应疑有癌变;胃酸很高,基础酸排量和最高酸排量明显增高,则提示胃泌素瘤可能。

表 7-1　健康男女性正常胃酸分泌的高限及低限值

	基础(mmol/h)	最高(mmol/h)	最大(mmol/h)	基础/最大(mmol/h)
男性(N＝172)高限值	10.5	60.6	47.7	0.31
男性(N＝172)低限值	0	11.6	9.3	0
女性(N＝76)高限值	5.6	40.1	31.2	0.29
女性(N＝76)低限值	0	8.0	5.6	0

(三)X 线钡餐检查

X 线钡餐检查是确定诊断的有效方法,尤其对临床表现不典型者。消化性溃疡在 X 线征象上出现形态和功能的改变,即直接征象与间接征象。由钡剂充填溃疡形成龛影为直接征象,是最可靠的诊断依据。溃疡病周围组织的炎性病变与局部痉挛产生钡餐检查时的局部压痛或激惹现象及溃疡愈合形成瘢痕收缩使局部变形均属于间接征象。

(四)纤维胃镜检查

胃镜检查对消化性溃疡的诊断和鉴别诊断有很大价值。该检查可以发现 X 线所难以发现的浅小溃疡,确切地判断溃疡的部位、数目、大小、深浅、形态及病期(活动期、愈合期、瘢痕期),对随访溃疡的过程和判定治疗的效果有价值。胃镜检查还可在直视下作胃黏膜活组织检查等,故对溃疡良性、恶性的鉴别价值较大。

(五)粪便隐血试验

溃疡活动期,溃疡面有微量出血,粪隐血试验大都阳性,治疗 1～2 周后多转为阴性。如持续阳性,则疑有癌变。

(六)幽门螺杆菌(HP)感染检查

近来 HP 在消化性溃疡发病中的重要作用备受重视。我国人群中 HP 感染率为 40％～60％。HP 在 GU 和 DU 中的检出率更是分别高达 70％～80％和 90％～100％。诊断 HP 方法有多种:①直接从活检胃黏膜中细菌培养、组织涂片或切片染色查 HP。②用尿素酶试验、^{14}C 尿素呼吸试验、胃液尿素氮检测等方法测定胃内尿素酶活性。③血清学查抗 HP 抗体。④聚合酶链式反应技术查 HP。

五、护理

(一)护理观察

1.腹痛

观察腹痛的部位、性质、强度,有无放射痛,与进食、服药的关系,腹痛有无周期性。

2.呕吐

观察呕吐物性质、气味、量、颜色、呕吐次数及与进食关系,注意有无因呕吐而致脱水和低钾、低钠血症及低氯性碱中毒。

3.呕血和黑粪

观察呕血、便血的量、次数和性质。注意出血前有无恶心、呕吐、上腹不适、血中是否混有食物,以便与咯血相区别。半数以上溃疡出血者有 38.5 ℃ 以下的低热,持续时间与出血时间一致,可作为出血活动的一个标志,故应每天多次测体温。

4.穿孔

由于老年人常有其他慢性疾病,穿孔时腹痛、腹肌紧张不明显,可无显著压痛和反跳痛,常易误诊,死亡率高,应予密切观察生命体征和腹部情况。

5.幽门梗阻观察以下情况可了解胃潴留程度

餐后 4 小时后胃液量(正常<300 mL),禁食 12 小时后胃液量(正常<200 mL),空腹胃注入 750 mL 生理盐水 30 分钟后胃液量(正常<400 mL)。

6.其他

注意观察有无影响溃疡愈合的焦虑和忧郁、饮食不节、熬夜、过度劳累、服药不正规,服用阿司匹林和肾上腺皮质激素、吸烟等。

(二)常规护理

1.休息

消化性溃疡属于典型的身心疾病,心理-社会因素对发病起着重要作用。因此,规律的生活和劳逸结合的工作安排,无论在本病的发作期或缓解期都十分重要。休息是消化性溃疡基本和重要的护理。休息包括精神休息和躯体休息。病情轻者可边工作边治疗,较重者应卧床数天至 2 周,继之休息 1～2 月。平卧休息时胆汁反流明显减少,对胃溃疡患者有利。另外应保证充足的睡眠,服用适量镇静剂。

2.戒烟、酒及其他嗜好

吸烟者,消化性溃疡的发病率较不吸烟者多。吸烟可使溃疡恶化或延迟溃疡愈合。吸烟会削弱十二指肠液中和胃酸的能力,还能引起十二指肠液反流入胃。患者戒烟后溃疡症状明显改善。有研究认为就 DU 患者而言,戒烟比服西咪替丁更重要。

乙醇能损坏胃黏膜屏障引起胃炎而加重症状,延迟愈合。此外,还能减弱胰泌素对胰外分泌腺分泌水和碳酸氢根的作用,降低了胰液中和胃酸的能力。临床观察也显示消化性溃疡患者停止饮酒后症状减轻,故应劝患者戒酒。

咖啡等物质能刺激胃酸与胃蛋白酶分泌,还可使胃黏膜充血,加剧溃疡病症状。故应不饮或少饮咖啡、可口可乐、茶、啤酒等。

3.饮食

饮食护理是消化性溃疡病治疗的重要组成部分。饮食护理的目的是减轻机械性和化学性刺激、缓解和减轻疼痛。合理营养有利改善营养状况、纠正贫血,促进溃疡愈合,避免发生并发症。

(三)饮食护理原则

1.宜少量多餐,定时,定量进餐

每天5~7餐,每餐量不宜过饱,约为正常量的2/3。因少量多餐可中和胃酸,减少胃酸对溃疡面的刺激,又可供给足够营养。少量多餐在急性消化性溃疡时更为适宜。

2.宜选食营养价值高、质软而易于消化的食物

如牛奶、鸡蛋、豆浆、鱼、嫩的瘦猪肉等食物,经加工烹调变得细软易消化,对胃肠无刺激。同时注意补充足够的热量及蛋白质和维生素。

3.蛋白质、脂肪、碳水化合物的供给要求

蛋白质按每天每千克体重1~1.5 g供给;脂肪按每天70~90 g供给,选择易消化吸收的乳融状脂肪(如奶油、牛奶、蛋黄、黄油、奶酪等),也可用适量的植物油,碳水化合物按每天300~350 g供给。选择易消化的糖类如粥、面条、馄饨等,但蔗糖不宜供给过多,否则可使胃酸增加,且易胀气。

4.避免化学性和机械性刺激的食物

化学刺激性的食物有咖啡、浓茶、可可、巧克力等这些食物可刺激胃酸分泌增加;机械性刺激的食物有油炸猪排、花生米、粗粮、芹菜、韭菜、黄豆芽等,这些食物可刺激胃黏膜表面血管和溃疡面。总之溃疡病患者不宜吃过咸、过甜、过酸、过鲜、过冷、过热及过硬的食物。

5.食物烹调必须切碎制烂

可选用蒸、煮、氽、烧、烩、焖等的烹调方法。不宜采用爆炒、滑溜、干炸、油炸、生拌、烟熏、腌腊等烹调方法。

6.必须预防便秘

溃疡病饮食中含粗纤维少,食物细软,易引起便秘,宜经常吃些润肠通便的食物如果子冻、果汁、菜汁等,可预防便秘。

溃疡病急性发作或出血刚停止后,进流质饮食,每天6~7餐。无消化道出血且疼痛较轻者宜进厚流质或少渣半流,每天6餐。病情稳定、自觉症状明显减轻或基本消失者,每天6餐细软半流质。基本愈合者每天3餐普食加2餐点心,不宜进食油煎、炸和粗纤维多的食物。

出现呕血、幽门梗阻严重或急性穿孔均应禁食。

(四)心理护理

在治疗护理过程中应注重教育,应把防病治病的基本知识介绍给患者,如让患者注意避免精神紧张和不良情绪的刺激,注意精神卫生,注意锻炼身体、增强体质、培养良好的生活习惯,生活有规律,注意劳逸结合,节制烟酒,慎用对胃黏膜有损害的药物等,使患者了解本病的规律性,治疗原则和方法,从而坚定战胜疾病的信心,自觉配合治疗和护理。在心理护理过程中,护士应当了解患者在疾病的不同时期所出现的心理反应,如否认、焦虑、抑郁、孤独感、依赖心理等心理反应,护理上重点要给患者以心理支持,特别帮助他们克服紧张、焦虑、抑郁等常见的心理问题,帮助他们进行认识重建,即认识个人、认识社会,调整和处理好人与人、个人与社会之间的关系,重新找到自己新的起点,减少疾病造成的痛苦和不安。心理护理中,护士应当实施针对性、个性化的心理护理。如对那些具有明显心理素质上弱点的患者,有易暴怒、抑郁、孤僻及多疑倾向者应及早通过心理指导加强其个性的培养,对那些有明显行为问题者,如酗酒、吸烟、多食、缺少运动及A型行为等,应用心理学技术指导其进行矫正;对那些工作和生活环境里存在明显应激源的

人,应及时帮助其进行适当的调整,减少不必要的心理刺激。

(五)药物治疗护理

1.制酸剂

胃酸、胃蛋白酶对消化性溃疡的发病有重要作用。制酸药能中和胃酸从而缓解疼痛并降低胃蛋白酶的活性。常用的制酸药分可溶性和不溶性两种。可溶性抗酸药主要为碳酸氢钠,该药止痛效果快,但自肠道吸收迅速,大量及长期应用可引起钠潴留和代谢性碱中毒,且与胃酸相遇可产生 CO_2,引起腹胀和继发胃酸增高,故不宜单独使用,而应小剂量与其他抗酸药混合服用。不溶性抗酸药有氢氧化铝、碳酸铝、氧化铝、三硅酸镁等,作用缓慢而持久,肠道不吸收,可单独或联合用药。各种抗酸剂均有其特点,临床上常联合应用,以提高疗效,减少不良反应。抗酸药对缓解溃疡疼痛十分有效,是否能促进溃疡愈合,尚无肯定结论。

使用抗酸药应注意:①在饭后 1~2 小时服,可延长中和作用时间,而不可在餐前或就餐时服药。睡前加服 1 次,可中和夜间所分泌的大量酸。②片剂嚼碎后服用效果较好,因药物颗粒越小溶解越快,中和酸的作用愈大,因此凝胶或溶液的效果最好,粉剂次之,片剂较差。③抗酸药除可引起便秘、腹泻外,尚可引起一些其他不良反应,特别是当患者有肾功能不全或心力衰竭时,如碳酸氢钠可造成钠潴留和碱中毒;碳酸钙剂量过大时,高血钙可刺激 G 细胞分泌大量胃泌素,引起胃酸分泌反跳而加重上腹痛;长期大量服用氢氧化铝后,因铝结合饮食中的磷,使肠道对磷的吸收减少,严重缺磷可引起食欲缺乏、软弱无力等,甚至导致软骨病或骨质疏松。

2.抗胆碱能药

这类药物可抑制迷走神经功能,因而具有减少胃酸分泌、解除平滑肌和血管痉挛、改善局部营养和延缓胃排空等作用,后者有利于延长抗酸药和食物对胃酸的中和,达到止痛目的。但其延缓胃排空引起胃窦部潴留,可促使胃酸分泌所以认为不宜用于胃溃疡。抗胆碱能药服后 2 小时出现最大药理作用,故常于餐后 6 小时及睡前服用。抗胆碱能药物最大缺点是不但能抑制胃酸分泌,也抑制乙酰胆碱在全身的生理作用,故有口干、视力模糊、心动过速、汗闭、便秘和尿潴留等不良反应,故溃疡出血、幽门梗阻、反流性食管炎、青光眼、前列腺肥大等患者均不宜使用。常用的药物有普鲁苯辛、贝那替秦、山莨菪碱、阿托品等。

3. H_2 受体拮抗剂

组织胺通过两种受体而产生效应,其中与胃酸分泌有关的是 H_2 受体。阻滞 H_2 受体能抑制胃酸的分泌。代表药是西咪替丁,它对胃酸的分泌具有强大抑制作用。口服后很快被小肠所吸收,在 1~2 小时内血液浓度达高峰,可完全抑制由饮食或胃泌素所引起的胃酸分泌达 6~7 小时。该药常于进餐时与食物同服。年龄大,伴有肾功能和其他疾病者易发生不良反应。常见的不良反应有头痛、腹泻、嗜睡、疲劳、肌痛、便秘等。其他常用的药物还有雷尼替丁、法莫替丁等。西咪替丁会影响华法林、茶碱或苯妥英的药物代谢,与抗酸剂合用时,间隔时间不小于2 小时。

4.丙谷胺及其他减少胃酸分泌药

丙谷胺的分子结构与胃泌素的末端相似,能抑制基础酸排量和最大酸排量,竞争性抑制胃泌素受体,并对胃黏膜有保护和促进愈合作用,其抑酸和缓解症状的作用较西咪替丁弱。该药常于饭前 15 分钟服,无明显不良反应。哌仑西平能选择性拮抗乙酰胆碱的促胃分泌效应而不拮抗其他效应,很少有不良反应,宜餐前 90 分钟服用。甲氧氯普胺为胃运动促进剂,能增强胃窦蠕动加速胃排空,减少食糜等对胃窦部的刺激而使胃酸分泌减少,还可减少胆汁反流,减轻胆汁对胃黏膜的损害。一般用药后 60～90 分钟可达作用高峰,故宜在餐前 30 分钟服用,严重的不良反应为锥体外系反应。

5.细胞保护剂

临床常用的细胞保护剂有多种。甘珀酸能加强胃黏液分泌,强固胃黏膜屏障,促进胃黏膜再生。但具有醛固酮样效应,可引起高血压、水肿、低血钾和水、钠潴留等不良反应,故高血压、心脏病、肾脏病和肝脏病患者慎用。服药的最佳时间为餐前 15～30 分钟和睡前服。胶态次枸橼酸铋,在酸性胃液中与溃疡坏死组织螯合,形成保护性铋蛋白凝固物,使溃疡面与胃酸、胃蛋白酶隔离。宜在餐前 1 小时和睡前服。严重肾功能不全者忌用,少数人服药后便秘、转氨酶升高。硫糖铝可与胃蛋白酶直接络合或结合,使酶失去活性而发挥作用,宜餐前 30 分钟及睡前服,偶见口干、便秘、恶心等不良反应。米索前列腺醇(喜克溃)抑制胃酸分泌,保护黏膜屏障,主要用于非甾体抗炎药合用者,最常见不良反应是腹泻和腹痛,孕妇忌用。

6.质子泵抑制剂

奥美拉唑(洛赛克)直接抑制质子泵,有强烈的抑酸能力,疗效明显起效快,不良反应少而轻,无严重不良反应。

(六)急性大量出血的护理

1.急诊处理

首先按医嘱插入鼻胃管,建立静脉通道,输液开始宜快,可选用等渗盐水、林格液、右旋糖酐或其他血浆代用品,一般不用高渗溶液。观察意识、血压、脉搏、体温、面色、鼻胃管引出胃液量和颜色、皮肤(干、湿、温度)、肠鸣、上腹压痛、出入量。

2.重症监护

急诊处理后,患者应予重症监护。除密切观察生命体征和出血情况外,应抽血查血红蛋白、血球压积(出血 4～6 小时后才开始变化)、血型和交叉反应、凝血酶原时间、部分凝血酶原时间或激活部分凝血酶原时间、血钠(开始代偿性升高,补液后降低)、血钾(大量呕吐后降低。多次输液后可增高)、尿素氮(急性出血后 24～48 小时内升高,一般丢失 1 000 mL 血,尿素氮升高为正常值的 2～5 倍)、肌酐(肾灌注不足致肌酐升高)。向患者介绍为了确诊可能需做的钡餐、纤维胃镜、胃液分析等检查的过程,使患者受检时更好地合作。告知患者检查时体位、术前服镇静药可能会产生昏睡感,喉部喷局麻药会引起不适。及时了解胃镜检查结果,如无严重再出血应拔除鼻胃管以减少机械刺激。在恶心反射出现前,仍予禁食。

3.再出血

首先观察鼻胃管引出血量、颜色、患者生命体征。再次确定鼻胃管位置是否正确、引流瓶处于低位持续吸引、压力为 10.7 kPa(80 mmHg)。如明确再次出血,安慰患者不必紧张,使患者相信医护人员是可以很好地处理再次出血。

4.胃管灌注

为使血管收缩,减少黏膜血流量,达到一过性止血效果,常经胃管灌注冰生理盐水或冷开水。灌注时抬高头位 30°～45°,关闭吸引管。灌注时应加快滴注速度,观察血压、体温、脉搏、寒战。发生寒战可多盖被,给患者解释不必紧张。注意寒战易诱发心律失常。灌注后注意有无输液过多的症状(呼吸困难)和体征(脉搏快,颈静脉曲张,肺部捻发音)。

(七)急性穿孔的护理

任何消化性溃疡均可发生穿孔,穿孔前常无明显诱因,有些可能由服肾上腺皮质激素、阿司匹林、饮酒和过度劳累诱发。上腹部难以忍受的剧痛及恶心呕吐,常是穿孔引起腹膜炎的症状。患者两腿卷曲,腹肌强直伴反跳痛,甚至出现面色苍白、出冷汗、脉搏细速、血压下降、休克。一般在穿孔后6小时内及时治疗,疗效较佳,若不及时抢救可危及生命。一经确诊,患者就应绝对卧床休息,禁食并留置胃管抽吸胃内容物进行胃肠减压。补液、应用抗生素控制腹腔感染。密切观察生命体征,及时发现和纠正休克,迅速做好各种术前准备。

(八)幽门梗阻的护理

功能性或器质性幽门梗阻的早期处理基本相同,包括以下几种:①纠正体液和电解质紊乱,严格正确记录每天出入量,抽血测定血清钾、钠、氯及血气分析,了解电解质及酸碱失衡情况,及时补充液体和电解质。②幽门梗阻者每天清晨和睡前用3%盐水或苏打水洗胃,保留1小时后排出。必要时行胃肠减压,连续72小时吸引胃内容物,可解除胃扩张和恢复胃张力,抽出胃液也可减轻溃疡周围的炎症和水肿。若对梗阻的性质不明,应作上消化道内镜或钡餐检查,同时也可估计治疗效果。病情好转给流质饮食,每晚餐后4小时洗胃1次,测胃内潴留量,准确记录颜色、气味、性质。临床操作过程中常遇胃管不畅的情况,通常原因是胃管扭曲在口腔或咽部;胃管置入深度不够;胃管置入过深至幽门部或十二指肠内;胃管侧孔紧贴胃壁;食物残渣或凝血块阻塞。有报道胃肠减压过程中发生少见的并发症,如下胃管困难致环杓关节脱位,减压器故障大量气体入胃致腹膜炎、蛔虫堵塞致无效减压,胃管结扎致拔管困难等。③能进流质时,同时服用抗酸剂、西咪替丁等药物治疗。禁用抗胆碱能药物。

对并发症观察经处理后病情是否好转,若未见改善,做好手术准备,考虑外科手术。

(袁素玲)

第二节 反流性食管炎

反流性食管炎(reflux esophagitis,RE)是指胃、十二指肠内容物反流入食管所引起的食管黏膜炎症、糜烂、溃疡和纤维化等病变,甚至引起咽喉、气道等食管以外的组织损害。其发病男性多于女性,男女比为(2~3):1,发病率为1.92%。随着年龄的增长,食管下段括约肌收缩力的下降,胃、十二指肠内容物自发性反流,而使老年人反流性食管炎的发病率有所增加。

一、病因与发病机制

(一)抗反流屏障削弱

食管下括约肌是指食管末端3~4 cm长的环形肌束。正常人静息时压力为1.3~4.0 kPa(10~30 mmHg),为一高压带,防止胃内容物反流入食管。由于年龄的增长,机体老化导致食管下括约肌的收缩力下降引起食物反流。一过性食管下括约肌松弛也是反流性食管炎的主要发病机制。

(二)食管清除作用减弱

正常情况下,一旦发生食物的反流,大部分反流物通过1~2次食管自发和继发性的蠕动性收缩将食管内容物排入胃内,即容量清除,剩余的部分则由唾液缓慢地中和。老年人食管蠕动缓慢和唾液产生减少,影响了食管的清除作用。

（三）食管黏膜屏障作用下降

反流物进入食管后,可以凭借食管上皮表面黏液、不移动水层和表面 HCO_3^- 、复层鳞状上皮等构成上皮屏障,以及黏膜下丰富的血液供应构成的后上皮屏障,发挥其抗反流物对食管黏膜损伤的作用。随着机体老化,食管黏膜逐渐萎缩,黏膜屏障作用下降。

二、护理评估

（一）健康史

询问患者的饮食结构及习惯、有无长期服用药物史。

（二）身体评估

1.反流症状

反酸、反食、反胃（指胃内容物在无恶心和不用力的情况下涌入口腔）、嗳气等,多在餐后明显或加重,平卧或躯体前屈时易出现。

2.反流物引起的刺激症状

胸骨后或剑突下烧灼感、胸痛、吞咽困难等。常由胸骨下段向上伸延,常在餐后 1 小时出现,平卧、弯腰或腹压增高时可加重。反流物刺激食管痉挛导致胸痛,常发生在胸骨后或剑突下。严重时可为剧烈刺痛,可放射到后背、胸部、肩部、颈部、耳后,有的酷似心绞痛的特点。

3.其他症状

咽部不适,有异物感、棉团感或堵塞感,可能与酸反流引起食管上段括约肌压力升高有关。

4.并发症

（1）上消化道出血:因食管黏膜炎症、糜烂及溃疡可以导致上消化道出血。

（2）食管狭窄:食管炎反复发作致使纤维组织增生,最终导致瘢痕性狭窄。

（3）Barrett 食管:在食管黏膜的修复过程中,食管-贲门交界处 2 cm 以上的食管鳞状上皮被特殊的柱状上皮取代,称为 Barrett 食管。Barrett 食管发生溃疡时,又称 Barrett 溃疡。Barrett 食管是食管癌的主要癌前病变,其腺癌的发生率较正常人高 30～50 倍。

（三）辅助检查

1.内镜检查

内镜检查是反流性食管炎最准确、最可靠的诊断方法,能判断其严重程度和有无并发症,结合活检可与其他疾病相鉴别。

2.24 小时食管 pH 监测

应用便携式 pH 记录仪在生理状态下对患者进行 24 小时食管 pH 连续监测,可提供食管是否存在过度酸反流的客观依据。在进行该项检查前 3 天,应停用抑酸药与促胃肠动力的药物。

3.食管吞钡 X 线检查

对不愿意接受或不能耐受内镜检查者行该检查。严重患者可发现阳性 X 线征。

（四）心理-社会状况

反流性食管炎长期持续存在,病情反复、病程迁延,因此患者会出现食欲缺乏,体重下降,导致患者心情烦躁、焦虑;合并消化道出血时会使患者紧张、恐惧。应注意评估患者的情绪状态及对本病的认知程度。

三、常见护理诊断及问题

（一）疼痛

胸痛与胃食管黏膜炎性病变有关。

（二）营养失调

低于机体需要量与害怕进食、消化吸收不良等有关。

（三）有体液不足的危险

体液不足的危险与合并消化道出血引起活动性体液丢失、呕吐及液体摄入量不足有关。

（四）焦虑

焦虑与病情反复、病程迁延有关。

（五）知识缺乏

缺乏对反流性食管炎病因和预防知识的了解。

四、诊断要点与治疗原则

（一）诊断要点

临床上有明显的反流症状；内镜下有反流性食管炎的表现，食管过度酸反流的客观依据即可做出诊断。

（二）治疗原则

以药物治疗为主，对药物治疗无效或发生并发症者可做手术治疗。

1.药物治疗

目前多主张采用递减法，即开始使用质子泵抑制剂加促胃肠动力药，迅速控制症状，待症状控制后再减量维持。

（1）促胃肠动力药：目前主要常用的药物是西沙必利。常用量为每次 5～15 mg，每天 3～4 次，疗程8～12周。

（2）抑酸药。①H_2 受体拮抗剂（H_2RA）：西咪替丁 400 mg、雷尼替丁 150 mg、法莫替丁 20 mg，每天2 次，疗程 8～12 周；②质子泵抑制剂（PPI）：奥美拉唑 20 mg、兰索拉唑 30 mg、泮托拉唑 40 mg、雷贝拉唑 10 mg 和埃索美拉唑 20 mg，每天 1 次，疗程 4～8 周；③抗酸药：仅用于症状轻、间歇发作的患者作为临时缓解症状用。反流性食管炎有并发症或停药后很快复发者，需要长期维持治疗。H_2RA、西沙必利、PPI 均可用于维持治疗，其中以 PPI 效果最好。维持治疗的剂量因患者而异，以调整至患者无症状的最低剂量为合适剂量。

2.手术治疗

手术为不同术式的胃底折叠术。手术指征为：①严格内科治疗无效。②虽经内科治疗有效，但患者不能忍受长期服药。③经反复扩张治疗后仍反复发作的食管狭窄。④确证由反流性食管炎引起的严重呼吸道疾病。

3.并发症的治疗

（1）食管狭窄：大部分狭窄可行内镜下食管扩张术治疗。扩张后予以长程 PPI 维持治疗可防止狭窄复发。少数严重瘢痕性狭窄需行手术切除。

（2）Barrett 食管：药物治疗是预防 Barrett 食管发生和发展的重要措施，必须使用 PPI 治疗及长期维持。

五、护理措施

(一)一般护理

为减少平卧时及夜间反流可将床头抬高 15~20 cm。避免睡前 2 小时内进食,白天进餐后也不宜立即卧床。应避免食用使食管下括约肌压力降低的食物和药物,如高脂肪、巧克力、咖啡、浓茶及硝酸甘油、钙通道阻滞剂等。应戒烟及禁酒。减少一切影响腹压增高的因素,如肥胖、便秘、紧束腰带等。

(二)用药护理

遵医嘱给予药物治疗,注意观察药物的疗效及不良反应。

1.H_2 受体拮抗剂

药物应在餐中或餐后即刻服用,若需同时服用抗酸药,则两药应间隔 1 小时以上。若静脉给药应注意控制速度,过快可引起低血压和心律失常。西咪替丁对雄性激素受体有亲和力,可导致男性乳腺发育、勃起功能障碍及性功能紊乱,应做好解释工作。该药物主要通过肾排泄,用药期间应监测肾功能。

2.质子泵抑制剂

奥美拉唑可引起头晕,应嘱患者用药期间避免开车或做其他必须高度集中注意力的工作。兰索拉唑的不良反应包括荨麻疹、皮疹、瘙痒、头痛、口苦、肝功能异常等,轻度不良反应不影响继续用药,较严重时应及时停药。泮托拉唑的不良反应较少,偶可引起头痛和腹泻。

3.抗酸药

该药在饭后 1 小时和睡前服用。服用片剂时应嚼服,乳剂给药前应充分摇匀。

抗酸剂应避免与奶制品、酸性饮料及食物同时服用。

(三)饮食护理

(1)指导患者有规律地定时进餐,饮食不宜过饱,选择营养丰富、易消化的食物。避免摄入过咸、过甜、过辣的刺激性食物。

(2)制订饮食计划:与患者共同制订饮食计划,指导患者及家属改进烹饪技巧,增加食物的色、香、味,刺激患者食欲。

(3)观察并记录患者每天进餐次数、量、种类,以了解其摄入营养素的情况。

六、健康指导

(一)疾病知识的指导

向患者及家属介绍本病的有关病因,避免诱发因素。保持良好的心理状态,平时生活要有规律,合理安排工作和休息时间,注意劳逸结合,积极配合治疗。

(二)饮食指导

指导患者加强饮食卫生和饮食营养,养成有规律的饮食习惯;避免过冷、过热、辛辣等刺激性食物及浓茶、咖啡等饮料;嗜酒者应戒酒。

(三)用药指导

根据病因及病情进行指导,嘱患者长期维持治疗,介绍药物的不良反应,如有异常及时复诊。

(袁素玲)

第三节　慢性胃炎

慢性胃炎是指由多种原因引起的胃黏膜慢性炎症。其发病率在各种胃病中居首位,男性多于女性,各个年龄段均可发病,且随年龄增长发病率逐渐增高。慢性胃炎的分类方法很多,2000年全国慢性胃炎研讨会共识意见中采纳了国际上新悉尼系统的分类方法,将慢性胃炎分为浅表性(又称非萎缩性)、萎缩性和特殊类型三大类。慢性浅表性胃炎是指不伴有胃黏膜萎缩性改变的慢性炎症,幽门螺杆菌感染是其主要病因;慢性萎缩性胃炎是指胃黏膜已经发生了萎缩性改变,常伴有肠上皮化生,又分为多灶萎缩性胃炎和自身免疫性胃炎两大类;特殊类型胃炎种类很多,临床上较少见。

一、病因及诊断检查

(一)致病因素

1.幽门螺杆菌感染

幽门螺杆菌感染是慢性浅表性胃炎最主要的病因。幽门螺杆菌具有鞭毛,其分泌的黏液素可直接侵袭胃黏膜,释放的尿素酶可分解尿素产生 NH_3 中和胃酸,使幽门螺杆菌在胃黏膜定居和繁殖,同时可损伤上皮细胞膜;幽门螺杆菌产生的细胞毒素还可引起炎症反应和菌体壁诱导自身免疫反应的发生,导致胃黏膜慢性炎症。

2.饮食因素

高盐饮食,长期饮烈酒、浓茶、咖啡,摄取过热、过冷、过于粗糙的食物等,均易引起慢性胃炎。

3.自身免疫

患者血液中存在自身抗体,如抗壁细胞抗体和抗内因子抗体,可使壁细胞数目减少,胃酸分泌减少或缺失,还可使维生素 B_{12} 吸收障碍导致恶性贫血。

4.其他因素

各种原因引起的十二指肠液反流入胃,削弱或破坏胃黏膜的屏障功能;老年胃黏膜退行性病变;胃黏膜营养因子缺乏,如促胃液素(胃泌素)缺乏;服用非甾体抗炎药等,均可引起慢性胃炎。

(二)身体状况

慢性胃炎起病缓慢,病程迁延,常反复发作,缺乏特异性症状。由幽门螺杆菌感染引起的慢性胃炎患者多数无症状;部分患者有上腹不适、腹部隐痛、腹胀、食欲缺乏、恶心和呕吐等消化不良的表现;少数患者可有少量上消化道出血;自身免疫性胃炎患者可出现明显厌食、体重减轻和贫血。体格检查可有上腹部轻压痛。

(三)心理-社会状况

病情反复、病程迁延不愈可使患者出现烦躁、焦虑等不良情绪。

(四)实验室及其他检查

1.胃镜及活组织检查

胃镜及活组织检查是诊断慢性胃炎最可靠的方法。慢性浅表性胃炎可见红斑(点、片状或条状)、黏膜粗糙不平、出血点或出血斑;慢性萎缩性胃炎可见黏膜呈颗粒状、黏膜血管显露、色泽灰暗、皱襞细小。

2.幽门螺杆菌检测

可通过侵入性(如快速尿素酶试验、组织学检查和幽门螺杆菌培养等)和非侵入性(如^{13}C 或^{14}C 尿素呼气试验、粪便幽门螺杆菌抗原检测和血清学检查等)方法检测幽门螺杆菌。

3.胃液分析

自身免疫性胃炎时,胃酸缺乏;多灶萎缩性胃炎时,胃酸分泌正常或偏低。

4.血清学检查

自身免疫性胃炎时,血清抗壁细胞抗体和抗内因子抗体可呈阳性,血清胃泌素水平明显升高;多灶萎缩性胃炎时,血清胃泌素水平正常或偏低。

二、护理诊断及医护合作性问题

(一)疼痛
腹痛与胃黏膜炎性病变有关。

(二)营养失调
营养失调与厌食、消化吸收不良等有关。

(三)焦虑
焦虑与病情反复、病程迁延有关。

(四)潜在并发症
癌变。

(五)知识缺乏
缺乏对慢性胃炎病因和预防知识的了解。

三、治疗及护理措施

(一)治疗要点
治疗原则是积极祛除病因,根除幽门螺杆菌感染,对症处理,防治癌前病变。

1.病因治疗

(1)根除幽门螺杆菌感染:目前多采用的治疗方案是以胶体铋剂或质子泵抑制药为基础加上 2 种抗生素的三联治疗方案。如常用奥美拉唑或枸橼酸铋钾,与阿莫西林及甲硝唑或克拉霉素 3 种药物联用,2 周为 1 个疗程。治疗失败后再治疗比较困难,可换用 2 种抗生素,或采用胶体铋剂和质子泵抑制药合用的四联疗法。

(2)其他病因治疗:因非甾体抗炎药引起者,应立即停药并给予制酸药或硫糖铝;因十二指肠液反流引起者,应用硫糖铝或氢氧化铝凝胶吸附胆汁;因胃动力学改变引起者,应给予多潘立酮或莫沙必利等。

2.对症处理

有胃酸缺乏和贫血者,可用胃蛋白酶合剂等以助消化;对于上腹胀满者,可选用胃动力药、理气类中药;有恶性贫血时可肌内注射维生素 B_{12}。

3.胃黏膜异型增生的治疗

异型增生是癌前病变,应定期随访,给予高度重视。对不典型增生者可给予维生素 C、维生素 E、β-胡萝卜素、叶酸和微量元素硒预防胃癌的发生;对已经明确的重度异型增生可手术治疗,目前多采用内镜下胃黏膜切除术。

(二)护理措施

1.病情观察

主要观察有无上腹不适、腹胀、食欲缺乏等消化不良的表现;观察腹痛的部位、性质,呕吐物与大便的颜色、量及性状;评估实验室及胃镜检查结果。

2.饮食护理

(1)营养状况评估:观察并记录患者每天进餐次数、量和品种,以了解机体的营养摄入状况。定期监测体重,监测血红蛋白浓度、血清蛋白等有关营养指标的变化。

(2)制订饮食计划:①与患者及其家属共同制订饮食计划,以营养丰富、易消化、少刺激为原则。②胃酸低者可适当食用刺激胃酸分泌或酸性的食物,如浓肉汤、鸡汤、山楂、食醋等;胃酸高者应指导患者避免食用酸性和多脂肪食物,可进食牛奶、菜泥、面包等。③鼓励患者养成良好的饮食习惯,进食应规律,少食多餐,细嚼慢咽。④避免摄入过冷、过热、过咸、过甜、辛辣和粗糙的食物,戒除烟酒。⑤提供舒适的进餐环境,改进烹饪技巧,保持口腔清洁卫生,以促进患者的食欲。

3.药物治疗的护理

(1)严格遵医嘱用药,注意观察药物的疗效及不良反应。

(2)枸橼酸铋钾:宜在餐前半小时服用,因其在酸性环境中方起作用;服药时要用吸管直接吸入,防止将牙齿、舌染黑;部分患者服药后出现便秘或黑粪,少数患者有恶心、一过性血清转氨酶升高,停药后可自行消失,极少数患者可能出现急性肾衰竭。

(3)抗菌药物:服用阿莫西林前应详细询问患者有无青霉素过敏史,用药过程中要注意观察有无变态反应的发生;服用甲硝唑可引起恶心、呕吐等胃肠道反应及口腔金属味、舌炎、排尿困难等不良反应,宜在餐后半小时服用。

(4)多潘立酮及西沙必利:应在餐前服用,不宜与阿托品等解痉药合用。

4.心理护理

护理人员应主动安慰、关心患者,向患者说明不良情绪会诱发和加重病情,经过正规的治疗和护理慢性胃炎可以康复。

5.健康指导

向患者及家属介绍本病的有关知识、预防措施等;指导患者避免诱发因素,保持愉快的心情,生活规律,养成良好的饮食习惯,戒除烟酒;向患者介绍服用药物后可能出现的不良反应,指导患者按医嘱坚持用药,定期复查,如有异常及时复诊。

(袁素玲)

第四节　肝　硬　化

肝硬化是长期肝细胞坏死继发广泛纤维化伴结节形成的结果。一种或多种致病因子长期或反复损伤肝实质,致使肝细胞弥漫性变性、坏死和再生,进而引起肝脏结缔组织弥漫性增生和肝细胞再生,最后导致肝小叶结构破坏和重建,肝内血液循环发生障碍。肝功能损害和门脉高压为本病的主要临床表现,晚期常出现严重的并发症。

肝硬化是世界性疾病,所有种族、不论国籍、年龄或性别均可罹患。男性和中年人易罹患。在我国主要为肝炎后肝硬化。血吸虫病性、单纯酒精性、心源性、胆汁性肝硬化均少见。

一、病因

引起肝硬化的病因很多,以病毒性肝炎最为常见。同一患者可由一种、两种或两种以上病因同时或先后作用引起,有些患者则原因不明。

(一)病毒性肝炎

病毒性肝炎经慢性活动性肝炎阶段逐步演变为肝硬化,称为肝炎后肝硬化。乙型肝炎和丙型肝炎常见,甲型病毒性肝炎一般不发展为肝硬化。由急性或亚急性重型肝炎演变的肝硬化称为坏死后肝硬化。

(二)寄生虫感染

感染血吸虫病时,大量血吸虫卵进入肝窦前的门脉小血管内,刺激结缔组织增生引起门脉高压。肝细胞的坏死和增生一般不明显,没有肝细胞的结节再生。但如伴发慢性乙型肝炎,其结果多为混合结节型肝硬化。

(三)酒精中毒

主要由乙醇的中间代谢产物(乙醛)对肝脏的直接损害引起。酗酒引起长期营养失调,使肝脏对某些毒性物质的抵抗力降低,在发病机制上也起一定作用。

(四)胆汁淤积

肝外胆管阻塞或肝内胆汁淤积持续存在时,高浓度的胆酸和胆红素对肝细胞有损害作用,久之可发展为肝硬化。由于肝外胆管阻塞引起的肝硬化称为继发性胆汁性肝硬化。由原因未明的肝内胆汁淤积引起的肝硬化称为原发性胆汁性肝硬化。

(五)循环障碍

慢性充血性心力衰竭、缩窄性心包炎和各种病因引起肝小静脉阻塞综合征等,导致肝脏充血、肝细胞缺氧,引起小叶中央区肝细胞坏死及纤维组织增生,最终发展为肝硬化。

(六)药物和化学毒物

长期服用某些药物如双醋酚汀、辛可芬、异烟肼、甲基多巴和利福平等或反复接触化学毒物如四氯化碳、磷、砷、氯仿等均可损伤肝脏,引起中毒性肝炎,最后演变为肝硬化。

(七)遗传和代谢性疾病

血友病、肝豆状核变性、半乳糖血症、糖原贮积等遗传代谢性疾病,也可发展为肝硬化,称为代谢性肝硬化。

(八)慢性肠道感染和营养不良

慢性菌痢、溃疡性结肠炎等常引起消化和吸收障碍,发生营养不良,同时肠内的细菌毒素及蛋白质腐败的分解产物等经门静脉到达肝内,引起肝细胞损害,演变为肝硬化。

(九)隐匿性肝硬化

病因难以肯定的称为隐匿性肝硬化,其中很大部分患者可能与隐匿性无黄疸型肝炎有关。

二、临床表现

肝硬化的病程一般比较缓慢,可能隐伏数年至数十年之久。由于肝脏具有很强的代偿功能,因此,早期临床表现常不明显或缺乏特征性。肝硬化的临床分期为肝功能代偿期和肝功能失代偿期。

(一)肝功能代偿期

一般症状较轻,缺乏特征性。常有乏力、食欲减退、消化不良、恶心、厌油、腹胀、中上腹隐痛或不适及腹泻,部分有踝部水肿、鼻出血、齿龈出血等。上述症状多呈间歇性,常因过度疲劳而发病,经适当休息及治疗可缓解。体征一般不明显,肝脏可轻度肿大,无或有轻度压痛,部分患者可有脾脏肿大。肝功能检查结果多在正常范围内或有轻度异常。

(二)肝功能失代偿期

随着疾病的进展,症状逐渐明显,肝脏常逐渐缩小,质变硬。临床表现主要是肝功能减退和门脉高压。

1.肝功能减退

(1)营养障碍:表现为消瘦、贫血、乏力、水肿、皮肤干燥而松弛、面色灰暗、黝黑、口角炎、毛发稀疏无光泽等。

(2)消化道症状:早期出现的食欲缺乏、腹胀、恶心、腹泻等消化道症状逐渐明显,稍进油腻肉食,即引起腹泻。部分患者还可出现轻度黄疸。

(3)出血倾向:轻者有鼻出血、齿龈出血,重者有胃肠道黏膜弥漫性出血及皮肤紫癜。这与肝脏合成凝血因子减少、脾大及脾功能亢进引起血小板减少有关。毛细血管脆性增加是出血倾向的附加因素。

(4)发热:部分患者可有低热,多为病变活动及肝细胞坏死时释出的物质影响体温调节中枢所致。此类发热用抗生素治疗无效,只有肝病好转时才能消失。如持续发热或高热,则提示合并有感染、血栓性门静脉炎、原发性肝癌等。

(5)黄疸:表现为巩膜浅黄、尿色黄。如巩膜甚至全身皮肤黏膜呈深度金黄色,应考虑有肝硬化伴肝内胆汁瘀积的可能。

(6)内分泌功能失调的表现:肝对雌激素灭活作用减退导致脸、颈、肩、手背及上胸处的蜘蛛痣和/或毛细血管扩张。肝掌表现为大、小鱼际和指尖斑点状发红,加压后褪色。可出现男性乳房发育、睾丸萎缩、性功能减退,女性月经不调、闭经、不孕等。皮肤色素沉着,面色污黑、晦暗,可能由继发性肾上腺皮质功能减退所致,也可能与肝脏不能代谢黑色素有关。继发性醛固酮、抗利尿激素增加导致水、钠潴留,尿量减少,对水肿与腹水的形成也起重要促进作用。

2.门脉高压症

在肝硬化发展过程中,肝细胞的坏死、再生结节的形成、结缔组织增生和肝细胞结构的改建,使门静脉小分支闭塞、扭曲,门静脉血流障碍,导致门脉压力增高。

(1)脾大及脾功能亢进:门脉压力增高时,脾脏淤血、纤维结缔组织及网状内皮细胞增生,使脾脏肿大(多为正常的2~3倍,部分可平脐或达脐下)。脾大时常伴有脾功能亢进,表现为末梢血中白细胞和血小板减少,红细胞也可减少。胃底静脉破裂出血时脾缩小,输血、补液后渐增大。关于脾功能亢进的原因,可能由于增生的网状内皮细胞对血细胞的吞噬、破坏作用加强;或由于脾脏产生某些体液因素抑制骨髓造血功能或加速血细胞的破坏。

(2)侧支循环的形成:因门静脉回流受阻,门静脉与腔静脉间的吻合支渐次扩张开放,形成侧支循环。胃冠状静脉与食管静脉丛吻合,形成食管下段和胃底静脉曲张。这些静脉位于黏膜下疏松组织中,常由于腹内压突然增高或消化液反流侵蚀及食物的摩擦而破裂出血。脐旁静脉与脐周腹壁静脉沟通,形成脐周腹壁静脉曲张,有时该处可听到连续的静脉杂音。直肠上静脉与直肠中、下静脉吻合扩张形成内痔。门静脉回流受阻时,侧支循环血流方向(图7-1)。

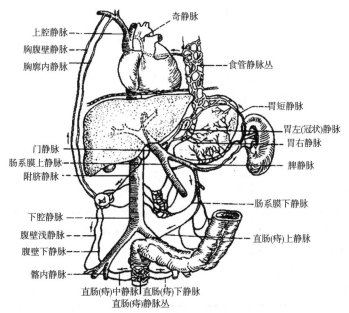

上腔静脉
胸腹壁静脉
胸廓内静脉

奇静脉

食管静脉丛

胃短静脉
胃左(冠状)静脉
胃右静脉
脾静脉

门静脉
肠系膜上静脉
附脐静脉

肠系膜下静脉

下腔静脉
腹壁浅静脉
腹壁下静脉

直肠(痔)上静脉

髂内静脉

直肠(痔)中静脉 直肠(痔)下静脉
直肠(痔)静脉丛

图 7-1 门静脉回流受阻时,侧支循环血流方向

(3)腹水:腹水的产生表明肝硬化病情较重。初起时有腹胀感,体检可发现移动性浊音(腹水量>500 mL)。大量腹水可使横膈抬高而致呼吸困难和心悸,腹部膨隆,腹壁皮肤紧张发亮,有移动性浊音和水波感。腹内压力明显增高时,脐可突出而形成脐疝。在腹水出现的同时,常可发生肠胀气。部分腹水患者伴有胸腔积液,其中以右侧多见,两侧者较少。胸腔积液系腹水通过横膈淋巴管进入胸腔所致。腹水为草黄色漏出液。腹水形成的主要因素:清蛋白合成减少、蛋白质摄入和吸收障碍,当血浆清蛋白<23 g/L时,血浆胶体渗透压降低,促使血浆外渗;门脉压力增高至2.94~5.88 kPa(正常为0.785~1.18 kPa),腹腔毛细血管的滤过压增高,组织液回吸收减少而漏入腹腔;进入肝静脉血流受阻使肝淋巴液增加与回流障碍,淋巴管内压增高,造成大量淋巴液从肝包膜及肝门淋巴管溢出;肝脏对醛固酮、抗利尿激素灭活作用减退;腹水形成后循环血容量减少,通过肾小球旁器使肾素分泌增加,产生肾素-血管紧张素-醛固酮系统反应,醛固酮分泌增多,导致肾远曲小管水、钠潴留作用加强,腹水进一步加重。

(4)食管和胃底曲张静脉破裂出血:是门脉高压症的主要并发症,死亡率为30%~60%。当门静脉压力超过下腔静脉压力达1.47~1.60 kPa时,曲张静脉就可发生出血。曲张静脉大者比曲张静脉小者更易破裂出血。最常见的表现是呕血。出血可以是大量的,并迅速发生休克;也可自行停止,以后再发。偶尔仅表现为便血或黑便。

3.肝肾综合征

肝肾综合征(功能性肾衰竭)指严重肝病患者出现肾功能不良,并排除其他引起肾功不良的原因。肝肾综合征的发病机制尚未明确。肝肾综合征通常见于严重的肝脏疾病患者。主要表现为少尿、蛋白尿、尿钠低(<10 mmol/L),尿与血浆肌酐比值≥30:1,尿与血浆渗透压比值>1。这些尿的改变与急性肾小管坏死不同。肾功能损害的发展不一,一些患者于数天内肾功能完全丧失,另一些患者血清肌酐随肝脏功能逐渐恶化而缓慢上升达数周之久。

4.肝性脑病

肝性脑病指肝脏功能衰竭而导致代谢紊乱、中枢神经系统功能失调的综合征。肝性脑病是晚期肝硬化的最严重表现,也是常见致死原因。临床上以意识障碍和昏迷为主要表现。

肝硬化是肝性脑病的最主要原发病因。常见的诱发因素:上消化道出血,感染,摄入高蛋白饮食、含氮药物、大量利尿或放腹水、大手术、麻醉、安眠药和饮酒等。肝性脑病的发病机制尚未明了。主要有氨和硫醇中毒学说,假性神经介质学说、γ-氨基丁酸能神经传导功能亢进等学说。

临床上按意识障碍、神经系统表现和脑电图改变分为四期(表 7-2)。

表 7-2　肝性脑病分期

分期	精神状况	运动改变
亚临床期	常规检查无变化;完成工作或驾驶能力受损	完成常规精神运动试验或床边实验,如画图或数字连接的能力受损
Ⅰ期(前驱期)	思维紊乱、淡漠、激动、欣快、不安、睡眠紊乱	细震颤,协调动作缓慢,扑翼样震颤
Ⅱ期(昏迷前期)	嗜睡、昏睡、定向障碍、行为失常	扑翼样震颤,发音困难,初级反射出现
Ⅲ期(昏睡期)	思维显著紊乱,言语费解	反射亢进,巴彬斯基征,尿便失禁,肌阵挛,过度换气
Ⅳ期(昏迷期)	昏迷	去大脑体位,短促的眼头反射,疼痛刺激反应早期存在,进展为反应减弱和刺激反应消失

肝性脑病患者呼气中常具有一种类似烂苹果样臭味,这与肝脏不能分解甲硫氨酸中间产物二甲基硫和甲基硫醇有关,肝臭可在昏迷前出现,是一种预后不良的征象。

5.其他

肝硬化患者常因抵抗力降低,并发各种感染,如支气管炎、肺炎、自发性腹膜炎、结核性腹膜炎、泌尿系统感染等。腹膜炎发生的机制可能是细菌通过血液或淋巴液播散入腹腔,并可穿过肠壁而入腹腔。腹水患者易于发生,死亡率高,早期诊断非常重要。自发性腹膜炎起病较急者常为腹痛和腹胀。起病缓者则多为低热或不规则的发热,伴有腹部隐痛、恶心、呕吐及腹泻。体检可发现腹膜刺激征,腹水性质由漏出液转为渗出液。

长期低钠盐饮食,利尿及大量放腹水易发生低钠血症和低钾血症。长期使用高渗葡萄糖溶液与肾上腺糖皮质激素、呕吐及腹泻也可使钾、氯减少,而产生低钾、低氯血症,并致代谢性碱中毒和肝性脑病。

(三)肝脏体征

肝脏大小不一,早期肝脏肿大,质地中等或中等偏硬,晚期缩小、坚硬、表面呈颗粒状或结节状。一般无压痛,但在肝细胞进行性坏死或并发肝炎或肝周围炎时,则可有触痛与叩击痛。肝边缘锐利提示无炎症活动,边缘圆钝表明有炎症、水肿、脂肪浸润或纤维化。肝硬化时右叶下缘不易触及而左叶增大。

三、检查

(一)血常规

白细胞和血小板明显减少。失血、营养障碍、叶酸及维生素 B_{12} 缺乏导致缺铁性或巨幼红细胞性贫血。

(二)肝功能检查

早期蛋白电泳即显示球蛋白增高,而清蛋白到晚期才降低。絮状及浊度试验在肝功能代偿期可正常或轻度异常,而在失代偿期多为异常。失代偿期转氨酶活力可呈轻、中度升高,一般以SGPT活力升高较显著,肝细胞有严重坏死时,则 SGOT 活力常高于 SGPT。

静脉注射磺溴酞 5 mg/kg 体重 45 分钟后,正常人血内滞留量应低于 5%,肝硬化时多有不同程度的增加。磺溴酞可有变态反应,检查前应作皮内过敏试验。吲哚菁绿也是一种染料,一般静脉注射0.5 mg/kg体重15分钟后,正常人血中滞留量<10%,肝硬化尤其是结节性肝硬化患者的潴留值明显增高,在 30% 以上。本试验为诊断肝硬化的最好的方法,比溴磺酞试验更敏感,更安全可靠。

肝功能代偿期,血中胆固醇多正常或偏低;失代偿期,血中胆固醇下降,特别是胆固醇酯部分常低于正常水平。凝血酶原时间测定在代偿期可正常,失代偿期则呈不同程度延长,虽注射维生素 K 也不能纠正。

(三)影像学检查

B 型超声波检查可探查肝、脾大小及有无腹水。可显示脾静脉和门静脉增宽,有助于诊断。食管静脉曲张时,吞钡 X 线检查可见蚯蚓或串珠状充盈缺损,纵行黏膜皱襞增宽。胃底静脉曲张时,可见菊花样充盈缺损。放射性核素肝脾扫描可见肝摄取减少、分布不规则,脾摄取增加,脾脏增大可明显显影。

(四)纤维食管镜

纤维食管镜检查可见食管钡餐检查阴性的食管静脉曲张。

(五)肝穿刺活组织检查

肝活组织检查常可明确诊断,但此为创伤性检查,仅在临床诊断确有困难时才选用。

(六)腹腔镜检查

可直接观察肝脏表面、色泽、边缘及脾脏等改变,并可在直视下进行有目的穿刺活组织检查,对鉴别肝硬化、慢性肝炎和原发性肝癌及明确肝硬化的病因很有帮助。

四、基本护理

(一)观察要点

一般症状和体征的观察:观察患者全身情况,有无消瘦、贫血、乏力、面色灰暗黝黑、口角炎、毛发稀疏无光泽等营养障碍表现。观察皮肤黏膜、巩膜有无黄染,尿色有无变化。注意蜘蛛痣、杵状指、色素沉着、肝臭、水肿、男性乳房发育等体征。了解有无肝区疼痛、食欲缺乏、厌油、恶心、呕吐、排便不规则、腹胀等消化道症状。

(二)并发症的观察

1.门脉高压症

观察腹水、腹胀和其他压迫症状,腹壁静脉曲张、痔出血、贫血及鼻出血、齿龈出血、瘀点、瘀斑、呕血、黑便。

2.腹水

观察尿量、腹围、体重变化和有无水肿。

3.肝性脑病

注意意识和精神活动,有无嗜睡、昏睡、昏迷、定向障碍、胡言乱语,有无睡眠节律紊乱和扑翼样震颤。

(三)一般护理

1.合理的休息

研究证明卧位与站立时肝脏血流量有明显差异,前者比后者多40%以上。因此合理的休息既可减少体能消耗,又能降低肝脏负荷,增加肝脏血流量,防止肝功能进一步受损和促进肝细胞恢复。肝功能代偿期患者应适当减少活动和工作强度,注意休息,避免劳累。若病情不稳定、肝功能试验异常,则应减少活动,充分休息。有发热、黄疸、腹水等表现的失代偿患者,应以卧床休息为主,并保证充足的睡眠。

2.正确的饮食

饮食营养是改善肝功能的基本措施之一。正确的进食和合理的营养,能促进肝细胞再生,反之则会加重病情,诱发上消化道出血、肝昏迷、腹泻等。肝硬化患者应以高热量、高蛋白、高维生素且易消化的食物为宜。适当限制动物脂肪的摄入。不食增加肝脏解毒负荷的食物和药物。一般要求每天总热量在10.46～12.55 kJ(2.5～3.0 kcal)。蛋白质每天 100～150 g,蛋白食物宜多样化、易消化、含有丰富的必需氨基酸。脂肪每天 40～50 g。要有足量的 B 族维生素、维生素 C 等。为防便秘,可给含纤维素多的食物。肝功能显著减退的晚期患者或有肝昏迷先兆者给予低蛋白饮食,限制蛋白每天在 30 g 左右。伴有腹水者按病情给予低盐(每天 3～5 g)和无盐饮食。腹水严重时应限制每天的入水量。黄疸患者补充胆盐。禁忌饮酒、咖啡、烟草和高盐食物。避免有刺激性及粗糙坚硬的食物,进食时应细嚼慢咽,以防引起食管或胃底静脉破裂出血。教育患者和家属认识到正确饮食和合理营养的意义,并且理解饮食疗法必须长期持续,要有耐心和毅力,使患者能正确的掌握、家属能予以监督。

(四)心理护理

肝硬化患者病程漫长,久治不愈,尤其进入失代偿期后,患者身心遭受很大痛苦,承受的心理压力大,心理变化也大,因此在常规治疗护理中更应强调心理护理,须做好以下几方面:①保持病房的整洁、安静、舒适,从视、听、嗅、触等方面消除不良刺激,使患者在生活起居感到满意。②对病情稳定者,要主动指导患者和家属掌握治疗性自我护理方法,包括通过多种形式宣教有关医疗知识,消除他们恐惧悲观感,树立信心;帮助分析并发症发生的诱因,增强患者预防能力;对心理状态稳定型患者可客观地介绍病情及检查化验结果,以取得其配合。③对病情反复发作者,要热情帮助其恢复生活自理能力,增加战胜疾病的信心。对忧郁悲观型患者应予极大的同情心,充分理解他们,帮助他们解决困难。对怀疑类型的患者应明确告知诊断无误,客观介绍病情,并使其冷静面对现实。④根据病情需要适当安排娱乐活动。

(五)药物治疗的护理

严重患者特别是老年患者进食少时。可静脉供给能量,以补充机体所需。研究表明,80%～100%的肝硬化患者存在程度不同的蛋白质能量营养不足。因此老年人按每天每千克体重摄入1.0 g 蛋白质作为基础要量,附加由疾病相关因素造成的额外丢失。补充蛋白质(氨基酸)时,应提供以必需氨基酸为主的氨基酸溶液。若肝功损害严重,则以含丰富支链氨基酸(45%)的溶液作为氨源为佳。目前冰冻血浆的使用越来越广泛,使用过程中应注意掌握正确的融化方法和输注不良反应的观察。一般融化后不再复冻。

使用利尿剂时,应教会患者正确服用利尿剂物。通常需向患者讲述常用利尿剂的作用及不良反应。指导患者掌握利尿剂观察方法,如体重每天减少 0.5 kg,尿量每天达 2 000～2 500 mL,腹围逐渐缩小。

(袁素玲)

第五节 病毒性肝炎

一、甲型病毒性肝炎

甲型病毒性肝炎旧称流行性黄疸或传染性肝炎,早在 8 世纪就有记载。目前全世界有 40 亿人口受到该病的威胁。后经对其病原学和诊断技术等方面的研究进展较大,并已成功研制出甲型病毒性肝炎病毒减毒活疫苗和灭活疫苗,已有效控制甲型病毒性肝炎的流行。

(一)病因

甲型病毒性肝炎传染源是患者和亚临床感染者。潜伏期后期及黄疸出现前数天传染性最强,黄疸出现后 2 周粪便仍可能排出病毒,但传染性已明显减弱。本病无慢性甲肝病毒(HAV)携带者。

(二)诊断要点

甲型病毒性肝炎主要依据流行病学资料、临床特点、常规实验室检查和特异性血清学诊断。流行病学资料应参考当地甲型病毒性肝炎流行疫情,病前有无肝炎患者密切接触史及个人、集体饮食卫生状况。急性黄疸型患者黄疸期诊断不难。在黄疸前期获得诊断称为早期诊断,此期表现似"感冒"或"急性胃肠炎",如尿色变为深黄色应疑及本病。急性无黄疸型及亚临床型患者不易早期发现,诊断主要依赖肝功能检查。根据特异性血清学检查可做出病因学诊断。凡慢性肝炎和重型肝炎,一般不考虑甲型病毒性肝炎的诊断。

1.分型

甲型病毒性肝炎潜伏期为 2~6 周,平均为 4 周,临床分为急性黄疸型(AIH)、急性无黄疸型和亚临床型。

(1)急性黄疸型。①黄疸前期:急性起病,多有畏寒发热,体温 38 ℃左右,全身乏力,食欲缺乏,厌油、恶心、呕吐,上腹部饱胀不适或腹泻。少数患者以上呼吸道感染症状为主要表现,偶见荨麻疹,继之尿色加深。本期一般持续 5~7 天。②黄疸期:热退后出现黄疸,可见皮肤巩膜不同程度黄染。肝区隐痛,肝大,触之有充实感,伴有叩痛和压痛,尿色进一步加深。黄疸出现后全身及消化道症状减轻,否则可能发生重症化,但重症化者罕见。本期持续 2~6 周。③恢复期:黄疸逐渐消退,症状逐渐消失,肝脏逐渐回缩至正常,肝功能逐渐恢复。本期持续 2~4 周。

(2)急性无黄疸型:起病较缓慢,除无黄疸外,其他临床表现与黄疸型相似,症状一般较轻。多在 3 个月内恢复。

(3)亚临床型:部分患者无明显临床症状,但肝功能有轻度异常。

(4)急性淤胆型:本型实为黄疸型肝炎的一种特殊形式,特点是肝内胆汁淤积性黄疸持续较久,消化道症状轻,肝实质损害不明显。而黄疸很深,多有皮肤瘙痒及粪色变浅,预后良好。

2.实验室检查

(1)常规检查:外周血白细胞总数正常或偏低,淋巴细胞相对增多,偶见异型淋巴细胞,一般不超过 10%,这可能是淋巴细胞受病毒抗原刺激后发生的母细胞转化现象。黄疸前期末尿胆原及尿胆红素开始呈阳性反应,是早期诊断的重要依据。血清丙氨酸氨基转移酶(ALT)于黄疸前期早期开始升高,血清胆红素在黄疸前期末开始升高。血清 ALT 高峰在血清胆红素高峰之前,一般在黄疸消退后一至数周恢复正常。急性黄疸型血浆球蛋白常见轻度升高,但随病情恢复而逐渐恢复。急性无黄疸型和亚临床型患者肝功能改变以单项 ALT 轻中度升高为特点。急性淤胆型患者血清胆红素显著升高而 ALT 仅轻度升高,两者形成明显反差,同时伴有血清 ALP 及 GGT 明显升高。

(2)特异性血清学检查:特异性血清学检查是确诊甲型病毒性肝炎的主要指标。血清 IgM 型甲型病毒性肝炎病毒抗体(抗-HAV-IgM)于发病数天即可检出,黄疸期达到高峰,一般持续 2～4 个月,以后逐渐下降乃至消失。目前临床上主要用酶联免疫吸附法(ELISA)检查血清抗-HAV-IgM,以作为早期诊断甲型病毒性肝炎的特异性指标。血清抗-HAV-IgM 出现于病程恢复期,较持久,甚至终身阳性,是获得免疫力的标志,一般用于流行病学调查。新近报道应用线性多抗原肽包被进行 ELISA 检测 HAV 感染,其敏感性和特异性分别高于 90% 和 95%。

(三)鉴别要点

本病需与药物性肝炎、传染性单核细胞增多症、钩端螺旋体病、急性结石性胆管炎、原发性胆汁性肝硬化、妊娠期肝内胆汁淤积症、胆总管梗阻、妊娠急性脂肪肝等鉴别。其他如血吸虫病、肝吸虫病、肝结核、脂肪肝、肝淤血及原发性肝癌等均可有肝大或 ALT 升高,鉴别诊断时应加以考虑。与乙型、丙型、丁型及戊型病毒型肝炎急性期鉴别除参考流行病学特点及输血史等资料外,主要依据血清抗-HAV-IgM 的检测。

(四)规范化治疗

急性期应强调卧床休息,给予清淡而营养丰富的饮食,外加充足的 B 族维生素及维生素 C。进食过少及呕吐者,应每天静脉滴注 10% 的葡萄糖液 1 000～1 500 mL,酌情加入能量合剂及 10% 氯化钾。热重者可服茵陈蒿汤、栀子柏皮汤加减;湿重者可服用茵陈胃苓汤加减;湿热并重者宜用茵陈蒿汤和胃苓汤合方加减;肝气郁结者可用逍遥散;脾虚湿困者可用平胃散。

二、乙型病毒性肝炎

慢性乙型病毒性肝炎是由乙型肝炎病毒感染致肝脏发生炎症及肝细胞坏死,持续 6 个月以上而病毒仍未被清除的疾病。我国是慢性乙型病毒性肝炎的高发区,人群中约有 9.09% 为乙型肝炎病毒携带者。该疾病呈慢性进行性发展,间有反复急性发作,可演变为肝硬化、肝癌或肝功能衰竭等,严重危害人民健康,故对该疾病的早发现、早诊断、早治疗很重要。

(一)病因

1.传染源

传染源主要是有 HBV DNA 复制的急、慢性患者和无症状慢性 HBV 携带者。

2.传播途径

主要通过血清及日常密切接触而传播。血液传播途径除输血及血制品外,可通过注射,刺伤,共用牙刷、剃刀及外科器械等方式传播,经微量血液也可传播。由于患者唾液、精液、初乳、汗液、血性分泌物均可检出 HBsAg,故密切的生活接触可能是重要传播途径。所谓"密切生活接触"可能是由于微小创伤所致的一种特殊经血传播形式,而非消化道或呼吸道传播。另一种重要的传播方式是母-婴传播(垂直传播)。生于 HBsAg/HBeAg 阳性母亲的婴儿,HBV 感染率高达 95%,大部分在分娩过程中感染,低于 20% 可能为宫内感染。因此,医源性或非医源性经血液传播,是本病的传播途径。

3.易感人群

感染后患者对同一 HBsAg 亚型 HBV 可获得持久免疫力。但对其他亚型免疫力不完全,偶可再感染其他亚型,故极少数患者血清抗-HBs(某一亚型感染后)和 HBsAg(另一亚型再感染)可同时阳性。

(二)诊断要点

急性肝炎病程超过半年,或原有乙型病毒性肝炎或 HBsAg 携带史,本次又因同一病原再次出现肝炎症状、体征及肝功能异常者可以诊断为慢性乙型病毒性肝炎。发病日期不明或虽无肝炎病史,但肝组织病理学检查符合慢性乙型病毒性肝炎,或根据症状、体征、化验及 B 超检查综合分析,也可做出相应诊断。

1.分型

据 HBeAg 可分为两型。

(1)HBeAg 阳性慢性乙型病毒性肝炎:血清 HBsAg、HBVDNA 和 HBeAg 阳性,抗-HBe 阴性,血清 ALT 持续或反复升高,或肝组织学检查有肝炎病变。

(2)HBeAg 阴性慢性乙型病毒性肝炎:血清 HBsAg 和 HBVDNA 阳性,HBeAg 持续阴性,抗-HBe 阳性或阴性,血清 ALT 持续或反复异常,或肝组织学检查有肝炎病变。

2.分度

根据生化学试验及其他临床和辅助检查结果,可进一步分三度。

(1)轻度:临床症状、体征轻微或缺如,肝功能指标仅 1 或 2 项轻度异常。

(2)中度:症状、体征、实验室检查居于轻度和重度之间。

(3)重度:有明显或持续的肝炎症状,如乏力、食欲缺乏、尿黄、便溏等,伴有肝病面容、肝掌、蜘蛛痣、脾大,并排除其他原因,且无门静脉高压症者。实验室检查血清 ALT 和/或AST 反复或持续升高,清蛋白降低或 A/G 比值异常,球蛋白明显升高。除前述条件外,凡清蛋白不超过 32 g/L,胆红素大于 5 倍正常值上限,凝血酶原活动度为 40%~60%,胆碱酯酶低于 2 500 U/L,4 项检测中有 1 项达上述程度者即可诊断为重度慢性肝炎。

3.B 超检查结果可供慢性乙型病毒性肝炎诊断参考

(1)轻度:B 超检查肝脾无明显异常改变。

(2)中度:B 超检查可见肝内回声增粗,肝脏和/或脾脏轻度肿大,肝内管道(主要指肝静脉)走行多清晰,门静脉和脾静脉内径无增宽。

(3)重度:B 超检查可见肝内回声明显增粗,分布不均匀;肝表面欠光滑,边缘变钝;肝内管道走行欠清晰或轻度狭窄、扭曲;门静脉和脾静脉内径增宽;脾大;胆囊有时可见"双层征"。

4.组织病理学诊断

组织病理学诊断包括病因(根据血清或肝组织的肝炎病毒学检测结果确定病因)、病变程度及分级分期结果。

(三)鉴别要点

本病应与慢性丙型病毒性肝炎、嗜肝病毒感染所致肝损害、酒精性及非酒精性肝炎、药物性肝炎、自身免疫性肝炎、肝硬化、肝癌等鉴别。

(四)规范化治疗

1.治疗目标

最大限度地长期抑制或消除乙肝病毒,减轻肝细胞炎症坏死及肝纤维化,延缓和阻止疾病进展,减少和防止肝脏失代偿、肝硬化、肝癌及其并发症的发生,从而改善生活质量和延长存活时间。主要包括抗病毒、免疫调节、抗炎保肝、抗纤维化和对症治疗,其中抗病毒治疗是关键,只要有适应证,且条件允许。就应进行规范的抗病毒治疗。

2.适应证

如下:①HBV DNA≥2×10^4 U/mL(HBeAg 阴性者为不低于 2×10^3 U/mL);②ALT≥2×ULN;如用干扰素治疗,ALT 应不高于 10×ULN,血总胆红素水平应低于 2×ULN;③如 ALT<2×ULN,但肝组织学显示 Knodell HAI≥4,或≥G$_2$。

具有①并有②或③的患者应进行抗病毒治疗;对达不到上述治疗标准者,应监测病情变化,如持续 HBV DNA 阳性,且 ALT 异常,也应考虑抗病毒治疗。ULN 为正常参考值上限。

3.HBeAg 阳性慢性乙型肝炎患者

对于 HBV DNA 定量不低于 2×10^4 U/mL,ALT 水平不低于 2×ULN 者,或 ALT<2×ULN,但肝组织学显示 Knodell HAI≥4,或≥G$_2$ 炎症坏死者,应进行抗病毒治疗。可根据具体情况和患者的意愿,选用 IFN-α,ALT 水平应低于 10×ULN,或核苷(酸)类似物治疗。对 HBV DNA 阳性但低于 2×10^4 U/mL者,经监测病情 3 个月,HBV DNA 仍未转阴,且 ALT 异常,则应抗病毒治疗。

(1)普通 IFN-α:5 MU(可根据患者的耐受情况适当调整剂量),每周 3 次或隔天 1 次,皮下或肌内注射,一般疗程为 6 个月。如有应答,为提高疗效也可延长疗程至 1 年或更长。应注意剂量及疗程的个体化。如治疗 6 个月无应答者,可改用其他抗病毒药物。

(2)聚乙二醇干扰素 α-2a:180 μg,每周 1 次,皮下注射,疗程 1 年。剂量应根据患者耐受性等因素决定。

(3)拉米夫定:100 mg,每天 1 次,口服。治疗 1 年时,如 HBV DNA 检测不到(PCR 法)或低于检测下限、ALT 复常、HBeAg 转阴但未出现抗-HBe 者,建议继续用药直至 HBeAg 血清学转归,经监测 2 次(每次至少间隔 6 个月)仍保持不变者可以停药,但停药后需密切监测肝脏生化学和病毒学指标。

(4)阿德福韦酯:10 mg,每天 1 次,口服。疗程可参照拉米夫定。

(5)恩替卡韦:0.5 mg(对拉米夫定耐药患者 1 mg),每天 1 次,口服。疗程可参照拉米夫定。

4.HBeAg 阴性慢性乙型肝炎患者

HBV DNA 定量不低于 2×10^3 U/mL,ALT 水平不低于 2×ULN 者,或 ALT<2 ULN,但肝组织学检查显示 Knodell HAI≥4,或 G$_2$ 炎症坏死者,应进行抗病毒治疗。由于难以确定治疗终点,因此,应治疗至检测不出 HBVDNA(PCR 法),ALT 复常。此类患者复发率高,疗程宜长,至少为 1 年。

因需要较长期治疗,最好选用 IFN-α(ALT 水平应低于 10×ULN)或阿德福韦酯或恩替卡韦等耐药发生率低的核苷(酸)类似物治疗。对达不到上述推荐治疗标准者,则应监测病情变化,如持续 HBV DNA 阳性,且 ALT 异常,也应考虑抗病毒治疗。

(1)普通 IFN-α:5 MU,每周 3 次或隔天 1 次,皮下或肌内注射,疗程至少 1 年。

(2)聚乙二醇干扰素 α-2a:180 μg,每周 1 次,皮下注射,疗程至少 1 年。

(3)阿德福韦酯:10 mg,每天 1 次,口服,疗程至少 1 年。当监测 3 次(每次至少间隔 6 个月)HBV DNA 检测不到(PCR 法)或低于检测下限和 ALT 正常时可以停药。

(4)拉米夫定:100 mg,每天 1 次,口服,疗程至少 1 年。治疗终点同阿德福韦酯。

(5)恩替卡韦:0.5 mg(对拉米夫定耐药患者 1 mg),每天 1 次,口服。疗程可参照阿德福韦酯。

5.应用化疗和免疫抑制剂治疗的患者

对于因其他疾病而接受化疗、免疫抑制剂(特别是肾上腺糖皮质激素)治疗的 HBsAg 阳性者,即使 HBV DNA 阴性和 ALT 正常,也应在治疗前 1 周开始服用拉米夫定,每天 100 mg,化疗和免疫抑制剂治疗停止后,应根据患者病情决定拉米夫定停药时间。对拉米夫定耐药者,可改用其他已批准的能治疗耐药变异的核苷(酸)类似物。核苷(酸)类似物停用后可出现复发,甚至病情恶化,应十分注意。

6.其他特殊情况的处理

(1)经过规范的普通 IFN-α 治疗无应答患者,再次应用普通 IFN-α 治疗的疗效很低。可试用聚乙二醇干扰素 α-2a 或核苷(酸)类似物治疗。

(2)强化治疗指在治疗初始阶段每天应用普通 IFN-α,连续 2～3 周后改为隔天 1 次或每周 3 次的治疗。目前对此疗法意见不一,因此不予推荐。

(3)应用核苷(酸)类似物发生耐药突变后的治疗,拉米夫定治疗期间可发生耐药突变,出现"反弹",建议加用其他已批准的能治疗耐药变异的核苷(酸)类似物,并重叠 1～3 个月或根据 HBV DNA 检测阴性后撤换拉米夫定,也可使用 IFN-α(建议重叠用药 1～3 个月)。

(4)停用核苷(酸)类似物后复发者的治疗,如停药前无拉米夫定耐药,可再用拉米夫定治疗,或其他核苷(酸)类似物治疗。如无禁忌证,也可用 IFN-α 治疗。

7.儿童患者间隔

12 岁以上慢性乙型病毒性肝炎患儿,其普通 IFN-α 治疗的适应证、疗效及安全性与成人相似,剂量为 3～6 μU/m²,最大剂量不超过 10 μU/m²。在知情同意的基础上,也可按成人的剂量和疗程用拉米夫定治疗。

三、丙型病毒性肝炎

慢性丙型病毒性肝炎是一种主要经血液传播的疾病,是由丙型肝炎病毒(HCV)感染导致的慢性传染病。慢性 HCV 感染可导致肝脏慢性炎症坏死,部分患者可发展为肝硬化甚至肝细胞癌(HCC),严重危害人民健康,已成为严重的社会和公共卫生问题。

(一)病因

1.传染源

主要为急、慢性患者和慢性 HCV 携带者。

2.传播途径

与乙型肝炎相同,主要有以下 3 种。

(1)通过输血或血制品传播:由于 HCV 感染者病毒血症水平低,所以输血和血制品(输 HCV 数量较多)是最主要的传播途径。经初步调查,输血后非甲非乙型肝炎患者血清丙型肝炎抗体(抗-HCV)阳性率高达 80%,已成为大多数(80%～90%)输血后肝炎的原因。但供血员血清抗-HCV 阳性率较低,欧美各国为 0.35%～1.40%,故目前公认,反复输入多个供血员血液或血制品者更易发生丙型肝炎,输血 3 次以上者感染 HCV 的危险性增高 2～6 倍。国内曾因单采血浆回输血细胞时污染,造成丙型肝炎暴发流行,经 2 年以上随访,血清抗-HCV 阳性率达到 100%。1989 年国外综合资料表明,抗-HCV 阳性率在输血后非甲非乙型肝炎患者为 85%,血源性凝血因子治疗的血友病患者为 60%～70%,静脉药瘾患者为 50%～70%。

(2)通过非输血途径传播:丙型肝炎也多见于非输血人群,主要通过反复注射、针刺、含 HCV 血液反复污染皮肤黏膜隐性伤口及性接触等其他密切接触方式而传播。这是世界各国广泛存在的散发性丙型肝炎的传播途径。

(3)母婴传播:要准确评估 HCV 垂直传播很困难,因为在新生儿中所检测到的抗-HCV 实际可能来源于母体(被动传递)。检测 HCV RNA 提示,HGV 有可能由母体传播给新生儿。

3.易感人群

对 HCV 无免疫力者普遍易感。在西方国家,除反复输血者外,静脉药瘾者、同性恋等混乱性接触者及血液透析患者丙型肝炎发病率较高。本病可发生于任何年龄,一般儿童和青少年 HCV 感染率较低,中青年次之。男性 HCV 感染率大于女性。HCV 多见于 16 岁以上人群。HCV 感染恢复后血清抗体水平低,免疫保护能力弱,有再次感染 HCV 的可能性。

(二)诊断要点

1.诊断依据

HCV 感染超过 6 个月,或发病日期不明、无肝炎史,但肝脏组织病理学检查符合慢性肝炎,或根据症状、体征、实验室及影像学检查结果综合分析,做出诊断。

2.病变程度判定

慢性肝炎按炎症活动度(G)可分为轻、中、重 3 度,并应标明分期(S)。

(1)轻度慢性肝炎(包括原慢性迁延性肝炎及轻型慢性活动性肝炎):$G_{1～2}$,$S_{0～2}$。①肝细胞变性,点、灶状坏死或凋亡小体;②汇管区有(无)炎症细胞浸润、扩大,有或无局限性碎屑坏死(界面肝炎);③小叶结构完整。

(2)中度慢性肝炎(相当于原中型慢性活动性肝炎):G_3,$S_{1～3}$。①汇管区炎症明显,伴中度碎屑坏死;②小叶内炎症严重,融合坏死或伴少数桥接坏死;③纤维间隔形成,小叶结构大部分保存。

(3)重度慢性肝炎(相当于原重型慢性活动性肝炎):G_4,$S_{2～4}$。①汇管区炎症严重或伴重度碎屑坏死;②桥接坏死累及多数小叶;③大量纤维间隔,小叶结构紊乱,或形成早期肝硬化。

3.组织病理学诊断

组织病理学诊断包括病因(根据血清或肝组织的肝炎病毒学检测结果确定病因)、病变程度及分级分期结果,如病毒性肝炎,丙型,慢性,中度,G_3/S_4。

(三)鉴别要点

本病应与慢性乙型病毒性肝炎、药物性肝炎、酒精性肝炎、非酒精性肝炎、自身免疫性肝炎、病毒感染所致肝损害、肝硬化、肝癌等鉴别。

(四)规范化治疗

1.抗病毒治疗的目的

清除或持续抑制体内的 HCV,以改善或减轻肝损害,阻止进展为肝硬化、肝衰竭或 HCC,并提高患者的生活质量。治疗前应进行 HCV RNA 基因分型(1 型和非 1 型)和血中 HCV RNA 定量,以决定抗病毒治疗的疗程和利巴韦林的剂量。

2.HCV RNA 基因为 1 型和/或 HCV RNA 定量不低于 $4×10^5$ U/mL 者

可选用下列方案之一。

(1)聚乙二醇干扰素 α 联合利巴韦林治疗方案:聚乙二醇干扰素 α-2a 180 μg,每周 1 次,皮下注射,联合口服利巴韦林 1 000 mg/d,至 12 周时检测 HCV RNA。①如 HCV RNA 下降幅度少于 2 个对数级,则考虑停药。②如 HCV RNA 定性检测为阴转,或低于定量法的最低检测限。继续治疗至 48 周。③如 HCV RNA 未转阴,但下降超过 2 个对数级,则继续治疗到 24 周。如 24 周时 HCV RNA 转阴,可继续治疗到 48 周;如果 24 周时仍未转阴,则停药观察。

(2)普通 IFN-α 联合利巴韦林治疗方案:IFN-α 3～5 MU,隔天 1 次,肌内或皮下注射,联合口服利巴韦林 1 000 mg/d,建议治疗 48 周。

(3)不能耐受利巴韦林不良反应者的治疗方案:可单用普通 IFN-α 复合 IFN 或 PEG-IFN,方法同上。

3.HCV RNA 基因为非 1 型和/或HCV RNA 定量小于 $4×10^5$ U/mL 者

可采用以下治疗方案之一。

(1)聚乙二醇干扰素 α 联合利巴韦林治疗方案:聚乙二醇干扰素 α-2a 180 μg,每周 1 次,皮下注射,联合应用利巴韦林 800 mg/d,治疗 24 周。

(2)普通 IFN-α 联合利巴韦林治疗方案:IFN-α 3 mU,每周 3 次,肌内或皮下注射,联合应用利巴韦林 800～1 000 mg/d,治疗 24～48 周。

(3)不能耐受利巴韦林不良反应者的治疗方案:可单用普通 IFN-α 或聚乙二醇干扰素 α。

四、丁型病毒性肝炎

丁型病毒性肝炎是由于丁型肝炎病毒(HDV)与 HBV 共同感染引起的以肝细胞损害为主的传染病,呈世界性分布,易使肝炎慢性化和重型化。

(一)病因

HDV 感染呈全球性分布。意大利是 HDV 感染的发现地。地中海沿岸、中东地区、非洲和南美洲亚马孙河流域是 HDV 感染的高流行区。HDV 感染在地方性高发区的持久流行,是由 HDV 在 HBsAg 携带者之间不断传播所致。除南欧为地方性高流行区之外,其他发达国家 HDV 感染率一般只占 HBsAg 携带者的 5% 以下。发展中国家 HBsAg 携带者较高,有引起 HDV 感染传播的基础。我国各地 HBsAg 阳性者中 HDV 感染率为 0～32%,北方偏低,南方较高。活动性乙型慢性肝炎和重型肝炎患者 HDV 感染率明显高于无症状慢性 HBsAg 携带者。

1.传染源

主要是急、慢性丁型肝炎患者和 HDV 携带者。

2.传播途径

输血或血制品是传播 HDV 的最重要途径之一。其他包括经注射和针刺传播,日常生活密切接触传播,以及围产期传播等。我国 HDV 传播方式以生活密切接触为主。

3.易感人群

HDV 感染分两种类型:①HDV/HBV 同时感染,感染对象是正常人群或未接受 HBV 感染的人群。②HDV/HBV 重叠感染,感染对象是已受 HBV 感染的人群,包括无症状慢性 HBsAg 携带者和乙型肝炎患者,他们体内含有 HBV 及 HBsAg,一旦感染 HDV,极有利于 HDV 的复制,所以这一类人群对HDV 的易感性更强。

(二)诊断要点

我国是 HBV 感染高发区,应随时警惕 HDV 感染。HDV 与 HBV 同时感染所致急性丁型肝炎,仅凭临床资料不能确定病因。凡无症状慢性 HBsAg 携带者突然出现急性肝炎样症状、重型肝炎样表现或迅速向慢性肝炎发展者,以及慢性乙型肝炎病情突然恶化而陷入肝衰竭者,均应想到 HDV 重叠感染,及时进行特异性检查,以明确病因。

1.临床表现

HDV 感染一般只与 HBV 感染同时发生或继发于 HBV 感染者中,故其临床表现部分取决于HBV 感染状态。

(1)HDV 与 HBV 同时感染(急性丁型肝炎):潜伏期为 6~12 周,其临床表现与急性自限性乙型肝炎类似,多数为急性黄疸型肝炎。在病程中可先后发生两次肝功能损害,即血清胆红素和转氨酶出现两个高峰。整个病程较短,HDV 感染常随 HBV 感染终止而终止,预后良好,很少向重型肝炎、慢性肝炎或无症状慢性 HDV 携带者发展。

(2)HDV 与 HBV 重叠感染:潜伏期为 3~4 周。其临床表现轻重悬殊,复杂多样。①急性肝炎样丁型肝炎:在无症状慢性 HBsAg 携带者基础上重叠感染 HDV 后,最常见的临床表现形式是急性肝炎样发作,有时病情较重,血清转氨酶持续升高达数月之久,或血清胆红素及转氨酶升高呈双峰曲线。在 HDV 感染期间,血清 HBsAg 水平常下降,甚至转阴,有时可使 HBsAg 携带状态结束。②慢性丁型肝炎:无症状慢性 HBsAg 携带者重叠感染 HDV 后,更容易发展成慢性肝炎。慢性化后发展为肝硬化的进程较快。早期认为丁型肝炎不易转化为肝癌,近年来在病理诊断为原发性肝癌的患者中,HDV 标志阳性者可达 11%~22%,故丁型肝炎与原发性肝癌的关系不容忽视。

(3)重型丁型肝炎:在无症状慢性 HBsAg 携带者基础上重叠感染 HDV 时,颇易发展成急性或亚急性重型肝炎。在"暴发性肝炎"中,HDV 感染标志阳性率高达 21%~60%,认为 HDV 感染是促成大块肝坏死的一个重要因素。按国内诊断标准,这些"暴发性肝炎"应包括急性和亚急性重型肝炎。HDV 重叠感染易使原有慢性乙型肝炎病情加重。如有些慢性乙型肝炎患者,病情本来相对稳定或进展缓慢,血清 HDV 标志转阳,临床状况可突然恶化,继而发生肝衰竭,甚至死亡,颇似慢性重型肝炎,这种情况国内相当多见。

2.实验室检查

近年丁型肝炎的特异诊断方法日臻完善,从受检者血清中检测到 HDAg 或 HDV RNA,或从血清中检测抗-HDV,均为确诊依据。

(三)鉴别要点

应注意与慢性重型乙型病毒型肝炎相鉴别。

(四)规范化治疗

丁型病毒性肝炎以护肝对症治疗为主。近年来研究表明,IFN-α 可能抑制 HDV RNA 复制,经治疗后,可使部分患者血清 DHV RNA 转阴,所用剂量宜大,疗程宜长。目前 IFN-α 是唯一可供选择的治疗慢性丁型肝炎的药物,但其疗效有限。IFN-α 900 万 U。每周 3 次,或者每天500 万 U,疗程 1 年,能使40%~70%的患者血清中 HDV RNA 消失,但是抑制 HDV 复制的作用很短暂,停止治疗后 60%~97%的患者复发。

五、戊型病毒性肝炎

戊型病毒型肝炎原称肠道传播的非甲非乙型肝炎或流行性非甲非乙型肝炎,其流行病学特点及临床表现颇像甲型病毒性肝炎,但两者的病因完全不同。

(一)病因

戊型肝炎流行最早发现于印度,开始疑为甲型病毒性肝炎,但回顾性血清学分析,证明既非甲型病毒性肝炎,也非乙型肝炎。本病流行地域广泛,在发展中国家以流行为主,发达国家以散发为主。其流行特点与甲型病毒性肝炎相似,传染源是戊型肝炎患者和阴性感染患者,经粪-口传播。潜伏期末和急性期初传染性最强。流行规律大体分两种:一种为长期流行,常持续数月,可长达 20 个月,多由水源不断污染所致;另一种为短期流行,约 1 周即止,多为水源一次性污染引起。与甲型病毒性肝炎相比,本病发病年龄偏大,16～35 岁者占 75%,平均 27 岁。孕妇易感性较高。

(二)诊断要点

流行病学资料、临床特点和常规实验室检查仅作临床诊断参考,特异血清病原学检查是确诊依据,同时排除 HAV、HBV、HCV 感染。

1.临床表现

本病潜伏期 15～75 天,平均为 6 周。绝大多数为急性患者,包括急性黄疸型和急性无黄疸型肝炎,两者比例约为 1∶13。临床表现与甲型病毒性肝炎相似,但其黄疸前期较长,症状较重。除淤胆型患者外,黄疸常于一周内消退。戊型肝炎胆汁淤积症状(如灰浅色大便、全身瘙痒等)较甲型病毒性肝炎为重,大约 20% 的急性戊型肝炎患者会发展成淤胆型肝炎。部分患者有关节疼痛。

2.实验室检查

用戊型肝炎患者急性期血清 IgM 型抗体建立 ELISA 法,可用于检测拟诊患者粪便内的 HEAg,此抗原在黄疸出现第 14～18 天的粪便中较易检出,但阳性率不高。用荧光素标记戊型肝炎恢复期血清 IgG,以实验动物 HEAg 阳性肝组织作抗原片,进行荧光抗体阻断实验,可用于检测血清戊型肝炎抗体(抗-HEV),阳性率 50%～100%。但本法不适用于临床常规检查。

用重组抗原或合成肽原建立 ELISA 法检测血清抗-HEV,已在国内普遍开展,敏感性和特异性均较满意。用本法检测血清抗-HEV-IgM,对诊断戊型肝炎更有价值。

(三)鉴别要点

应注意与 HAV、HBV、HCV 相鉴别。

(四)规范化治疗

急性期应强调卧床休息,给予清淡而营养丰富的饮食,外加充足的 B 族维生素及维生素 C。

HEV ORF2 结构蛋白可用于研制有效疫苗,并能对 HEV 株提供交叉保护。HEV ORF2 蛋白具有较好的免疫原性,用其免疫猕猴能避免动物发生戊型肝炎和 HEV 感染。该疫苗正在研制,安全性和有效性正在评估。

六、护理措施

(1)甲、戊型肝炎进行消化道隔离;急性乙型肝炎进行血液(体液)隔离至 HBsAg 转阴;慢性乙型和丙型肝炎患者应分别按病毒携带者管理。

(2)向患者及家属说明休息是肝炎治疗的重要措施。重型肝炎、急性肝炎、慢性活动期应卧床休息;慢性肝炎病情好转后,体力活动以不感疲劳为度。

(3)急性期患者宜进食清淡、易消化的饮食,蛋白质以营养价值高的动物蛋白为主 1.0～1.5 g/(kg·d);慢性肝炎患者宜高蛋白、高热量、高维生素易消化饮食,蛋白质 1.5～2.0 g/(kg·d);重症肝炎患者宜低脂、低盐、易消化饮食,有肝性脑病先兆者应限制蛋白质摄入,蛋白质摄入小于0.5 g/(kg·d);合并腹水、少尿者,钠摄入限制在 0.5 g/d。

（4）各型肝炎患者均应戒烟和禁饮酒。

（5）皮肤瘙痒者及时修剪指甲，避免搔抓，防止皮肤破损。

（6）应向患者解释注射干扰素后可出现发热、头痛、全身酸痛等"流感样综合征"，体温常随药物剂量增大而增高，不良反应随治疗次数增加而逐渐减轻。发热时多饮水、休息，必要时按医嘱对症处理。

（7）密切观察有无皮肤瘀点瘀斑、牙龈出血、便血等出血倾向；观察有无性格改变、计算力减退、嗜睡、烦躁等肝性脑病的早期表现。如有异常及时报告医师。

（8）让患者家属了解肝病患者易生气、易急躁的特点，对患者要多加宽容理解；护理人员多与患者热情、友好交谈沟通，缓解患者焦虑、悲观、抑郁等心理问题；向患者说明保持豁达、乐观的心情对于肝脏疾病的重要性。

七、应急措施

（一）消化道出血

（1）立即取平卧位，头偏向一侧，保持呼吸道通畅，防止窒息。

（2）通知医师，建立静脉液路。

（3）合血、吸氧、备好急救药品及器械，准确记录出血量。

（4）监测生命体征的变化，观察有无四肢湿冷、面色苍白等休克体征的出现，如有异常，及时报告医师并配合抢救。

（二）肝性脑病

（1）如有烦躁，做好保护性措施，必要时给予约束，防止患者自伤或伤及他人。

（2）昏迷者，平卧位，头偏向一侧，保持呼吸道通畅。

（3）吸氧，密切观察神志和生命体征的变化，定时翻身。

（4）遵医嘱给予准确及时的治疗。

八、健康教育

（1）宣传各类型病毒性肝炎的发病及传播知识，重视预防接种的重要性。

（2）对于急性肝炎患者要强调彻底治疗的重要性及早期隔离的必要性。

（3）慢性患者、病毒携带者及家属采取适当的家庭隔离措施，对家中密切接触者鼓励尽早进行预防接种。

（4）应用抗病毒药物者必须在医师的指导、监督下进行，不得擅自加量或停药，并定期检查肝功能和血常规。

（5）慢性肝炎患者出院后避免过度劳累、酗酒、不合理用药等，避免反复发作，并定期监测肝功能。

（6）对于乙肝病毒携带者禁止献血和从事饮食、水管、托幼等工作。

（朱蕊彦）

第六节　炎症性肠病

炎症性肠病是一种病因不明的肠道慢性非特异性炎症性疾病。包括溃疡性结肠炎（ulcerative colitis，UC）和克罗恩病（Crohn's disease，CD）。一般认为，UC 和 CD 是同一疾病的不同亚类，组织损伤的基本病理过程相似，但可能由于致病因素不同，发病的具体环节不同，最终导致组织损害的表现不同。

一、溃疡性结肠炎

UC 是一种病因不明的直肠和结肠慢性非特异性炎症性疾病。病变主要位于大肠的黏膜与黏膜下层。主要症状有腹泻、黏液脓血便和腹痛，病程漫长，病情轻重不一，常反复发作。本病多见于 20～40 岁，男女发病率无明显差别。

（一）病理

病变主要位于直肠和乙状结肠，可延伸到降结肠，甚至整个结肠。病变一般仅限于黏膜和黏膜下层，少数重症者可累及肌层。活动期黏膜呈弥漫性炎症反应，可见水肿、充血与灶性出血，黏膜脆弱，触之易出血。由于黏膜与黏膜下层有炎性细胞浸润，大量中性粒细胞在肠腺隐窝底部聚集，形成小的隐窝脓肿。当隐窝脓肿融合破溃，黏膜即出现广泛的浅小溃疡，并可逐渐融合成不规则的大片溃疡。结肠炎症在反复发作的慢性过程中，大量新生肉芽组织增生，常出现炎性息肉。黏膜因不断破坏和修复，丧失其正常结构，并且由于溃疡愈合形成瘢痕，黏膜肌层与肌层增厚，使结肠变形缩短，结肠袋消失，甚至出现肠腔狭窄。少数患者有结肠癌变，以恶性程度较高的未分化型多见。

（二）临床分型

临床上根据本病的病程、程度、范围和病期进行综合分型。

1.根据病程经过分型

（1）初发型：无既往史的首次发作。

（2）慢性复发型：最多见，发作期与缓解期交替。

（3）慢性持续型：病变范围广，症状持续半年以上。

（4）急性暴发型：少见，病情严重，全身毒血症状明显，易发生大出血和其他并发症。

上述后三型可相互转化。

2.根据病情程度分型

（1）轻型：多见，腹泻每天 4 次以下，便血轻或无，无发热、脉速，贫血轻或无，血沉正常。

（2）重型：腹泻频繁并有明显黏液脓血便，有发热、脉速等全身症状，血沉加快、血红蛋白下降。

（3）中型：介于轻型和重型之间。

3.根据病变范围分型

可分为直肠炎、直肠乙状结肠炎、左半结肠炎、全结肠炎及区域性结肠炎。

4.根据病期分型

可分为活动期和缓解期。

(三)临床表现

起病多数缓慢,少数急性起病,偶见急性暴发起病。病程长,呈慢性经过,常有发作期与缓解期交替,少数症状持续并逐渐加重。

1.症状

(1)消化系统表现:主要表现为腹泻与腹痛。①腹泻为最主要的症状,黏液脓血便是本病活动期的重要表现。腹泻主要与炎症导致大肠黏膜对水钠吸收障碍及结肠运动功能失常有关。粪便中的黏液或黏液脓血,为炎症渗出和黏膜糜烂及溃疡所致。排便次数和便血程度可反映病情程度,轻者每天排便2~4次,粪便呈糊状,可混有黏液、脓血,便血轻或无,重者腹泻每天可达10次以上,大量脓血,甚至呈血水样粪便。病变限于直肠和乙状结肠的患者,偶有腹泻与便秘交替的现象,此与病变直肠排空功能障碍有关。②腹痛,轻者或缓解期患者多无腹痛或仅有腹部不适,活动期有轻或中度腹痛,为左下腹的阵痛,也可涉及全腹。有疼痛-便意-便后缓解的规律,大多伴有里急后重,为直肠炎症刺激所致。若并发中毒性巨结肠或腹膜炎,则腹痛持续且剧烈。③其他症状可有腹胀、食欲缺乏、恶心、呕吐等。

(2)全身表现:中、重型患者活动期有低热或中等度发热,高热多提示有并发症或急性暴发型。重症患者可出现衰弱、消瘦、贫血、低清蛋白血症、水和电解质平衡紊乱等表现。

(3)肠外表现:本病可伴有一系列肠外表现,包括口腔黏膜溃疡、结节性红斑、外周关节炎、坏疽性脓皮病、虹膜睫状体炎等。

2.体征

患者呈慢性病容,精神状态差,重者呈消瘦贫血貌。轻者仅有左下腹轻压痛,有时可触及痉挛的降结肠和乙状结肠。重症患者常有明显腹部压痛和鼓肠。若有反跳痛、腹肌紧张、肠鸣音减弱等应注意中毒性巨结肠和肠穿孔等并发症。

(四)护理

1.护理目标

患者大便次数减少,粪质正常;腹痛缓解,营养改善,体重恢复,未发生并发症,焦虑减轻。

2.护理措施

(1)一般护理。①休息与活动:在急性发作期或病情严重时均应卧床休息,缓解期适当休息,注意劳逸结合。②合理饮食:指导患者食用质软、易消化、少纤维素又富含营养、有足够热量的食物,以利于吸收、减轻对肠黏膜的刺激并供给足够的热量,以维持机体代谢的需要。避免食用冷饮、水果、多纤维的蔬菜及其他刺激性食物,忌食牛乳和乳制品。急性发作期患者,应进流质或半流质饮食,病情严重者应禁食,按医嘱予以静脉高营养,以改善全身状况。应注意给患者提供良好的进餐环境,避免不良刺激,以增进患者食欲。

(2)病情观察:观察患者腹泻的次数、性质,腹泻伴随症状,如发热、腹痛等,监测粪便检查结果。严密观察腹痛的性质、部位及生命体征的变化,以了解病情的进展情况,如腹痛性质突然改变,应注意是否发生大出血、肠梗阻、中毒性巨结肠、肠穿孔等并发症。观察患者进食情况,定期测量患者的体重,监测血红蛋白、血清电解质和清蛋白的变化,了解营养状况的变化。

(3)用药护理:遵医嘱给予柳氮磺吡啶(SASP)、糖皮质激素、免疫抑制剂等治疗,以控制病情,使腹痛缓解。注意药物的疗效及不良反应,如应用 SASP 时,患者可出现恶心、呕吐、皮疹、粒细胞减少及再生障碍性贫血等。应嘱患者餐后服药,服药期间定期复查血象,应用糖皮质激素者,要注意激素不良反应,不可随意停药,防止反跳现象,应用硫唑嘌呤或巯嘌呤时患者可出现骨髓抑制的表现,应注意监测白细胞计数。

(4)心理护理:安慰鼓励患者,向患者解释病情,使患者以平和的心态应对疾病,自觉地配合治疗。

(5)健康指导。①心理指导:由于病情反复发作,迁延不愈,常给患者带来痛苦,尤其是排便次数的增加,给患者的精神和日常生活带来很多困扰,易产生自卑、忧虑,甚至恐惧心理。应鼓励患者以平和的心态应对疾病,积极配合治疗。②指导患者合理饮食及活动:指导患者食用质软、易消化、少纤维素又富含营养、有足够热量的食物,避免食用冷饮、水果、多纤维的蔬菜及其他刺激性食物,忌食牛乳和乳制品。在急性发作期或病情严重时均应卧床休息,缓解期适当休息,注意劳逸结合。③用药指导:嘱患者坚持治疗,不要随意更换药物或停药。教会患者识别药物的不良反应,出现异常症状要及时就诊,以免耽搁病情。

3.护理评价

患者腹泻、腹痛缓解,营养改善,体重恢复。

二、克罗恩病

CD 是一种病因尚不十分清楚的胃肠道慢性炎性肉芽肿性疾病。病变多见于末段回肠和邻近结肠,但从口腔至肛门各段消化道均可受累,呈节段性或跳跃式分布。临床上以腹痛、腹泻、体重下降、腹块、瘘管形成和肠梗阻为特点,可伴有发热等全身表现及关节、皮肤、眼、口腔黏膜等肠外损害。本病有终身复发倾向,重症患者迁延不愈,预后不良。

(一)病理

病变表现为同时累及回肠末段与邻近右侧结肠者,只涉及小肠者,局限在结肠者。病变可涉及口腔、食管、胃、十二指肠,但少见。

大体形态上,克罗恩病特点如下:①病变呈节段性或跳跃性,而不呈连续性。②黏膜溃疡早期呈鹅口疮样溃疡,随后溃疡增大、融合,形成纵行溃疡和裂隙溃疡,将黏膜分割呈鹅卵石样外观。③病变累及肠壁全层,肠壁增厚变硬,肠腔狭窄。

组织学上,克罗恩病的特点如下:①非干酪性肉芽肿,由类上皮细胞和多核巨细胞构成,可发生在肠壁各层和局部淋巴结。②裂隙溃疡,呈缝隙状,可深达黏膜下层甚至肌层。③肠壁各层炎症,伴固有膜底部和黏膜下层淋巴细胞聚集、黏膜下层增宽、淋巴管扩张及神经节炎等。肠壁全层病变致肠腔狭窄,可发生肠梗阻。溃疡穿孔引起局部脓肿,或穿透至其他肠段、器官、腹壁,形成内瘘或外瘘。肠壁浆膜纤维素渗出、慢性穿孔均可引起肠粘连。

(二)临床分型

区别本病不同临床情况,有助全面估计病情和预后,制订治疗方案。

1.临床类型

依疾病行为分型,可分为狭窄型(以肠腔狭窄所致的临床表现为主)、穿通型(有瘘管形成)和非狭窄非穿通型(炎症型)。各型可有交叉或互相转化。

2.病变部位

参考影像和内镜结果确定,可分为小肠型、结肠型、回结肠型。如消化道其他部分受累也应注明。

3.严重程度

根据主要临床表现的程度及并发症计算 CD 活动指数(CDAI),用于疾病活动期与缓解期区分、病情严重程度估计(轻、中、重度)和疗效评定。

(三)临床表现

起病大多隐匿、缓渐,从发病早期症状出现至确诊往往需数月至数年。病程呈慢性,长短不等的活动期与缓解期交替,有终身复发倾向。少数急性起病,可表现为急腹症,酷似急性阑尾炎或急性肠梗阻。腹痛、腹泻和体重下降三大症状是本病的主要临床表现。但本病的临床表现复杂多变,这与临床类型、病变部位、病期及并发症有关。

1.消化系统表现

(1)腹痛:为最常见症状。多位于右下腹或脐周,间歇性发作,常为痉挛性阵痛伴肠鸣。常于进餐后加重,排便或肛门排气后缓解。腹痛的发生可能与进餐引起胃肠反射或肠内容物通过炎症、狭窄肠段,引起局部肠痉挛有关。体检常有腹部压痛,部位多在右下腹。腹痛也可由部分或完全性肠梗阻引起,此时伴有肠梗阻症状。出现持续性腹痛和明显压痛,提示炎症波及腹膜或腹腔内脓肿形成。全腹剧痛和腹肌紧张,提示病变肠段急性穿孔。

(2)腹泻:也为本病常见症状,主要由病变肠段炎症渗出、蠕动增加及继发性吸收不良引起。腹泻先是间歇发作,病程后期可转为持续性。粪便多为糊状,一般无脓血和黏液。病变涉及下段结肠或肛门直肠者,可有黏液血便及里急后重。

(3)腹部包块:见于 10%~20%患者,由于肠粘连、肠壁增厚、肠系膜淋巴结肿大、内瘘或局部脓肿形成所致。多位于右下腹与脐周。固定的腹块提示有粘连,多已有内瘘形成。

(4)瘘管形成:是克罗恩病的特征性临床表现,因透壁性炎性病变穿透肠壁全层至肠外组织或器官而成。瘘分内瘘和外瘘,前者可通向其他肠段、肠系膜、膀胱、输尿管、阴道、腹膜后等处,后者通向腹壁或肛周皮肤。肠段之间内瘘形成可致腹泻加重及营养不良。肠瘘通向的组织与器官因粪便污染可致继发性感染。外瘘或通向膀胱、阴道的内瘘均可见粪便与气体排出。

(5)肛门周围病变:包括肛门周围瘘管、脓肿形成及肛裂等病变,见于部分患者,有结肠受累者较多见。有时这些病变可为本病的首发或突出的临床表现。

2.全身表现

(1)发热:为常见的全身表现之一,与肠道炎症活动及继发感染有关。间歇性低热或中度热常见,少数呈弛张高热伴毒血症。少数患者以发热为主要症状,甚至较长时间不明原因发热之后才出现消化道症状。

(2)营养障碍:由慢性腹泻、食欲减退及慢性消耗等因素所致。主要表现为体重下降,可有贫血、低蛋白血症和维生素缺乏等表现。青春期前患者常有生长发育迟滞。

3.肠外表现

本病肠外表现与溃疡性结肠炎的肠外表现相似,但发生率较高,据我国统计报道以口腔黏膜溃疡、皮肤结节性红斑、关节炎及眼病为常见。

(四)护理

1.护理目标

患者腹泻、腹痛缓解,营养改善,体重恢复,无并发症。

2.护理措施

(1)一般护理。①休息与活动:在急性发作期或病情严重时均应卧床休息,缓解期适当休息,注意劳逸结合。必须戒烟。②合理饮食:一般给高营养低渣饮食,适当给予叶酸、维生素 B_{12} 等多种维生素。重症患者酌用要素饮食或全胃肠外营养,除营养支持外还有助诱导缓解。

(2)病情观察:观察患者腹泻的次数、性质,腹泻伴随症状,如发热、腹痛等,监测粪便检查结果。严密观察腹痛的性质、部位及生命体征的变化,测量患者的体重,监测血红蛋白、血清电解质和清蛋白的变化,了解营养状况的变化。

(3)用药护理:遵医嘱腹痛、腹泻可使用抗胆碱能药物或止泻药,合并感染者静脉途径给予广谱抗生素。给予柳氮磺吡啶(SASP)、糖皮质激素、免疫抑制剂等治疗,以控制病情,使腹痛缓解。注意避免药物的不良反应,如应嘱患者餐后服药,服药期间定期复查血象,不可随意停药,防止反跳现象等。

(4)心理护理:向患者解释病情,使患者树立战胜疾病信心,自觉地配合治疗。

(5)健康指导。①疾病知识指导:指导患者合理休息与活动,戒烟,食用质软、易消化、少纤维素又富含营养、有足够热量的食物,避免食用冷饮、水果、多纤维的蔬菜及其他刺激性食物,忌食牛乳和乳制品。②安慰鼓励患者:使患者树立信心,积极地配合治疗。③用药指导:嘱患者坚持服药并了解药物的不良反应,病情有异常变化要及时就诊。

3.护理评价

患者腹泻、腹痛缓解,无发热、营养不良,体重增加。

(袁素玲)

第七节 肠 结 核

肠结核是结核杆菌侵犯肠道引起的慢性特异性感染,过去在我国比较常见。随着人民生活水平的提高、卫生保健事业的发展及结核患病率的下降,本病也逐渐减少。发病年龄为 2～72 岁,而以 21～40 岁最多,女性多于男性,约为 1.85∶1。根据大体形态学表现,肠结核可分为溃疡型、增殖型和混合型。绝大多数患者继发于肠外结核病,主要是肺结核。无肠外结核病灶者称原发性肠结核,占肠结核的 10% 以下。

一、护理评估

(一)评估患者的健康史及家族史

询问患者既往身体状况,尤其是近期是否患有身体其他部位的结核病,或近期是否与结核患者接触过。

(二)临床症状的评估与观察

1.评估患者腹痛的症状

有腹痛症状者占 95% 以上,疼痛性质一般为隐痛或钝痛,禁食易诱发或加重,出现腹痛与排便,排便后疼痛可有不同程度的缓解。

2.评估患者腹泻与便秘的症状

腹泻常与腹痛相伴随。大便每天数次至数十次,半成形或水样,常有黏液,重症患者有广泛溃疡可有脓血便,量多,有恶臭味。常在清晨排便,故有"鸡鸣泻"之称。小肠结核如果病变广泛,可引起吸收不良而发生脂肪泻。无腹泻而只有便秘者约占 25%。腹泻与便秘交替常被认为是肠结核的典型症状。腹泻数天继而便秘,如此循环交替。

3.评估患者有无腹部肿块

主要见于增殖型肠结核。溃疡型肠结核病有局限性腹膜炎,病变肠曲和周围组织黏膜粘连,或同时有肠系膜淋巴结结核,也可出现腹部肿块。

4.评估患者的营养状况、有无营养障碍

因进食可诱发疼痛,患者常有食欲缺乏、畏惧进食,食量因而减少,肠管炎症引起的淋巴梗阻、淤胀,使肠局部蠕动异常,发生肠内容物淤滞,加之肠道菌群失调等因素干扰了食物的消化与吸收,甚至发生脂肪泻,从而体重下降,并有贫血等一系列营养障碍的表现。

5.评估患者有无发热症状

溃疡型肠结核有结核毒血症,表现为午后低热、不规则热、弛张热或稽留高热,体温多在 38 ℃,伴有盗汗。增殖型肠结核可无发热或有时低热。

6.评估患者有无肠外表现

可有倦怠、消瘦、苍白,随病程发展可出现维生素缺乏、脂肪肝、营养不良性水肿等表现。部分患者可出现活动性肺结核的临床表现。

7.评估患者有无肠梗阻、肠出血、肠穿孔的症状

并发肠梗阻时有腹绞痛,常位于右下腹或脐周,伴有腹胀、肠鸣音亢进、肠型与蠕动波;并发肠穿孔时,由于病变周围多有组织黏膜粘连,弥漫性腹膜炎较少见。

(三)辅助检查评估

1.血液检查

溃疡型肠结核可有中度贫血,无并发症时白细胞计数一般正常,90%的患者血沉明显增快。

2.粪便检查

外观常为糊状不成形便,或有黏液,镜检见少量脓细胞或红细胞,隐血可呈弱阳性。

3.纯化(结核)蛋白衍生物皮内试验

如为强阳性有助于本病的诊断。

4.X线检查

X线征象:①肠蠕动过快,钡剂通过加速,有间歇性张力亢进,病变部位黏膜皱襞僵硬和增厚;②钡剂通过病变部位出现激惹现象,称为 Stierlin 征;③小肠有梗阻时有肠管扩张、钡剂排空延迟和分节现象,钡剂呈雪花样分布、边缘锯齿状;④盲肠不充盈,升结肠缩短;⑤盲肠部位扭曲,回盲瓣出现裂隙,回肠末端出现宽底三角形、底向盲肠,称为 Fleischner 征。

5.内镜检查

内镜特征:①回盲部为主;②肠黏膜充血、水肿;③环形溃疡、溃疡边缘呈鼠咬状;④大小、形态各异的炎性息肉,肠腔变窄;⑤病理检查可见干酪样坏死性肉芽肿或用抗酸染色法发现抗酸结核杆菌。

6.结核菌素(简称结素)试验

目前通用的结素有两类。一是旧结素,是结核菌的代谢产物,由结核菌培养滤液制成,主要含结核蛋白。旧结素抗原不纯可引起非特异反应。另一类是结核菌纯蛋白衍化物(PPD),是从旧结素滤液中提取结核蛋白精制而成,为纯结素,不产生非特异性反应,故临床上广泛使用。方法通常在左前臂屈侧中部皮内注射 0.1 mL(5 U),48~72 小时后测皮肤硬结直径。阴性

＜5 mm;弱阳性:5～9 mm;阳性:10～19 mm;强阳性＞20 mm 或局部有水疱、坏死。

(四)心理-社会因素评估

(1)评估患者对肠结核的认识程度。

(2)评估患者心理承受能力、性格类型。

(3)评估患者是否缺少亲人及朋友的关爱。

(4)评估患者是否存在焦虑及恐惧心理。

(5)评估患者是否有经济负担。

(6)评估患者的生活方式及饮食习惯。

(五)腹部体征的评估

疼痛部位大多在右下腹部,也可在脐周、上腹或全腹部,因病变所在的部位不同而异。腹部肿块常位于右下腹,一般比较固定,中等质地,伴有轻度或中度压痛。

二、护理问题

(一)腹痛

由病变肠曲痉挛及蠕动增强所致。

(二)腹泻

由溃疡型肠结核所致肠功能紊乱所致。

(三)便秘

由肠道狭窄、梗阻或胃肠功能紊乱所致。

(四)体温过高

由结核毒血症所致。

(五)营养失调:低于机体需要量

由结核杆菌毒性作用、消化吸收功能障碍所致。

(六)有肛周皮肤完整性受损的危险

与腹泻有关。

(七)潜在的并发症:肠梗阻、肠穿孔

由溃疡愈合后或腹腔黏膜粘连后出现的瘢痕收缩所致。

(八)知识缺乏

缺乏结核病的预防及治疗知识。

(九)焦虑

由病程长、疗程长所致。

(十)活动无耐力

由肠结核引起的体质衰弱所致。

三、护理目标

(1)患者主诉腹痛缓解。

(2)患者主诉大便次数减少或恢复正常的排便。

(3)患者体温恢复正常。

(4)患者体重增加,或精神状况转好、面色红润。

(5)患者在住院期间肛周皮肤完整无破损。

(6)通过护士密切观察能够及早发现梗阻或穿孔症状和腹部体征,及时给予处理。

(7)患者在住院期间能够复述肠结核的预防、保健知识。

(8)患者焦虑程度减轻,能积极主动配合治疗。

(9)患者住院期间活动耐力不断增加。

四、护理措施

(一)一般护理

(1)为患者提供舒适安静的环境,嘱患者卧床休息,避免劳累。

(2)室内定时通风,保持空气清新,调节合适的温度湿度。

(3)患者大便次数多,指导患者保护肛周皮肤,每次便后用柔软的卫生纸擦拭,并用温水清洗,以软毛巾蘸干。避免用力搓擦,保持局部清洁干燥。如有发红,可局部涂抹鞣酸软膏或润肤油。

(4)对于便秘的患者应鼓励患者多饮水、定时如厕,养成规律排便的习惯;适量进食蔬菜水果,保持大便通畅。

(二)心理护理

(1)患者入院时主动接待,热情服务,向患者及家属介绍病房环境及规章制度,取得患者及家属的合作,消除恐惧心理。

(2)患者腹痛、腹泻时,应耐心倾听患者主诉,安慰患者,稳定患者情绪,帮助患者建立战胜疾病的信心。

(3)向患者讲解肠结核的相关知识,介绍各种检查的必要性、术前准备及术后注意事项,消除患者紧张、恐惧的心理,使其积极配合治疗。

(三)治疗配合

(1)注意观察患者腹痛的部位、性质、持续时间、缓解方式,腹部体征的变化,及时发现,避免肠梗阻、肠穿孔等并发症的发生。协助患者采取舒适的卧位。

(2)注意观察患者大便次数、性状、量的变化,以及有无黏液脓血,及时通知医师给予药物治疗。

(3)注意观察患者生命体征变化,尤其是体温的变化,遵医嘱给予物理及药物降温。

(4)评估患者营养状况,监测血电解质、血红蛋白及血清总蛋白、清蛋白变化,观察患者皮肤黏膜有无干燥、皮下脂肪厚度、皮肤弹性。

(5)指导患者合理选择饮食,并向患者及家属解释营养对肠结核的重要性,与其共同制订饮食计划,选用清淡易消化、高维生素、高蛋白、高热量的食物,腹泻患者应限制纤维素、乳制品及高脂食物的摄入,便秘患者则应适量增加纤维素的摄取。

(6)指导患者合理用药,观察用药后效果及不良反应。

(7)每周测体重1~2次。如有腹水每天测腹围1次。

(四)用药护理

(1)抗结核药(链霉素、异烟肼、利福平、乙胺丁醇、吡嗪酰胺等):一般采用2~3种药物联合应用,用药时间2~3年。链霉素使用前应做皮试,抗结核药宜空腹服用,服药后可有恶心、呕吐、药疹等不良反应。以上药物存在肝毒性,应定期检查肝功能。

(2)有计划、有目的地向患者及家属逐步介绍有关药物治疗的知识。

(3)强调早期、联合、适量、规律、全程化疗的重要性,使患者树立治愈疾病的信心,积极配合治疗。督促患者按医嘱服药、培养按时服药的习惯。

(4)解释药物不良反应时,重视强调药物的治疗效果,让患者认识到发生不良反应的可能性较小,以激励患者坚持全程治疗。

(5)嘱患者如出现巩膜黄染、肝区疼痛、胃肠不适、眩晕、耳鸣等不良反应时,应与医师联系,不可自行停药。

(五)健康教育

(1)向患者和家属讲解肠结核的保健知识,加强有关结核病的卫生宣教,肠结核患者的粪便要消毒处理,防止病原体传播。

(2)患者应保证充足的休息与营养,生活规律,劳逸结合,保持良好的心态,以增强机体抵抗力。

(3)指导患者坚持抗结核治疗,保证足够的剂量与疗程。定期复查。学会自我检测抗结核药物的作用和不良反应,如有异常,及时复诊。

(4)肺结核患者不可吞咽痰液,应保持排便通畅。提倡用公筷进餐,牛奶应经过灭菌。

(孙 丹)

第八节 肠易激综合征

肠易激综合征(IBS)是一种以腹痛或腹部不适伴排便习惯改变为特征的功能性肠病,经检查排除可引起这些症状的器质性疾病。本病是最常见的一种功能性肠道疾病,患者以中青年居多,50岁以后首次发病少见。男女比约为1:2。

一、常见病因

本病病因尚不清楚,与多种因素有关。目前认为,IBS的病理生理学基础主要是胃肠动力学异常和内脏感觉异常,而造成这些变化的机制则尚未阐明。肠道感染后和精神心理障碍是IBS发病的重要因素。

二、临床表现

起病隐匿,症状反复发作或慢性迁延,病程可长达数年至数十年,但全身健康状况却不受影响。精神、饮食等因素常诱使症状复发或加重。最主要的临床表现是腹痛与排便习惯和粪便性状的改变。

(一)症状

1.腹痛

以下腹和左下腹多见,多于排便或排气后缓解,睡眠中痛醒者极少。

2.腹泻

一般每天3~5次,少数严重发作期可达十数次。大便多呈稀糊状,也可为成形软便或稀水样,多带有黏液;部分患者粪质少而黏液量很多,但绝无脓血。排便不干扰睡眠。部分患者腹泻与便秘交替发生。

3.便秘

排便困难,粪便干结、量少,呈羊粪状或细杆状,表面可附黏液。

4.其他消化道症状

多伴腹胀感,可有排便不净感、排便窘迫感。部分患者同时有消化不良症状。

5.全身症状

相当部分患者可有失眠、焦虑、抑郁、头晕、头痛等精神症状。

(二)体征

无明显体征,可在相应部位有轻压痛,部分患者可触及腊肠样肠管,直肠指检可感到肛门痉挛、张力较高,可有触痛。

三、治疗原则

主要是积极寻找并去除促发因素和对症治疗,强调综合治疗和个体化的治疗原则。

(一)一般治疗

详细询问病史以求发现促发因素,并设法予以去除。告知患者 IBS 的诊断并详细解释疾病的性质,以解除患者顾虑和提高对治疗的信心,是治疗最重要的一步。教育患者建立良好的生活习惯。饮食上避免诱发症状的食物,一般而言宜避免产气的食物如乳制品、大豆等。高纤维食物有助改善便秘。对失眠、焦虑者可适当给予镇静药。

(二)针对主要症状的药物治疗

(1)胃肠解痉药:抗胆碱药物可作为缓解腹痛的短期对症治疗使用。

(2)止泻药:洛哌丁胺或地芬诺酯止泻效果好,适用于腹泻症状较重者,但不宜长期使用。

(3)对便秘型患者酌情使用泻药:宜使用作用温和的轻泻剂以减少不良反应和药物依赖性。

(4)抗抑郁药:对腹痛症状重、上述治疗无效且精神症状明显者可适用。

(5)其他肠道菌群调节药:如双歧杆菌、乳酸杆菌、酪酸菌等制剂,可纠正肠道菌群失调,据报道对腹泻、腹胀有一定疗效,但确切临床疗效尚待证实。

(三)心理和行为疗法

症状严重而顽固,经一般治疗和药物治疗无效者应考虑予以心理行为治疗,包括心理治疗、认知疗法、催眠疗法和生物反馈疗法等。

四、护理

(一)评估

1.一般情况

患者的年龄、性别、职业、婚姻状况、健康史、心理、既往史,饮食习惯等。

2.身体状况

主要是评估腹部不适的部位、性状、时间等;了解腹泻的次数、性状、量、色、诱因及便秘的情况。

(二)护理要点及措施

1.饮食的护理

IBS 不论哪种类型都或多或少与饮食有关,腹泻为主型 IBS 患者 80% 的症状发作与饮食有密切的相关性。因此,应避免食用诱发症状的食物,因个人而异,通常应避免产气的食物,如牛奶、大豆等。早期应尽量低纤维素饮食,但便秘型患者可进高纤维素饮食,以改善便秘症状。

2.排便及肛周皮肤护理

可以通过人为干预,尽量改变排便习惯。对于腹泻型患者,观察粪便的量、性状、排便次数并记录。多卧床休息,少活动。避免受凉,注意腹部及下肢保暖。做好肛门及周围皮肤护理,便后及时用温水清洗,勤换内裤,保持局部清洁、干燥。如肛周皮肤有淹红、糜烂,可使用抗生素软膏涂擦,或行紫外线理疗。对于便秘型患者可遵医嘱给予开塞露等通便药物。

3.心理护理

IBS多发生于中青年,尤以女性居多。多数患者由于工作、家庭、生活等引起长期而过度的精神紧张,因此应该给予患者更多的关怀,自入院开始尽可能给予他们方便,使他们对新的环境产生信任感和归属感。在明确诊断后更要耐心细致的给他们讲解病情,使他们对所患疾病有深刻的认识,避免对疾病产生恐惧,消除紧张情绪。耐心细致的讲解,也会使患者产生信任感和依赖感,有利于病情缓解。

(三)健康教育

(1)指导患者应保持良好的精神状态,注意休息,适当运动(如散步、慢跑等),以增强体质,保持心情舒畅。

(2)纠正不良的饮食及生活习惯,戒除烟酒,作息规律,保证足够的睡眠时间,睡前温水泡足,不饮咖啡、茶等兴奋性的饮料。

(3)如再次复发时应首先通过心理、饮食调整。效果不佳者应到医院就诊治疗。

(孙 丹)

第八章

普外科护理

第一节 乳 腺 癌

一、疾病概述

(一)概念

乳腺癌是女性最常见的恶性肿瘤之一,占我国女性恶性肿瘤发病率的第一位。我国虽然是乳腺癌低发地区,但近年来年发病率呈 3% 的趋势上升,且发病年龄逐渐年轻化,严重危害我国女性的身心健康。由于早期诊断和医疗方式的改进,乳腺癌的病死率有所下降。

(二)相关病理生理

1.病理分型

乳腺癌的病理分型。

(1)非浸润性癌:又称原位癌,指癌细胞局限在导管壁基底膜内的肿瘤,包括导管内癌、小叶原位癌及不伴发浸润性癌的乳头湿疹样乳腺癌。

(2)早期浸润性癌:指癌组织突破导管壁基底膜,开始向间质浸润的阶段,包括早期浸润性导管癌、早期浸润性小叶癌。此型仍属早期,预后较好。

(3)浸润性特殊癌:指癌组织向间质内广泛浸润,包括乳头状癌、髓样癌(伴有大量淋巴细胞浸润)、小管癌(高分化癌)、腺样囊性癌、黏液腺癌、鳞状细胞癌等。此型一般分化高,预后尚好。

(4)浸润性非特殊癌:包括浸润性小叶癌、浸润性导管癌、硬癌、髓样癌(无大量淋巴细胞浸润者)、单纯癌、腺癌等。此型一般分化程度低,预后较上述类型差,是乳腺癌最常见的类型。

(5)其他罕见癌:如炎性乳腺癌和乳头湿疹样癌。

2.转移途径

(1)直接浸润:直接浸润皮肤、胸筋膜、胸肌等周围组织。癌细胞沿导管或筋膜间隙蔓延,继而侵及 Cooper 韧带和皮肤。

(2)淋巴转移。主要途径如下:①沿胸大肌外侧缘淋巴管侵入同侧腋窝淋巴结,进一步则侵入锁骨下淋巴结、锁骨上淋巴结,进入血液循环向远处转移。②向内则侵入胸骨旁淋巴结,继而达到锁骨上淋巴结,进入血液循环。癌细胞淋巴转移以第 1 种途径为主,但也可通过逆行途径转移到对侧腋窝或腹股沟淋巴结。

（3）血运转移:乳腺癌是一种全身性疾病,早期乳腺癌也可发生血运转移,最常见远处转移部位依次为肺、骨、肝。

（三）病因与诱因

乳腺癌的病因至今尚不明确,但研究发现其发病与许多因素有关,主要危险因素包括以下几点。

1.年龄

乳腺癌是激素依赖型肿瘤,主要与体内雌酮和雌二醇的水平直接相关,随着年龄的增加乳腺癌的发病率逐渐上升。

2.月经史及婚育史

月经初潮早于12岁,月经周期短,绝经晚于50岁,未婚、未哺乳及初产年龄35岁以上发病率高。

3.遗传因素

一级亲属中有乳腺癌患病史者,其发病危险性是普通人群的2～3倍。若一级亲属在绝经前患双侧乳腺癌,其相对危险度便高达9倍。

4.地区因素

欧美国家多,亚洲国家少。北美、北欧地区乳腺癌的发病率是亚、非、拉美地区的4倍,而低发地区居民移居至高发地区后,第二、三代移民的乳腺癌发病率逐渐上升,提示地区环境因素及早期生活经历与乳腺癌的发病有一定的关系。

5.不良的饮食习惯

首先,营养过剩、肥胖、长期高能量高脂饮食可加强和延长雌激素对乳腺上皮细胞的刺激,从而增加发病机会;其次,服用含有激素的美容保健品,也可增加患病危险度;还有,每天饮酒3次以上的妇女患乳腺癌的危险度增加50%～70%。

6.乳腺疾病史

某些乳腺良性疾病,如乳腺炎、乳腺导管扩张、乳腺囊肿及乳腺纤维腺瘤等与乳腺癌的发病有一定的关系。

7.药物因素

停经后长时间(≥5年)采用激素替代疗法的女性患乳腺癌危险度增高。

8.社会-心理因素

社会-心理应激(如夫妻关系不和、离异、丧偶、重大事故)造成的长期精神压力大、精神创伤、长期抑郁均增加患病风险。

9.其他因素

未成年时经过胸部放疗的人群成年后乳腺癌发病风险增加,暴露于放射线的年龄越小则危险性越大;从事美容业、药物制造等职业的妇女乳腺癌的危险性升高。

（四）临床表现

1.肿块

绝大多数就诊的患者表现为无意中发现的无痛、单发的小肿块,多位于乳房外上象限,质硬、不光滑,与周围组织边界不易分清,不易推动。当癌肿侵入胸膜和胸肌时,固定于胸壁不易推动。

2.皮肤改变

乳腺癌可引起乳房皮肤的多种改变,常见的有"酒窝征""橘皮征""卫星结节""铠甲胸"。当癌肿侵入Cooper韧带后可使韧带收缩而失去弹性,导致皮肤凹陷,形成"酒窝征";癌细胞阻塞淋巴管可引起局部淋巴回流障碍,出现真皮水肿,呈现"橘皮征";晚期癌细胞浸润皮肤,皮肤表面出现多个坚硬小结,形成"卫星结节";乳腺癌晚期,癌细胞侵入背部、对侧胸壁,可限制呼吸,称"铠甲胸";晚期癌肿侵犯皮肤时,可出现菜花样有恶臭味的皮肤溃疡;快速生长的肿瘤压迫乳房表皮使皮肤变薄,可产生乳房浅表静脉曲张。

3.乳头改变

癌肿侵入乳管使之收缩将乳头牵向患侧,使乳头出现扁平、回缩、内陷。乳腺癌患者乳头的溢液可呈血性、浆液性或水样,以血性溢液多见,但并非出现乳头血性溢液就一定是乳腺癌。

4.区域淋巴结肿大

乳腺癌淋巴结转移最初多见于腋窝。患侧肿大淋巴结肿大最初为散在、少数、质硬、无痛、可活动的肿块,逐渐数量增多、粘连成团,甚至与皮肤粘连而固定,不易推动。大量癌细胞堵塞腋窝淋巴管可导致上肢淋巴水肿;胸骨旁淋巴结肿大,位置深,手术时才易被发现。晚期锁骨上淋巴结增大、变硬。少数出现对侧腋窝淋巴结转移。有少数乳腺癌患者仅表现为腋窝淋巴结肿大而摸不到乳腺肿块,称为隐匿性乳腺癌。

5.乳房疼痛

约 1/3 乳腺癌患者伴有乳房疼痛,除癌肿直接侵犯神经外其他原因不明了,而且疼痛的强度与分期及病理类型等无明显相关性。

6.全身改变

血运转移至肺、骨、肝时,出现相应症状。如肺转移可出现胸痛、气急,骨转移可出现局部疼痛,肝转移可出现肝大、黄疸。

7.特殊乳腺癌表现

(1)炎性乳腺癌:少见,多发生于妊娠和哺乳期的年轻女性,发展迅速,转移快,预后极差。表现为:乳房增大,局部皮肤红、肿、热、痛,似急性炎症,开始时比较局限,迅速扩展到乳房大部分皮肤,皮肤发红、水肿、增厚、粗糙、表面温度升高。触诊时整个乳房肿大、发硬,无明显局限性肿块。

(2)乳头湿疹样乳腺癌(Paget 病):少见,恶性程度低,发展慢。发生在乳头区大乳管内,随病情进展发展到乳头。表现为乳头刺痒、灼痛,湿疹样改变,慢慢出现乳头、乳晕脱屑、糜烂、瘙痒,进而形成溃疡,有时覆盖黄褐色鳞屑样痂皮,病变继续发展则乳头内陷、破损。淋巴转移晚,常被误诊为湿疹而延误治疗。

(五)辅助检查

(1)钼靶 X 线:早期诊断乳腺癌的影像学诊断方法。适宜于 35 岁以上女性,每年 1 次。

(2)B 超检查:主要用于鉴别肿块的性质是囊性或实性。

(3)MRI 检查:近年来兴起,敏感性高,但是费用昂贵及特异性较低。浸润癌表现为形状不规则的星芒状、蟹足样阴影,与周围组织间分界不清,边缘有毛刺。

(4)全身放射性核素扫描(ECT)适用于骨转移可能性较大的乳腺癌患者。

(5)三大常规(血常规、尿常规、血生化)、肝肾功能、凝血功能、心电图等检查 是判断患者能否耐受术后及后续治疗的重要参考指标。

(6)乳腺肿瘤标志物的检测:有利于综合评价病情变化。

(7)乳腺病灶活组织检查术:确诊的重要依据,在完成超声、钼靶和磁共振检查后进行。最常见的方法是 B 超定位下空芯穿刺,具有简便、快捷、准确的优点。穿刺前行普鲁卡因皮试,皮试阴性者才能接受穿刺术。

(六)治疗原则

以手术为主,辅以化学药物、放射、内分泌、生物治疗等综合治疗。

1.手术治疗

手术治疗是最根本的治疗方法。适应证为 0、Ⅰ、Ⅱ 期及部分 Ⅲ 期患者。已有远处转移、全身情况差、主要脏器有严重疾病不能耐受手术者属于手术禁忌。早年以局部切除及全乳房切除术治疗乳腺癌,但是治疗结果并不理想,随着手术方式不断演化,直至 Fisher 首次提出乳腺癌是 1 个全身性疾病,手术范围的扩大并不能降低死亡率,主张缩小手术范围,并加强术后综合辅助治疗。目前我国国内以改良根治术为主,国外推广保乳术,取得了良好效果,保乳术将成为未来我国乳腺癌手术发展的趋势。

(1)乳腺癌根治术:手术范围包括整个乳房、胸大肌、胸小肌、腋窝及锁骨下淋巴结。该术式可清除腋下组(胸小肌外侧)、腋中组(胸小肌深面)及腋上组(胸小肌内侧)3 组淋巴结,手术创伤较大,现在已很少应用。

(2)乳腺癌扩大根治术:即在清除腋下、腋中、腋上 3 组淋巴结的基础上,同时切除胸廓内动、静脉及其周围的淋巴结(即胸骨旁淋巴结)。

(3)乳腺癌改良根治术:有两种术式。一种是保留胸大肌,切除胸小肌;一种是保留胸大、小肌。前者淋巴结清楚范围与根治术相仿,后者不能清除腋上组淋巴结。大量临床观察研究发现Ⅰ、Ⅱ 期乳腺癌患者应用根治术与改良根治术的生存率无明显差异,且后者保留了胸肌,更易被患者接受,目前已成为常用术式。

(4)全乳房切除术:切除整个乳腺,包括腋尾部及胸大肌筋膜。该术式适宜于原位癌、微小癌及年迈体弱不易做改良根治术者。

(5)保留乳房的乳腺癌切除术:手术包括完整切除肿块及腋淋巴结清扫。肿块切除时要求肿块周围包裹适量正常乳腺组织,确保切除标本的边缘无肿瘤细胞浸润。术后辅以放疗、化疗,全球范围内的大量临床随机对照试验证明,保乳术联合术后辅助治疗,与传统根治术或改良根治术相比,在总生存率上无统计学差异,现已被欧美国家广泛接受。

(6)前哨淋巴活检术:前哨淋巴是原发肿瘤发生淋巴结转移所必经的第 1 个淋巴结,通过前哨淋巴结活检,可以预测腋淋巴结是否转移的准确性已达 95%～98%。目前多采用注射染料和放射性核素作为前哨淋巴结活检的两种示踪剂,若活检为阴性,则可避免不必要的腋淋巴结清扫,进一步减少手术带来的并发症和上肢功能障碍。

(7)乳腺癌术后的乳房重建术:又称乳房再造术,指利用自身组织移植或乳房假体来重建因患乳房疾病行乳房切除术后的胸壁畸形和乳房缺损。乳房重建术根据重建的时间可分为一期重建和二期重建。一期重建术是指在实施乳腺癌根治术的同时进行乳房重建;二期重建是指患者乳腺癌切除术后 1～2 年,已完成术后放疗且无复发迹象者进行的乳房重建术。

关于手术方式的选择目前尚有分歧,但没有任何一种术式适用于所有情况的乳腺癌,手术方式选择还应根据病理分型、疾病分期、手术医师的习惯及辅助治疗的条件而定。总之,改良乳腺癌根治术是目前的应用较为广泛的术式,有胸骨旁淋巴结转移时行扩大根治术;晚期乳腺癌行乳腺癌姑息性切除。

2.化学药物治疗

(1)辅助化疗:乳腺癌是实体肿瘤中应用化疗最有效的肿瘤之一。化疗是必要的全身性辅助治疗方式,可降低术后复发率,提高生存率,一般在术后早期应用,采用联合化疗方式,治疗期以

6个月左右为宜。常用方案有 CMF 方案(环磷酰胺、甲氨蝶呤、氟尿嘧啶)和 CEF 方案(环磷酰胺、表柔比星、氟尿嘧啶)。根据病情术后尽早用药,化疗前患者应无明显骨髓抑制,白细胞计数 $>4 \times 10^9/L$,血红蛋白>80 g/L,血小板计数$>50 \times 10^9/L$。化疗期间定期检查肝、肾功能,每次化疗前查白细胞计数,若白细胞计数$<3 \times 10^9/L$,应延长用药间隔时间。表柔比星的心脏毒性和骨髓抑制作用较多柔比星低,因而其应用更为广泛。尽管如此,仍应定期心电图检查。其他效果好的有紫杉醇、多西紫杉醇、长春瑞滨和卡培他滨等。

(2)新辅助化疗:多用于由于肿物过大或已经转移导致不能手术的Ⅲ期患者,通过化疗使肿物缩小。化疗方案同辅助化疗,疗程根据个人疗效而定。

3.内分泌疗法

乳腺是雌激素靶器官,癌肿细胞中雌激素受体(ER)含量高者,称激素依赖性肿瘤,对内分泌治疗有效;ER 含量低者,称激素非依赖型肿瘤,对内分泌治疗效果差。因此,针对乳腺癌患者还应测定雌激素受体和孕激素受体,以选择辅助治疗方案及判断预后。

(1)他莫昔芬:又名三苯氧胺,是内分泌治疗常用药物,可降低乳腺癌术后复发及转移,同时可减少对侧乳腺癌的发生率;适用于雌激素受体(ER)阳性的绝经妇女。他莫昔芬的用量为每天 20 mg,服用 5 年。该药的主要不良反应有潮热、恶心、呕吐、静脉栓塞形成、眼部不良反应、阴道干燥或分泌物增多。他莫昔芬的第二代药物是托瑞米芬(法乐通)。

(2)芳香化酶抑制剂(如来曲唑等):新近发展的药物,能抑制肾上腺分泌的雄激素转变为雌激素过程中的芳香化环节,从而降低雌二醇,达到治疗乳腺癌的目的。适用于绝经后的患者,效果优于他莫昔芬,一般建议单独使用此类药物或他莫昔芬序贯芳香化酶抑制剂辅助治疗。

(3)卵巢去势治疗:包括药物、手术或放射去势,目前临床少用。

4.放疗

可在术前、术后采用,是乳腺癌局部治疗的手段之一。术前杀灭癌肿周围癌细胞,术后减少扩散及复发,提高 5 年生存率。一般在术后 2～3 周,在锁骨上、胸骨旁及腋窝等区域进行照射。此外,骨转移灶及局部复发灶照射,可缓解症状。在保乳术后,放疗是重要组成部分;单纯乳房切除术后根据患者具体情况而定;根治术后一般不做常规放疗,但对于高危复发患者,放疗可降低局部复发率。

5.生物治疗

(1)曲妥珠单抗:近年来临床上推广应用的注射液,是系通过转基因技术,对 *CerB*-2 过度表达的乳腺癌患者有一定效果。对于 *HER* 2 基因扩增或过度表达的乳腺癌患者,曲妥珠单抗联合化疗的疗效明显优于单用化疗。

(2)拉帕替尼:是一种口服的小分子表皮生长因子酪氨酸激酶抑制剂,与曲妥珠单抗无交叉耐药,与其不同的是能够透过血-脑屏障,对乳腺癌脑转移有一定的治疗作用。

(3)贝伐单抗:是一种针对血管内皮生长因子的重组人源化单克隆抗体,联合其他化疗药物是晚期转移性乳腺癌的标准治疗方案之一。

二、护理评估

(一)一般评估

1.生命体征(T、P、R、BP)

乳腺癌患者乳房皮肤破溃有发炎感染者可有体温升高,癌肿深入浸润侵及肺部时可有呼吸加快。术后由于麻醉剂的作用或卧床太久没有活动,评估患者是否有短暂性的血压降低。术后3天内患者可出现手术吸收热,一般不超过38.5 ℃,高热时可有脉搏、呼吸加快。

2.患者主诉

(1)现病史:是否触及肿块,肿块发生时间、增长速度,随月经周期肿块大小有无变化,有无乳头溢液及乳头溢液的性质、治疗情况;有无疼痛,疼痛的位置、程度、性质、持续时间;有无高血压、糖尿病等其他系统的疾病。

(2)过去史:了解患者的月经及婚育情况:初潮年龄、初产年龄、绝经年龄、月经周期、怀孕及生育次数,是否哺乳;绝经后是否应用激素替代疗法,是否患子宫及甲状腺功能性疾病。

(3)家族史:家族中是否有恶性肿瘤尤其是乳腺癌的患者。

(4)心理-社会史:了解患者有无遇到社会心理应激(如夫妻关系不和、离异、丧偶、重大事故),是否长期心理压抑。

(5)日常生活习惯:有无高脂、高糖、高热量饮食习惯,有无长期饮酒,有无长期使用激素类美容化妆品或药物。

(6)有无过敏史。

3.相关记录

术后记录每天引流液的量、色、性质。心电监护患者的血压、脉搏、呼吸、血氧饱和度。

(二)身体评估

1.术前一般情况

有无高血压、糖尿病、脑血管史等其他系统疾病,近期有无服用阿司匹林等药物,入院后睡眠情况。

2.术前专科情况

(1)检查方法。

视诊:面对镜子,两手叉腰,观察乳房的外形,然后将双臂高举过头,仔细观察:①两侧乳房的大小、形状、高低是否对称,如有差异,需询问是先天发育异常还是近期发生的或渐进性发生的。②乳房皮肤有无红肿、皮疹、皮肤褶皱、橘皮样改变、浅表静脉扩张等异常。③观察乳头是否在同一水平上,是否有抬高、回缩、凹陷,有无异常分泌物自乳头溢出,乳晕颜色是否有改变。

触诊。①触诊乳房:仰卧,先查健侧,再查患侧。检查侧的手臂高举过头,在检查侧肩下垫一小枕头,使乳房变平。然后将对侧手四指并拢,用指端掌面检查乳房各部位是否有肿块或其他变化。依次从乳房外上、外下、内下、内上象限及中央区做全面检查。上至锁骨,下到肋弓边缘,内侧到胸骨旁,外侧到腋中线。然后用同样方法检查对侧乳房,最后用拇指和示指轻轻挤捏乳头,观察有无乳头溢液。注意腋窝有无肿块,对较小或深部的病灶,可再用指尖进行触诊。②触诊腋窝淋巴结:患者取坐位,检查右侧腋下时,以右手托住患者右臂,使胸大肌松弛,用左手自胸壁外侧向腋顶部、胸肌外侧及肩胛下逐步触诊,如触及肿大淋巴结,注意其部位、大小、形状、数量、硬度、表面是否光滑、有无压痛,边界是否清楚及活动度;与周围组织间及淋巴结间有无粘连。检查左侧腋下时,方法同前。检查锁骨上淋巴结时可站在患者背后,乳腺癌锁骨上淋巴结转移多发生于胸锁乳突肌锁骨头外侧缘处,检查时可沿锁骨上和胸锁乳突肌外缘向左右和上下触诊,如触及肿大淋巴结,记录其特点。

(2)检查的内容。①肿块的大小、部位、形状、数量、质地、表面光滑度、有无压痛、与周围组织是否粘连、边界是否清楚及活动度。②乳房外形有无改变,双侧是否对称,乳头有无抬高、内陷,皮肤有无橘皮样改变,有无破溃,血性分泌物是否恶臭。③是否有乳头溢液,分泌物性质、量、气味等。④是否有腋窝淋巴结肿大,淋巴结肿大早期为散在、质硬、无痛、可以推动结节,后期则互相粘连融合,甚至与皮肤或深部组织粘连。

3.术后身体评估

(1)术后评估患者生命体征、意识状态、精神状态,有无烦躁、面色苍白、皮肤湿冷、呼吸急促、脉快等异常表现。评估患者的早期下床活动能力,有无直立性低血压,四肢活动能力如何。评估患者疼痛的部位、性质、评分、持续时间、伴随症状。评估患者拔除尿管后有无尿潴留。

(2)评估患肢水肿的程度。根据水肿的范围和程度可分为三度。①Ⅰ度:上臂体积增加<10%,一般不明显,肉眼不易观察出,多发生在上臂近段内后区域;②Ⅱ度:上臂体积增加为10%～80%,肿胀明显,但一般不影响上肢活动;③Ⅲ度:上臂体积增加>80%,肿胀明显,累及范围广,可影响整个上肢,并有严重的上肢活动障碍。可对比健侧与患侧上肢是否相同,测量不同点的臂围,手指按压。

(三)心理-社会评估

入院后当患者被确诊为乳腺癌时,常表现为怀疑、不接受现实、焦虑,甚至恐惧。充分了解患者对疾病认识情况,是否接受手术。了解患者对疾病预后、拟采取手术方案及手术后康复知识的了解程度。了解患者家属的心理状态、家庭对手术的经济承受能力。术后评估患者对自身形象的接受度,是否有抑郁表现,能否良好适应自身的变化。

(四)辅助检查阳性结果评估

1.乳腺钼靶检查

临床上主要采用 BI-RADS 分期,世界上权威的钼靶检查报告分期标准为以下几点。

(1)BI-RADS 0 级:需要结合其他检查。

(2)BI-RADS 1 级:阴性。

(3)BI-RADS 2 级:良性。

(4)BI-RADS 3 级:良性可能,需短期随访。

(5)BI-RADS 4 级:可疑恶性,建议活检。

(6)4A:低度可疑。

(7)4B:中度可疑。

(8)4C:高度可疑但不确定。

(9)BI-RADS 5 级:高度恶性。

(10)BI-RADS 6 级:已经病理证实恶性。

2.三大常规

(1)血常规:白细胞和中性粒细胞是判断有无感染的基本指标;血红蛋白指数是贫血的诊断依据;血小板是判断凝血功能的重要因素。

(2)尿常规:判断有无泌尿系统感染。

(3)生化检查:检查肝肾功能是否正常。

(五)治疗效果的评估

1.非手术治疗评估要点

(1)评估接受新辅助化疗患者的乳房肿块有无缩小或变大。

(2)化疗患者的评估要点:有无肝肾功能不正常;有无出血性膀胱炎;有无贫血或白细胞计数

过低;心电图检查有无异常;有无大量呕吐导致电解质紊乱,是否需要补液;有无化疗药变态反应的发生,如胸闷、呼吸急促。

(3)放疗患者的评估要点:患者有无贫血或白细胞计数过低;放疗区域皮肤有无发红、皮疹。

2.手术治疗评估要点

评估患者手术后患肢水肿的程度、切口愈合情况、有无患侧上肢活动障碍、有无自我形象紊乱。

三、主要护理诊断(问题)

(一)焦虑恐惧

焦虑恐惧与不适应住院环境,担心预后、手术影响女性形象及今后家庭、工作有关。

(二)有组织完整性受损的危险

危险与留置引流管、患侧上肢淋巴引流不畅有关。

(三)知识缺乏

缺乏术前准备、术后注意事项、术后康复锻炼的知识。

(四)睡眠障碍

睡眠障碍与不适应环境改变及担心手术有关。

(五)皮肤完整性受损

皮肤完整性受损与手术有关。

(六)身体活动障碍

身体活动障碍与手术影响患者活动有关。

(七)自我形象紊乱

自我形象紊乱与乳房或邻近组织切除及瘢痕形成有关。

(八)潜在并发症

皮下积液、皮瓣坏死、上肢水肿。

四、主要护理措施

(一)正确对待手术引起的自我形象改变

1.做好患者的心理护理

向患者和家属耐心解释手术的必要性及重要性,鼓励患者表达自己的想法与感受,介绍相同经历的已重塑自我形象的病友与之交流。告知患者今后行乳房重建的可能,鼓励其战胜疾病的信心。

2.取得其配偶的理解和支持

对已婚患者,同时对其配偶进行心理辅导,鼓励夫妻双方坦诚交流,使配偶理解关心其术后身体状况,接受身体形象的改变。

(二)术前护理

1.心理护理

护理人员关注患者的心理状态,从入院起即可做好宣教工作,减轻环境不适应带来的焦虑,随之给予各项检查及治疗的宣教及解释。认识乳腺癌患者确诊后的心理历程,针对性的给予心理疏导。允许并鼓励患者参与到自身基本治疗方式的选择,以符合患者的社会地位、经济情况、文化水平、家庭关系及个人隐私方面的需求,使患者达到心理平衡。可让术后恢复患者现身讲解,解除顾虑,使患者得到全方位的心理支持,树立战胜疾病的信心,提高应对技巧和生活质量。

2.完善术前准备

(1)做好术前检查的有关宣教,满足患者了解疾病相关知识的需求。

(2)术前做好皮肤准备,剃去腋毛,以便于术中淋巴结清扫。对手术范围大、需要植皮的患者,除常规备皮外,同时做好供皮区(如腹部或同侧大腿)的皮肤准备。

(3)乳房皮肤破溃者,术前每天换药至创面好转。

(4)乳头凹陷者,应提起乳头,以松节油擦干净,再以75%乙醇擦洗。

(5)术前教会患者腹式呼吸、咳痰、变换体位及床上大小便的具体方法,术晨留置导尿管。

(6)从术前8～12小时开始禁食、禁水,以防因麻醉或手术过程中的呕吐而引起窒息或吸入性肺炎。

(7)术晨全面检查术前准备情况,测量生命体征,若发现患者有体温、血压升高或女性患者月经来潮时,及时通知医师,必要时延期手术。

(8)乳腺肿瘤如继发感染、破溃或出血。应给予抗感染和消炎止血治疗,在局部炎症水肿消退、皮肤状况好转后再手术。

(9)对于哺乳期患者应采用药物断奶回乳,以免术后发生乳瘘。

(三)术后护理

1.体位及饮食的护理

全麻或硬膜外麻醉后术后6小时内去枕平卧位,禁食禁水,头偏一侧,注意防止直立性低血压、呕吐及误吸。6小时后,若患者生命体征平稳,可取半卧位或平卧位,保持患肢自然内收。术后6小时后,先试饮少量水,无不适后,可进流质饮食,少量多餐,次日可进高热量、高蛋白的普食。

2.病情观察

术后连续6小时,每1小时测T、P、BP、R,并观察患者精神状态,心电监护患者需记录每小时血氧饱和度。注意观察呼吸,有胸闷、呼吸困难时,注意是否伴发气胸,必要时进行胸部X线检查。其他导致呼吸困难的因素有胸带过紧、体位。观察患者精神状态,有无烦躁、面色苍白、皮肤湿冷、呼吸急促、脉快等异常表现和由于出血而导致的休克和窒息。观察敷料是否固定完好及渗血情况。

3.疼痛护理

倾听患者疼痛的感受、部位、发生时间,判断疼痛的强度、阵发性还是持续性,有心血管疾病和心脏疾病的患者注意其伤口疼痛与心绞痛区分。严密观察患者的疼痛情况,判断产生的原因是心理作用、伤口导致、体位压迫还是其他疾病伴发。指导患者疼痛时避免下床活动,学会分散注意力,给予患者疾病相关的知识宣教,告知避免患肢长时间下垂,肩关节制动。按医嘱指导患者正确用药,观察药物疗效和不良反应。

4.加强伤口护理

(1)注意伤口敷料情况,用胸带加压包扎,使皮瓣与胸壁贴合紧密,注意松紧度以容纳一手指、能维持正常血运、不影响患者呼吸为宜。

(2)观察患侧上肢远端血运循环情况,若手指发麻、皮肤发绀、皮温下降、脉搏摸不清,提示腋窝部血管受压,应及时调整绷带松紧度。

(3)绷带加压包扎一般维持7~10天,包扎期间告知患者不能自行松紧绷带,瘙痒时不能将手指伸入敷料下抓挠。若绷带松脱,及时重新加压包扎。观察切口敷料渗血、渗液情况,并记录。

5.做好引流管的护理

(1)做好宣教:引流管贴明标识,告知患者及家属引流管放置的目的是及时引流皮瓣下的渗血、渗液和积气,使皮瓣紧贴创面,促进皮瓣愈合。翻身及下床活动时防止引流管扭曲、折叠和受压。告知患者不要急于想要拔掉引流管,引流管放置时间一般在2周左右,连续3天每天引流量<10 mL,创面与皮肤紧贴,手指按压伤口周围皮肤无空虚感,即可考虑拔管。

(2)维持有效负压:注意负压引流管连接固定,负压维持在26.6~53.2 kPa(200~400 mmHg),保持有效负压及引流管通畅。护士在更换引流瓶时发现局部积液、皮瓣不能紧贴胸壁且有波动感,报告医师及时处理。

(3)加强观察:注意引流液的量、色、性质并记录。术后1~2天,每天引流血性液50~200 mL,以后逐渐颜色变淡、减少。若术后短时间内引流出大量鲜红色液体(>100 mL/h)或24小时引流量>500 mL,则为活动性出血,需及时通知医师,并遵医嘱处理。随时观察引流管是否通畅、固定,防止患者下床时引流管扭曲打折,保证有效引流。观察患者术后拔除尿管后能否顺利排尿,术后6小时仍未排尿者需判断有无尿潴留。观察患者术后能否顺利排便,术后3~5天患者仍未排便,观察有无腹胀。

6.指导患者做上肢功能锻炼

(1)告知功能锻炼的目的:术后进行适时、适当地功能锻炼有利于术后上肢静脉回流,预防上肢水肿。同时又减少瘢痕挛缩的发生,促进患侧上肢功能恢复及自理能力的重建,增强患者恢复的信心,提高生活质量。

(2)功能锻炼的时机与方法:乳腺癌术后过早、过大范围进行患侧上肢和胸部活动,会影响切口愈合,并且会明显增加创面渗血量,容易出现皮瓣坏死和积液。但如果活动过晚、活动范围不够,又会影响上肢的运动功能,容易造成肌力下降和活动范围受限。妥善掌握活动的时机和限度,目前普遍推荐,术后早期肩部适当制动,外展、前伸和后伸动作范围都不应超过40°,内旋和外旋动作不受限制。待伤口逐渐愈合,逐步增加活动的量和范围。术后手、腕部、前臂、肘部活动不受限制。依据患者所处的不同术后康复阶段,指导其相应的功能锻炼:术后24小时患肢内收、制动,只做手关节、腕关节、肘关节的屈曲、伸展运动,避免患肢外展、上举。术后24小时鼓励患者早期下床活动,渐进式床上坐起、床边坐位、床边站立各30秒,无头晕不适后,可在床旁适当活动。引流管拔除后开始肩部活动,循序渐进地增加强度与频率来锻炼肩关节的前摆、后伸,逐步尝试用患肢刷牙、梳头、洗脸等。同时每天开始进行手指爬墙运动。待伤口愈合拆线后,患肢逐渐外展联系,鼓励患者结合之前的锻炼内容学习康复操,全方位活动锻炼患肢关节。

(3)注意事项:①正确进行功能锻炼,遵循循序渐进的原则,逐步活动手、腕、肘、肩部关节。②不可动作过大,也不可惧怕疼痛不敢运动,以不感到疼痛为宜。③早期下床活动时,不可用患肢撑床,防止家属用力托患肢,以免造成腋窝皮瓣滑动影响愈合。④若出现腋下积液,应延迟肩关节活动时间,减少活动量,待伤口愈合,积液消失,再开始锻炼计划。

7.患肢水肿的护理

(1)原因:患侧上肢肿胀主要与患侧淋巴结切除后上肢淋巴回流不畅、上肢静脉回流不畅有关,此外局部积液或感染等也会导致患肢肿胀。淋巴回流不畅引起的水肿通常发生在1~2个月甚至数月后,静脉回流不畅则在术后短时间内出现。

(2)避免患肢肿胀的措施:①术后用一软枕垫高患肢,使之高于心脏 10～15 cm,直至伤口愈合拆线。②严禁在患侧测血压、静脉输液、注射、抽血、提重物等,以免回流障碍引起水肿。③术后 24 小时开始进行适当的功能锻炼。④向心性局部按摩:让患者抬高患肢,按摩者用双手扣成环形自腕部向肩部用一定压力推移,每次 15 分钟以上,一天 3 次。⑤局部感染者,及时应用抗生素治疗。

(四)健康教育

(1)术后近期避免患肢提取重物,继续进行功能锻炼。

(2)术后 5 年内尽量避免妊娠,因为妊娠可加重患者及其家属的精神压力和经济上的双重负担。避孕不宜使用激素类避孕药,以免刺激癌细胞生长;可使用避孕套、上环等方法或请教妇科医师。

(3)放疗及化疗的自我护理:放疗期间注意保护皮肤,出现放射性皮炎时及时就诊。化疗期间应定期检查肝、肾功能,每次化疗前 1 天或当天查白细胞计数,化疗后 5～7 天复查白细胞计数,若白细胞计数 $<3\times10^9/L$,需及时就诊。放化疗期间应少去公共场所,以减少感染机会;加强营养,多食高蛋白、高维生素、低脂肪的食物,以增强机体抵抗力,饮食要均衡,不宜过多忌口。

(4)提供患者改善形象的方法:介绍假体的作用和应用;可通过佩戴合适的假发、义乳改善自我形象;根治术后 3 个月可行乳房再造术,但有肿瘤转移或乳腺炎者禁忌;避免衣着过度紧身。

(5)饮食指导:①术后一般不必忌口,但对某些含有雌激素成分的食品或保健品,如蜂乳、阿胶等应少食。②限制脂肪含量高,特别是动物性脂肪含量高的食物,尽量选择脱脂牛奶,避免油炸或其他脂肪含量高的食物。③选择富含各种蔬菜、水果和豆类的植物性膳食,并多食用粗加工的谷类。④建议不饮酒,尤其禁饮烈性酒类。⑤控制肉摄入量,特别是红肉,最好选择鱼、禽肉取代红肉(牛、羊、猪肉)。⑥限制腌制食物和食盐摄入量。⑦避免食用被真菌毒素污染而在室温长期储藏的食物。⑧少喝咖啡,因其含有较高的咖啡因,可促使乳腺增生。⑨注意均衡饮食,适当的体力活动,避免体重过重。

(6)告知患者乳房自检的正确方法和时间。乳房自检应经常进行,20 岁以上女性每月自检一次,一般在月经干净后 5～7 天。此时雌激素对乳腺的影响最小,乳腺处于相对静止状态,容易发现病变。对于已绝经妇女,检查时间可固定于每月的某一天。40 岁以上的妇女、乳腺癌术后的患者每年行钼靶 X 线摄片检查,以便早期发现乳腺癌或乳腺癌复发征象。

(7)正确面对术后性生活:性生活是人类最基本的生理和心理需求。特别是年轻的乳腺癌患者术后,由于手术瘢痕、脱发等对于性及生殖方面会产生一系列问题,甚至认为自己不再是 1 个完整的女性,对性表达失去信心,同时配偶因担心性生活会影响对方的康复,甚至担心可能因此病情恶化,也对性避而不谈。事实上,单纯从乳房的手术或者放疗的角度而言,并不会降低女性的性欲,也不会影响性生活时的身心反应。同时,正常的性生活也对预防疾病的复发有很大益处。

(8)患侧肢体的护理:教会患者患侧肢体功能锻炼的方法,强调锻炼的必要性及重要性,术后 1 年如上肢功能障碍不能恢复,以后就很难再恢复正常。锻炼要循序渐进,不能急于求成,贵在坚持。

五、肿瘤化疗患者的生理病理特点

(一)肿瘤化疗患者免疫系统功能特点

细胞毒药物以两种方式诱导免疫系统。一种是直接诱导特异的细胞免疫反应,导致肿瘤细胞死亡;另一种是诱导短暂的淋巴细胞削减,然后刺激免疫效应分子产生,解除受抑制的免疫反应。一些细胞毒药物直接或间接杀死免疫效应细胞,导致免疫系统功能低下或免疫无能。增加患者病毒和细菌感染的可能性。化疗药物可通过 3 种方式——本身性质(如烷化剂和糖皮质激素)、作用模式(如肿瘤细胞的死亡出现在细胞应激之前)或剂量/给药方式对免疫系统进行损害。

(二)肿瘤化疗患者器官功能特点

抗肿瘤药物不仅杀伤肿瘤细胞,而且会影响正常细胞,特别是对靶器官,如造血系统、肝、肾功能有很大的影响,可产生骨髓抑制、肝肾功能损害等毒性反应或不良反应。化疗患者造血系统、肝、肾功能的改变,决定着能否化疗或是否需要调整化疗药物的剂量,因此化疗前需要常规测定血常规、肝、肾功能等。化疗中监测各项指标的动态变化,确保化疗过程的安全性。

(三)肿瘤化疗患者营养状态特点

化疗过程和患者的营养状况是相互联系的。首先,化疗过程中的毒性,尤其是消化道反应中极为常见的恶心、呕吐、消化道黏膜炎症、破损、腹泻、便秘等症状,会严重削弱患者的食欲或影响进食过程。在肿瘤引起的代谢异常的基础上进一步加重营养不足。

其次,营养不足会降低患者对化疗的耐受程度,影响中性粒细胞的水平,致使患者无法完成化疗计划,化疗提前终止,从而影响患者的抗肿瘤治疗的效果。因此,要重视化疗给肿瘤患者带来的营养风险,积极评估,及早应对,维持患者的营养水平,为化疗提供良好的代谢环境。

六、肿瘤静脉化疗患者的护理特点

(一)肿瘤化疗患者静脉选择原则

理想的静脉注射应该是选择一条粗直的浅表静脉或者选择深静脉置管[如经外周深静脉置管(PICC)或静脉输液港]。避免瘀青、炎症的部位;避免在循环不良的肢体上注射,如乳腺癌切除术后的患肢,有淋巴水肿、血栓性静脉炎、创伤的肢体,以及有不可移动骨折的肢体等。上腔静脉阻塞的患者应从下肢静脉给药,当注射强刺激化疗药物时,外周静脉输液避免使用肘窝部位。

(二)肿瘤化疗患者穿刺工具的选择特点

(1)直接单次注射可使用留置针(视患者使用的化疗药性质来决定),留置针宜选用 24 号,因为导管越细,对静脉的伤害就越小,而且有较多的血流经过导管旁,还可以减少具有刺激性的药物在血管壁的停留时间,使化学性静脉炎发生率降低。

(2)连续多天静脉滴注且多疗程注射时最好应用 PICC 或静脉输液港,能更好地保护静脉,防止外渗。

(三)化疗期间肿瘤患者的健康教育

(1)输液前向患者讲解细胞毒药物渗出的临床表现,如果出现局部隆起、疼痛或输液不通畅,及时呼叫护士,尽量减少化疗药物的渗出量。一旦发生药物渗出,应及时报告护士处理,切勿自行热敷。

(2)向患者详细介绍 PICC 的优越性,连续静脉输注细胞毒药物时尽量说服患者采取 PICC 输液,并向患者说明 PICC 的用途,简单介绍操作流程。

(3)输注需慢滴的药物如伊立替康、紫杉醇等,应向患者说明输液速度的重要性,不可自行调节输液速度。

(4)鼓励患者进食,宜清淡易消化饮食,少量多餐。

(5)化疗期间注意口腔卫生,保持清洁和湿润,每天饭前后用生理盐水漱口,睡前和晨起用软毛牙刷清洁口腔,动作轻柔,避免损伤口腔黏膜和牙龈。

(6)化疗前和化疗期间嘱患者多饮水,使尿量维持在每天 2 000～3 000 mL 或,以减轻肾脏毒性。教会患者观察尿液的性状,准确记录出入量,如出现任何不适及时报告。

七、乳腺癌的辅助化疗的护理

(一)健康教育与心理护理

要获得较好的治疗效果,大部分乳腺癌患者要经过较长时间的化疗和连续治疗与护理,每个治疗阶段的反应都各有不同,要建立全程分期教育模式。从患者入院、化疗前、化疗中、化疗后和出院前 5 个阶段分别采用不同的方法给予指导,帮助患者顺利度过各阶段。

1.入院阶段

主要让化疗患者尽快熟悉医院环境,讲解有关疾病知识和医疗进展,介绍治疗成功的患者,以减轻其焦虑、悲观绝望的心理,唤起对化疗的信心,建立良好的遵医行为。

2.化疗前阶段

教育应重点向患者介绍治疗方案、给药途径、药物的作用和效果,可能出现的不良反应及对策,消除患者对化疗的紧张恐惧心理,建立治疗信心。化疗中应让患者掌握配合的方法、注意事项,明确配合治疗的意义,提高配合治疗的能力,减轻化疗不良反应和并发症。

3.化疗中、化疗后阶段

面对化疗期的严重反应,会出现心理障碍、悲观失望、焦虑、忧郁,失去生存的勇气,做出许多失常的举动,通过沟通思想、心理疏导方式,给予更多的鼓励与帮助,为患者提供如何应对和减轻化疗反应减少不适等信息和知识,并积极处理化疗反应。

4.出院阶段

给予全面的指导,如养成自觉的遵医行为、坚持化疗及如何处理和应对化疗反应、定期复查、保持愉快的心情、合适的体力劳动及锻炼、合理的饮食、良好的生活习惯等。

(二)输液护理

乳腺癌的化疗是 1 个比较漫长的过程,每位患者在化疗期间要接受数十次甚至上百次的穿刺痛苦,由于乳腺癌术中患侧血管、淋巴管被结扎导致患侧不能输液,下肢静脉由于静脉瓣较多,化疗时更易发生静脉炎,通常只能在健侧上肢输液或化疗。同时,由于化疗药对血管的毒性作用很大,在浅静脉化疗时容易发生静脉炎、输液外渗时导致局部的炎症、坏死,发生后处理很困难,疗程长,有的甚至需要外科植皮,给患者造成很大的痛苦和额外的经济负担。因此,乳腺癌患者化疗时对血管的要求就很高,在血管的选择方面应注意尽量对患者产生最小的不良作用和痛苦,选用粗大直的血管,有条件的现在一般主张使用深静脉。使用中心静脉置管并发症多且风险大,而经外周深静脉置管(PICC)因其操作简便、痛苦小、留置时间长、并发症相对少等优点在临床广泛使用。

在使用外周浅静脉时,要注意化疗前根据药物的性质选择适当的注射部位,血管穿刺尽量由远端向近端,选择强度好、粗、直的静脉,避免同一部位同一条静脉反复穿刺。拔针时用无菌棉签轻轻压住,抬高穿刺侧肢体,以避免血液反流,防止针眼局部淤血影响下次穿刺。同时,还要严格执行无菌技术操作规程,熟练掌握静脉穿刺技术。

PICC 置管的护理主要包括相关健康教育,如向患者和家属宣传介绍 PICC 的有关知识,讲解管道的优越性、置管方法、置管前后注意事项。还包括正确地进行管道护理:无菌管理、保持通畅、正确封管等。

为避免静脉炎的发生,护理人员需掌握化疗药物的性质和输液浓度,化疗前、后和输入不同化疗药物时,要用生理盐水 50～100 mL 冲洗静脉,以减少药物在血管内的停留,降低静脉炎的发生率。

(三)并发症的护理

1.胃肠道反应的护理

胃肠道黏膜上皮细胞增殖旺盛,对化学药物极为敏感,恶心、呕吐是化疗药物引起的最常见的毒性反应,可能使患者拒绝有效的化疗。因此需做好充分的准备工作,创造良好的治疗环境,消除房间异味。指导患者合理饮食,不在餐饮后或空腹时化疗,一般在饭后 2～3 小时应用化疗药物最佳;化疗期间不宜食过饱或过油腻的食物。化疗前应用止吐药物预防和减轻胃肠道反应。化疗中巡视病房,多与患者交谈,分散其注意力。加强营养,注意均衡饮食,尤其是优质蛋白质、牛奶的摄入,忌辛辣和刺激性食物。可少量多餐,多饮水,可减轻药物对消化道黏膜的刺激,并有利于毒物排出。多食水果、蔬菜,摄入足够纤维素,养成排便习惯,必要时给胃肠动力药或缓泻剂、灌肠。

2.骨髓抑制的护理

大多数化疗药物可致骨髓抑制,其特征为白细胞总数和中性粒细胞减少,继而血小板减少,严重者全血减少。因此患者需定时进行血常规检查,当血白蛋白≤60 g/L、白细胞计数≤$2.0×10^9$/L、中性粒细胞≤$1.0×10^9$/L,血小板计数≤$50×10^9$/L 时应停止化疗,给予保护性隔离,并采取预防并发症的措施。为避免感染,可设立单人病室,减少探视,严格执行各种无菌技术操作规程,防止交叉感染。观察有无出血、感染,如牙龈、皮肤斑,静脉穿刺时慎用止血带,严防利器损伤患者皮肤。

3.变态反应的护理

植物类抗肿瘤药物,如紫杉醇可引起变态反应,在滴注过程中安置心电监护,详细记录,观察有无呼吸困难、胸闷等情况,一旦发生严重过敏应立即停药抢救。预防性用药是预防过敏的最有效措施,使用紫杉醇前 12 小时口服地塞米松 3 mg,或地塞米松 5 mg 静脉滴注,也可用苯海拉明 20 mg 肌内注射。

4.心脏毒性反应的护理

蒽环类及紫杉醇类化疗药物的心脏毒性反应表现为心率(律)改变、无症状的短时间心动过缓、低血压,故化疗开始即予心电、血压、血氧饱和度持续监测,每 15 分钟观察并记录 1 次。

5.口腔护理

化疗往往引起口腔黏膜损坏,破坏口腔组织和免疫机制,主要表现为口腔干燥、牙龈炎、口腔溃疡等。因此,做好患者的口腔护理,如嘱其多饮水,常用淡盐水漱口,一旦出现口腔溃疡,要用软毛牙刷刷牙,可采用茶多酚漱口液、呋喃西林液,过氧化氢溶液含漱冲洗,并结合用抗口炎甘油,疗效较好。

6.静脉炎的护理

化疗药物刺激性大,使用周围静脉输液时容易发生静脉炎,如药液渗出或局部疼痛时立即停止用药。对局部肿胀明显、皮肤发红者,在 24 小时内用 0.2%利多卡因加地塞米松加生理盐水做环形封闭,或用高渗溶液与维生素 B_{12} 注射液混合后外敷局部,可降低化疗药物毒性,且具有止痛及对细胞修复的作用。如果药物外渗较少,药物刺激性较弱,可用 50%硫酸镁冷湿敷(禁用热敷),使局部血管收缩,减轻药物扩散。受损部位还可涂多磺酸黏多糖乳膏(喜疗妥软膏),促进肿胀消失和局部组织修复,减少炎症反应。

7.泌尿系统不良反应的护理

化疗药物所致泌尿系统损伤,表现为高尿酸血症、出血性膀胱炎及肾功能损害。应鼓励患者多饮水,保证每天入量≥4 000 mL,尿量≥3 000 mL,必要时给予利尿剂,并根据患者尿液 pH 的变化,增加碱性药物用量。对应用环磷酰胺的患者,应重点观察有无膀胱刺激征、排尿困难及血尿。

8.皮肤毒性的护理

化疗前告之患者可能出现皮炎、脱发、色素沉着等,发生皮炎的患者不可用手抓挠患处,可用温水轻轻擦洗,局部用醋酸氟轻松软膏涂擦。

9.脱发的护理

化疗前告知患者可能出现脱发,但化疗间歇期头发会重新生长。帮助患者准备假发或用头巾、帽子遮挡,改善患者自我形象,增加其自信。睡眠时戴发网或帽子,防止头发掉在床上,并注意在晨晚间护理时,扫净床上的脱发,减少对患者的不良心理刺激。另外,有报道表明,给药前10 分钟用冰帽,10 分钟后头发温度降至 23~24 ℃,持续至停药后 30 分钟止,有一定的预防作用。一旦发生脱发,注意头部防晒,避免用刺激性洗发液。

八、乳腺癌的局部辅助放疗的护理

(一)一般护理

1.心理护理

除常规心理护理以外,重点针对放疗进行教育,运用恰当的医学知识,向患者及其家属介绍放疗的目的、放射线的种类、放疗可能带来的问题,放疗中的注意事项,尤其应强调放疗的价值,帮助患者获取积极的认识和一定的放疗知识,以愉快的心情接受放疗。

2.生活护理

放疗期间,嘱患者穿宽松、便于穿脱的衣服,内衣以棉衣为宜。

3.饮食护理

保持足够和营养平衡的饮食,少食多餐。

4.定期检查血常规

每周进行血常规检查 1 次。当外周白细胞计数＜4.0×10^9/L 时,应及时通知医师,同时预防性应用升高白细胞药物。

(二)并发症的护理

1.急性放射性皮炎

大剂量照射或照射易损部位可能会发生一定程度的皮肤反应,包括早期的局部红斑、干性脱屑、瘙痒、局部渗出、湿性脱屑、暂时或永久性腋毛脱失等放疗反应。后期反应可为早期反应的延续,如色素沉着、色斑、皮肤薄、花斑、毛细血管扩张、皮肤纤维化、淋巴回流障碍等。

早期的皮肤反应即放射性皮炎可进行治疗,晚期反应多为不可逆改变。一旦出现放射性皮炎,皮肤修复功能会明显下降,因此照射区皮肤护理格外重要。放疗前应洗澡,照射区切口痊愈后方可放疗。照射区皮肤保持清洁干燥,禁贴胶布,禁涂红汞、碘酊及化妆品等,清洗时勿用肥皂,标志线如有褪色及时补描。禁用刺激性软膏、乳膏、洗剂或粉剂等。避免照射区皮肤在阳光下暴晒和各种机械性刺激、冷热刺激。局部皮肤瘙痒时可轻拍或用薄荷止痒水,如有结痂,可待其自然脱落,不宜剥脱,防止破溃形成。

2.大面积皮损感染

出现湿性脱屑应停止放疗,对症处理,合并感染时需抗炎,保持创面清洁干燥,以利于愈合。

3.全身反应护理

在放疗中易引起乏力、头晕、失眠或嗜睡,以及食欲缺乏、恶心、呕吐等消化道反应。多与患者的身体状况、放疗前的治疗情况、个体差异、心理因素等有关。对患者进行饮食调解,合理休息后,多能耐受放疗。白细胞数降低至接近正常值时,一般不必中止治疗,可预防性应用升高白细胞药物以帮助患者增加耐受性。

4.急性放射性食管炎

行内乳区或锁骨上区放疗可出现不同程度的食管炎,表现为吞咽疼痛或不适,多数为一过性放射反应。应做好生活护理,尤其是饮食护理,给予稀软、温冷、清淡食物,多食新鲜蔬菜、水果,忌食辛辣刺激性食物。有报道对于症状较重的患者,餐前 15 分钟含服 2% 利多卡因 20 mL+地塞米松 5 mg+庆大霉素 32 万 U+生理盐水 100 mL,每次 10 mL,3 次/天,一般 5~7 天会消失,期间保证充足睡眠,适当锻炼。进食困难者给予半流质或流质饮食,必要时可暂停放疗。

5.放射性肺炎或纵隔纤维化

保乳患者行切线放疗或全胸壁放疗可造成不同程度的肺部损伤,根治性乳房切除术后行内乳区及锁骨上区照射时,可造成肺尖及纵隔的损伤。早期表现为放射性肺炎,晚期为肺或纵隔纤维化。虽然在现代放射技术和设备的条件下放射性肺炎的发生率较低,但放射性肺纤维化多为不可逆损伤。因此,要正确评估患者的状况而准确地计划放射剂量,并在放疗过程中密切观察呼吸状况,发现症状及时处理。可减少放射剂量,症状明显者可对症处理,应用激素及抗生素治疗,必要时可暂停放疗。

6.上肢水肿

腋窝清扫术后可不同程度地出现上肢水肿、上臂内侧的疼痛麻木等。放疗可加重上述表现,照射期间适当的上肢功能锻炼可有效预防水肿的发生或加重。

7.肋骨骨折或肋骨炎

放疗所致的肋骨骨折及肋骨炎的发生率为 3%~7%,多无症状,一般无须处理。

8.乳房纤维化

保乳患者行全乳照射剂量>60 Gy 时,多有不同程度的乳房纤维化,且无有效的补救措施,重在预防,现采用三维适形调强放疗技术多可避免其发生。

九、护理效果评估

(1)患者情绪稳定,有充足的睡眠时间,积极配合医疗护理工作。

(2)患者手术前满足营养需要,增强机体免疫力、耐受力。

(3)患者充分做好术前准备,使术后并发症的危险降到最低限度。

(4)患者未出现感染、窒息等并发症,或能够及时发现并发症,并积极地预防与处理。手术创面愈合良好,患侧上肢肿胀减轻或消失。

(5)患者能自主应对自我形象的变化。

(6)患者能表现出良好的生活适应能力,建立自理意识。

(7)患者能注意保护患侧手臂,并正确进行功能锻炼。

(8)患者能复述术后恢复期的注意事项,并能正确进行乳房自我检查。

(滕莲莲)

第二节 肝 性 脑 病

肝性脑病(hepatic encephalopathy,HE)又称肝昏迷,是严重肝病引起的、以代谢紊乱为基础的中枢神经系统功能失调的综合征。其主要临床表现是意识障碍、行为失常和昏迷。有急性与慢性脑病之分,前者多因急性肝衰竭后肝脏的解毒功能发生严重障碍所致;而后者多见于慢性肝衰竭和门体侧支循环形成或分流术后,来自肠道的有害物质,如氨、硫醇、胺、芳香族氨基酸等直接进入体循环至脑部而发病。肝性脑病的发生机制尚未完全阐明,目前提出的假说主要有氨毒性学说、假性神经递质学说和γ-氨基丁酸(GABA)学说等。肝性昏迷是肝性脑病的最后阶段,是肝衰竭的最终临床表现。

一、临床表现与分期

(一)临床表现

其临床表现因肝病的类型、肝细胞损害的程度、起病的急缓及诱因的不同而有所差异。由于导致肝性脑病的基础疾病不同,其临床表现也比较复杂、多变,早期症状的变异性是本病的特点。但也有其共性的表现:即反映为神经精神症状及体征,表现为性格、行为、智能改变和意识障碍。现主要就其脑病的临床表现分类简述如下。

(1)起病:可急可缓。急性肝性脑病起病急骤,前驱期极为短暂,可迅速进入昏迷,多在黄疸出现后发生昏迷,也有在黄疸出现前出现意识障碍而被误诊为精神疾病者。慢性肝性脑病起病隐匿或渐起,起初常不易发现,易误诊和漏诊。

(2)性格改变:常是本病最早出现的症状,主要是原属外向型性格者表现为抑郁,而原属内向型性格者表现为欣快多语。

(3)行为改变:最初可能仅限于一些"不拘小节"的行为,如乱写乱画,乱洒水,乱吐痰,随地便溺,房间内的桌椅随意乱拖乱放等毫无意义的动作。

(4)睡眠习惯改变:常表现为睡眠倒错,也有人称为近迫性昏迷,此现象提示患者中枢神经系统的兴奋与抑制处于紊乱状态,常预示肝性脑病即将来临。

(5)肝臭:是由于肝衰竭,机体内含硫氨基酸代谢中间产物(如甲硫醇、乙硫醇及二甲硫化物等)经肺呼出或经皮肤散发出的一种特征性气味。

(6)扑翼样震颤:是肝性脑病最具特征性的神经系统体征,具有早期诊断意义。检测方法是嘱患者伸出前臂,展开五指,或腕部过度伸展并固定不动时,患者掌-指及腕关节可出现快速的屈曲及伸展运动,每秒钟常可出现1~2次,也有达每秒钟5~9次者,且常伴有手指的侧位动作。此时患者可同时伴有整个上肢、舌、下腭、颌部的细微震颤及步态的共济失调。或发于单侧,也可出现于双侧。这种震颤不具有特征性,也可见于心力衰竭、肾衰竭、呼吸衰竭等患者。震颤常于患者睡眠及昏迷后消失,苏醒后仍可出现。

(7)视力障碍:并不常见。

(8)智能障碍。

(9)意识障碍。

(二)临床分期

为便于早期诊断并指导治疗,常根据患者的临床表现对肝性脑病进行临床分期。目前多数学者赞同 Davidson 根据其临床表现把肝性脑病分为前驱期、昏迷前期、昏睡期、昏迷期四期。

1.Ⅰ期(前驱期)

患者可出现轻度性格改变和行为失常。表现为性格改变出现抑郁或欣快,行为改变出现无意识动作,睡眠时间改变出现睡眠颠倒。扑翼样震颤(一),正常反射存在,病理反射(一),脑电图多正常。

2.Ⅱ期(昏迷前期)

Ⅱ期(昏迷前期)的患者以意识错乱、睡眠障碍、行为失常为主,表现为定向力障碍,定时障碍,计算力下降,书写缭乱,语言断续不清,人物概念模糊,扑翼样震颤(＋),正常反射存在,病理反射(＋),常见膝腱反射亢进,踝阵挛(＋),肌张力可增强。可出现不随意运动及运动失调,脑电图出现对称性 θ 波(每秒 4～7 次)。

3.Ⅲ期(昏睡期)

Ⅲ期(昏睡期)的患者以昏睡和精神错乱为主,表现为患者大部分时间处于昏睡状态,反应存在(可被唤醒),或狂躁扰动,扑翼样震颤(＋),肌张力明显增强。脑电图同Ⅱ期。

4.Ⅳ期(昏迷期)

Ⅳ期(昏迷期)的患者神志完全丧失,不能被唤醒。浅昏迷时,对痛觉刺激(如压眶反射阳性)和不适体位尚有反应,腱反射和肌张力仍亢进,扑翼样震颤由于患者查体不能合作而无法引出。深昏迷时,各种反射消失,肌张力降低,瞳孔常散大,可表现为阵发性抽搐,踝阵挛(＋),换气过度,脑电图上出现极慢 δ 波(1.5～3 次/秒)。

但各期之间并无明确的界线,前后期可有重叠,其程度可因病情的发展或治疗好转而变化。少数慢性肝性脑病患者还因中枢神经系统不同部位有器质性损害而出现暂时性或永久性智能减退、共济失调、锥体束阳性或截瘫。

二、并发症

(1)脑水肿。

(2)消化道出血。

(3)肾功能不全。

(4)水电解质酸碱平衡失调。

(5)感染。

三、治疗

本病尚无特效药;常采用综合治疗措施。

(一)消除诱因

避免诱发和加重肝性脑病。慎用镇静剂,有躁狂症状可试用异丙嗪、氯苯那敏等抗组胺药物。

(二)减少肠内有毒物质的产生和吸收

1.饮食

严重的肝性脑病应严格限制甚至停止蛋白质摄入,饮食以碳水化合物为主,尚应补充足够的多种维生素。随着病情好转可给少量豆浆、牛奶、肉汤或蛋类,可隔天增加 10～20 g,直至每天 40～60 g,因植物蛋白质含蛋氨酸、芳香氨基酸较少,对肝性脑病患者较适用。

2.灌肠或导泻

灌肠或导泻以清除肠内积食或积血,口服或鼻饲 25％硫酸镁 30～60 mL 导泻,灌肠禁用碱性肥皂水,而用生理盐水或弱酸性溶液,如生理盐水 100 mL 加白醋 30 mL 做保留灌肠,保持肠道呈酸性环境。

3.抑制肠菌生

口服肠道不吸收的抗菌药物如新霉素、甲硝唑。有肾功能损害或忌用新霉素的患者,或需长期治疗者,乳果糖(经细菌分解为乳酸、乙酸,降 pH,减少 NH_3 吸收)为首选药物。乳梨醇经结肠细菌分解成乙酸、丙酸也可用于酸化肠道。乳酶生也有减少肠内产氨气的作用,但不能与抗菌药物同服。

(三)促进有毒物质的代谢,纠正氨基酸代谢紊乱

1.降氨药

(1)谷氨酸钾和谷氨酸钠,每次用 4 支,总量 23 g 左右,加入葡萄糖液中静脉滴注,每天 1～2 次。尿少时慎用钾剂,明显腹水和水肿时慎用钠剂。

(2)精氨酸,能促进肝内鸟氨酸循环,增加尿素的合成而降低血氨,适用于碱中毒。

(3)L-鸟氨酸-L-天门冬氨酸。

(4)γ-氨酪酸,每次 2～4 g,稀释后静脉滴注,对兴奋和躁动者治疗效果较好。

2.复方氨基酸溶液

口服或静脉输注以支链氨基酸为主的复方氨基酸溶液,可纠正体内氨基酸代谢的不平衡。

(四)对症治疗

保护脑细胞功能,防治脑水肿;保持呼吸道通畅;防治出血;积极防治各种感染;加强护理,防止压疮;保持大便通畅;注意口腔护理;严密观察病情等。

四、健康教育与管理

(一)疾病知识指导

向患者和家属介绍肝脏疾病和肝性脑病的相关知识,指导其认识肝性脑病的各种诱发因素,要求患者自觉避免诱发因素,如戒烟戒酒、避免感染、保持排便通畅等。

(二)用药指导

指导患者严格按照医嘱规定的剂量、用法服药,了解药物的主要不良反应,避免使用有损肝功能的药物,并定期门诊随访。

(三)照顾者指导

指导家属给予患者精神支持和生活照顾,帮助患者树立战胜疾病的信心。使患者家属了解肝性脑病的早期征象,指导家属学会观察患者的思想、性格、行为及睡眠等方面的改变,以便及时发现病情变化,及早治疗。

五、预后

肝性脑病的预后取决于肝细胞功能衰竭的程度,特别是肝细胞变性、坏死的程度及其发展速度,以及残余肝细胞数量及质量。对于肝细胞功能代谢尚可,或伴有门体分流的患者,诱因明确而又易于祛除者,预后较好。对于肝细胞功能差,伴有明显黄疸、腹水、低清蛋白血症,同时并发严重感染、上消化道大出血、水电解质及酸碱平衡紊乱、肝肾综合征者预后极差。如临床上能够早发现、早治疗或在未出现肝性脑病前积极防治,患者预后相对较好。综合目前国内治疗效果,其病死率仍较高,生存率仍不足 30%。对于内科治疗无效而采用人工肝支持治疗后行肝移植者,预后较好,其 5 年生存率可达 70%,最长已达 13 年。

六、护理

见表 8-1。

表 8-1　肝性脑病的护理

日期	项目	护理内容
入院当天	评估	1.一般评估:患者的神志、生命体征和皮肤等
		2.专科评估:患者的性格、精神状态和行为表现
	治疗	根据病情对患者实施保护措施,建立静脉通道
	检查	按医嘱做相关检查,如脑电图、化验血标本等
	药物	按医嘱正确使用降血氨药物、保肝药物、抗炎药物,注意用药后的观察
	活动	以卧床休息为主。专人护理,防止意外的发生
	饮食	1.合理饮食
		2.禁止蛋白质的摄入,昏迷患者可以鼻饲葡萄糖供给热量
	护理	1.做好入院介绍,主管护士自我介绍
		2.制定相关的护理措施,如口腔护理、管道留置护理、皮肤、毛发、会阴、肛周护理措施
		3.视病情做好各项监测记录
		4.根据病情留陪伴人员,上床挡,确保安全
	健康宣教	向患者讲解疾病相关知识、安全知识、服药知识等,各种检查注意事项
第2天	评估	神志、生命体征、精神状况及患者的心理状态,对疾病相关知识的了解等情况
	治疗	按医嘱执行治疗
	检查	继续完善检查
	药物	密切观察各种药物作用和不良反应
	活动	家属陪同下适当扩大活动范围,注意安全
	饮食	同前
	护理	1.基础护理、留置管道护理、皮肤、毛发、会阴、肛周护理
		2.加强病情观察,重视患者的异常表现,发现肝性脑病的先兆症状时,立即报告医师处理
		3.仔细询问病史,找出发病的诱因,通过避免和祛除诱因,减少该病的发作
		4.做好情志护理

日期	项目	护理内容
		5.注意保护患者,防止意外的发生
	健康宣教	讲解该病的一般诱发因素及饮食指导,避免和去除病因
第3~10天	活动	正常下床活动
	健康宣教	讲解该病的有关知识,指导和认识肝性脑病的各种诱发因素,防止和减少肝性脑病的发生。告知家属肝性脑病发生时的早期征象,以便患者发病时能得到及时的救治
	其他	同前
出院前1天	健康宣教	出院宣教:
		1.服药指导
		2.饮食指导
		3.避免肝性脑病发作的诱因
		4.注意保暖,防外感,节饮食,调情志
		5.定时专科门诊复诊
出院随访		出院1周内电话随访第1次,1个月内随访第2次,3个月内随访第3次

（滕莲莲）

第三节　细菌性肝脓肿

一、概述

（一）病因

因化脓性细菌侵入肝脏形成的肝化脓性病灶,称为细菌性肝脓肿。细菌性肝脓肿的主要病因是继发于胆管结石、胆管感染,尤其是肝内胆管结石并引发化脓性胆管炎时,在肝内胆管结石梗阻的近端部位可引起散在多发小脓肿。此外,在肝外任何部位或器官的细菌性感染病灶,均可因脓毒血症的血行播散而发生本病。总之,不论何种病因引起细菌性肝脓肿,绝大多数都为多发性,其中可能有一个较大的脓肿,单个细菌性脓肿很少见。

（二）病理

化脓性细菌侵入肝脏后,正常肝脏在巨噬细胞作用下不发生脓肿。当机体抵抗力下降时,细菌在组织中发生炎症,形成脓肿。血源性感染通常为多发性,胆源性感染脓肿也为多发性,且与胆管相通。肝脓肿形成发展过程中,大量细菌毒素被吸收而引起败血症、中毒性休克、多器官功能衰竭或形成膈下脓肿、腹膜炎等。

二、护理评估

（一）健康史

了解患者的饮食、活动等一般情况,是否有胆管病史及胆管感染病史,体内部位有无化脓性病变,是否有肝外伤史。

(二)临床表现

(1)寒战和高热:最常见的症状。往往寒热交替,反复发作,多呈一天数次的弛张热,体温38~41 ℃,伴有大量出汗,脉率增快。

(2)腹痛:为右上腹肝区持续性胀痛,如位于肝右叶膈顶部的脓肿,则可引起右肩部放射痛。

(3)肝大:肝大而有压痛,如脓肿在肝脏面的下缘,则在右肋缘下可扪到肿大的肝或波动性肿块,有明显触痛及腹肌紧张;如脓肿浅表,则可见右上腹隆起;如脓肿在膈面,则横膈抬高,肝浊音界上升。

(4)乏力、食欲缺乏、恶心和呕吐,少数患者还出现腹泻、腹胀及难以忍受的呃逆等症状。

(5)黄疸:可有轻度黄疸;若继发于胆管结石胆管炎,可有中度或重度黄疸。

(三)辅助检查

1.实验室检查

血常规检查提示白细胞计数明显升高,中性粒细胞数在0.90以上,有核左移现象或中毒颗粒。肝功能、血清转氨酶、碱性磷酸酶升高。

2.影像学检查

X线检查能分辨肝内直径2 cm的液性病灶,并明确部位与大小,CT、磁共振检查有助于诊断肝脓肿。

3.诊断性穿刺

B超可以测定脓肿部位、大小及距体表深度,为确定脓肿穿刺点或手术引流提供了方便,可作为首选的检查方法。

(四)治疗原则

非手术治疗,应在治疗原发病灶的同时,使用大剂量有效抗生素和全身支持疗法。手术治疗,可进行脓肿切开引流术和肝切除术。

三、护理问题

(一)疼痛

疼痛与腹腔内感染、手术切口、引流管摩擦牵拉有关。

(二)体温过高

体温过高与感染、手术损伤有关。

(三)焦虑

焦虑与环境改变及不清楚疾病的预后、病情危重有关。

(四)口腔黏膜改变

口腔黏膜改变与高热、进食、进水量少有关。

(五)体液不足

体液不足与高热后大汗、液体摄入不足、引流液过多有关。

(六)潜在并发症

并发症如腹腔感染。

四、护理目标

(一)患者疼痛减轻或缓解

其表现为能识别并避免疼痛的诱发因素,能运用减轻疼痛的方法自我调节,不再应用止痛药。

(二)患者体温降低

这表现为体温恢复至正常范围或不超过 38.5 ℃,发热引起的身心反应减轻或消失,舒适感增加。

(三)患者焦虑减轻

其表现为能说出焦虑的原因及自我表现;能有效运用应对焦虑的方法;焦虑感减轻,生理和心理上舒适感有所增加;能客观地正视存在的健康问题,对生活充满信心。

(四)患者口腔黏膜无改变

这主要表现为患者能配合口腔护理;口腔清洁卫生,无不适感;口腔黏膜完好。

(五)患者组织灌注良好

组织灌注良好表现为患者循环血容量正常,皮肤黏膜颜色、弹性正常;生命体征平稳,体液平衡,无脱水现象。

(六)患者不发生并发症

不发生并发症或并发症能及时被发现和处理。

五、护理措施

(一)减轻或缓解疼痛

(1)观察、记录疼痛的性质、程度、伴随症状,评估诱发因素。

(2)加强心理护理,给予精神安慰。

(3)咳嗽、深呼吸时用手按压腹部,以保护伤口,减轻疼痛。

(4)妥善固定引流管,防止引流管来回移动所引起的疼痛。

(5)严重时注意生命体征的改变及疼痛的演变。

(6)指导患者使用松弛术、分散注意力等方法,如听音乐、相声或默数,以减轻患者对疼痛的敏感性,减少止痛药物的用量。

(7)在疼痛加重前,遵医嘱给予镇痛药,并观察、记录用药后的效果。

(8)向患者讲解用药知识,如药物的主要作用、用法,用药间隔时间,疼痛时及时应用止痛药。

(二)降低体温,妥善保暖

(1)评估体温升高程度及变化规律,观察生命体征、意识状态变化及食欲情况,以便及时处理。

(2)调节病室温度、湿度,保持室温在 18～20 ℃,湿度在 50%～70%,保证室内通风良好。

(3)给予清淡、易消化的高热量、高蛋白、高维生素的流质或半流质饮食,鼓励患者多饮水或饮料。

(4)嘱患者卧床休息,保持舒适体位,保持病室安静,以免增加烦躁情绪。

(5)有寒战者,增加盖被或用热水袋、电热毯保暖,并做好安全护理,防止坠床。

(6)保持衣着及盖被适中,大量出汗后要及时更换内衣、床单,可在皮肤与内衣之间放入毛巾,以便更换。

(7)物理降温。体温超过 38.5 ℃,根据病情选择不同的降温方法,如冰袋外敷、温水或乙醇擦浴、冰水灌肠等,降温半小时后测量体温 1 次,若降温时出现颤抖等不良反应,立即停用。

(8)药物降温。经物理降温无效后,可遵医嘱给予药物降温,并注意用药后反应,防止因大汗致使虚脱发生。

(9)高热患者应给予吸氧,氧浓度不超过 40%,流量 2～4 L/min,可保证各重要脏器有足够的氧供应,减轻组织缺氧。

(10)保持口腔、皮肤清洁,口唇干燥应涂抹液状石蜡或护唇油,预防口腔、皮肤感染。

(11)定时测量并记录体温,观察、记录降温效果。

(12)向患者及家属介绍简单物理降温方法及发热时的饮食、饮水要求。

(三)减轻焦虑

(1)评估患者焦虑表现,协助患者寻找焦虑原因。

(2)向患者讲解情绪与疾病的关系,以及保持乐观情绪的重要性;总结以往对付挫折的经验,探讨正确的应对方式。

(3)为患者创造安全、舒适的环境:①多与患者交谈,但应避免自己的情绪反应与患者情绪反应相互起反作用。②帮助患者尽快熟悉环境。③用科学、熟练、安全的技术护理患者,取得患者信任。④减少对患者的不良刺激,如限制患者与其他焦虑情绪的患者或家属接触。

(4)帮助患者减轻情绪反应:①鼓励患者诉说自己的感觉,让其发泄愤怒、焦虑情绪。②理解、同情患者,耐心倾听,帮助其树立战胜疾病的信心。③分散患者注意力,如听音乐、与人交谈等。④消除对患者产生干扰的因素,如解决失眠等问题。

(5)帮助患者正确估计目前病情,配合治疗及护理。

(四)做好口腔护理

(1)评估口腔黏膜完好程度:讲解保持口腔清洁的重要性,使患者接受。

(2)向患者及家属讲解引起口腔黏膜改变的危险因素,介绍消除危险因素的有效措施,让其了解预防口腔感染的目的和方法。

(3)保持口腔清洁、湿润,鼓励进食后漱口,早、晚刷牙,必要时进行口腔护理。

(4)鼓励患者进食、饮水,温度要适宜,避免过烫、过冷饮食以损伤黏膜。

(5)经常观察口腔黏膜情况,倾听患者主诉,及早发现异常情况。

(五)纠正体液不足

(1)评估出血量、出汗量、引流量、摄入量等与体液有关的指标。

(2)准确记录出入水量,及时了解每小时尿量。若尿量<30 mL/h,表示体液或血容量不足,应及时报告医师给予早期治疗。

(3)鼓励患者进食、进水,提供可口、营养丰富的饮食,增加机体摄入量。

(4)若有恶心、呕吐,应对症处理,防止体液丧失严重而引起代谢失衡。

(5)抽血监测生化值,以及时纠正失衡。

(6)密切观察生命体征变化及末梢循环情况。

(7)告诉患者体液不足的症状及诱因,使之能及时反映情况并配合治疗、护理。

(六)腹腔感染的防治

(1)严密监测患者体温、外周血白细胞计数、腹部体征,定期做引流液或血液的培养、抗生素敏感试验,以指导用药。

(2)指导患者妥善固定引流管的方法,活动时勿拉扯引流管,保持适当的松度,防止滑脱而使管内脓液流入腹腔。

(3)保持引流管通畅,避免扭曲受压,如有堵塞,可用少量等渗盐水低压冲洗及抽吸。

(4)观察引流液的量、性质,并做好记录。

(5)注意保护引流管周围皮肤,及时更换潮湿的敷料,保持其干燥,必要时涂以氧化锌软膏。

(6)在换药及更换引流袋时,严格执行无菌操作,避免逆行感染。

(7)告诉患者腹部感染时的腹痛变化情况,并应及时报告。

六、健康教育

(1)合理休息,注意劳逸结合,保持心情舒畅,增加患者适应性反应,减少心理应激,从而促进疾病康复。

(2)合理用药,有效使用抗生素,并给予全身性支持治疗,改善机体状态。

(3)保持引流有效性,注意观察引流的量、颜色,防止引流管脱落。

(4)当出现高热、腹痛等症状时,应及时有效处理,控制疾病进展。

(5)向患者讲解疾病相关知识,了解疾病病因、症状及注意事项,指导患者做好口腔护理,多饮水,预防并发症发生。

(滕莲莲)

第四节 肝 囊 肿

肝囊肿总体可分非寄生虫性和寄生虫性囊肿,非寄生虫性肝囊肿是常见的良性肿瘤,又可分为先天性、创伤性、炎症性和肿瘤性囊肿,临床以潴留性囊肿和先天肿瘤性多囊肝为多见(图 8-1)。单发性肝囊肿可发生于任何年龄,女性多见,常位于肝右叶。多发性肝囊肿比单发性多见,可侵犯左、右肝叶。多发性肝囊肿约 50% 可合并多囊肾。此病一般没有明显的症状,体检时发现。肝囊肿一般是良性单发或多发,与胆管相通或不通。肝实质单发的大囊肿非常少见。大部分囊肿以胆管上皮,有的是实质细胞,或其他细胞内衬。右叶多发,囊肿因基膜的改变,逐步形成憩室,或小上皮细胞代谢失常、脱落、异常增殖,或局部缺血、炎症反应、间质纤维化,最终小管梗阻形成囊肿。

一、病因

肝囊肿有遗传性,特别是多囊肝有家族化倾向。肝囊肿是在胚胎时期胆管发育异常造成的。囊肿壁是由胆管上皮伴炎性增生及胆管阻塞致管腔内容滞留而逐渐形成。

非寄生虫性肝囊肿是指肝脏局部组织呈囊性肿大而出现肝囊肿,最常见有两种情况。①潴留性肝囊肿:为肝内某个胆小管由于炎症、水肿、瘢痕或结石阻塞引起分泌增多,或胆汁潴留引起,多为单个;也可因肝钝性挫伤致中心破裂而引起。病变囊内充满血液或胆汁,包膜为纤维组织,为单发性假性囊肿。②先天性肝囊肿:由于肝内胆管和淋巴管胚胎时发育障碍,或胎儿期患胆管炎,肝内小胆管闭塞,近端呈囊性扩大及肝内胆管变性,局部增生阻塞而成,多为多发。

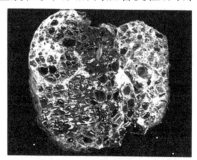

图 8-1　多囊肝

二、病理

孤立性肝囊肿发生于右叶较左叶多 1 倍。囊肿大小不一,小者直径仅数毫米,大者直径达 20 cm 以上,囊液量由数毫升至数千毫升。囊肿呈圆形或椭圆形,囊壁光滑,多数为单房性,也可为多房性。囊肿有完整的包膜,表面呈乳白色或灰蓝色,囊壁较薄,厚度为 0.5～5.0 mm,较厚的囊壁中有较大的胆管、血管及神经。囊液多数清亮、透明,有时含有胆汁,其比重为 1.010～1.022,呈中性或碱性,含有少量胆固醇、胆红素、葡萄糖、酪氨酸、胆汁、酶、清蛋白、IgG 和黏蛋白,显示囊壁上皮有分泌蛋白的能力。

多囊肝的囊肿大多散布及全肝,以右叶为多见。肝脏增大变形,表面可见大小不一的灰白色囊肿,小如针尖,大如儿头。肝切面呈蜂窝状。囊壁多菲薄,内层衬以立方上皮或扁平胆管上皮,外层为胶原组织。囊液多数为无色透明或微黄色。囊肿间一般为正常肝组织,晚期可出现纤维化和胆管增生,引起肝功能损害、肝硬化和门静脉高压。

创伤性肝囊肿多发生于肝右叶,囊壁无上皮细胞内衬,为假囊肿。囊内含有血液、胆汁等混合物,合并感染时可形成脓肿。

三、护理评估

(一)临床表现

先天性肝囊肿生长缓慢,小的囊肿可无任何症状,常偶发上腹无痛性肿块、腹围增加,临床上多数是在体检 B 超发现,当囊肿增大到一定程度时,可因压迫邻近脏器而出现症状。

(1)肝区胀痛伴消化道症状:如食欲缺失、嗳气、恶心、呕吐、消瘦等。

(2)若囊肿增大压迫胆总管,则有黄疸。

(3)囊肿破裂可有囊内出血而出现急腹症。

(4)带蒂囊肿扭转可出现突然右上腹绞痛,肝大但无压痛,约半数患者有肾、脾、卵巢、肺等多囊性病变。

(5)囊内发生感染,则患者往往有畏寒、发热、白细胞计数升高等。

(6)体检时右上腹可触及肿块和肝大,肿块随呼吸上下移动,表面光滑,有囊性感,无明显压痛。

(二)辅助检查

(1)B 超检查是首选的检查方法,是诊断肝囊肿经济、可靠而非侵入性的一种简单方法。超声波显示肝大且无回声区,二维超声可直接显示囊肿大小和部位。

(2)CT检查:可发现直径1~2 cm的肝囊肿,可帮助临床医师准确定位病变,尤其是多发性囊肿的分布状态定位,从而有利于治疗。

(3)放射性核素肝扫描:显示肝区占位性病变,边界清楚,对囊肿定位诊断有价值。

(三)治疗原则

非寄生虫性肝囊肿治疗方法包括囊肿穿刺抽液术、囊肿开窗术、囊肿引流术或囊肿切除术等。

四、护理措施

(一)术前护理

(1)术前访视:①根据患者不同情况做心理评估,通过面对面交流,采用图表、健康教育宣传册、同疾病患者现身说法等形式,向患者宣传肝囊肿的相关知识,简要介绍穿刺过程及治疗效果。②术前应详细了解患者病史,准确测量生命体征,并做好记录。③术前完善血常规、凝血功能、肝肾功能和心电图等常规检查。④向患者和家属耐心细致地做好解释工作,介绍术前准备内容、目的及必要性;术中注意事项;手术大概需要的时间;手术体位、部位,消除焦虑紧张的情绪。

(2)呼吸训练:指导患者进行有效的屏气训练,告知屏气是术中顺利进针的关键,尽量保持呼吸幅度不宜过大,以小幅度腹式呼吸为主,尽量减少膈肌的运动幅度,增加穿刺的准确性。

(3)患者术前2小时禁食水,防止术中不适引起呕吐;嘱患者术前排空膀胱。

(4)询问有无过敏史,特别是乙醇过敏史并详细记录。

(二)术中护理

(1)术前准备:术前常规超声检查肝胆脾胰肾、心电图,完善血常规、凝血酶原时间、肝功能等实验室检查;有出血倾向、严重心肝肺肾等脏器功能障碍及对酒精过敏者列为穿刺禁忌患者。患者及家属对手术知情同意并签署手术知情同意书。

(2)穿刺前测量血压,嘱患者双手抱头充分暴露穿刺区域,常规消毒皮肤。治疗前先行超声定位检查,明确囊肿部位、大小、与周围脏器和血管的关系。根据定位情况,患者取仰卧位或左侧卧位,明确皮肤穿刺点、进针角度、路径和深度,注意穿刺针经过部分正常肝组织后,再进入囊肿内部,尽量吸尽囊液,并留样做进一步生化和细胞学检查,常规进行脱落细胞检查,以除外癌变。

(3)手术采用局部麻醉,患者意识清醒,护理人员要加强与患者的沟通,分散其注意力,告知如有任何不适要及时告诉医护人员。

(4)超声引导下乙醇硬化治疗肝囊肿的方法分保留法和冲洗法两种。目前,国外多采用保留法。但保留法对较大囊肿效果不佳,其原因是保留乙醇量的限制,无法达到囊壁上皮细胞硬化的乙醇浓度。通过研究发现,乙醇反复冲洗置换囊液法(冲洗法)对10 cm以上的较大肝囊肿仍有较好的疗效,治愈率高达95%,观察3年无复发患者。目前,单纯性囊肿酒精硬化治疗已成为一线治疗方法。

(5)计算并准备好硬化剂:依据囊腔大小注入99.5%乙醇,一般用量20~30 mL,注入速度以0.2~0.6 mL/s为宜,压力不可过大,防止胀痛不适及由于压力过大导致硬化剂外溢引起肝实质及周围组织坏死、腹膜炎等并发症。操作过程中,密切观察患者生命体征,面色及表情变化,一旦出现剧烈腹痛,应立即停止操作并作相应处理。

(6)术后按压穿刺部位,注意观察患者的呼吸、脉搏、血压及有无加剧性的疼痛等异常表现,超声观察有无内部出血。消毒穿刺部位皮肤,无菌纱布覆盖,腹带加压包扎,局部沙袋压迫。

(三)术后护理

1.常规护理

(1)回病房后,继续监测患者神志、血压、脉搏、呼吸、面色等情况,每30分钟测量血压、脉搏1次,连续4次生命体征平稳后停测。若患者出现面色苍白、恶心、四肢湿冷、脉搏细速等出血征兆,应及时通知医师,协助医师行必要的检查和处理,观察患者有无腹痛、恶心、面色潮红、呼吸困难等并发症的发生。

(2)指导患者卧床休息,12小时内避免剧烈活动和增加腹压的动作,可以更换体位(特别提醒患者禁忌自己用力),让硬化剂与囊壁充分接触。告知患者出现轻微上腹痛感,卧床休息30分钟后可自行缓解。

(3)保持穿刺点及敷料周围皮肤清洁干燥,观察穿刺部位有无出血、渗液、红肿及感染,及时更换敷料。

(4)遵医嘱止血,抗感染治疗。

2.并发症的观察与护理

(1)出血:穿刺后肝脏出血是最危险的并发症,一般在术后4~6小时发生,主要表现为出汗、烦躁不安、面色苍白、血压下降、脉搏细速等,应立即通知医师,进行止血、抗休克、输血、输液处理。

(2)腹痛:位于肝包膜附近的囊肿,由于穿刺路径较短,穿刺无法经过脏器实质,注入的硬化剂沿穿刺针道反流及无水乙醇烧灼造成剧烈疼痛。一般疼痛持续3~5天,可自行消退,疼痛多为隐痛,均能耐受,经临床观察后未做特殊处理。告知患者出现轻微上腹痛感,卧床休息30分钟后可自行缓解。如腹痛较明显,复查超声排除出血的情况下,遵医嘱给予止痛药物。

(3)酒精中毒:患者术后如有局部发热感,面部潮红等症状,嘱患者不必紧张,是注入酒精的作用。术前询问有无乙醇过敏史,术后嘱患者多饮水,加速酒精排出,一般无须特殊处理。

五、健康教育

(1)指导患者注意休息,避免劳累,适当进行体能锻炼。

(2)饮食应高热量、高维生素、优质蛋白、低脂、易消化,忌饱餐。

(3)保持引流管处切口敷料干燥、清洁。若突然发生腹痛、高热,应及时与医师联系。

(4)随访及复查:最后一次穿刺术后,1个月及6个月行腹部超声检查。

(滕莲莲)

第五节 胆 囊 炎

胆囊炎是最常见的胆囊疾病,常与胆石症同时存在。女性多于男性。胆囊炎分为急性和慢性两种。

一、临床表现

急性胆囊炎可出现右上腹撑胀疼痛,体位改变和呼吸时疼痛加剧,右肩或后背部放射性疼痛,高热,寒战,并可有恶心,呕吐。慢性胆囊炎,常出现消化不良,上腹不适或钝疼,可有恶心,腹胀及嗳气,进食油腻食物后加剧。

胆囊炎并发胆石症者,结石嵌顿时,可引起穿孔,导致腹膜炎,疼痛加重,甚至出现中毒性休克或衰竭。胆囊炎胆石症可加重或诱发冠心病,引起心肌缺血性改变。专家认为:胆囊结石是诱发胆囊癌的重要因素之一。胆囊炎胆石症常可引起胰腺炎,由胆管疾病引起的急性胰腺炎约占50%。

二、治疗原则

(1)无症状的胆囊结石患者根据结石大小数目,胆囊壁病变确定是否手术及手术时机。应择期行胆囊切除术,有条件医院应用腹腔镜行胆囊切除术。

(2)有症状的胆囊结石患者用开放法或腹腔镜方法。

(3)胆囊结石伴有并发症时,如急性、胆囊积液或积脓,急性胆石性胰腺炎胆管结石或胆管炎,应即刻行胆囊切除术。

三、护理措施

(一)术前护理

(1)按一般外科术前常规护理。

(2)低脂饮食。

(3)急性期应给予静脉输液,以纠正电解质紊乱,输血或血浆,以改善全身情况。

(4)患者如有中毒性休克表现,应先补足血容量,用升压药等纠正休克,待病情好转后手术治疗。

(5)黄疸严重者,有皮肤瘙痒,做好皮肤护理,防止瘙痒时皮肤破损,出现皮肤感染,同时注意黄疸患者,由于胆管内胆盐缺乏,维生素K吸收障碍,容易引起凝血功能障碍,术前应注射维生素K。出现高热者,按高热护理常规护理。

(6)协助医师做好各项检查,如肝功能、心电图、凝血酶原时间测定、超声波、胆囊造影等,肝功能损害严重者应给予保肝治疗。

(7)需做胆总管与胆管吻合术时,应做胆管准备。

(8)手术前一天晚餐禁食,术晨按医嘱留置胃管,抽尽胃液。

(二)术后护理

(1)按一般外科手术后护理常规及麻醉后护理常规护理。

(2)血压平稳后改为半坐卧位,以利于引流。

(3)禁食期间,给予静脉输液,维持水电解质平衡。

(4)停留胃管,保持胃管通畅,观察引流液性质并记录量,术后2~3天肠蠕动恢复正常,可拔除胃管,进食流质,以后逐渐改为低脂半流质,注意患者进食后反应。

(5)注意腹部伤口渗液,如渗液多应及时更换敷料。

(6)停留T管引流,保持胆管引流管通畅,并记录24小时引流量及性质。

(7)引流管停留时间长,引流量多者,要注意患者饮食及消化功能,食欲差者,可口服去氧胆酸、胰酶片或中药。

(8)胆总管内有残存结石或泥沙样结石,术后两周可行T管冲洗。

（9）防止 T 管脱落，除手术时要固定牢靠外，应将 T 管用别针固定于腹带上。

（10）防止逆行感染。T 管引流所接的消毒引流瓶（袋）每周更换两次，更换引流袋要在无菌操作下进行。腹壁引流伤口每天更换敷料一次。

（11）注意水电解质平衡，注意有无低钾、低钠症状出现，注意黄疸消退情况。

（12）拔 T 管指征及注意事项：一般术后 10～14 天，患者无发热、无腹痛、大便颜色正常，黄疸消退，胆汁引流量逐天减少至 50 mL 以下，胆汁颜色正常，呈金黄色、澄清时，用低浓度的胆影葡胺做 T 管造影，以了解胆管远端是否通畅，如通畅可试行钳夹 T 管或提高 T 管距离腋后线 10～20 mL，如有上腹胀痛、发热、黄疸加深等情况出现，说明胆管下端仍有梗阻，应立即开放引流管，继续引流，如钳夹 T 管 48 小时后无任何不适，方可拔管。拔管后 1～2 天可有少量胆汁溢出，应及时更换敷料，如有大量胆汁外溢应报告医师处理。拔管后还应观察患者食欲及腹胀、腹痛、黄疸、体温和大便情况。

（周 波）

第六节 胆 囊 结 石

一、概述

胆囊结石是指原发于胆囊的结石，是胆石症中最多的一种疾病。近年来随着卫生条件的改善及饮食结构的变化，胆囊结石的发病率呈升高趋势，已高于胆管结石。胆囊结石以女性多见，男女之比为 1∶（3～4）；其以胆固醇结石或以胆固醇为主要成分的混合性结石为主。少数结石可经胆囊管排入胆总管，大多数存留于胆囊内，且结石越聚越大，可呈多颗小米粒状，在胆囊内可存在数百粒小结石，也可呈单个巨大结石；有些终身无症状而在尸检中发现（静止性胆囊结石），大多数反复发作腹痛症状，一般小结石容易嵌入胆囊管发生阻塞引起胆绞痛症状，发生急性胆囊炎。

二、诊断

（一）症状

1.胆绞痛

胆绞痛是胆囊结石并发急性胆囊炎时的典型表现，多在进油腻食物后胆囊收缩，结合移位并嵌顿于胆囊颈部，胆囊压力升高后强力收缩而发生绞痛。小结石通过胆囊管或胆总管时可发生典型的胆绞痛，疼痛位于右上腹，呈阵发性，可向右肩背部放射，伴恶心、呕吐，呕吐物为胃内容物，吐后症状并不减轻。存留在胆囊内的大结石堵塞胆囊腔时并不引起典型的胆绞痛，故胆绞痛常反映结石在胆管内的移动。急性发作特别是坏疽性胆囊炎时还可出现高热、畏寒等显著的感染症状，严重患者由于炎性渗出或胆囊穿孔可引起局限性腹膜炎，从而出现腹膜刺激症状。胆囊结石一般无黄疸，但 30% 的患者因伴有胆管炎或肿大的胆囊压迫胆管，肝细胞损害时也可有一过性黄疸。

2.胃肠道症状

大多数慢性胆囊炎患者有不同程度的胃肠道功能紊乱，表现为右上腹隐痛不适、厌油、进食后上腹饱胀感,常被误认为"胃病"。有近半数的患者早期无症状,称为静止性胆囊结石,此类患者在长期随访中仍有部分出现腹痛等症状。

(二)体征

1.一般情况

无症状期间患者大多一般情况良好,少数急性胆囊炎患者在发作期可有黄疸,症状重时可有感染中毒症状。

2.腹部情况

如无急性发作,患者腹部常无明显异常体征,部分患者右上腹可有深压痛;急性胆囊炎患者可有右上腹饱满、呼吸运动受限、右上腹触痛及肌紧张等局限性腹膜炎体征,Murphy 征阳性。有 $1/3\sim1/2$ 的急性胆囊炎患者,在右上腹可扪及肿大的胆囊或由胆囊与大网膜粘连形成的炎性肿块。

(三)检查

1.化验检查

胆囊结石合并急性胆囊炎有血液中白细胞计数升高,少数患者谷丙转氨酶也升高。

2.B超检查

B超检查简单易行,价格低廉,且不受胆囊大小、功能、胆管梗阻或结石含钙多少的影响,诊断正确率可达96%以上,是首选的检查手段。典型声像特征是胆囊腔内有强回声光团并伴声影,改变体位时光团可移动。

3.胆囊造影

能显示胆囊的大小及形态并了解胆囊收缩功能,但易受胃肠道功能、肝功能及胆囊管梗阻的影响,应用很少。

4.X线腹部

X线平片对胆囊结石的显示率为 $10\%\sim15\%$。

5.十二指肠引流

有无胆汁可确定是否有胆囊管梗阻,胆汁中出现胆固醇结晶提示结石存在,但此项检查目前已很少用。

6.CT、MRI、ERCP、PTC

在 B 超不能确诊或者怀疑有肝内胆管、肝外胆管结石或胆囊结石术后多年复发又疑有胆管结石者,可酌情选用其中某一项或几项诊断方法。

(四)诊断要点

1.症状

$20\%\sim40\%$ 的胆囊结石可终身无症状,称"静止性胆囊结石"。有症状的胆囊结石的主要临床表现:进食后,特别是进油腻食物后,出现上腹部或右上腹部隐痛不适、饱胀,伴嗳气、呃逆等。

2.胆绞痛

胆囊结石的典型表现,疼痛位于上腹部或右上腹部,呈阵发性,可向肩胛部和背部放射,多伴恶心、呕吐。

3.Mirizzi 综合征

持续嵌顿和压迫胆囊壶腹部和颈部的较大结石,可引起肝总管狭窄或胆囊管瘘,以及反复发作的胆囊炎、胆管炎及梗阻性黄疸,称"Mirizzi 综合征"。

4.Murphy 征

右上腹部局限性压痛、肌紧张,阳性。

5.B超

胆囊暗区有一个或多个强回声光团,并伴声影。

(五)鉴别诊断

1.肾绞痛

胆绞痛需与肾绞痛相鉴别,后者疼痛部位在腰部,疼痛向外生殖器放射,伴有血尿,可有尿路刺激症状。

2.胆囊非结石性疾病

胆囊良、恶性肿瘤、胆囊息肉样病变等,B超、CT等影像学检查可提供鉴别线索。

3.胆总管结石

可表现为高热、黄疸、腹痛,超声等影像学检查可以鉴别,但有时胆囊结石可与胆总管结石并存。

4.消化性溃疡性穿孔

多有溃疡病史,腹痛发作突然并很快波及全腹,腹壁呈板状强直,腹部 X 线平片可见膈下游离气体。较小的十二指肠穿孔,或穿孔后很快被网膜包裹,形成一个局限性炎性病灶时,易与急性胆囊炎混淆。

5.内科疾病

一些内科疾病如肾盂肾炎、右侧胸膜炎、肺炎等,也可发生右上腹疼痛症状,若注意分析不难获得正确的诊断。

三、治疗

(一)一般治疗

饮食宜清淡,防止急性发作,对无症状的胆囊结石应定期 B 超随诊;伴急性炎症者宜进食,注意维持水、电解质平衡,并静脉应用抗生素。

(二)药物治疗

溶石疗法服用鹅去氧胆酸或熊去氧胆酸对胆固醇结石有一定溶解效果,主要用于胆固醇结石。但此种药物有肝毒性,服药时间长,反应大,价格贵,停药后结石易复发。其适应证为:胆囊结石直径在 2 cm 以下;结石为含钙少的 X 线能够透过的结石;胆囊管通畅;患者的肝脏功能正常,无明显的慢性腹泻史。目前多主张采取熊去氧胆酸单用或与鹅去氧胆酸合用,不主张单用鹅去氧胆酸。鹅去氧胆酸总量为 15 mg/(kg•d),分次口服。熊去氧胆酸为 8~10 mg/(kg•d),分餐后或晚餐后 2 次口服。疗程 1~2 年。

(三)手术治疗

对于无症状的静止胆囊结石,一般认为无须施行手术切除胆囊。但有下列情况时,应进行手术治疗:①胆囊造影胆囊不显影;②结石直径超过 2 cm;③并发糖尿病且在糖尿病已控制时;④老年人或有心肺功能障碍者。

腹腔镜胆囊切除术适于无上腹创伤及手术史者,无急性胆管炎、胰腺炎和腹膜炎及腹腔脓肿的患者。对并发胆总管结石的患者应同时行胆总管探查术。

1.术前准备

择期胆囊切除术后引起死亡的最常见原因是心血管疾病。这强调了详细询问病史发现心绞痛和仔细进行心电图检查注意有无心肌缺血或以往心肌梗死证据的重要性。此外还应寻找脑血管疾病特别是一过性缺血发作的症状。若病史阳性或有问题时应做非侵入性颈动脉血流检查。此时对择期胆囊切除术应当延期,按照指征在冠状动脉架桥或颈动脉重新恢复血管流通后施行。除心血管病外,引起择期胆囊切除术后第二位的死亡原因是肝胆疾病,主要是肝硬化。除术中出血外,还可发生肝功能衰竭和败血症。自从在特别挑选的患者中应用预防性措施以来,择期胆囊切除术后感染中毒性并发症的发生率已有显著下降。慢性胆囊炎患者胆汁内的细菌滋生率占 10%~15%;而在急性胆囊炎消退期患者中则高达 50%。细菌菌种为肠道菌如大肠埃希菌、产气克雷伯杆菌和粪链球菌,其次也可见到产气荚膜杆菌、类杆菌和变形杆菌等。胆管内细菌的发生率随年龄而增长,故主张年龄在 60 岁以上、曾有过急性胆囊炎发作刚恢复的患者,术前应预防性使用抗生素。

2.手术治疗

对有症状胆石症已成定论的治疗是腹腔镜胆囊切除术。虽然此技术的常规应用时间尚短,但是其结果十分突出,以致仅在不能施行腹腔镜手术或手术不安全时,才选用开腹胆囊切除术,包括无法安全地进入腹腔完成气腹,或者由于腹内粘连,或者解剖异常不能安全地暴露胆囊等。外科医师在遇到胆囊和胆管解剖不清及遇到止血或胆汁渗漏而不能满意地控制时,应当及时中转开腹。目前,中转开腹率在 5% 以下。

(四)其他治疗

体外震波碎石适用于胆囊内胆固醇结石,直径不超过 3 cm,且胆囊具有收缩功能。治疗后部分患者可发生急性胆囊炎或结石碎片进入胆总管而引起胆绞痛和急性胆管炎,此外碎石后仍不能防止结石的复发。因并发症多,疗效差,现已基本不用。

四、护理措施

(一)术前护理

1.饮食

指导患者选用低脂肪、高蛋白质、高糖饮食。因为脂肪饮食可促进胆囊收缩排出胆汁,加剧疼痛。

2.术前用药

严重的胆石症发作性疼痛可使用镇痛剂和解痉剂,但应避免使用吗啡,因吗啡有收缩胆总管的作用,可加重病情。

3.病情观察

应注意观察胆石症急性发作患者的体温、脉搏、呼吸、血压、尿量及腹痛情况,及时发现有无感染性休克征兆。注意患者皮肤有无黄染及粪便颜色变化,以确定有无胆管梗阻。

(二)术后护理

1.症状观察及护理

定时监测患者生命体征的变化,注意有无血压下降、体温升高及尿量减少等全身中毒症状,及时补充液体,保持出入量平衡。

2.T 管护理

胆总管切开放置 T 管的目的是为了引流胆汁,使胆管减压:①T 管应妥善固定,防止扭曲、脱落;②保持 T 管无菌,每天更换引流袋,下地活动时引流袋应低于胆囊水平,避免胆汁回流;

③观察并记录每天胆汁引流量、颜色及性质,防止胆汁淤积引起感染;④拔管:如果 T 管引流通畅,胆汁色淡黄、清澄、无沉渣且无腹痛无发热等症状,术后 10~14 天可夹闭管道。开始每天夹闭 2~3 小时,无不适可逐渐延长时间,直至全日夹管。在此过程中要观察患者有无体温增高、腹痛、恶心、呕吐及黄疸等。经 T 管造影显示胆管通畅后,再引流 2~3 天,以及时排出造影剂。经观察无特殊反应,可拔除 T 管。

(三)健康指导

进少油腻、高维生素、低脂饮食。烹调方式以蒸煮为宜,少吃油炸类的食物。适当体育锻炼,提高机体抵抗力。

(滕莲莲)

第七节 胰腺疾病

一、胰腺解剖生理概要

(一)解剖

胰腺位于腹膜后,横贴在腹后壁,相当于第 1~2 腰椎前方。分头、颈、体、尾四部分,总长 15~20 cm,头部与十二指肠第二段紧密相连,两者属同一血液供应系统。胰尾靠近脾门,这两者也属同一血液供应系统。胰管与胰腺长轴平行,主胰管直径 2~3 mm,多数人的主胰管与胆总管汇合形成共同通道开口于十二指肠第二段的乳头部,少数人胰管与胆总管分别开口在十二指肠。两者开口于十二指肠又是胆、胰发生逆行感染的解剖基础。胰腺除主胰管外,有时有副胰管。

(二)生理

胰腺具有内、外分泌的双重功能,内分泌主要由分散在胰腺实质内的胰岛来实现,其最主要功能是调控血糖。胰腺的外分泌功能是分泌胰液,每天分泌可达 750~1 500 mL。呈强碱性,含有多种消化酶,其中含有蛋白酶、淀粉酶、脂肪酶等。外分泌是由腺细胞分泌的胰液,进入胰管,经共同通道排入十二指肠,胰液的分泌受神经、体液的调节。

二、急性胰腺炎

(一)病因

1.梗阻因素

梗阻是最常见原因,常见于胆总管结石,胆管蛔虫症,Oddi 括约肌水肿和痉挛等引起的胆管梗阻及胰管结石、肿瘤导致的胰管梗阻。

2.乙醇中毒

乙醇引起 Oddi 括约肌痉挛,使胰管引流不畅、压力升高。同时乙醇刺激胃酸分泌,胃酸又刺激促胰液素和缩胆囊素分泌增多,促使胰腺外分泌增加。

3.暴饮暴食

尤其是高蛋白、高脂肪食物、过量饮酒可刺激胰腺大量分泌,胃肠道功能紊乱,或因剧烈呕吐导致十二指肠内压骤增,十二指肠液反流,共同通道受阻。

4.感染因素

腮腺炎病毒、肝炎病毒、伤寒杆菌等经血流、淋巴进入胰腺所致。

5.损伤或手术

胃胆管手术或胰腺外伤、内镜逆行胰管造影等因素可直接或间接损伤胰腺,导致胰腺缺血、Oddi 括约肌痉挛或刺激迷走神经,使胃酸、胰液分泌增加也可导致发病。

6.其他因素

内分泌或代谢性疾病,如高脂血症、高钙血症等,某些药物,如利尿剂,吲哚美辛、硫唑嘌呤等均可损害胰腺。

(二)病理生理

根据病理改变可分为水肿性胰腺炎和出血坏死性胰腺炎两种。基本病理改变是水肿、出血和坏死,严重者可并发休克、化脓性感染及多脏器衰竭。

(三)临床表现

1.腹痛

大多为突然发作性腹痛,常在饱餐后或饮酒后发病。多为全上腹持续剧烈疼痛伴有阵发性加重,向腰背部放射,疼痛与病变部位有关:胰头部以右上腹痛为主,向右肩部放射;胰尾部以左上腹为主,向左肩放射;累及全胰则呈束带状腰背不疼痛。重型患者腹痛延续时间较长,由于渗出液扩散,腹痛可弥散至全腹,并有麻痹性肠梗阻现象。

2.恶心、呕吐

早期为反射性频繁呕吐,多为胃十二指肠内容物,后期因肠麻痹或肠梗阻可呕吐小肠内容物。呕吐后腹胀不缓解为其特点。

3.发热

发热与病变程度相一致。重型胰腺炎继发感染或合并胆管感染时可持续高热,如持续高热不退则提示合并感染或并发胰周脓肿。

4.腹胀

腹胀是重型胰腺炎的重要体征之一,其原因是腹膜炎造成麻痹性肠梗阻所致。

5.黄疸

黄疸多在胆源性胰腺炎时发生。严重者可合并肝细胞性黄疸。

6.腹膜炎体征

水肿性胰腺炎时,压痛只局限于上腹部,常无明显肌紧张;出血性坏死性胰腺炎压痛明显,并有肌紧张和反跳痛,范围较广泛或波及全腹。

7.休克

严重患者出现休克,表现为脉细速,血压降低,四肢厥冷,面色苍白等。有的患者以突然休克为主要表现,称为暴发性急性胰腺炎。

8.皮下瘀斑

少数患者因胰酶及坏死组织液穿过筋膜与基层渗入腹壁下,可在季肋及腹部形成蓝棕色斑(Grey-turner征)或脐周皮肤青紫(Cullen 征)。

(四)辅助检查

1.胰酶测定

(1)血清淀粉酶:90%以上的患者血清淀粉酶升高,通常在发病后 3～4 小时后开始升高,

12～24 小时达到高峰,3～5 天恢复正常。

(2)尿淀粉酶测定:通常在发病后 12 小时开始升高,24～48 小时开始达高峰,持续 5～7 天开始下降。

(3)血清脂肪酶测定:在发病 24 小时升高至 1.5 康氏单位(正常值 0.5～1.0 U)。

2.腹腔穿刺

穿刺液为血性浑浊液体,可见脂肪小滴,腹水淀粉酶较血清淀粉酶值高 3～8 倍之多。并发感染时显脓性。

3.B 超检查

B 超检查可见胰腺弥漫性均匀肿大,界限清晰,内有光点反射,但较稀少,若炎症消退,上述变化持续 1～2 周即可恢复正常。

4.CT 检查

CT 扫描显示胰腺弥漫肿大,边缘不光滑,当胰腺出现坏死时可见胰腺上有低密度、不规则的透亮区。

(五)临床分型

1.水肿性胰腺炎(轻型)

水肿性胰腺炎主要表现为腹痛、恶心、呕吐;腹膜炎体征、血和尿淀粉酶增高,经治疗后短期内可好转,死产率低。

2.出血坏死性胰腺炎(重型)

除上述症状、体征继续加重外,出血坏死性胰腺炎可有高热持续不退,黄疸加深,神志模糊和谵妄,高度腹胀,血性或脓性腹水,两侧腰部或脐下出现青紫瘀斑,胃肠出血、休克等;实验室检查:白细胞计数增多($>16\times10^9$/L),红细胞和血细胞比容降低,血糖升高(>11.1 mmol/L),血钙降低(<2.0 mmol/L),$PaO_2<8.0$ kPa(<60 mmHg),血尿素氮或肌酐增高,酸中毒等,甚至出现急性肾衰竭、弥散性血管内凝血、ARDS 等。病死率较高。

(六)治疗原则

1.非手术治疗

急性胰腺炎大多采用非手术治疗:①严密观察病情;②应用抑制或减少胰液分泌的药物;③解痉镇痛;④有效抗生素防治感染;⑤抗休克、纠正水电解质平衡失调;⑥抗胰酶疗法;⑦腹腔灌洗;⑧激素和中药治疗。

2.手术治疗

(1)目的:清除含有胰酶、毒性物质和坏死的组织。

(2)指征:采用非手术疗法无效者;诊断未明确而疑有腹腔脏器穿孔或肠坏死者;合并胆管疾病;并发胰腺感染者。

(3)手术方式:有灌洗引流、坏死组织清除和规则性胰腺切除术、胆管探查,T 管引流和胃造瘘、空肠造瘘术等。

(七)护理措施

1.非手术期间的护理

(1)病情观察:严密观察神志,监测生命体征和腹部体征的变化,监测血气、凝血功能、血电解质变化,及早发现坏死性胰腺炎、休克和多器官衰竭。

(2)维持正常呼吸功能:给予高浓度氧气吸入,必要时给予呼吸机辅助呼吸。

(3)维护肾功能:详细记录每小时尿量、尿比重、出入水量。

(4)控制饮食、抑制胰腺分泌:对病情较轻者,可进少量清淡流质或半流质饮食,限制蛋白质摄入量,禁进脂肪。对病情较重或频繁呕吐者要禁食,行胃肠减压;遵医嘱给予抑制胰腺分泌的药物。

(5)预防感染:对病情重或胆源性胰腺炎患者给予抗生素,为预防真菌感染,应加用抗真菌药物。

(6)防治休克:维持水电平衡,应早期迅速补充水电解质、血浆、全血。患者还易发生低钾血症、低钙血症,在疾病早期应注意观察,及时矫正。

(7)心理护理:指导患者减轻疼痛的方法,解释各项治疗措施的意义。

2.术后护理

(1)术后各种引流管的护理:①熟练掌握各种管道的作用,将导管贴上标签后与引流装置正确连接,妥善固定,防止导管滑脱;②分别观察记录各引流管的引流液性状、颜色、量;③严格遵循无菌操作规程,定期更换引流装置;④保持引流通畅;防止导管扭曲,重型患者常有血块、坏死组织脱落,容易造成引流管阻塞。如有阻塞可用无菌温生理盐水冲洗。经常更换体位,以利引流;⑤冲洗液、灌洗液现用现配;⑥拔管护理:当患者体温正常并稳定10天左右,白细胞计数正常,腹腔引流液少于每天5 mL、引流液淀粉酶测定正常后可考虑拔管。拔管后要注意拔管处伤口有无渗漏,如有渗液应及时更换敷料。拔管处伤口可在1周左右愈合。

(2)伤口护理:观察有无渗液、有无裂开,按时换药;并发胰外瘘时,要注意保持负压引流通畅,并用氧化锌糊剂保护瘘口周围皮肤。

(3)营养支持治疗与护理:根据患者营养评定状况,计算需要量,制订计划。第1阶段,术前和术后早期,需抑制分泌功能,使胰腺处于休息状态,同时因胃肠道功能障碍,此时需完全胃肠外营养(TPN)2~3周。第2阶段,术后3周左右,病情稳定,肠道功能基本恢复,可通过空肠造瘘提供营养3~4周,称为肠道营养(TEN)。第3阶段,逐渐恢复经口进食,称为胃肠内营养(EN)。

(4)做好基础生活护理和心理护理。

(5)并发症的观察与护理:①胰腺脓肿及腹腔脓肿,术后2周的患者出现高热,腹部肿块,应考虑其可能。一般均为腹腔引流不畅,胰腺坏死组织及渗出液局部积聚感染所致。非手术疗法无效时应手术引流。②胰瘘:如观察到腹腔引流有无色透明腹腔液经常外漏,其中淀粉酶含量高,为胰液外漏所致,合并感染时引流液可显脓性。多数可逐渐自行愈合。③肠瘘:主要表现为明显的腹膜刺激征,引流液中伴有粪渣。瘘管形成后用营养支持治疗。长期不愈者,应考虑手术治疗。④假性胰腺囊肿:多数需手术行囊肿切除或内引流手术,少数患者经非手术治疗6个月可自行吸收。⑤糖尿病:胰腺部分切除后,可引起内、外分泌缺失。注意观察血糖、尿糖的变化,根据化验报告补充胰岛素。⑥心理护理:由于病情重,术后引流管多,恢复时间长,患者易产生悲观急躁情绪,因此应关心体贴鼓励患者,帮助患者树立战胜疾病的信心,积极配合治疗。

(八)健康教育

(1)饮食应少量多餐,注意食用富有营养易消化食物,避免暴饮暴食及酗酒。

(2)有胆管疾病、病毒感染者应积极治疗。

(3)告知会引发胰腺炎的药物种类,不得随意服药。

(4)有高糖血症,应遵医嘱口服降糖药或注射胰岛素,定时查血糖、尿糖,将血糖控制在稳定水平,防治各种并发症。

(5)出院 4～6 周,避免过度疲劳。

(6)门诊应定期随访。

三、胰腺癌、壶腹部癌及护理

胰腺癌是常见消化道肿瘤之一,以男性多见,40 岁以上患者占 80%,癌肿发生在胰头部位占 70%～80%,体尾部癌约占 12%。其转移途径有血行、淋巴途径转移和直接浸润,癌细胞还可沿胰周神经由内向外扩散。壶腹部癌是指胆总管末段壶腹部和十二指肠乳头的恶性肿瘤,在临床上与胰腺癌有不少共同点,统称为壶腹周围癌。

(一)临床表现

1.腹痛和上腹饱胀不适

初期仅表现为上腹部胀闷感及隐痛。随病情加重,疼痛逐渐剧烈,并可牵涉到背部,胰头部癌疼痛多位于上腹居中或右上腹部疼痛,胰体尾部癌疼痛多在左上腹或左季肋部疼痛。晚期可向背部放射,少数患者以此为首发症状,当癌肿侵及腹膜后神经丛时,疼痛常剧烈难受,尤以夜间为甚,以至于患者常取端坐位。

2.消化道症状

患者常有食欲缺乏、恶心、呕吐、厌食油腻和动物蛋白饮食、消化不良、腹泻或便秘、呕吐和黑便。

3.黄疸

胰腺癌侵及胆管时可出现黄疸,其特征是进行性加深并伴尿黄,大便呈陶土色及皮肤瘙痒。胰头癌因其靠近胆管,故黄疸发生较早,胰体尾部癌距胆管较远,通常到晚期才发生黄疸。

4.乏力和消瘦

胰腺癌较早出现乏力及消瘦,常于短期内出现明显消瘦。

5.发热

少数患者可出现持续性或间歇性低热。

6.腹部肿块

患者主要表现为肝大,胆囊肿大,晚期患者可扪及胰腺肿大。

7.腹水

晚期患者可见腹水。

(二)辅助检查

1.实验室检查

(1)免疫学检查:癌胚抗原(CEA)、胰腺胚胎抗原(POA)、胰腺癌相关抗原(PCAA)、胰腺癌特异抗原(PaA)、糖类抗原 19-9(CA19-9)均增高。

(2)血清生化检查:早期可有血、尿淀粉酶增高,空腹血糖增高,糖耐量试验阳性,有黄疸时,血清胆红素增高,碱性磷酸酶升高,转氨酶轻度升高,尿胆红素阳性;无黄疸的胰体尾癌可见转肽酶升高。

2.影像学检查

主要影像学检查有超声波检查、CT、内镜逆行胰胆管造影(ERCP)、腹腔镜检查、X 线钡餐检查。

(三)治疗原则

早期发现、早期诊断、早期手术治疗。手术切除是胰头癌最有效的治疗方法。胰腺癌无远处转移者,应争取手术切除,常用的手术方法有胰头十二指肠切除术。对不能切除的患者,应行内引流手术,即胆总管与空肠或十二指肠吻合。术后采用综合治疗包括化学、免疫和放射疗法及中药治疗。为控制晚期患者的疼痛可采用剖腹或经皮行腹腔神经丛无水乙醇注射治疗。

(四)护理措施

1.手术前护理

(1)心理支持:每次检查及护理前给予解释,尊重患者心理调适的过程。

(2)控制血糖在稳定水平:检查患者血糖、尿糖,如有高血糖,应在严密监测血糖、尿糖的基础上调整胰岛素用量,将血糖控制在稳定水平。

(3)改善凝血功能:遵医嘱给予维生素 K。

(4)改善营养:术前应鼓励患者进富有营养饮食,必要时给予胃肠外营养。

(5)术前日常规皮肤准备,术前晚灌肠。

2.手术后护理

(1)观察生命体征:由于胰头癌切除涉及的器官多、创伤重,术后要严密观察生命体征。

(2)防治感染:胰头十二指肠切除术手术大、范围广,消化道吻合多,感染机会多,故术后应遵医嘱静脉加用广谱抗生素。术后更换敷料应严格遵循无菌操作规程。

(3)维持水、电解质和酸碱平衡:手术范围大、创伤大,术后引流管多,消化液及体液丢失,易导致脱水、低钾、低钙等,应准确记录出入量。按医嘱及时补充水和电解质,以维持其平衡。

(4)加强营养:术后给予静脉高营养,静脉输血、血浆、清蛋白及脂肪乳,氨基酸等。限制脂肪饮食,少量多餐。

(5)引流管护理:应妥善固定引流管,保持引流通畅,并观察记录引流液的颜色、性质和量。患者无腹胀、无腹腔感染、无引流液时可去除引流管。

(6)术后出血的防治与护理:观察患者有无切口出血、胆管出血及应激性溃疡出血。

(7)低血糖监测:胰头十二指肠切除患者术后易发生低血糖,注意每天监测血糖、尿糖变化。

(8)胰瘘的预防与护理:胰瘘多发生在术后5~7天。

(9)胆瘘的预防与护理:多发生于术后2~9天。表现为右上腹痛、发热、腹腔引流液呈黄绿色,T形管引流量突然减少,有局限性或弥漫性腹膜炎表现,严重者出现休克症状。术后应保持T形管引流畅通,将每天胆汁引流量做好记录,发现问题,及时与医师联系。

(10)化疗护理:适用于不能行根治性切除的胰腺癌,术后复发性胰腺癌和合并肝转移癌。

(11)心理护理:给予心理支持,促进早日痊愈。

(五)健康教育

(1)出院后对于胰腺功能不足,消化功能差的患者,除应用胰酶代替剂外,同时采用高蛋白、高糖、低脂肪饮食,给予脂溶性维生素。

(2)定期检测血糖、尿糖,发生糖尿病时给予药物治疗。

(3)3~6个月复查一次,如出现进行性消瘦、乏力、贫血、发热等症状,应回医院诊治。

(王芝英)

第九章

神经外科护理

第一节　神经外科管道技术及护理

在整个外科领域中,神经外科的手术风险、术后并发症和病残率最高,这是由于中枢神经系统的组织结构和其生理功能的重要性与复杂性所决定的。颅内留置引流管,就像一个窗口,由此可以了解颅内变化,对于观察病情有着非常重要的意义。

一、颅脑的解剖特点

神经系统分为中枢部和周围部,中枢部包括脑和脊髓,也称中枢神经系统,周围部是指脑和脊髓以外的神经成分,包括脑神经、脊神经和内脏神经,又称周围神经系统。为了便于理解神经外科的管道置放的位置,下面重点叙述颅脑的解剖。

(一)头皮

头皮组织由表及里分5层:表皮、皮下组织、帽状腱膜层、腱膜下疏松结缔组织和颅骨骨膜。头皮的血供较丰富、皮下组织有致密的纤维隔,其内血管断裂不易回缩,因此切开头皮或头皮裂伤后出血较多。

(二)颅骨

颅骨是保护脑部的坚硬骨骼,由八块颅骨围成颅腔,分别是枕骨、蝶骨、筛骨、额骨各一块,顶骨、颞骨各两块,正常情况下起到保护脑组织的作用。当颅内出血形成血肿或脑组织肿胀使颅内体积增大时,颅骨的完整性便成为有害的因素,造成颅内高压,压迫脑组织,威胁人的生命。

(三)脑膜

脑膜是包围在大脑外的一层保护膜,且延伸至脊髓。由外至内分别是硬脑膜、蛛网膜和软脑膜。

1.硬脑膜

硬脑膜为厚而坚韧的一层纤维膜,连接蛛网膜之外而紧贴于颅骨骨膜上,其功能是保护大脑和脊髓。硬脑膜在颅骨的某些部位反折成褶形成大脑镰,分隔两侧大脑半球,形成小脑幕,分隔大脑和小脑。颅底骨折时,易撕破硬脑膜和蛛网膜,造成脑脊液外漏。

2.蛛网膜

蛛网膜是一层贴在硬脑膜的深面、无血管的、具有防水性的透明薄膜,围绕着整个中枢神经系统。蛛网膜和软脑膜之间的腔隙叫蛛网膜下腔,腔内充满脑脊液,此处更富有脑内大多数血管,血管分支穿过软脑膜到达脑内,供应血液。蛛网膜下腔在某些地方腔隙较大,称为池。重要的池有小脑延髓池和终池,后者位于脊髓下端至第二骶椎,是临床常用的穿刺部位。

3.软脑膜

紧贴在脑和脊髓的表面,为一柔软富有血管的黏膜层。在第三脑室和第四脑室的顶及侧脑室的内侧壁,软脑膜和脑室上皮相贴,并和其中所含血管共同突入脑室形成脉络丛,它是产生脑脊液的地方(图 9-1)。

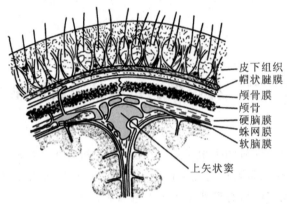

皮下组织
帽状腱膜
颅骨膜
颅骨
硬脑膜
蛛网膜
软脑膜

上矢状窦

图 9-1　头皮、颅骨和脑膜

(四)脑脊液

(1)脑脊液是无色透明的液体,充满脑室和蛛网膜下腔,总量 100~200 mL。

(2)脑脊液保护着脑组织和脊髓,大脑组织可在脑脊液中自由地浮动。

(3)脑脊液的形成与循环:①脑脊液由脑室中的脉络丛分泌。②脑脊液流经侧脑室、室间孔进入第三脑室,再经中脑水管进入第四脑室,在此第四脑室与脊柱的中心管连接。③自第四脑室有通往蛛网膜下腔的开口,脑脊液可流经整个脊髓和脑部。④正常的脑脊液循环是脑脊液不断产生又回到血液的流动过程,它保持着一定的颅内压。

(4)脑脊液循环如发生障碍,可发生脑积水,引起颅内压增高。

(5)脑脊液中含有少量蛋白质、淋巴细胞和一定量的氯化物。当颅内发生病变时,这些物质的含量可发生改变,脑脊液也由透明度变为浑浊,因此脑脊液检查有助于颅内疾病的诊断。

(五)脑血管

1.脑的动脉

来源于颈内动脉和椎动脉,供给大脑的血液。

(1)颈内动脉发出眼动脉后分支供给脑部血液。其主要分支有大脑前动脉、大脑中动脉和后交通动脉。

(2)两侧椎动脉合成基底动脉,供给小脑和脑干的血液,主要分支有小脑下后动脉、小脑下前动脉、小脑上动脉和小脑后动脉。

(3)大脑动脉环由小脑后动脉、后交通动脉、颈内动脉、大脑前动脉和前交通动脉在脑底吻合成环状,也称为脑底动脉环或 Willis 环,有调节血流的作用。

2.脑的静脉

不与动脉伴行,可分为浅静脉和深静脉两种。

(1)浅静脉位于大脑表面,收集大脑皮质来的血液,其中最大的分支是大脑中静脉。

(2)深静脉收集大脑深部来的血液,合成一个短粗的干,称为大脑大静脉。

(3)静脉血流由上到下,先流至大静脉窦,再流至颈静脉。大脑的静脉主要是汇集来自脑部的血液,是硬脑膜窦内静脉血的主要来源。

(六)脑组织

脑组织可分为大脑、间脑、脑干和小脑四大部分,其中脑干包括中脑、脑桥和延髓。

1.大脑

(1)大脑是脑部最大的部分,可分为两个半球,它们的表面布满深浅不同的沟,沟与沟之间的隆起称回,每一个半球都有三条比较深而恒定的沟,即外侧沟、中央沟和顶枕沟。

(2)每一个半球均有大脑皮质形成的一个表层膜,大脑皮质的主要脑叶有额叶、顶叶、颞叶、枕叶和岛叶。

(3)侧脑室为大脑半球内的腔,左右对称,内有脉络丛分泌脑脊液,脑脊液经左右两室间孔流入第三脑室。

2.间脑

间脑分为上丘脑、丘脑、后丘脑、底丘脑和下丘脑。间脑的室腔为第三脑室,向下连接中脑水管,向上经室间孔连接侧脑室。

3.小脑

上方隔着小脑幕与枕叶相邻,前方是脑桥和延髓。其主要功能是保持躯体平衡,调节肌张力和协调随意运动。

4.脑干

(1)自上而下由中脑、脑桥、延髓组成。脑桥和延髓背面与小脑相连,它们之间的室腔为第四脑室。

(2)脑神经核除嗅神经、视神经外,其余皆位于脑干内。

(3)在脑神经核与其余一些核团及纤维束以外的区域,有许多胞体和纤维交错排列称为脑干网状结构。它负责调节肌紧张;维持大脑皮质的兴奋性水平;调节各种内脏活动和脊髓的其他运动。

(4)脑干损伤的特点:意识障碍、去皮质强直、同侧脑神经麻痹及对侧偏瘫、两侧瞳孔极度缩小。

二、硬膜下引流管的护理

(一)适应证

(1)急慢性硬膜下血肿或积液者,经开颅或钻孔引流手术后,通过引流管将颅内的血肿或积液引流出来。

(2)硬膜下脓肿或脑脓肿者,行脓肿清除或穿刺引流术,通过引流管引流出脓液。

(3)颅内大量积气者,通过引流管引出气体,降低颅内的压力,减轻患者的头痛。

(4)颅内疾病行开颅手术,在关颅前因各种原因未缝合脑膜者,如减压手术和颅后窝手术,通过放置引流管达到引流残留血液的目的。

(二)置管方法

1.开颅手术时置管

依次切开头皮、颅骨及硬脑膜,清除血肿或摘除肿瘤,止血后关闭颅腔,硬膜下放置引流管一根,缝扎固定于头皮上,切口处引出,外接引流袋(图9-2)。

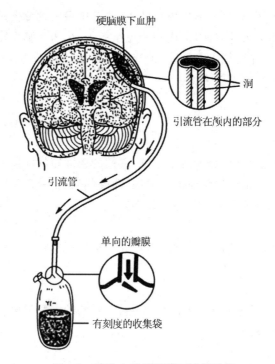

图 9-2　清除血肿后硬膜下置管引流

2.血肿钻孔引流时置管

切开头皮,在额、顶骨钻两个直径 1.5～2.0 cm 的骨窗,十字形切开硬脑膜,随着慢性或亚急性硬膜下血肿自引流管引流后,经两个引流管用大量生理盐水冲洗引流残余血肿,外接引流袋(图 9-3)。

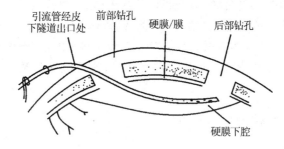

图 9-3　慢性硬膜下血肿钻孔引流

3.脑脓肿穿刺引流时置管

切开头皮,在靠近脓肿的部位钻开颅骨;切开硬脑膜,穿刺脓肿,抽出脓液,并反复多次用含有庆大霉素的生理盐水冲洗脓腔;放置引流管,缝合创口;外接引流袋。

(三)护理

1.体位

(1)开颅手术后的患者,麻醉清醒后取半卧位或抬高床头 15°～30°,以利于颅内静脉回流,减轻脑水肿。若全麻未清醒或呈昏迷状态,则取健侧卧位或仰卧位头偏向一侧。

(2)慢性硬膜下血肿钻孔引流术后,为利于脑组织复位和血肿腔闭合,采取头低脚高位或去枕平卧位,引流袋低于伤口悬吊于床头下面,有利于保护伤口和引流液排出。

2.躁动不安或昏迷的患者

使用约束带约束四肢,防止活动或翻身时,拉脱引流管。当患者下床活动时应暂时夹闭引流管,以防止过度引流或引流液逆流。

3.观察并记录引流液的颜色和引流量

引流液通常呈浅红色;若为暗红色提示陈旧性血肿;引流液呈鲜红色提示有活动性出血;引流液过浅或无色时,提示为脑脊液;引流液中有黄色黏液,提示脑内脓液;颅内积气者,引流管内则有气泡引出。

4.为预防发生感染

需保持引流管通畅和伤口处敷料干燥。若引流物突然变少,可能为引流管阻塞,用手指顺着引流袋轻轻按压即可;若伤口处敷料渗湿,应随时更换。每天还应在无菌条件下更换引流袋一次,应避免引流液倒流,并用无菌纱布包裹接口处,必要时留取引流液进行细菌培养或药物敏感试验。

5.拔管

(1)拔管指征:①慢性硬膜下血肿钻孔引流术的患者,于术后3~5天引流液减少时拔除引流管。②脑脓肿行穿刺引流的患者,经反复向脓腔内注入药物冲洗,检查证实脓腔闭合后再拔除引流管。③多数患者于术后24~48小时拔除引流管。

(2)拔管方法:先拔低位引流管,并用手指紧压导管在皮下行经的通道,以免空气逸入颅内。如果在高位引流管处,还有空气存在,可用注射器轻轻抽吸,边抽边退,因低位导管已经拔出,不会再将空气吸入,待引流管完全拔除后,立即结扎缝合伤口,最后用消毒敷料覆盖。

(四)健康教育

(1)术后1周内绝对卧床休息,避免长时间交谈、探视。

(2)注意保持引流管通畅,防止管道受压、扭曲、折叠或脱落。

(3)按医嘱继续服用药物,特别是抗癫痫的药物不得擅自停服、漏服或改服其他药。

(4)清醒无吞咽困难者应进食高热量、高蛋白、高维生素、易消化的食物。吞咽困难或持续昏迷者,细心鼻饲饮食,以保证营养的供给。

(5)出院指导:保持情绪稳定,养成良好生活习惯,定期复查,如有头痛、呕吐、神志改变、原肢体功能下降等应及时就诊。

三、硬膜外引流管的护理

(一)适应证

(1)硬膜外血肿。

(2)颅内疾病行开颅手术,在脑膜缝合后,需要放置引流管引流残留血液。

(二)置管方法

开颅手术时置管:逐层切开头皮、颅骨和硬脑膜,清除血肿或摘除肿瘤,严密止血后关闭颅腔。缝合或修补硬脑膜,硬膜外放置引流管一根,缝扎固定头皮上,切口处引出,外接引流袋。

(三)护理

1.体位

全麻未清醒或昏迷状态时,取侧卧位或仰卧位头偏向一侧;麻醉清醒后取半卧位或平卧抬高床头15°～30°,以利于颅内静脉回流,减轻脑水肿。

2.固定和保护引流管

引流袋低于切口悬吊于床头下,以利于引流液的顺利排出。引流管长度适宜,防止活动或翻身时拉脱。

3.观察并记录引流液的颜色和引流量

正常引流液呈浅红色,若为鲜红色,则表示尚有活动性出血。

4.保持引流管通畅和伤口敷料干燥

每天在无菌条件下更换引流袋 1 次,用无菌纱布包裹接口处,预防感染。

5.拔管

(1)拔管指征:术后 24～48 小时,引流液逐渐减少时可拔除引流管。

(2)拔管方法:注意切口处有无脑脊液漏出,要挤出皮下积液,待引流管完全拔除后,结扎缝合孔口,用消毒敷料覆盖。

(四)健康教育

(1)术后 1 周内绝对卧床休息,避免长时间交谈、探视。

(2)注意保持引流管通畅,防止管道受压、扭曲、折叠或脱落。

(3)按医嘱继续服用药物,特别是抗癫痫的药物不得擅自停服、漏服或改服其他药。

(4)清醒无吞咽困难者应进食高热量、高蛋白、高维生素、易消化的食物。吞咽困难或持续昏迷者,细心鼻饲饮食,以保证营养的供给。

(5)定期复查,如有头痛、呕吐、神志改变、肢体功能下降等应及时就诊。

四、脑室引流术及其管道护理

脑室引流术是经颅骨钻孔或锥孔行脑室穿刺放入引流管,将超过正常容量的脑脊液排出脑室外,以降低颅内压力的技术。常用于急性颅内高压的治疗,动态观察脑积水,颅底脑脊液漏口。

(一)适应证及目的

(1)侧脑室、丘脑、第二脑室或第三脑室、脑桥小脑角等处的肿瘤及颅内动脉瘤患者,手术后放置导管行脑室或脑池或瘤腔外引流,有助于控制颅内压,也可引出血性脑脊液以减轻头痛、预防恶心、呕吐、发热反应和脑血管痉挛,防止脑室系统阻塞。

(2)因颅内压升高而威胁生命,患者出现昏迷、一侧或双侧瞳孔散大、呼吸困难时,如急性脑积水,需紧急做脑室引流以缓解颅内压增高。

(3)进行脑室内治疗,如向脑室内注入抗生素控制感染,或向脑池内注入尿激酶溶解血块,防治脑血管痉挛。

(4)向脑室内注入阳性对比剂行脑室造影,或注入靛胭脂 1 mL(或酚红 1 mL),动态观察交通性或梗阻性脑积水,以及颅底脑脊液漏的漏口。

(二)禁忌证

(1)凝血障碍或血小板计数减少者。

(2)血管通路处有血管畸形等实质性病变,穿刺可能引起出血者。

(3)中线过度偏移,脑室外引流术可能会导致脑移位加重者。

(4)硬膜下积脓或脑脓肿患者,穿刺可使感染向脑内扩散者。

(5)弥散性脑肿胀或脑水肿,脑室受压缩小、引流很难奏效者。

(6)严重颅内高压,视力低于0.1者,穿刺需谨慎,因突然减压有失明的危险。

(三)物品准备

(1)小切开包1个、骨钻、腰穿针、无菌手套、1%利多卡因5～10 mL。

(2)引流管、无菌引流袋、注射器、管夹、三通。

(3)0.5%活力碘、75%乙醇、无菌纱布、棉签。

(四)置管方法

1.置管前准备

常规剃毛、消毒、铺巾、戴手套、穿手术衣。

2.麻醉

局部以1%利多卡因麻醉。

3.不同的穿刺部位及穿刺方法

(1)脑室前角穿刺:仰卧,眉间中点向后10～12 cm(或发际后2.5 cm),中线旁2.5 cm处矢状切开头皮直至颅骨(紧急情况下以颅锥直接钻孔),用手摇钻钻孔,切开硬脑膜,腰穿针与大脑镰平行,向双侧外耳道假想连线穿刺,深达4～5 cm即到脑室前角,拔出管芯见脑脊液流出,再留置硅胶导管引流。

(2)脑室枕角穿刺:枕外隆凸上4 cm,中线旁开3 cm处切开头皮并钻孔,切开硬脑膜,穿刺针头指向同侧眼眶外缘,穿刺深达4～5 cm即进入侧脑室后角。

(3)脑室颞角穿刺:在耳轮最高点以上1 cm处做皮肤小切口,钻孔并切开硬脑膜后,穿刺针垂直刺入4～5 cm即进入侧脑室颞角。

(4)幼儿前囟穿刺:在前囟两外角(距中线1.5～2 cm),针头垂直刺入深3～4 cm即可穿入到脑室。

4.放置引流管

穿刺成功后,放置引流管,缝合头皮,用丝线将引流管固定于头皮上,防止引流管脱出。

5.接上引流袋

无菌纱布包裹引流管接口处,以外耳道为参照点,设置固定引流的水平高度(图9-4)。

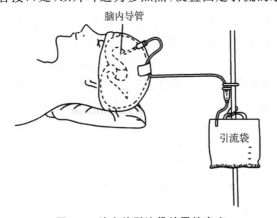

脑内导管

引流袋

图9-4 脑室外引流袋放置的高度

(五)注意事项

(1)脑室穿刺具有一定的危险性,容易发生并发症,应严格掌握适应证。

(2)一般选择非优势侧半球,离病变部位较远处穿刺。

(3)穿刺必须遵循一定方向,当针头刺入脑实质以后,切勿更改方向,穿刺宜缓慢进行,掌握好深度,过深可能误伤脑干或脉络丛而引起出血。针头如遇阻力可略微捻转,不可强行刺入。

(4)穿刺点或穿刺方向不正确均可能导致穿刺困难,当多次更改方向穿刺,仍未能到达脑室时,应放弃穿刺或再做对侧脑室穿刺。

(5)穿刺成功后,应缓慢放出脑脊液,一次放脑脊液不宜过多,减压太快可引起硬脑膜下、硬脑膜外或脑室内出血。

(六)护理

1.术前准备

常规备皮,除紧急情况外,术前需禁食 6 小时,术前半小时肌内注射苯巴比妥 0.1 g。

2.脑室引流袋的固定

术后早期,引流袋先置于颅骨钻孔水平,后期再放置于床头的下面,引流管的最高点仍应高于脑室15～20 cm。保持颅内压在 1.96～2.45 kPa(200～250 mmH$_2$O),防止过度引流,颅内压骤降引起硬膜下血肿。

3.密切观察

观察患者的意识、四肢活动、瞳孔对光反射变化及生命体征,有无剧烈头痛、频繁呕吐,以判断颅内压情况。

4.观察引流装置

(1)患者头部活动应适当受限,保持引流管通畅,无扭曲、打折、脱出。

(2)控制脑脊液引流量,以每天不超过 500 mL 为宜。如有颅内感染,引流量可相应增加,但应该注意水电解质平衡。

(3)观察脑脊液的性质、颜色。如脑脊液中有大量鲜血,或血性脑脊液由浅变深,提示有脑室内出血。如引流液由清亮变浑浊,伴体温升高,可能发生颅内感染,及时报告医师。

(4)每天定时更换引流袋,并记录 24 小时引流量。

5.并发症的观察及护理

(1)脑室内感染:①严格遵守无菌操作,对暴露在头皮外端的导管及接头,每天用 75% 乙醇消毒 3 次,并用无菌纱布覆盖,伤口敷料若有渗湿,应立即更换。②应用抗生素预防感染。③搬动患者时,应先夹闭引流管,防止颅内压急剧波动。防止脑室外引流管与引流袋接头处脱落。若有脱落者,应严格消毒后再连接。④定期行脑脊液检查,做细菌培养。

(2)出血和移位:①限制头部活动,翻身和操作时,避免牵拉引流管。②对躁动者用约束带约束四肢。③密切观察病情变化,若出现剧烈头痛、频繁呕吐或癫痫发生,立即行 CT 检查。④必要时需手术重置导管。

6.拔管

(1)拔管指征:脑室引流时间为 3～7 天。拔管前应先抬高引流袋或夹闭引流管 24 小时,观察无颅内压增高的表现时,可予拔管。如出现颅内压增高症状,应立即放低引流袋或开放引流管继续引流,并告知医师。

(2)拔管方法:先夹闭引流管,防止管内液体逆流入脑室而引起感染。注意切口处有无脑脊液漏出,要挤出皮下积液,待引流管完全拔除后,立即缝合伤口,最后用消毒敷料覆盖。

7.拔管后观察

观察患者的神志、瞳孔及体温的变化。伤口处按时换药,并保持头部敷料干燥及床单、枕套的清洁。

(七)健康教育

(1)行脑室外引流前,应向患者或家属说明其目的及注意事项,以取得配合。

(2)嘱患者引流术后卧床休息 3 天,若病情稳定可适当活动,下床时应暂时夹闭引流管,以防引流过度。

(3)告诉患者引流过度的表现有出汗、心搏过速、头痛、恶心等,如出现上述反应,立即告诉医护人员,以便及时采取措施。

五、侧脑室-腹腔分流术及其管道护理

侧脑室-腹腔分流是将一条柔软的分流导管,一端放在脑室内,另一端置入腹腔内,使脑室内多余的脑脊髓液沿导管安全地流入腹腔,以达到分流脑脊液、降低颅内压的目的。

(一)适应证

各种类型的梗阻性及交通性脑积水。

(二)禁忌证

(1)颅内或腹腔内感染者,或脑部-腹部隧道途经之处有炎症者。

(2)腹水或腹腔内粘连者。

(3)妊娠妇女。

(4)脑室或腹腔内有新鲜出血或近期有出血者。

(5)脑脊液中蛋白含量过高,达 500 mg/L。

(三)物品准备

(1)分流导管:要求质地柔软,刺激性小。

(2)颅骨钻、探条、带芯导管针。

(3)尖刀、7 号丝线、止血钳、无菌纱布。

(4)分流泵。

(四)置管方法

在无菌条件下按序连接脑室-腹腔分流管,在体外试验其功能正常后,以外耳道上 7 cm,乳突后 3 cm 为中心点,做一个由额部向枕部的 4 cm 的横切口,用乳突撑开器撑开。颅骨钻孔,彻底止血。用止血钳通过切口向耳后帽状腱膜下层分离,使之形成一耳后皮下腔隙。用湿纱布保护切口。

在腹正中剑突下 2 cm 处切一小切口并分离至皮下。用皮下长通条在皮下向头部切口方向探道,直到头部切口皮肤的帽状腱膜下层。

在头部切口处,用 7 号双丝线结扎通条头部的尖端。抽出通条,使丝线位于皮下通道内,用丝线结扎腹腔管,将进入腹腔内裂孔端导管用纱布或棉垫包扎,以保持洁净避免污染。由头部抽出丝线,此时分流管已位于头、颈、胸部皮肤下的隧道内(图 6-5A)。

将腹腔内的分流管预留 15~20 cm,剪去多余的部分,并将管与分流泵的腹腔端相接,用丝线结扎牢固。

电凝颅孔中心硬膜,切一个 2 mm 大小的裂孔,并电凝硬膜、软脑膜至脑实质,使之成为一连续密闭的腔隙,使硬膜外腔不与蛛网膜下腔相通。

用中心带导针的脑室管向对侧额角方向的脑组织进针,穿刺深度为术前所测颅骨至脑室的

距离,抽出导针,此时可见有脑脊液流出,用小止血钳夹住脑室管末端,阻止脑脊液继续外流。继续向脑室内送管,使脑室管端沿脑室壁向前滑行至预定深度。松开止血钳,观察是否有脑脊液流出。向外抽出 3～5 cm,剪去多余的引流管,并接到引流泵的脑室端并用丝线结扎。提起帽状腱膜,向皮瓣腔下送分流泵,同时在腹部向下拉腹腔管,在头部向下送脑室管。最后使分流泵正好位于耳后皮下腔内。

检查分流管通畅情况 于耳后皮肤处向下按压分流泵,观察腹腔管端的裂隙处是否有脑脊液向外飞溅,分流泵是否可以自动复位。用双手在颈两侧向内按压颈部,以阻止颈静脉回流,此时可见腹腔管端裂孔处有脑积液如泪珠样滴出,证明各管道通畅。

延长腹部切口切至腹膜时夹住腹膜,并切一个 2～3 mm 的切口,确定为腹腔后,向腹腔内缓慢送腹腔管,勿扭曲打折(图 9-5B,图 9-5C)。

最后缝合及包扎头部及腹部切口,避免缝针时意外割断分流管。

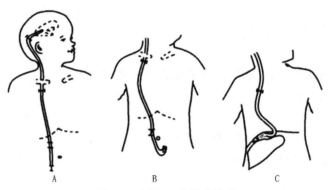

图 9-5 侧脑室-腹腔分流术

(五)护理

1.术前准备

头部、颈部、胸部及腹部的手术区备皮;术前禁食 6 小时,禁饮 4 小时;准备好穿刺物品。

2.术后体位

全麻未清醒或昏迷状态则取侧卧位或仰卧位头偏向一侧;麻醉清醒后取半卧位或平卧抬高床头15°～30°,有利于颅内静脉回流,减轻脑水肿。

3.保持伤口敷料干燥

如有渗液及时更换。

4.分流泵

按压耳后皮下的分流泵,每天 2～3 次。

5.观察患者

观察患者的神志、瞳孔、生命体征的变化,注意颅内高压症状有无改善。若出现剧烈头痛、频繁呕吐,应及时汇报并详细记录。

6.神志清楚的患者

术后 6 小时可给予流质饮食。

7.并发症的观察及护理

(1)感染:引起感染的原因是多方面的,如分流管及术中无菌技术不严格,暴露时间过久等。应注意体温监测,若术后体温持续升高至 38 ℃以上,白细胞增加至$(12～20)\times10^9/L$,隧道路径区红肿压痛,则说明有感染发生。轻者可行短期抗炎治疗,如炎症继续发展,必须及时拔除分流管以控制炎症。术后反应性低热,一般在1周后消失。

(2)腹痛:如果术中或术后伤及内脏等可发生急腹症征象,需及时查清原因予以妥善处理。应注意观察有无腹痛、腹胀等症状。

(3)分流管堵塞:分流管堵塞、扭曲、回缩、打折、压扁、腹腔端被大网膜包裹,均可导致引流不畅。应反复挤压泵,尽力使之通畅。否则需打开伤口,重新调整导管。

(六)健康教育

(1)术后1周内绝对卧床休息,1周后可逐渐下床活动。

(2)注意保持内引流通畅,每天起床前和临睡前按压分流泵两次。

(3)按医嘱继续服用药物,特别是抗癫痫的药物不得擅自停服、漏服或改服其他药。

(4)清醒无吞咽困难者应进食高热量、高蛋白、高维生素、易消化的食物。吞咽困难或持续昏迷者,细心鼻饲饮食,以保证营养的供给。

(5)出院指导:保持情绪稳定,养成良好生活习惯,定期复查,如有头痛、呕吐、神志改变、原肢体功能下降等应及时就诊。

六、经颅骨钻孔侧脑室穿刺及压力监测

颅内压是指颅内容物对颅腔所产生的压力,常用脑脊液的压力来代表。正常成人颅内压为 $0.69\sim1.96$ kPa($70\sim200$ mmH$_2$O),儿童为 $0.49\sim0.98$ kPa($50\sim100$ mmH$_2$O)。颅内压监护就是将导管或微型压力传感器探头安置于颅腔内,导管与压力传感器的另一端和颅内压监护仪连接,将颅内压的压力动态变化转化为电信号,显示于示波屏或数字仪上,以便随时监测颅内压的一种技术。在做颅内压监测前必须先做脑脊液引流术,临床常用的脑脊液引流途径有经侧脑室、硬脑膜下、蛛网膜下腔、硬脑膜外等四条途径,下面分别讲述。

侧脑室穿刺后将导管经充满肝素盐水的延长管与压力传感器相连可监测颅内压,它是最精确可靠的颅内压监测法。

(一)适应证

(1)颅内压监测。

(2)颅内高压时控制脑脊液引流减压。

(二)禁忌证

严重脑水肿、颅内出血或占位性病变,可使侧脑室变窄、变形或移位,难以将导管插入侧脑室内。

(三)物品准备

(1)小切开包1个、骨钻1只、18～20号腰穿针1根、5号聚乙烯导管1根。

(2)三通1个、长短延长管各1条、镊子、无菌纱布、无菌手套。

(3)0.5%活力碘、乙醇,胶布。

(4)无菌试管和普通试管若干。

(四)方法

1.置管

(1)常规备皮、消毒、铺巾、戴手套、穿手术衣。

(2)以2%利多卡因局部麻醉,然后在眼眶上方冠状缝处切开皮肤、皮下组织。

（3）以骨钻钻开颅骨内外板。

（4）在钻孔处以 20 号针头刺开硬脑膜，然后改用 18～20 号有芯腰穿针头向着外眦方向前进，每前进 0.5 cm 即取出针芯一次以观察有无脑脊液流出。当有脑脊液流出时即停止进针，其深度依年龄而定，一般为 3～5 cm。

（5）取出穿刺针头，用 5 号聚乙烯导管灌满生理盐水沿着原穿刺针经过的途径插入侧脑室。导管进入侧脑室的标志如下：①导管内原来静止的液体呈搏动性。②放低导管位置脑脊液可自管腔内流出。③抬高导管位置液体可流入侧脑室。

（6）缝合皮肤皮下一针，用丝线固定导管，无菌敷料覆盖伤口。

2.测压

（1）将引流管经三通与压力传感器相连，传感器系统预先注液排气。

（2）将传感器导线插入监护仪，屏幕上会出现颅内压数据及波形。

（3）调整传感器位置。传感器上垂直三通的顶点应与室间孔在同一水平，即眉末端与耳郭顶端连线中点。

（4）关闭与引流袋连接的三通，开放传感器上与患者连接的三通即可直接在荧光屏上读出颅内压的数值。通常在 20～30 分钟后，数据趋于稳定。

（5）根据颅内压高低调节报警范围及颅内压波幅。

（6）压力过高时将与引流袋连接的三通打开或降低引流袋的高度，以控制脑脊液的流出速度。

七、蛛网膜下腔螺栓引流及压力监测

（一）物品准备

（1）蛛网膜下腔螺栓 是用不锈钢制成的特殊中空螺栓（图 9-6）。

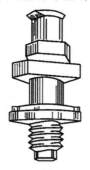

图 9-6 蛛网膜下腔螺栓

（2）特制钻头：钻头的螺纹与螺栓螺纹一致。

（3）螺丝：与螺栓配套使用。

（4）其他：孔巾、注射器、2％利多卡因、手术刀、缝线、持针器、20 号腰穿针头。

（二）方法

（1）备皮、消毒、铺巾、戴手套、穿手术衣。

（2）以 2％利多卡因局部麻醉后，在冠状缝前做一与冠状缝平行的长 1～2 cm 的横切口。切口横越瞳孔中线，深达骨膜。

（3）用牵引器牵开皮肤，用骨钻在瞳孔中线处钻孔使其穿透额骨内外板直抵硬脑膜。

(4)拔出钻头,沿钻孔放入蛛网膜下腔螺栓,将螺栓旋转前进直至螺栓上的硅垫与骨外板接触。

(5)取下螺栓芯,用20号腰穿针通过螺栓孔,刺破硬脑膜放出脑脊液以确保蛛网膜下腔与外界相通。

借测压导管将螺栓与压力传感器相接(图9-7)。

缝合切口并固定螺栓及导管(图9-8)。

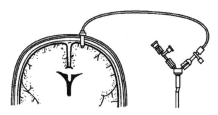

图 9-7　蛛网膜下腔螺栓引流及压力监测

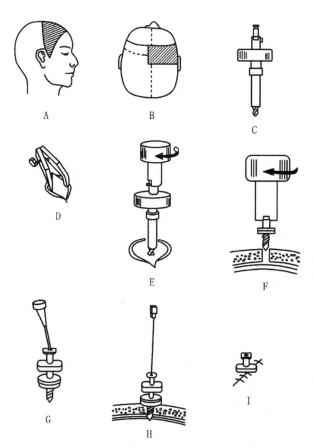

图 9-8　蛛网膜下腔螺栓置入步骤

八、腰椎穿刺术及护理

腰椎穿刺术主要用于中枢神经系统炎症、肿瘤、外伤、脑血管疾病的诊断和治疗,并能动态地观察病情。

(一)适应证

(1)发热、神志改变、出现脑膜刺激征或疑有脑膜炎、脑炎。

(2)疑有蛛网膜下腔出血。

(3)疑有颅内转移性肿瘤或白血病。

(4)气脑造影或碘油造影。

(5)鞘内给药。

(二)禁忌证

(1)有明显颅内压增高者,可促使脑疝发生。

(2)穿刺局部有软组织或脊柱化脓感染或结核。

(3)颅底骨折有脑脊液漏者,可增加逆行感染的机会。

(4)休克、呼吸循环衰竭、躁动不安者。

(5)凝血障碍及抗凝治疗期间。

(三)物品准备

(1)腰穿包:穿刺针、无菌手套、玻璃测压管。

(2)治疗盘:0.5%活力碘、75%乙醇、棉签、胶布、2%普鲁卡因或2%利多卡因。

(3)急救药品:20%甘露醇、洛贝林、尼可刹米等。

(4)清洁小瓶或试管3～4个,需做培养者,准备无菌试管。

(5)根据需要备鞘内注射药物。

(四)操作方法

(1)核对患者姓名,向患者解释穿刺目的,用屏风遮挡患者。

(2)协助患者取侧卧位,背部和床面垂直,头颈部前倾,抱膝,使腰椎部后凸、椎间隙增宽,以利进针。

(3)定穿刺点:选腰椎3～4或4～5间隙做好标记。

(4)常规皮肤消毒、铺巾、戴无菌手套、局部麻醉。

(5)术者用左手指尖紧按住两个棘突间隙的皮肤凹陷,右手持穿刺针,于穿刺点下刺入皮下,使针垂直于背平面,或略向头端倾斜缓慢推进,当感到压力突然减低时,针已穿过硬脊膜,再进少许即进入蛛网膜下腔,成人进针深度4～6 cm。

(6)拔出针芯,放出数滴脑脊液,接三通接头和测压管,可见脑脊液在测压管内随呼吸波动,记录脑脊液压力。

(7)取下测压管,用无菌试管接脑脊液2～4 mL送检,必要时鞘内注射药物或行药物灌洗。

(8)插入针芯,拔出穿刺针,穿刺点用0.5%活力碘消毒后覆盖无菌纱布,用胶布固定。

(9)新生儿可用头皮针穿刺测压。

(五)护理

(1)术前做普鲁卡因皮试,过度紧张、躁动、精神症状及小儿患者遵医嘱予以镇静剂。

(2)帮助患者维持有效体位,防止断针等意外发生。

(3)放液时不宜过快。侧卧位腰椎的正常压力为0.69～1.76 kPa(70～180 mmH$_2$O),流速为40～50滴/分。压力超过1.96 kPa(200 mmH$_2$O),或流速超过50滴/分,提示有颅内压增高,可遵医嘱使用脱水剂。

(4)观察脑脊液的性质。正常脑脊液为无色透明液体。血色或粉红色脑脊液常见于穿刺损伤或椎管、颅内有出血性病变。区别方法:用三管连续接取脑脊液,如果管中红色依次变淡,最后转清,则为穿刺损伤出血;如三管皆为均匀一致的血色,则为出血性病变。

(5)穿刺过程中密切观察患者面色、脉搏、呼吸、意识,如有异常及时报告给操作者,采取应对措施。

(6)术毕及时送检脑脊液标本,以免影响检查结果。

(7)术后患者去枕平卧4~6小时,防止穿刺后低颅内压性头痛。

(8)保护穿刺处敷料,防止潮湿、污染和脱落。

(六)健康教育

(1)术前向患者及家属说明腰椎穿刺的目的、过程、配合方法及术中可能出现的意外,取得同意后签字。

(2)术前嘱患者排空大小便。

(3)术后24小时不宜沐浴,以免感染。

(王　霞)

第二节　脊　髓　损　伤

脊髓损伤为脊柱骨折或骨折脱位的严重并发症。损伤高度以下的脊神经所支配的身体部位的功能会丧失。直接与间接的外力对脊柱的重击是造成脊髓损伤的主要原因,常见的原因有交通事故、枪伤、刀伤、自高处跌落,或是被掉落的东西击中脊椎,以及现在流行的一些水上运动,诸如划水、冲浪板、跳水等,也都可能造成脊髓损伤。

一、护理评估

(一)病因分析

脊髓损伤是一种致残率高、后果严重的疾病,直接或间接暴力作用于脊柱和脊髓皆可造成脊髓损伤,间接暴力损伤比较常见,脊髓损伤的节段常发生于暴力作用的远隔部位,如从高处坠落,两足或臀部着地,或暴力作用于头顶、肩背部,而脊椎骨折发生在活动度较大的颈部和腰骶部,造成相应部位的脊髓损伤。脊柱骨折造成的脊髓损伤可分为屈曲型损伤、伸展型损伤、纵轴型损伤和旋转型损伤。

(二)临床观察

1.脊髓性休克期

脊髓损伤后,在损伤平面以下立即出现肢体的弛缓性瘫痪,肌张力减低,各种感觉和反射均消失,病理反射阴性,膀胱无张力,尿潴留,大便失禁,低血压[收缩压降至 9.3~10.7 kPa(70~80 mmHg)]。脊髓休克是损伤平面以下的脊髓节段失去高级中枢调节的结果,一般持续 2~4 周,再合并压疮或泌尿系统感染时持续时间还可延长。

2.完全性的脊髓损伤

在损伤平面以下,各种感觉均消失,肢体弛缓性瘫痪,深浅反射均消失,括约肌功能也消失,经 2~4 周脊髓休克过后,损伤平面以下肌张力增高,腱反射亢进,病理反射阳性,出现总体反射,即受刺激时,髋、膝关节屈曲,两下肢内收,腹肌收缩,反射性排尿和阴茎勃起等,但运动、感觉和括约肌功能无恢复。

3.不完全性的脊髓损伤

在脊髓休克消失后,可见部分感觉、运动和括约肌功能恢复,但肌张力仍高,腱反射亢进,病理反射可为阳性。

4.脊髓瘫痪

(1)上颈段脊髓损伤:膈肌和肋间肌瘫痪,呼吸困难,四肢瘫痪,死亡率很高。

(2)下颈髓段损伤:两上肢的颈髓受损节段神经支配区,呈下运动神经元损害的表现,该节段支配的肌肉萎缩,呈条状感觉减退区,二头肌或三头肌反射减退;即上肢可有下神经元和上神经元两种损害症状同时存在,而两下肢为上运动神经元损害,表现为痉挛性截瘫。

(3)胸段脊髓损伤:有一清楚的感觉障碍平面,脊髓休克消失后,损伤平面以下、两下肢呈痉挛性瘫痪。

(4)胸腰段脊髓损伤:感觉障碍平面在腹股沟韧带上方或下方,如为第 11～12 胸椎骨折,脊髓为腰段损伤,两下肢主要呈痉挛性瘫痪;第 1～2 腰椎骨折,脊髓骶节段和马尾神经上部损伤,两下肢主要呈弛缓性瘫痪,并由于直肠膀胱中枢受损,尿失禁,不能建立膀胱反射性,直肠括约肌松弛,大便也失禁。

(5)马尾神经损伤:第 3～5 腰椎骨折,马尾神经损伤大多为不全性,两下肢大腿以下呈弛缓性瘫痪,尿便失禁。

(三)辅助诊断

1.创伤局部检查

了解损伤的原因,分析致伤方式,检查局部有无肿胀,压痛,有无脊柱后突畸形,棘突间隙是否增宽等。

2.神经系统检查

急诊患者反复多次检查,及时发现病情变化。

(1)感觉检查:以手接触患者损伤平面以下的皮肤,如患者有感觉,为不完全性脊髓损伤,然后分别检查触觉、痛觉、温冷觉和深部感觉,划出感觉障碍的上缘,并定时复查其上缘的变化。

(2)运动检查:了解患者肢体有无随意运动,记录肌力的等级,并重复检查,了解肌力变化的情况。

(3)反射检查:脊髓横断性损伤,休克期内所有深浅反射均消失,经 2～4 周休克消失后,腱反射亢进,病理反射阳性。

(4)括约肌功能检查:了解尿潴留和尿失禁,必要时做膀胱测压。肛门指诊,检查括约肌能否收缩或呈弛缓状态。

3.X 线检查

检查脊柱损伤的水平和脱位情况,较大骨折位置及子弹或弹片在椎管内滞留位置及有无骨折,并根据脊椎骨受损位置估计脊椎受损的程度。

4.CT 检查

可显示骨折部位,有无椎管内血肿。

5.MRI 检查

MRI 检查是目前对脊柱脊髓检查最理想的手段,不仅能直接看到脊髓是否有损伤,还能够判定其损伤的程度、类型及治疗后的估计。同时可清晰地看到椎间盘及脊椎损伤压迫脊髓的情况。

二、常见护理问题

(一)肢体麻痹及下半身瘫痪

因脊髓完全受损的部位不同,故肢体麻痹的范围也不同。

(1)第4颈椎以上损伤,会引起完全麻痹,即躯干和四肢麻痹。

(2)第1胸椎以上损伤,会引起不完全麻痹,上肢神经支配完全,但躯干稳定力较差,下肢完全麻痹。

(3)第6胸椎以下受伤,会造成下半身瘫痪。

(二)营养摄入困难

(1)在脊髓受损后48小时之内,胃肠系统的功能可能会减弱。

(2)脊髓损伤后,患者可能会出现消化功能障碍,以致患者对食物的摄取缺乏耐力,易引起恶心、呕吐,且摄入的食物也不易消化吸收。

(三)排泄问题

1.排尿功能障碍

(1)尿潴留:在脊髓休克期膀胱括约肌功能消失,膀胱无收缩功能。

(2)尿失禁:脊髓休克过后,损伤平面以下肌张力增高,膀胱中枢受损不能建立反射性膀胱,尿失禁。

2.排便功能障碍

由于脊髓受损,直肠失去反射,以致大便排出失去控制或不由自主地排出大便,而造成大便失禁。

(四)焦虑不安

患者在受伤后,突然变成下半身麻痹或四肢瘫痪,患者会出现伤心、失望及抑郁等心理反应,而不能面对现实,或对医疗失去信心。

三、护理目标

(1)护士能及时观察患者呼吸、循环功能变化并给予急救护理。

(2)患者知道摆放肢体良肢位的重要性。

(3)患者有足够的营养供应。

(4)患者能规律排尿。

(5)减轻焦虑。

(6)预防并发症。

四、护理措施

(一)做好现场急救护理

对患者迅速及较准确地作出判断,有无合并伤及重要脏器损伤,并根据其疼痛、畸形部位和功能障碍情况,判断有无脊髓损伤及其性质、部位。对颈段脊髓损伤者,首要是稳定生命体征。高位脊髓损伤患者,多有呼吸浅,呼吸困难,应配合医师立即气管切开,气管内插管。插管时特别注意,有颈椎骨折时,头部制动,绝对不能使头颈部多动;气管插管时,宜采用鼻咽插管,借助纤维喉镜插管。

(二)正确运送患者,保持脊柱平直

现场搬运患者时至少要三人蹲在患者一侧,协调一致平起,防止脊柱扭转屈曲,平放在硬板单架上。对有颈椎骨折者,有一人在头顶部,双手托下颌及枕部,保持轻度向头顶牵引,颈部中立位,旁置沙袋以防扭转。胸腰段骨折者在胸腰部垫一软垫,切不可一人抱腋下,另一人抱腿屈曲搬动,而致脊髓损伤加重。

(三)定时翻身,给予适当的卧位

(1)脊髓损伤患者给其提供硬板床,加用预防压疮的气垫床。

(2)翻身时应采用轴线翻身,保持脊柱呈直线,两人动作一致,防止再次脊髓损伤。每隔两小时翻身1次。

(3)仰卧位:患者仰卧位时髋关节伸展并轻度外展。膝伸展,但不能过伸。踝关节背屈,脚趾伸展。在两腿之间可放一枕头,可保持髋关节轻度外展。肩应内收,中立位或前伸,勿后缩。肘关节伸展,腕背屈约45°。手指轻度屈曲,拇指对掌。患者双上肢放在身体两侧的枕头上,肩下垫枕头要足够高,确保两肩部后缩,也可将两枕头垫在前臂或手下,使手的位置高于肩部,可以预防重力性肿胀。

(4)侧卧位:髋膝关节屈曲,两腿之间垫上软枕,使上面的腿轻轻压在下面的枕头上。踝背屈,脚趾伸展。下面的肩呈屈曲位,上肢放于垫在头下和胸背部的两个枕头之间,以减少肩部受压。肘伸展,前臂旋后。上面的上肢也是旋后位,胸壁和上肢之间垫一枕头。

(四)供给营养

(1)在脊髓损伤初期,先给患者静脉输液,并插入鼻胃管以防腹胀。

(2)观察患者肠蠕动情况,当肠蠕动恢复后,可经口摄入饮食。

(3)给予高蛋白、高维生素、高纤维素的食物,以及足够的水分。

(4)若患者长期卧床不动,应限制含钙的食物的摄取,以防泌尿系统结石。

(5)若患者有恶心、呕吐,应注意防止患者发生吸入性肺炎。

(五)大小便的护理

(1)脊髓损伤后最初几天即脊髓休克期,膀胱呈弛缓性麻痹,患者出现急性尿潴留,应立即留置导尿管引流膀胱的尿液,导尿采用密闭式引流,使用抗反流尿袋。随时保持会阴部的清洁,每天消毒尿道口,定期更换导尿管,以防细菌感染。

(2)患者出现便失禁及时处理,并保持肛周皮肤清洁、干燥无破损,在肛周涂皮肤保护剂。患者出现麻痹性肠梗阻或腹胀时,给予患者脐周顺时针按摩。可遵医嘱给予肛管排气或胃肠减压,必要时给予缓泻剂,使用热水袋热敷脐部。

(3)饮食中少食或不食产气过多的食物,如甜食、豆类食品等。指导患者食用含纤维素多的食物。鼓励患者多饮用热果汁。

(4)训练患者排便、排尿功能恢复。对痉挛性神经性膀胱患者的训练是:定时饮用一定数量的水,使膀胱充盈,定时开放导尿管,引流膀胱内尿液。也可定期刺激膀胱收缩排出尿液,如轻敲患者的下腹部(耻骨上方)、用手刺激大腿内侧,以刺激膀胱收缩。间歇性导尿,即4个小时导尿1次,这种方法可以使膀胱有一定的充盈,形成对排尿反应的生理刺激,这种冲动传到脊髓的膀胱中枢,可促进逼尿肌的恢复。

训练患者排便,应先确定患者患病前的排便习惯,并维持适当的高纤维素饮食与水分的摄取,以患者的习惯,选择一天中的一餐后,进行排便训练,因患者饭后有胃结肠反射,可在患者臀下垫便盆,教导患者有效地以腹部压力来引发排便,如无效,则可戴手套,伸入患者肛门口刺激排便,或再加甘油灌肠,每天固定时间训练。

(六)做好基础护理

患者脊髓受损后可出现四肢瘫或截瘫,生活自理能力缺陷,其一切生活料理均由护理人员来完成。每天定时翻身,变换体位,观察皮肤,保护皮肤完整性。保持床单位的平整。

(七)做好呼吸道管理

(1)$C_{1\sim4}$受损者,膈神经、横膈及肋间肌的活动均丧失,并且无法深呼吸及咳嗽,为了维持生命,而行气管切开,并使用呼吸机辅助呼吸。及时吸痰保持呼吸道通畅。

(2)在损伤后48小时应密切观察患者呼吸形态的变化,呼吸的频率和节律。

(3)监测血氧饱和度及动脉血气分析的变化,以了解其缺氧的情况是否加重。

(4)在病情允许的范围内协助患者翻身,并指导患者深呼吸与咳嗽,以预防肺不张及坠积性肺炎等并发症。

(八)观察神经功能的变化

(1)观察脊髓受压的征象,在受伤的24~36小时,每隔2~4小时就要检查患者四肢的肌力,肌张力、痛触觉等,以后每班至少检查1次。并及时记录患者感觉平面、肌张力、痛温触觉恢复的情况。

(2)检查发现患者有任何变化时,应立即通知医师,以便及时进行手术减压。

(九)脊髓手术护理

1.手术前护理

(1)观察脊髓受压的情况,特别注意维持患者的呼吸。

(2)观察患者脊柱的功能,以及活动与感觉功能的丧失或恢复情况。

(3)做好患者心理护理,解除患者的恐惧、忧虑和不安的心理。

(4)遵医嘱进行术前准备,灌肠排出肠内粪便。可减少手术后的肿胀和压迫。

2.手术后护理

(1)手术后搬运患者时,应保持患者背部平直,避免不必要的震动、旋转、摩擦和任意暴露患者;如为颈椎手术,则应注意颈部的固定,戴颈托。

(2)颈部手术后,应该去掉枕头平卧。必要时使用沙袋固定头部,保持颈椎平直。

(3)观察患者的一般情况,如皮肤的颜色、意识状况、定向力、生命体征及监测四肢运动、肌力和感觉。

(4)颈椎手术时,由于颈部被固定,不能弯曲。常使口腔的分泌物不易咳出,应及时吸痰保持呼吸道的通畅。

(5)观察伤口敷料是否干燥,有无出血、有无液体自伤口处渗出,观察术后应用止痛泵的效果。

(十)颅骨牵引患者护理

(1)随时观察患者有无局部肿胀或出血的情况。

(2)由于颅骨牵引,时间过长枕部及肩胛骨易发生压疮,可根据情况应用减压贴。

(3)定期检查牵引的位置、功效是否正确,如有松动,及时报告医师。

(4)牵引时使用便器要小心,不可由于使用便器不当造成牵引位置、角度及功效发生改变。

(十一)预防并发症护理

脊髓损伤后常发生的并发症是压疮、泌尿系统感染和结石、肺部感染、深静脉血栓形成和肢体挛缩。

1.压疮

定时评估患者皮肤情况采用诺顿评分,护士按照评分表中五项内容分别打分并相加总分＜14分,可认为患者是发生压疮的高危人群,必须进行严格的压疮预防。可应用气垫床,定时翻身缓解患者的持续受压,对于危险区域的皮肤应用减压贴、透明贴、皮肤保护剂赛肤润,保持床单位平整、清洁,每班加强检查。

2.肺部护理

鼓励患者咳嗽,压住胸壁或腹壁辅助咳嗽。不能自行咳痰者进行气管内吸痰。变换体位、进行体位引流,雾化吸入。颈段脊髓损伤者,必要时行气管切开,辅助呼吸。

3.防深静脉血栓形成

深静脉血栓形成常发生在伤后10～40天,主要原因是血流缓慢。临床表现为下肢肿胀、胀痛、皮肤发红,也可肢体温度降低。防治的方法有患肢被动活动,穿预防深静脉血栓的弹力袜。定期测下肢周径,发现肿胀,立即制动。静脉应用抗凝剂,也可行彩色多普勒检查,证实为血栓者可行溶栓治疗,可用尿激酶或东凌克栓酶等。

4.预防痉挛护理

痉挛是中枢神经系统损害后出现的以肌肉张力异常增高为表现的综合征,痉挛可出现在肢体整体或局部,也可出现在胸、背、腹部肌肉。有些痉挛对患者是有利的,比如股四头肌痉挛有助于患者的站立和行走,下肢肌痉挛有助于防止直立性低血压,四肢痉挛有助于防止深静脉血栓形成。但严重的肌痉挛会给患者带来很大的痛苦,妨碍自主运动的恢复,成为功能恢复的主要障碍。痉挛在截瘫患者常表现为以伸肌张力异常增高的痉挛模式,持续的髋膝踝的伸展,最后出现跟腱缩短,踝关节旋前畸形及内收肌紧张。患者从急性期开始采用抗痉挛的良肢体位摆放,下肢伸肌张力增高将下肢摆放为屈曲位。对肢体进行主动运动和被动运动,主动运动:做痉挛肌的拮抗肌适度的主动运动,对肌痉挛有交替性抑制作用。被动运动与按摩:进行肌肉按摩,或温和地被动牵张痉挛肌,可降低肌张力,有利于系统康复训练。冷疗或热疗可使肌痉挛一过性放松。水疗温水浸浴有利于缓解肌痉挛。

(十二)康复护理

(1)在康复医师的指导下,给予患者日常生活活动训练,使患者能自行穿脱衣服,进食、盥洗、大小便、沐浴及开关门窗,电灯、水龙头等改善患者自我照顾的能力。

(2)按照运动计划做肢体运动。颈椎以下受伤的患者,运用各种支具下床行走。

(3)指导患者及家属如何把身体自床上移到轮椅或床边的便器上。

(4)教导患者使用辅助的运动器材,如轮椅、助行器、手杖来加强自我照顾能力。

(十三)健康教育

患者和家属对突然遭受到脊髓外伤所带来的四肢瘫或截瘫事实不能接受,患者和家属都比较紧张,因此对患者和家属的健康教育就非常重要。

(1)教导患者需保持情绪稳定,向患者简单的解释所有治疗的过程。

(2)鼓励家属参加康复治疗活动。

(3)告知患者注意安全,以防发生意外。

(4)教导运动计划的重要性,并能切实执行。

(5)教导家属能适时给予患者协助及心理支持,并时常给予鼓励。

(6)教导患者及家属,重视日常生活的照顾,预防并发症。

(7)定期返院检查。

五、评价

对脊髓损伤的患者,在提供必要的护理措施之后,应进行下列评价。

(1)患者的脊柱是否保持平直。

(2)患者的呼吸功能和循环功能,是否维持在正常状态。

(3)是否提供足够的营养。

(4)是否为患者摆放良肢位,定时为患者翻身。

(5)患者的大小便排泄功能是否已经逐渐恢复正常,是否已经提供必要的协助和训练。

(6)患者是否经常保持皮肤清洁干燥,皮肤是否完整无破损。

(7)患者的运动、感觉、痛温触觉功能是否逐渐恢复。

(8)对脊髓手术的患者,是否提供了完整的手术前及手术后的护理。

(9)对患者是否进行了健康教育,患者接受的程度如何,是否掌握。

(10)对实施颅骨牵引的患者,是否提供了必要的牵引护理。

(11)在护理患者过程中是否避免了并发症的发生。

(12)患者及家属是否能够接受脊髓损伤这种心理冲击,是否提供了心理护理。

(王 霞)

第三节 面肌痉挛

面肌痉挛是指以一侧面神经所支配的肌群不自主地、阵发性、无痛性抽搐为特征的慢性疾病。抽搐多起于眼轮匝肌,从一侧眼轮匝肌很少的收缩开始,缓慢由上向下扩展到半侧面肌,严重可累及颈肩部肌群。抽搐为阵发性、不自主痉挛,不能控制,情绪紧张、过度疲劳可诱发或加重病情。开始抽搐较轻,持续仅几秒,之后抽搐逐渐延长至几分钟,频率增多,严重者致同侧眼不能睁开,口角向同侧歪斜,严重影响身心健康。女性患者多见,左侧多见,通常在青少年出现,神经外科常用手术方法为微血管减压术。

一、护理措施

(一)术前护理

1.心理护理

充分休息,减轻心理负担,消除心理焦虑,并向患者介绍疾病知识、治疗方法及术后患者的康复情况,以及术后可能出现的不适和应对办法,使患者对手术做好充分的准备。

2.饮食护理

营养均衡,可进食高蛋白、低脂肪、易消化食物。

3.术前常规护理

选择性备皮(即术侧耳后向上、向下、向后各备皮约 5 cm,尤其适用于长发女性,可以很好地降低因外貌改变造成的不良心理应激)、配血、灌肠、禁食、禁水。

(二)术后护理

(1)密切观察生命体征、意识、瞳孔变化。

(2)观察有无继发性出血。

(3)保持呼吸道通畅,如有恶心、呕吐,去枕头偏向一侧,及时清除分泌物,避免吸入性肺炎。

(4)饮食:麻醉清醒 4 小时后且不伴恶心、呕吐,由护士亲自喂第一口水,观察有无呛咳,防止误吸。术后第一天可进流食,逐渐过渡至正常饮食。鼓励营养均衡,并适当摄取汤类食物,多饮水,以缓解低颅内压症状。

(5)体位:去枕平卧 4~6 小时,患者无头晕、恶心、呕吐等不适主诉,在主管医师协助下给患者垫薄软枕或毛巾垫。如术后头晕、恶心等明显低颅内压症状,要遵医嘱去枕平卧 1~2 天。术后 2~3 天可缓慢坐起,如头晕不适,立即平卧,反复锻炼至症状消失,在他人搀扶下可下床活动,注意避免跌倒。

(6)观察有无颅内感染、切口感染。观察伤口敷料,监测体温 4 次/天,了解有无头痛、恶心等不适主诉。

(7)手术效果观察:评估术后抽搐时间、强度、频率。部分患者术后面肌痉挛会立即消失,部分患者需要营养受损的神经,一段时间后可消失。

(8)对患者进行健康宣教,告知完全恢复需要 3 个月时间,加强护患配合。

(9)术后并发症护理。①低颅内压反应:因术中为充分暴露手术视野需放出部分脑脊液,所以导致颅内压降低。术后根据情况去枕平卧 1~3 天,如恶心、呕吐,头偏向一侧,防止误吸。每天补液 1 500~2 000 mL,并鼓励患者多进水、汤类食物,促进脑脊液分泌。鼓励床上活动下肢,防止静脉血栓形成。②脑神经受累:因手术中脑神经根受损可致面部感觉麻木,不完全面瘫。不完全面瘫者注意口腔和眼部卫生,眼睑闭合不全者予抗生素软膏涂抹,饭后及时清理口腔,遵医嘱给予营养神经药物,并做好细致解释,健康指导。③听力下降:因术中损失相邻的听神经,所以导致同侧听力减退或耳聋。密切观察,耐心倾听不适主诉,及时发现异常。遵医嘱使用营养神经药物,并注意避免使用损害听力的药物,保持安静,避免噪声。

(三)健康指导

(1)避免情绪激动,去除不安、恐惧、愤怒、忧虑等不利因素,保持心情舒畅。

(2)饮食清淡,多吃含水分、含纤维素多的食物;多食蔬菜、水果。忌烟、酒及辛辣刺激性强的食物。

(3)定期复查病情。

二、主要护理问题

(1)知识缺乏:与缺乏面肌痉挛相关疾病知识有关。

(2)自我形象紊乱:与不自主抽搐有关。

(3)有出血的可能:与手术有关。

(4)有体液不足的危险:与体液丢失过多有关。

(5)有感染的危险:与手术创伤有关。

(王　霞)

第四节　颅　脑　损　伤

颅脑损伤是暴力直接或间接作用于头部引起颅骨及脑组织的损伤。可分为开放性颅脑损伤和闭合性颅脑损伤。颅底骨折可出现脑脊液耳漏、鼻漏。脑干损伤时可出现意识障碍、去大脑强直，严重时发生脑疝危及生命。颅脑损伤的临床表现为意识障碍、头痛、恶心、呕吐、癫痫发作、肢体瘫痪、感觉障碍、失语及偏盲等。重度颅脑损伤以紧急抢救、纠正休克、清创、抗感染及手术为主要治疗方法。

一、颅脑损伤的分型

目前国际上通用的是格拉斯哥昏迷量表方法，是 1974 年英国一些学者设计的一种脑外伤昏迷评分法，经改进后被推广，现成为国际上公认评判脑外伤严重程度的准绳，统一了对脑外伤严重程度的目标标准（表 9-1）。根据格拉斯哥昏迷量表对昏迷患者检查睁眼、言语和运动反应进行综合评分。正常总分为 15 分，病情越重，积分越低，最低 3 分。总分越低表明意识障碍越重，伤情越重。总分在 8 分以下表明已达昏迷阶段。

我国的颅脑损伤分型大致划分为轻型、中型、重型，（其中包括特重型）。轻型 13～15 分，意识障碍时间在 30 分钟内；中型 9～12 分，意识模糊至浅昏迷状态，意识障碍时间在 12 小时以内；重型 5～8 分，意识呈昏迷状态，意识障碍时间＞12 小时；特重型 3～5 分，伤后持续深昏迷。

表 9-1　脑外伤严重程度目标标准

项目	记分	项目	记分	项目	记分
睁眼反应		言语反应		运动反应	
正常睁眼	4	回答正确	5	按吩咐动作	6
呼唤睁眼	3	回答错乱	4	刺痛时能定位	5
刺痛时睁眼	2	词句不清	3	刺痛时躲避	4
无反应	1	只能发音	2	刺痛时肢体屈曲	3
		无反应	1	刺痛时肢体伸直	2
				无反应	1

（一）轻型（单纯脑震荡）

(1)原发意识障碍时间在 30 分钟以内。

(2)只有轻度头痛、头晕等自觉症状。

(3)神经系统和脑脊液检查无明显改变。

(4)可无或有颅骨骨折。

（二）中型（轻的脑挫裂伤）

(1)原发意识障碍时间不超过 12 小时。

(2)生命体征可有轻度改变。

(3)有轻度神经系统阳性体征，可有或无颅骨骨折。

(三)重型(广泛脑挫伤和颅内血肿)

(1)昏迷时间在 12 小时以上,意识障碍逐渐加重或有再昏迷的表现。

(2)生命体征有明显变化,即出现急性颅内压增高症状。

(3)有明显神经系统阳性体征。

(4)可有广泛颅骨骨折。

(四)特重型(有严重脑干损伤和脑干衰竭现象者)

(1)伤后持续深昏迷。

(2)生命体征严重紊乱或呼吸已停止者。

(3)出现去大脑强直,双侧瞳孔散大等体征者。

二、重型颅脑损伤的护理

(一)卧位

依患者伤情取不同卧位。

(1)低颅内压患者适合取平卧位,如头高位时则头痛加重。

(2)颅内压增高时,宜取头高位,以利颈静脉回流,减轻颅内压。

(3)脑脊液漏时,取平卧位或头高位。

(4)重伤昏迷患者取平卧、侧卧与侧俯卧位,以利口腔与呼吸道分泌物向外引流,保持呼吸道通畅。

(5)休克时取平卧或头低卧位,时间不宜过长,避免增加颅内淤血。

(二)营养的维持与补液

重型颅脑损伤的患者由于创伤修复、感染和高热等原因,机体消耗量增加,维持营养及水电解质平衡极为重要。

(1)伤后 2~3 天一般予以禁食,每天静脉输液量 1 500~2 000 mL,不宜过多或过快,以免加重脑水肿与肺水肿。

(2)应用脱水剂甘露醇时应快速输入。

(3)出血性休克的患者宜先输血。严重脑水肿患者先用脱水剂后酌情输液,补液须缓慢限制入液量,以免脑水肿加重。

(4)脑损伤患者输浓缩人血清清蛋白与血浆,既能增高血浆蛋白,也有利于减轻脑水肿。

(5)长期昏迷,营养与水分摄入不足,可输氨基酸、脂肪乳剂、间断小量输血。

(6)准确记录出入量。

(7)颅脑损伤可致消化吸收功能减退,肠鸣音恢复后,可用鼻饲给予高蛋白、高热量、高维生素和易于消化的流质,常用混合奶(每 1 000 mL 所含热量约 4.6 kJ)或要素饮食用输液泵维持。

(8)患者吞咽反射恢复后,即可试行喂食,开始少量饮水,确定吞咽功能正常后,可喂少量流质饮食,逐渐增加,使胃肠功能逐渐适应,防止发生消化不良或腹泻。

(三)呼吸系统护理

(1)保持呼吸道通畅,防止缺氧、窒息及预防肺部感染。

(2)氧疗:术后(或入监护室后)常规持续吸氧 3~7 天,中等浓度吸氧(氧流量 2~4 L/min)。

(3)观察呼吸音和呼吸频率、节律并准确描述记录。

(4)深昏迷或长期昏迷,舌后坠影响呼吸道通畅者,早期行气管切开术。

(5)做好切开后护理,监护室做好空气消毒隔离,保持一定温度和湿度(温度 22~25 ℃,相对湿度约 60%)。

(6)吸痰要及时,按无菌操作,吸痰要充分和有效,动作要轻,防止损伤支气管黏膜,一次性吸痰管可防止交叉感染。一人一盘,每吸一次戴无菌手套,气管内滴入稀释的糜蛋白酶+生理盐水+庆大霉素有利于黏稠痰液的排出。

(7)做好给氧,辅助呼吸:呼吸异常,可给氧或进行辅助呼吸,呼吸频率每分钟少于 9 次或超过 30 次,血气分析氧分压过低,二氧化碳分压过高,呼吸无力,及呼吸不整等都是呼吸异常之征象。通过吸氧及浓度调整,使 PaO_2 维持在 1.3 kPa 以上,$PaCO_2$ 保持在 3.3~4.0 kPa 代谢性酸中毒者静脉补充碳酸氢钠,代谢性碱中毒者可用静脉补生理盐水给予纠正。

(四)颅内伤情监护

重点是防治继发病理变化,在颅内血肿清除后脑水肿是颅脑损伤后最突出的继发变化,伤后 48~72 小时达到高峰,采用甘露醇或呋塞米+清蛋白,每 6 小时 1 次交替使用。

(1)意识的判断。①清醒:回答问题正确,判断力和定向力正确。②模糊:意识朦胧,可回答简单话但不一定确切,判断力和定向力差,伤员呈嗜睡状。③浅昏迷:意识丧失,对痛刺激尚有反应、角膜、吞咽反射和病理反射均尚存在。④深昏迷:对痛的刺激已无反应,生理反射和病理反射均消失,可出现去脑强直、尿潴留或充溢性失禁。如发现伤员由清醒转为嗜睡或躁动不安,或有进行性意识障碍重时,可考虑有颅内压增高表现,可能有颅内血肿形成,要及时采取措施。应早行 CT 扫描确定是否颅内血肿。对原发损伤的程度和继发性损伤的发生、发展均是最可靠的指标。避免过度刺激和连续护理操作,以免引起颅内压持续升高。

(2)严密观察瞳孔(大小、对称、对光反射)变化,病情变化往往在瞳孔细微变化中发现:如瞳孔对称性缩小并有颈项强直、头剧痛等脑膜刺激征,常为伤后出现的蛛网膜下腔出血,可做腰椎穿刺放出 1~2 mL 脑脊液证实。如双侧瞳孔针尖样缩小、光反应迟钝,伴有中枢性高热,深昏迷则多为脑桥损害。如瞳孔光反应消失、眼球固定,伴深昏迷和颈项强直,多为原发性脑干伤。伤后伤侧瞳孔先短暂缩小继之散大,伴对侧肢体运动障碍,则往往提示伤侧颅内血肿。如一侧瞳孔进行性散大,光反射逐渐消失,伴意识障碍加重、生命体征紊乱和对侧肢体瘫痪,是脑疝的典型改变。如瞳孔对称性扩大、对光反射消失则损伤者已濒危。

(3)生命体征对颅内继发伤的反映,以呼吸变化最为敏感和多变。颅脑损伤对呼吸功能的影响主要有以下几方面:①脑损伤直接导致中枢性呼吸障碍。②间接影响呼吸道发生支气管黏膜下水肿出血、意识障碍者,呼吸道分泌物不能主动排出、咳嗽和吞咽功能降低,引起呼吸道梗阻性通气障碍。③可引起肺部充血、淤血、水肿和神经源性肺水肿致换气障碍,伤后脑细胞脆弱,血氧供给不足将加重脑细胞损害,呼吸功能障碍是颅脑外伤最常见的死亡原因,加强呼吸功能的监护对脑保护是至关重要的。

(4)护理操作时避免引起颅内压变化,头部抬高 30°,保持中位,避免前屈、过伸、侧转(均影响脑部静脉回流),避免胸腹腔压升高,如咳嗽、吸痰、抽搐(胸腹腔内压增高可致脑血流量增高)。

(5)掌握和准确执行脱水治疗,颅脑外伤的病员在抢救治疗中,常用的脱水剂有甘露醇,该药静脉快速注射后,血中浓度迅速增高,产生一时性血中高渗压,将组织间隙中水分吸入血管中,由于脱水剂在体内不易代谢,仍以原形经肾脏排泄而利尿能使组织脱水。颅脑外伤使用脱水剂后,可明显降低颅内压力,一般注射后 10 分钟可产生利尿,2~3 小时血中达到高峰,维持 4~6 小时。甘露醇脱水静脉滴注时要求 15~30 分钟滴完,必要时进行静脉推注,及时准确收集记录尿量。

（五）消化系统护理

重型颅脑损伤对消化系统的影响,一般认为可能有两个方面:一是由于交感神经麻痹使胃肠血管扩张、淤血,同时又由于迷走神经兴奋使胃酸分泌增加,损害胃黏膜屏障,导致黏膜缺血,局部糜烂。二是重型颅脑损伤均有不同程度缺氧,胃肠道黏膜也受累,缺氧水肿,影响胃肠道正常消化功能。对消化道功能监护主要是观察和防治胃肠道出血和腹泻,尤其是亚低温状态下,伤员胃肠道蠕动恢复慢。伤后几天内应放置胃管,待肠鸣音恢复后给予胃肠道营养。

重型颅脑损伤,特别是丘脑下部损伤的患者,可并发神经原性应激性胃肠道出血。出血之前患者多有呼吸异常、缺氧或并发肺炎、呃逆,随之出现咖啡色胃液及柏油样便,多次大量柏油便,可导致休克和衰竭。在处理上,要改善缺氧,稳定生命体征,记录出血情况,禁食,药物止血,如给予西咪替丁、酚磺乙胺、氨甲苯酸、云南白药等。必要时胃内注入少量肾上腺素稀释液,对止血有帮助。同时采取抗休克措施、输血或血浆,注意水电解质平衡,对于便秘 3 天以上者可给缓泻剂,润肠剂或开塞露,必要时戴手套掏出干结大便块。

（六）五官护理

(1)注意保护角膜,由于外伤造成眼睑闭合不全,故要防止角膜干燥坏死。一般可戴眼罩,眼部涂眼药膏,必要时暂时缝合上下眼睑。

(2)脑脊液漏及耳漏,宜将鼻、耳血迹擦净,禁用水冲洗、禁加纱条、棉球填塞。患者取半卧位或平卧位多能自愈。

(3)及时做好口腔护理,清除鼻咽与口腔内分泌物与血液。用 3%过氧化氢溶液或生理盐水或0.1%呋喃西林清洗口腔 4 次/天,长期应用多种抗生素者,可并发口腔霉菌,发现后宜用制霉菌素液每天清洗 3～4 次。

（七）皮肤护理

昏迷及长期卧床,尤其是衰竭患者易发生压疮,预防要点如下。

(1)勤翻身,至少 1 次/2 小时翻身,避免皮肤连续受压,采用气垫床、海绵垫床。

(2)保持皮肤清洁干燥,床单平整,大小便浸湿后随时更换。

(3)交接班时,要检查患者皮肤,如发现皮肤发红,只要避免再受压即可消退。

(4)昏迷患者如需应用热水袋,一定按常规温度 50 ℃,避免烫伤。

（八）泌尿系统护理

(1)留置导尿管,每天冲洗膀胱 1～2 次,每周更换导尿管。

(2)注意会阴护理,防止泌尿系统感染,观察有无尿液含血,重型颅脑损伤患者每天记尿量。

（九）血糖监测

高血糖在脑损伤24 小时后发生较为常见,它可进一步破坏脑细胞功能,因此对高血糖的监测防治也是必需的。监测方法应每天采血查血糖,应用床边血糖监测仪和尿糖试纸监测血糖和尿糖 4 次/天,脑外伤术后预防性应用胰岛素 12～24 U 静脉滴注,每天 1 次。

护理要点如下:①正确掌握血糖、尿糖测量方法。②掌握胰岛素静脉滴注的浓度,每 500 mL液体中不超过 12 U,滴速＜60 滴/分。

（十）伤口观察与护理

(1)开放伤或开颅术后,观察敷料有无血性浸透情况,及时更换,头下垫无菌巾。

(2)注意是否有脑脊液漏。

(3)避免伤口患侧受压。

(十一)躁动护理

颅脑损伤急性期因颅内出血,血肿形成,颅内压急剧增高,常引起躁动。此外,缺氧、休克兴奋期、尿潴留、膀胱过度膨胀、脑外伤恢复期也可有躁动。对患者躁动应适当将四肢加以约束,防止自伤、防止坠床,分析躁动原因针对原因加以处理。

(十二)高热护理

颅脑损伤患者出现高热时,急性期体温可为 38～39 ℃,经过 5～7 天逐渐下降。

(1)如体温持续不退或下降后又高热,要考虑伤口、颅内、肺部或泌尿系统并发感染。

(2)颅内出血,尤其脑室出血也常引起高热。

(3)因丘脑下部损伤发生的高热可以持续较长时间,体温可高达 41 ℃,部分患者因高热不退而死亡。

高热处理:①一般头部枕冰袋或冰帽,酌用冬眠药。②小儿及老年人应着重预防肺部并发症。③长期高热要注意补液。④冬眠低温是治疗重型颅脑损伤、防治脑水肿的措施,也用于高热时。⑤目前我们采用亚低温,使患者体温降至 34 ℃左右,一般 3～5 天可自然复温。⑥冰袋降温时要外加包布,避免发生局部冻伤。⑦在降温时,观察患者需注意区别药物的作用与伤情变化引起的昏迷。

(十三)癫痫护理

颅骨凹陷骨折、急性脑水肿、蛛网膜下腔出血、颅内血肿、颅内压增高、高热等均可引起癫痫发作,应注意以下几点。

(1)防止误吸与窒息,有专人守护,将患者头转向一侧,上下牙之间加牙垫防舌咬伤。

(2)自动呼吸停止时,应即行辅助呼吸。

(3)大发作频繁,连续不止,称为癫痫持续状态,可造成脑缺氧而加重脑损伤,一旦发现应及时通知医师做有效的处理。

(4)详细记录癫痫发作的形式与频度及用药剂量。

(5)癫痫持续状态用药,常用地西泮、冬眠药、苯妥英钠。

(6)癫痫发作和发作后不安的患者,要倍加防范,避免坠床而发生意外。

(十四)亚低温治疗的护理

亚低温治疗重型颅脑损伤是近几年临床开展的有效新方法。大量动物实验研究和临床应用结果都表明,亚低温对脑缺血和脑外伤具有肯定的治疗效果,但亚低温保护的确切机制尚不十分清楚,可能包括以下几个方面。

(1)降低脑组织氧耗量,减少脑组织乳酸堆积。

(2)保护血-脑屏障,减轻脑水肿。

(3)抑制内源性毒性产物对脑细胞的损害作用。

(4)减少钙离子内流,阻断钙对神经元的毒性作用。

(5)减少脑细胞结构蛋白破坏,促进脑细胞结构和功能修复。

(6)减轻弥漫性轴索损伤,弥漫性轴索损伤是导致颅脑损伤的主要病理基础,尤其是脑干网状上行激活系统轴索损伤是导致长期昏迷的确切因素。

亚低温能显著地控制脑水肿,降低颅内压,减少脑组织细胞耗能,减轻神经毒性产物过度释放等。目前临床常用半导体冰毯制冷与药物降温相结合方法,使患者肛温一般维持在 30～34 ℃,持续 3～10 天。

亚低温治疗状态下护理要点如下。①生命体征监测:亚低温状态下会引起血压降低和心率缓慢,护理工作中应该严密观察伤员心率、心律、血压等,尤其是儿童和老年患者及心脏病、高血压伤员应该重视,采用床边监护仪连续监测。②降温毯置于患者躯干部,背部和臀部皮肤温度较低,血循环减慢,容易发生压疮,每小时翻身一次,避免长时间压迫,血运减慢而发生压疮。③防治肺部感染。亚低温状态下,伤员自身抵抗力降低,气管切开后较易发生肺部感染。加强翻身叩背、吸痰、呼吸道冲洗时将冲洗液吸净是关键护理措施。

(十五)精神与心理护理

不论伤情轻重,患者都可能对脑损伤存在一定的忧虑,担心今后的工作能否适应、生活是否受影响。护士对患者从机体的代偿功能和可逆性多做解释,给患者安慰和鼓励,以增强自信心。对饮食、看书等不宜过分限制,早期锻炼有利康复。因器质性损伤引起失语、瘫痪者,宜早期进行训练与功能锻炼。

(十六)康复催醒治疗的护理

目前认为颅脑损伤患者伤后持续昏迷1个月以上为长期昏迷。长期昏迷催醒治疗应包括:预防各种并发症、使用催醒药物,减少或停用苯妥英钠和巴比妥类药物,交通性脑积水外科治疗等。

高压氧是目前用于长期昏迷患者催醒的行之有效的方法之一,颅脑损伤昏迷患者一旦伤情平稳,应该尽早接受高压氧治疗,疗程通常过30天左右。对于高热、高血压、心脏病和活动性出血的昏迷患者应该慎用此类治疗以防发生意外。

长期昏迷的正规康复治疗包括早期和后期康复治疗。早期康复治疗是指患者在伤后住院期间由医护人员所进行的康复治疗;后期康复治疗指是患者出院后转至康复中心,在康复体疗、心理等方面的医护人员指导下进行的康复训练和治疗。康复治疗的原则如下。

(1)从简单基本功能训练开始循序渐进。

(2)放大效应:如收录机音量适当放大,选用大屏幕电视机、放大康复训练器材和生活用具,选择患者喜爱的音像带等。

(3)反馈效应:在整个训练康复过程中,医护人员要经常给患者鼓励、称赞和指导性批评。有条件时将患者整个康复治疗过程进行录像定期放给患者看,使其感到康复的过程中,神经功能较前逐渐恢复,增强自信心。

(4)替代方法:若患者不能行走则教会患者如何使用各种辅助工具行走。

(5)重复训练,是在相当长的康复训练过程中,既要让患者反复训练以促进运动功能重建,又要不断改进训练方法和器材,才能不使患者产生厌倦情绪。迄今已经有大量随机双盲前瞻性临床观察结果表明,正规康复治疗对重型颅脑损伤患者运动神经功能恢复较未接受正规康复治疗患者明显。早期(<35天)较晚期(>35天)开始正规康复治疗的患者神经功能恢复快一倍以上。对正规康复治疗伤后7天内开始与7天以上开始者进行评分,前者明显高于后者。一般情况下,早期康复治疗疗程1~3个月,重型颅脑损伤患者需要1~2年。

目前临床治疗颅脑损伤患者智能障碍的主要药物包括三大类:儿茶酚胺类、胆碱能类和智能增强剂。近年来发现神经节苷脂和促甲状腺释放激素对颅脑损伤患者智能的恢复也有促进作用。

颅脑损伤患者伤后智能障碍主要临床表现为记忆力障碍、语言障碍和计数能力障碍。记忆力障碍主要包括视觉记忆力障碍、听觉记忆力障碍、空间记忆力障碍和颞叶定向障碍,语言障碍主要包括阅读理解障碍、失认症、失写症、语言理解障碍、发音和拼音障碍等。近年来采用智能训练和药物结合治疗颅脑损伤患者智能障碍已受到人们重视。智能康复训练加药物治疗有助于颅脑损伤患者的智能恢复。然而,智能康复训练应与体能康复训练同期进行。目前我们的智能康复训练主要包括仪器工具训练、反复操作程度训练及帮助记忆力的技巧训练等。

康复期伤病员需加强心理护理:对于轻型伤员应鼓励尽早自理生活、防止过度依赖医护人员。要鼓励他们树立战胜伤病的信心,清除"脑外伤后综合征"的顾虑。脑外伤后综合征是指脑外伤后患者所出现的临床精神神经症或主诉,主要包括头痛、眩晕、记忆力减退、软弱无力、四肢麻木、恶心、复视和听力障碍等。应该向伤员做适当解释,让伤员知道有些症状属于功能性的,可以恢复。对于遗留神经功能残疾伤员的今后生活工作问题,偏瘫失语的锻炼等问题,应该积极向伤员及家属提出合理建议和正确指导,帮助伤员恢复,鼓励伤员面对现实、树立争取完全康复的信心。

(王 霞)

第五节 脑 疝

当颅腔内某分腔有占位性病变时,该分腔的压力大于邻近分腔,脑组织由高压力区向低压力区移位,导致脑组织、血管及脑神经等重要结构受压或移位,产生相应的临床症状和体征,称为脑疝。

根据移位的脑组织及其通过的硬脑膜间隙和孔道,可将脑疝分为以下常见的三类:①小脑幕切迹疝,又称颞叶疝,为颞叶的海马回、钩回通过小脑幕切迹被推移至幕下。②枕骨大孔疝,又称小脑扁桃体疝,为小脑扁桃体及延髓经枕骨大孔被推挤向椎管内。③大脑镰下疝,又称扣带回疝,一侧半球的扣带回经镰下孔被挤入对侧分腔(图 9-9)。

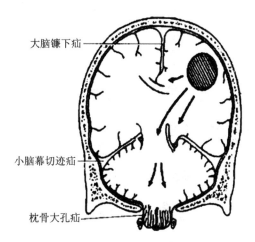

图 9-9 **大脑镰下疝(上)、小脑幕切迹疝(中)、枕骨大孔疝(下)**

脑疝是颅内压增高的危象和引起死亡的主要原因,常见的有小脑幕切迹疝和枕骨大孔疝。

一、病因与发病机制

(1)外伤所致各种颅内血肿,如硬膜外血肿、硬膜下血肿及脑内血肿。

(2)颅内脓肿。

（3）颅内肿瘤尤其是颅后窝、中线部位及大脑半球的肿瘤。

（4）颅内寄生虫病及各种肉芽肿性病变。

（5）医源性因素,对于颅内压增高患者,进行不适当的操作如腰椎穿刺,放出脑脊液过多过快,使各分腔间的压力差增大,则可促使脑疝形成。

发生脑疝时,移位的脑组织在小脑幕切迹或枕骨大孔处挤压脑干,使脑干受压移位导致其实质内血管受到牵拉,严重时基底动脉进入脑干的中央支可被拉断而致脑干内部出血,出血常为斑片状,有时出血可沿神经纤维走行方向达内囊水平。同侧的大脑脚受到挤压会造成病变对侧偏瘫,同侧动眼神经受到挤压可产生动眼神经麻痹症状。钩回、海马回移位可将大脑后动脉挤压于小脑幕切迹缘上致枕叶皮层缺血坏死。移位的脑组织可致小脑幕切迹裂孔及枕骨大孔堵塞,使脑脊液循环通路受阻,颅内压增高进一步加重,形成恶性循环,使病情迅速恶化。

二、临床表现

（一）小脑幕切迹疝

（1）颅内压增高:剧烈头痛,进行性加重,伴躁动不安,频繁呕吐。

（2）进行性意识障碍:由于阻断了脑干内网状结构上行激活系统的通路,随脑疝的进展,患者出现嗜睡、浅昏迷、深昏迷。

（3）瞳孔改变:脑疝初期由于患侧动眼神经受刺激导致患侧瞳孔变小,对光反射迟钝;随病情进展,患侧动眼神经麻痹,患侧瞳孔逐渐散大,直接和间接对光反射均消失,并伴上睑下垂及眼球外斜;晚期,对侧动眼神经因脑干移位也受到推挤时,则出现双侧瞳孔散大,对光反射消失,患者多处于濒死状态(图 9-10)。

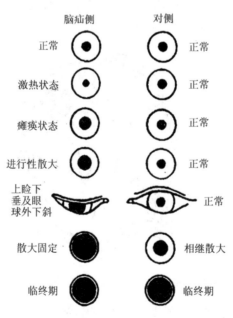

图 9-10　一侧颞叶钩回疝引起的典型瞳孔变化

（4）运动障碍:钩回直接压迫大脑脚,锥体束受累后,病变对侧肢体肌力减弱或麻痹,病理征阳性(图 9-11)。脑疝进展时可致双侧肢体自主活动消失,严重时可出现去皮质强直状,这是脑干严重受损的信号。

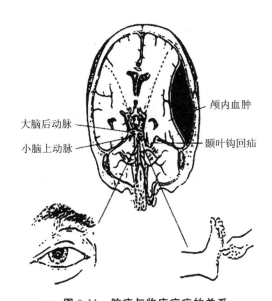

图 9-11 脑疝与临床病症的关系

动眼神经受压导致:同侧瞳孔散大,上睑下垂及眼外肌瘫痪;锥体束受
压导致:对侧肢体瘫痪,肌张力增加,腱反射活跃,病理反射阳性

(5)生命体征变化:若脑疝不能及时解除,病情进一步发展,则患者出现深昏迷,双侧瞳孔散大固定,血压骤降,脉搏快弱,呼吸浅而不规则,呼吸、心跳相继停止而死亡。

(二)枕骨大孔疝

枕骨大孔疝是小脑扁桃体及延髓经枕骨大孔被挤向椎管中,又称小脑扁桃体疝。由于颅后窝容积较小,对颅内高压的代偿能力也小,病情变化更快。患者常有进行性颅内压增高的临床表现:头痛剧烈,呕吐频繁,颈项强直或强迫头位;生命体征紊乱出现较早,意识障碍、瞳孔改变出现较晚。因脑干缺氧,瞳孔可忽大忽小。由于位于延髓的呼吸中枢受损严重,患者早期即可突发呼吸骤停而死亡。

三、治疗要点

关键在于及时发现和处理。

(一)非手术治疗

患者一旦出现典型的脑疝症状,应立即给予脱水治疗,以缓解病情,争取时间。

(二)手术治疗

确诊后,尽快手术,去除病因,如清除颅内血肿或切除脑肿瘤等;若难以确诊或虽确诊但病变无法切除者,可通过脑脊液分流术、侧脑室外引流术或病变侧颞肌下、枕肌下减压术等降低颅内压。

四、急救护理

(1)快速静脉输入甘露醇,山梨醇,呋塞米等强效脱水剂,并观察脱水效果。

(2)保持呼吸道通畅,吸氧。

(3)准备气管插管盘及呼吸机,对呼吸功能障碍者,行人工辅助呼吸。

(4)密切观察呼吸、心跳、瞳孔的变化。

(5)紧急做好术前特殊检查及术前准备。

(王　霞)

第六节　脑　出　血

脑出血是指原发于脑实质内的出血,主要发生于高血压和动脉硬化的患者。脑出血多发生于55岁以上的老年人,多数患者有高血压史。常在情绪激动或活动用力时突然发病,出现头痛、呕吐、偏瘫及不同程度昏迷等。

一、护理措施

(一)术前护理

(1)密切监测病情变化,包括意识、瞳孔、生命体征变化及肢体活动情况,定时监测呼吸、体温、脉搏、血压等,发现异常(瞳孔不等大、呼吸不规则、血压高、脉搏缓慢),及时报告医师立即抢救。

(2)绝对卧床休息,取头高位,15°～30°,头置冰袋可控制脑水肿,降低颅内压,利于静脉回流。吸氧可改善脑缺氧,减轻脑水肿。翻身时动作要轻,尽量减少搬动,加床挡以防坠床。

(3)神志清楚的患者谢绝探视,以免情绪激动。

(4)脑出血昏迷的患者24～48小时禁食,以防止呕吐物反流致气管造成窒息或吸入性肺炎,以后按医嘱进行鼻饲。

(5)加强排泄护理:若患者有尿潴留或不能自行排尿,应进行导尿,并留置导尿管,定时更换尿袋,注意无菌操作,每天会阴冲洗1～2次,便秘时定期给予通便药或食用一些粗纤维的食物,嘱患者排便时勿用力过猛,以防再出血。

(6)遵医嘱静脉快速输注脱水药物,降低颅内压,适当使用降压药,使血压保持在正常水平,防止高血压引起再出血。

(7)预防并发症:①加强皮肤护理,每天擦澡1～2次,定时翻身,每2小时翻身1次,床铺干净平整,对骨隆突处的皮肤要经常检查和按摩,防止发生压力性损伤。②加强呼吸道管理,保持口腔清洁,口腔护理每天1～2次;患者有咳痰困难,要勤吸痰,保持呼吸道通畅;若患者呕吐,应使其头偏向一侧,以防发生误吸。③急性期应保持偏瘫肢体的生理功能位。恢复期应鼓励患者早期进行被动活动和按摩,每天2～3次,防止瘫痪肢体的挛缩畸形和关节的强直疼痛,以促进神经功能的恢复,对失语的患者应进行语言方面的锻炼。

(二)术后护理

1.卧位

患者清醒后抬高床头15°～30°,以利于静脉回流,减轻脑水肿,降低颅内压。

2.病情观察

严密监测生命体征,特别是意识及瞳孔的变化。术后24小时内易再次脑出血,如患者意识障碍继续加重、同时脉搏缓慢、血压升高,要考虑再次脑出血可能,应及时通知医师。

3.应用脱水剂的注意事项

临床常用的脱水剂一般是 20％甘露醇,滴注时注意速度,一般 20％甘露醇 250 mL 应在 20～30 分钟输完,防止药液渗漏于血管外,以免造成皮下组织坏死;不可与其他药液混用;血压过低时禁止使用。

4.血肿腔引流的护理

注意引流液量的变化,若引流量突然增多,应考虑再次脑出血。

5.保持出入量平衡

术后注意补液速度不宜过快,根据出量补充入量,以免入量过多,加重脑水肿。

6.功能锻炼

术后患者常出现偏瘫和失语,加强患者的肢体功能锻炼和语言训练。协助患者进行肢体的被动活动,进行肌肉按摩,防止肌肉萎缩。

(三)健康指导

1.清醒患者

(1)应避免情绪激动,去除不安、恐惧、愤怒、忧虑等不利因素,保持心情舒畅。

(2)饮食清淡,多吃含水分、含纤维素多的食物;多食蔬菜、水果。忌烟、酒及辛辣、刺激性强的食物。

(3)定期测量血压,复查病情,及时治疗可能并存的动脉粥样硬化、高脂血症、冠心病等。

(4)康复活动。①应规律生活,避免劳累、熬夜、暴饮暴食等不利因素,保持心情舒畅,注意劳逸结合。②坚持适当锻炼。康复训练过程艰苦而漫长(一般为 1～3 年,长者需终身训练),需要信心、耐心、恒心,在康复医师指导下,循序渐进、持之以恒。

2.昏迷患者

(1)昏迷患者注意保持皮肤清洁、干燥,每天床上擦浴,定时翻身,防止压力性损伤形成。

(2)每天坚持被动活动,保持肢体功能位置。

(3)防止气管切开患者出现呼吸道感染。

(4)不能经口进食者,应注意营养液的温度、保质期及每天的出入量是否平衡。

(5)保持大小便通畅。

(6)定期高压氧治疗。

二、主要护理问题

(1)疼痛:与颅内血肿压迫有关。

(2)生活自理能力缺陷:与长期卧床有关。

(3)脑组织灌注异常:与术后脑水肿有关。

(4)有皮肤完整性受损的危险:与昏迷、术后长期卧床有关。

(5)躯体移动障碍:与出血所致脑损伤有关。

(6)清理呼吸道无效:与长期卧床所致的机体抵抗力下降有关。

(7)有受伤的危险:与术后癫痫发作有关。

(王 霞)

第七节　脑动静脉畸形

脑动静脉畸形是指脑血管发育障碍引起的脑局部血管数量和结构异常,并对正常脑血流产生影响。动静脉畸形是一团异常的畸形血管,其间无毛细血管,常有一支或数支增粗的供血动脉,引流动脉明显增粗曲张,管壁增厚,内为鲜红动脉血,似动脉,故称之为静脉的动脉化。动静脉畸形引起的继发性病变有出血、盗血。手术为治疗脑动静脉畸形的根本方法,目的在于减少或消除脑动静脉畸形再出血的机会,减轻盗血现象。手术方法包括血肿清除术、畸形血管切除术、供应动脉结扎术、介入栓塞术。

一、护理措施

(一)术前护理

(1)患者要绝对卧床,并避免情绪激动,防止畸形血管破裂出血。

(2)监测生命体征,注意瞳孔变化,若双侧瞳孔不等大,表明有血管破裂出血的可能。

(3)排泄的管理:向患者宣教合理饮食,嘱其多食富含纤维素的食物,如水果、蔬菜等,以防止便秘。观察患者每天粪便情况,必要时给予开塞露或缓泻剂。

(4)注意冷暖变化,以防感冒后用力打喷嚏或咳嗽诱发畸形血管破裂出血。

(5)注意安全,防止患者癫痫发作时受伤。

(6)危重患者应做好术前准备,如剃头。若有出血,应进行急诊手术。

(二)术后护理

(1)严密监测患者生命体征,尤其注意血压变化,如有异常立即通知医师。

(2)给予患者持续低流量氧气吸入,并观察肢体活动及感觉情况。

(3)按时予以脱水及抗癫痫药物,防止患者颅内压增高或癫痫发作。

(4)如有引流,应保持引流通畅,并观察引流量、颜色及性质变化。短时间内若引流出大量血性物质,应及时通知医师。

(5)如果患者癫痫发作,应保持呼吸道通畅,并予以吸痰、氧气吸入,防止坠床等意外伤害,用床挡保护并约束四肢,口腔内置口咽通气导管,配合医师给予镇静及抗癫痫药物。

(6)长期卧床、活动量较少的患者,应注意其肺部情况,及时给予拍背,促进有效咳痰,防止发生肺部感染,还须定期拍胸部 X 线片,根据胸片有重点有选择性地进行拍背。

(7)术后应鼓励患者进食高蛋白食物,以增加组织的修复能力,保证机体的营养供给。

(8)清醒患者保持头高位(床头抬高 30°),以利血液回流,减轻脑水肿。

(9)准确记录出入量,保证出入量平衡。

(10)对有精神症状的患者,适当给予镇静剂,并注意患者有无自伤或伤害他人的行为。

(11)给予患者心理上的支持,使其对疾病的痊愈有信心,从而减轻患者的心理负担。

(三)健康指导

(1)定期测量血压,复查病情,及时治疗可能并存的血管病变。

(2)保持大小便通畅。

二、主要护理问题

(1)脑出血:与手术伤口有关。

(2)脑组织灌注异常:与脑水肿有关。

(3)有受伤的危险:与癫痫发作有关。

(4)疼痛:与手术创伤有关。

(5)睡眠形态紊乱:与疾病产生的不适有关。

(6)便秘:与术后长期卧床有关。

(7)活动无耐力:与术后长期卧床有关。

(桂 娴)

第八节 脑 膜 瘤

脑膜瘤起源于蛛网膜内皮细胞,脑室内脑膜瘤来自脑室内脉络丛,也可来自硬脑膜成纤维细胞和软脑膜细胞。脑膜瘤是仅次于胶质瘤的颅内肿瘤,是良性肿瘤。发病率为19.2%,居第二位,女性多于男性,约2:1,发病高峰年龄在45岁。脑膜瘤在儿童期极少见,仅占儿童期颅内肿瘤的0.4%~4.6%,16岁以下发病率不足1.3%。近年来因CT及MRI的普遍应用,脑膜瘤发现率增高,特别是老年人群,偶尔会有无症状脑膜瘤和多发性脑膜瘤,可合并胶质瘤、垂体瘤和动脉瘤,但较罕见。

一、专科护理

(一)护理要点

密切观察患者疼痛的性质,在做好心理护理和安全防护的同时,注意观察患者生命体征的变化。

(二)主要护理问题

(1)急性疼痛:与颅内压增高及开颅手术创伤有关。

(2)焦虑:与疾病引起的不适、家庭经济条件及担心预后有关。

(3)有受伤害的危险:与癫痫发作有关。

(4)营养失调:低于机体需要量,与术中机体消耗及手术前后禁食水有关。

(5)有皮肤完整性受损的危险:与患者意识障碍或肢体活动障碍有关。

(6)潜在并发症:颅内感染。

(三)护理措施

1.一般护理

病室空气流通,光线充足,温湿度适宜,保证安静、有序、整洁、安全的诊疗修养环境。对颅内压增高患者需绝对卧床休息,给予日常生活护理。

2.对症护理

(1)急性疼痛的护理:针对因颅内压增高引起的疼痛,在患者发病早期疼痛多为发作性头痛,随着病情的进展,头痛可表现为持续性头痛,且较为剧烈,应给予脱水、激素等治疗使颅内压增高的症状得到改善,从而缓解头痛症状。对于术后疼痛的患者,应协助患者取头高位,耐心倾听患者的感受,指导患者进行深呼吸。

(2)心理护理:护士态度和蔼,具有亲和力,与患者进行有效沟通,增强其安全感和对护理人员的信任感。针对患者及家属提出的问题应运用专业技术知识进行耐心解释,用通俗易懂的语言介绍有疾病相关知识、术前术后注意事项,解除其思想顾虑,乐观接受手术。

(3)有受伤害的危险的护理:因肿瘤长期压迫可出现不同程度的肢体麻木、步态不稳、平衡功能障碍、视力下降、甚至癫痫发作,应保证患者安全。加设床挡,防止患者坠床,必要时给予约束带护理;对步态不稳的患者,外出要专人陪伴;对于听力、视力障碍的患者,要加强生活护理,防止因行动不便而发生意外。

(4)营养失调的护理:患者由于颅内压增高及频繁呕吐,脱水治疗,可导致营养不良和水电解质紊乱,从而加大手术风险。因此,术前应给予营养丰富、易消化、高蛋白、高热量饮食,或静脉补充营养液,以改善患者的全身营养状况。

(5)有皮肤完整性受损的危险的护理:对因肢体活动障碍而长期卧床患者,应注意定时翻身,预防压疮发生。对伴有癫痫发作的患者,使用约束带护理时应连续评估其被约束部位皮肤状况,如有红肿情况应解除约束,加强专人陪护。

(6)潜在并发症的观察与护理:护士在协助医师为患者头部敷料换药时,应遵循无菌操作原则,观察伤口渗血、出血情况。病室内每天开窗通风,保持病室空气清新。实行探视及陪伴管理制度,勿将学龄前儿童带入病室。

二、健康指导

(一)疾病知识指导

1.概念

脑膜瘤是起源于脑膜及脑膜间隙的衍生物,多来自蛛网膜细胞及含蛛网膜成分组织。其病因及发病机制不清,可能与内外环境因素有关。脑膜瘤约占颅内肿瘤的20%,良性居多。生长较为缓慢,病程较长,出现早期症状平均约为2.5年,甚至可达十余年。

2.临床表现

颅内脑膜瘤多位于大脑半球矢状窦旁,邻近的颅骨会有增生或被侵蚀的迹象,因部位不同各具临床特点,但均有颅内压增高及局灶性体征。

(1)颅内压增高症状:颅内压增高表现为持续性、阵发性加剧头痛,晨起加重。疾病早期可有间断阵发性头痛,随病程推移头痛时间可延长,间隔时间缩短或变成持续性头痛;病情严重者呕吐呈喷射状,与饮食关系不大而与头痛剧烈程度有关,视盘水肿可有典型的眼底所见,但患者多无明显自觉症状。一般只有一过性视力模糊、色觉异常或短暂视力丧失。

(2)局灶性症状:肿瘤压迫位置的不同,产生的局灶性症状有所不同。大脑凸面脑膜瘤、矢状窦旁脑膜瘤、大脑镰旁脑膜瘤经常表现为癫痫发作、偏瘫及精神症状等;颅底脑膜瘤引起三叉神经痛,后期出现视神经萎缩、视野缺损、肢体运动障碍及精神症状;鞍结节脑膜瘤可表现为视力障碍、头痛等症状,下丘脑受累可表现为多饮、多尿、嗜睡等症状;蝶骨嵴脑膜瘤可表现为病变侧眼球突出、眼球活动障碍、头痛、癫痫、失语等。

3.脑膜瘤的诊断

具有重要参考价值的检查项目包括颅脑平片、CT、MRI 和报告减影血管造影。因其发病缓、病程长,不同部位脑膜瘤可有不同临床表现。如成年人伴有慢性疼痛、精神改变、癫痫、一侧或双侧视力减退甚至失明、共济失调或有局限性颅骨包块时,应考虑脑膜瘤的可能性。眼底检查发现慢性视盘水肿或呈继发性萎缩。

4.脑膜瘤的处理原则

(1)手术治疗:脑膜瘤首选手术全切除。因大部分脑膜瘤为良性肿瘤,有完整的包膜,大多可完整切除。对于恶性脑膜瘤术后和不能完全切除的脑膜瘤,可进行部分切除配合放疗,以延长肿瘤复发的时间。

(2)放射治疗:对于不能接受手术治疗的患者,可以考虑采用放射治疗。放射治疗主要针对次全切除的肿瘤及非典型性、恶性脑膜瘤。

(3)立体定向放射外科治疗:立体定向放射外科治疗技术在两年内对肿瘤的生长控制率非常高,特别是对年龄较大、肿瘤位置较深的患者是一种相对安全和有效的治疗方法。但其相关并发症在一定程度上是不可逆的,主要包括急性放射反应,可表现为头痛、头晕、恶心、呕吐、癫痫发作等;脑神经损伤,可累及动眼神经、视神经、三叉神经等放射性水肿,常表现为头痛、头晕。

5.预后

绝大多数脑膜瘤为良性,预后较好。脑膜瘤术后 10 年生存率为 43%～78%,但恶性脑膜瘤较易复发,辅助以放射治疗或伽马刀治疗,预后仍较差。

(二)饮食指导

(1)宜食抗肿瘤食物,如小麦、薏米、荸荠、海蜇、芦笋、海带等。

(2)宜食具有保护脑血管作用的食物,如芹菜、荠菜、茭白、向日葵籽等。

(3)宜食具有防治颅内高压作用的食物,如玉米须、赤豆、核桃仁、紫菜、鲤鱼、鸭肉、海带、蟹等。

(4)宜食具有保护视力的食物,如菊花、荠菜、羊肝、猪肝等。

(5)合理进食,保持良好的饮食习惯。注意低盐饮食,防止由于钠离子在机体潴留而引起血压升高,限制烟酒、辛辣等刺激性食物的摄入。

(6)合并糖尿病患者应选用少油少盐的清淡食品,菜肴烹调多用蒸、煮、凉拌、涮、炖、等方式。注意进食规律,定时、定量,两餐之间要间隔 4～5 小时。

(三)预防指导

(1)患者应遵医嘱合理使用抗癫痫药物及降压药物,口服药应按时服用,不可擅自减药、停药。如服用丙戊酸钠缓释片每天用量应根据患者的年龄和体重计算。对孕妇、哺乳期妇女、明显肝功能损害者应禁止使用,严禁击碎服用;糖尿病患者严格按医嘱用药,及时按血糖情况调节胰岛素剂量,用药后按计划进食,避免饮食习惯的较大改变。

(2)注意合理饮食及饮食卫生,避免致癌物质进入体内。进行有规律锻炼,提高免疫系统功能,增强抵抗力,起到预防肿瘤作用。

(四)日常生活指导

(1)指导患者建立合理的生活方式,保证睡眠充足,注重个人卫生,劳逸结合。

(2)积极治疗原发病,保持心态平和、情绪稳定。

三、循证护理

随着医疗技术的不断提高,神经导航下显微手术切除病灶是治疗脑膜瘤的主要方法。由于瘤体生长部位的特殊性,手术及预后均存在风险,因此做好患者围术期的病情观察与护理,以及预防并发症是术后康复的关键。有学者对 48 例鞍结节脑膜瘤患者围术期护理中发现,通过在术后严格记录 24 小时尿量,对中枢性高热患者采用冰毯和冰帽物理降温能够促进患者病情恢复。有学者对 35 例脑膜瘤术后患者进行持续颅内压监测的研究结果显示,持续颅内压监测能够准确观察动态颅内压变化,有利于指导临床实践。

(一)晨间护理

1.目的

通过晨间护理观察和了解病情,为诊疗和调整护理计划提供依据;及时发现患者存在的健康问题,做好心理护理和卫生指导;促进身体受压部位的血液循环,预防压疮及肺炎等并发症;保持病床和病室的整洁。

2.护理措施

对不能离床活动、病情较轻的患者,鼓励其自行洗漱,包括刷牙、梳头;用消毒毛巾湿式扫床;根据清洁程度,更换床单,整理床单位。对于病情较重,不能离床活动的患者,如危重、高热、昏迷、瘫痪,年老体弱者,应协助患者排便,帮助其刷牙、漱口;病情严重者给予口腔护理,洗脸、洗手、梳头,协助翻身并检查全身皮肤有无受压变红;与患者交谈,了解睡眠情况及有无病情变化,鼓励患者增强战胜疾病的信心并给予心理护理;根据室温适当开窗通风。

(二)晚间护理

1.目的

为患者创造良好的睡眠条件。

2.护理措施

(1)避免环境不良刺激;注意床铺的平整,棉被厚薄适宜,枕头高低适中;注意调节室温和光线,在室内通风换气后可酌情关闭门窗,放下窗帘;查房时动作轻柔。

(2)协助患者梳头、洗漱及用热水泡脚;睡前协助患者排尿。

(3)采取有效措施,尽量减少因疾病带给患者的痛苦与不适,如解除咳嗽、腹胀、尿潴留等不适,取舒适体位。

(滕莲莲)

第九节 脑动脉瘤

脑动脉瘤是局部动静脉异常改变产生的脑动静脉瘤样突起,好发于组成脑底动脉环(Willis 动脉环)的大动脉分支或分叉部。因为这些动脉位于脑底的脑池中,所以动脉瘤破裂出血引起动脉痉挛、栓塞及蛛网膜下腔出血等症状。其主要见于中年人。脑动脉瘤的病因尚未完全明了,但目前多认为与先天性缺陷、动脉粥样硬化、高血压、感染、外伤有关。临床表现为突然头痛、呕吐、意识障碍、癫痫样发作、脑膜刺激征等。以手术治疗为主,常采用动脉瘤栓塞术、开颅动脉瘤夹闭术及穿刺栓塞动脉瘤。

一、护理措施

(一)术前护理

(1)一旦确诊,患者需绝对卧床,暗化病室,减少探视,避免一切外来刺激。情绪激动、躁动不安可使血压上升,增加再出血的可能,适当给予镇静剂。

(2)密切观察生命体征及意识变化,每天监测血压2次,及早发现出血情况,尽早采取相应的治疗措施。

(3)胃肠道的管理:合理饮食,勿食用易导致便秘的食物;常规给予口服缓泻剂如酚酞、麻仁润肠丸,保持排便通畅,必要时给予低压缓慢灌肠。

(4)尿失禁的患者,应留置导尿管。

(5)患者避免用力打喷嚏或咳嗽,以免增加腹压,反射性的增加颅内压,引起脑动脉瘤破裂。

(6)伴发癫痫者,要注意安全,防止发作时受外伤;保持呼吸道通畅,同时给予吸氧,记录抽搐时间,遵医嘱给予抗癫痫药。

(二)术后护理

(1)监测患者生命体征,特别是意识、瞳孔的变化,尽量使血压维持在一个个体化的稳定水平,避免血压过高引起脑出血或血压过低致脑供血不足。

(2)持续低流量给氧,保持脑细胞的供氧。观察肢体活动及感觉情况,与术前对比有无改变。

(3)遵医嘱给予甘露醇及甲泼尼龙泵入,减轻脑水肿;或泵入尼莫地平,减轻脑血管痉挛。

(4)保持引流通畅,观察引流液的色、量及性质,如短时间内出血过多,应通知医师及时处理。

(5)保持呼吸道通畅,防止肺部感染及压力性损伤的发生。

(6)避免情绪激动及剧烈活动。

(7)手术恢复期应多进高蛋白食物,加强营养,增强机体的抵抗力。

(8)减少刺激,防止癫痫发作,尽量将癫痫发作时的损伤减到最小,装好床挡,备好抢救用品,防止意外发生。

(9)清醒患者床头抬高30°,利于减轻脑水肿。

(10)准确记录出入量,保证出入量平衡。

(11)减轻患者心理负担,加强沟通。

(三)健康指导

(1)定期测量血压,复查病情,及时治疗可能并存的血管病变。

(2)保持大小便通畅。

(3)其他指导。①应规律生活,避免劳累、熬夜、暴饮暴食等不利因素,保持心情舒畅,注意劳逸结合。②坚持适当锻炼。康复训练过程艰苦而漫长(一般为1～3年,长者需终身训练),需要信心、耐心、恒心,在康复医师指导下,循序渐进、持之以恒。

二、主要护理问题

(1)脑出血:与手术创伤有关。

(2)脑组织灌注异常:与脑水肿有关。

(3)有感染的危险:与手术创伤有关。

(4)睡眠形态紊乱:与疾病创伤有关。

(5)便秘:与手术后卧床有关。

(6)疼痛:与手术损伤有关。

(7)有受伤的危险:与手术可能诱发癫痫有关。

(8)活动无耐力:与术后卧床时间长有关。

（滕莲莲）

第十节　神经胶质瘤

神经胶质瘤是颅内最常见的恶性肿瘤,发生于神经外胚层。神经外胚层发生肿瘤包括两类,分别为神经间质细胞形成的胶质瘤和神经元形成的神经细胞瘤。神经胶质瘤占全部脑肿瘤的$33.3\%\sim58.6\%$,以男性较多见,特别在多形性胶质母细胞瘤、髓母细胞瘤中男性明显多于女性。各类型胶质瘤各有其好发年龄,如星形细胞瘤多见于壮年,多形性胶质母细胞瘤多见于中年,室管膜瘤多见于儿童及青年,髓母细胞瘤大多发生在儿童。

一、专科护理

(一)护理要点

在观察患者病情变化的同时,针对患者情绪状态的变化给予心理护理,对癫痫持续状态的患者给予安全护理,同时对长期卧床的患者应避免压疮的发生。

(二)主要护理问题

(1)有皮肤完整性受损的危险与患者意识障碍或肢体活动障碍长期卧床有关。

(2)慢性疼痛与肿瘤对身体的直接侵犯、压迫神经及心理因素有关。

(3)有受伤害的危险与术前或术后癫痫发作有关。

(4)有窒息的危险与癫痫发作有关。

(5)营养失调:低于机体需要量与患者频繁呕吐及术后患者无法自主进食有关。

(6)活动无耐力与偏瘫、偏身感觉障碍有关。

(7)无望感与身体状况衰退和肿瘤恶化有关。

(三)护理措施

1.一般护理

将患者安置到相应病床后,责任护士向患者进行自我介绍,并向患者介绍同病室的病友,以增强患者的安全感和对医护人员的信任感。进行入院护理评估,为患者制定个性化的护理方案。

2.对症护理

(1)有皮肤完整性受损的危险的护理:由于长期卧床,神经胶质瘤患者存在皮肤完整性受损的危险,易发生压疮。护士应使用压疮危险因素评估量表进行评估后,再采取相应的护理措施,从而避免压疮的产生。出现中枢性高热的患者应适时给予温水浴等物理降温干预;营养不良或水代谢紊乱的患者在病情允许的情况下给予高蛋白质和富含维生素的饮食;保持床铺清洁、平整、无褶皱。

（2）慢性疼痛的护理：对疼痛的时间、程度、部位、性质、持续性和间断性、疼痛治疗史等进行详细的评估，做好记录并报告医师。当疼痛位于远端或躯干的某些部位时，应遵医嘱给予止痛药物。注意观察药物的作用和变态反应并慎用止疼剂和镇静剂，以免掩盖病情。神经外科患者应慎用哌替啶，因其可导致焦虑、癫痫等。引起慢性疼痛的原因不仅包含患者的躯体因素，还有其心理方面的因素，护士应运用技巧分散患者的注意力以减轻疼痛，如放松疗法、想象疗法、音乐疗法等。

（3）有受伤害的危险的护理：术前对有精神症状的患者，适当应用镇静剂及抗精神疾病药物如地西泮、苯巴比妥、水合氯醛等，病床两侧加护栏以防止患者坠床；对躁动的患者要避免不良环境的刺激，保持病室安静，适当陪护，同时加强巡视，防止患者自伤及伤人；对皮层运动区及附近部位的手术及术前有癫痫发作的患者，术后要常规给予抗癫痫药物进行预防用药。

（4）有窒息危险的护理：胶质瘤患者在癫痫发作期间可对呼吸产生抑制，导致脑代谢需求增加，引起脑缺氧。若忽视对癫痫持续状态的处理，可产生窒息或永久性神经功能损害。在癫痫发作时，应迅速让患者仰卧，将压舌板垫在其上下牙齿间以防舌咬伤。将患者头偏向一侧，清理口腔分泌物，保持气道通畅。

（5）营养失调的护理：患者由于颅内压增高及频繁呕吐，可导致营养不良和水电解质失衡，从而降低患者对手术的耐受力，并影响组织的修复，增加手术的危险性。因此，术前应给予营养丰富、易消化的高蛋白、高热量饮食，或静脉补充营养液，以改善患者的全身营养状况。鼓励其多进食富含纤维素的食物，以保持大便通畅，对于术后进食困难或无法自主进食的患者应给予留置胃管，进行鼻饲饮食，合理搭配，制定饮食方案。

（6）活动无耐力的护理：胶质瘤术后患者可能产生偏瘫、偏身感觉障碍等症状，从而导致患者生活自理能力部分缺陷。护士应鼓励患者坚持自我照顾的行为，协助其入浴、如厕、起居、穿衣、饮食等生活护理，指导其进行肢体功能训练，提供良好的康复训练环境及必要的设施。

（7）无望感的护理：对于恶性胶质瘤的患者，随着病程的延长及放疗、化疗，病痛的折磨常让患者产生绝望。护士应对疾病为患者带来的痛苦表示同情和理解，并采用温和的态度和尊重患者的方式为其提供护理，帮助其正确应对。鼓励患者回想过去的成就，从而证明他的能力和价值，增强其战胜疾病的信心。

（四）护理评价

（1）患者未发生压疮。

（2）患者疼痛有所缓解，能够掌握缓解疼痛的方法。

（3）患者在住院期间安全得到保障。

（4）患者癫痫症状得到控制。

（5）患者营养的摄入能够满足机体的需要。

（6）患者肢体能够进行康复训练。

（7）患者情绪稳定，能够配合治疗与护理。

二、健康指导

（一）疾病知识指导

1.概念

神经胶质瘤又称胶质细胞瘤，简称胶质瘤，是来源于神经上皮的肿瘤。可分为髓母细胞瘤、多形性胶质母细胞瘤、星形细胞瘤、少突胶质瘤、室管膜瘤等。其中,多形性胶质母细胞瘤恶性程度最高,病情进展很快,对放疗、化疗均不敏感;髓母细胞瘤也为高度恶性,好发于2~10岁儿童,多位于颅后窝中线部位,常占据第四脑室、阻塞导水管而引发脑积水,对放射治疗较敏感;少突胶质细胞瘤占神经胶质瘤的7%,生长速度较慢,分界较清,可手术切除,但术后往往复发,需要进行放疗及化疗;室管膜瘤约占12%,术后需放疗及化疗;星形细胞瘤在胶质瘤当中最常见,占40%,恶性程度比较低,生长速度缓慢,呈实质性者与周围组织分界不清,常不能彻底切除,术后容易复发。

2.临床表现

可表现为颅内占位性病变引起的颅内压增高症状,如头痛、呕吐、视盘水肿等,或者因为肿瘤生长部位不同而出现局灶性症状,如偏瘫、失语、感觉障碍等。部分肿瘤患者有精神及癫痫症状,表现为性格改变、注意力不集中、记忆力减退、癫痫大发作或局限性发作等。

3.神经胶质瘤的辅助诊断

主要为颅脑 CT、MRI、EEG 等。

4.神经胶质瘤的处理原则

由于颅内肿瘤浸润性生长,与脑组织间无明显边界,难以做到手术全部切除,一般给予综合疗法,即手术后配合以放疗、化疗、分子靶向治疗及免疫治疗等,通常可延缓肿瘤复发,延长患者生存期。对于复发恶性胶质瘤,局部复发推荐再次手术或者放疗、化疗;如果曾经接受过放疗不适合再放疗者,推荐化疗;化疗失败者,可改变化疗方案;对于弥漫或多灶复发的患者,推荐化疗和/或分子靶向治疗。

(1)手术治疗:胶质瘤患者以手术治疗为主,即在最大限度保存正常神经功能的前提下,最大范围安全切除肿瘤病灶。但对不能实施最大范围安全切除肿瘤的患者,酌情采用肿瘤部分切除术,活检术或立体定向穿刺活检术,以明确肿瘤的组织病理学诊断。胶质瘤手术治疗的目的在于:①明确诊断。②减少肿瘤负荷,改善辅助放疗和化疗的结果。③缓解症状,提高患者的生活质量。④延长患者的生存期。⑤为肿瘤的辅助治疗提供途径。⑥降低进一步发生耐药性突变的概率。

(2)放射治疗:放射线作用于细胞后会将细胞杀死。高级别胶质瘤属于早期反应组织,对放射敏感性相对较高,同时又由于肿瘤内存在部分乏氧细胞,较适合进行多次分割放疗使得乏氧细胞不断氧化并逐步被杀死。目前美国国立综合癌症网络发布的胶质瘤指南、欧洲恶性胶质瘤指南及国内共识均将恶性胶质瘤经手术切除后4周开始放射治疗作为恶性胶质瘤综合治疗的标准方法。

(3)化学治疗:利用化疗可以进一步杀死实体肿瘤的残留细胞,有助于提高患者的无进展生存时间及平均生存时间。

(4)分子靶向治疗:即在细胞分子水平上,针对已经明确的致癌位点(该位点可以是肿瘤细胞内部的一个蛋白分子,也可以是一个基因片段),来设计相应的治疗药物。药物进入体内会特异地选择致癌位点相结合发生作用,使肿瘤细胞特异性死亡,而不会波及肿瘤周围的正常组织细胞的一种治疗方法。

(5)免疫治疗:免疫疗法可以通过激发自身免疫系统来定位和杀灭胶质瘤细胞。目前在胶质瘤免疫治疗方面虽然取得了一些进展,但所有的免疫治疗方案在临床试验中均不能完全清除肿瘤。尽管这种治疗方法有各种不足,但由于免疫治疗可以调动人体自身的免疫系统,产生特异性抗肿瘤免疫反应,其理论上是较理想的胶质瘤治疗方法。

5.神经胶质瘤的预后

随着影像诊断技术的发展、手术理念和设备的进步、放疗技术的日益更新及化疗药物的不断推出,胶质瘤患者的预后得到了很大的改善。但神经胶质瘤侵袭性很强,目前仍无确切有效的治愈手段,特别是恶性胶质瘤,绝大多数患者预后很差,即使采取外科手术、放疗及化疗等综合疗法,五年生存率约 25%。

(二)饮食指导

(1)合理进食,保持良好的饮食习惯。注意低盐饮食,防止由于钠离子在机体潴留而引起血压升高,进而导致颅内压升高。

(2)增加纤维素类食物的摄入,如蔬菜、水果等,减少便秘发生,必要时可口服缓泻剂,促进排便。

(3)对胶质瘤术后的患者,除一般饮食外,可多食营养脑神经的食品,如酸枣仁、桑椹、白木耳、黑芝麻等。避免食用含有致癌因子的食物,如腌制品、发霉的食物、烧烤、烟熏类食品等。

(三)预防指导

(1)通过向患者提供有关疾病的康复知识,以提高患者自我保健的意识。

(2)为预防胶质瘤患者癫痫发作,应遵医嘱合理使用抗癫痫药物。口服药应按时服用,不可擅自减量、停药。若患者以往没有接受过化疗,可给予替莫唑胺口服,防止肿瘤复发。剂量为 200 mg/(m² · d),28 天为一个周期,连续服用 5 天;若患者以往接受过其他方案化疗,建议患者起始量为 150 mg/(m² · d),28 天为一个周期,连续服用 5 天。

(四)日常生活指导

(1)指导患者建立良好的生活习惯,鼓励患者日常活动自理,树立恢复健康的信心。

(2)指导患者要保持心情舒畅,避免不良情绪刺激。家属要关心体贴患者,给予生活照顾和精神支持,避免因精神因素引起病情变化。

三、循证护理

胶质瘤是常见的颅内肿瘤,流行病学调查结果显示,尽管世界各地胶质瘤发病率存在差异,但就整体而言,其发病率约占原发脑肿瘤的一半,且近年来有不断上升的趋势。目前以手术治疗为主,同时配合其他手段如放疗、化疗、免疫治疗等,因此对胶质瘤的围术期的观察与护理及术后并发症的护理显得尤为重要。研究结果显示对观察组 30 例脑胶质瘤患者进行中西医结合护理,包括鼓励患者饮用蜂蜜水,花生衣煮水,化疗次日饮用当归、何首乌、灵芝炖乌鸡汤,使用耳穴贴等,效果显著。有学者对 60 例脑胶质瘤患者间质内化疗的护理研究中提到化疗前要帮助患者增强战胜疾病的信心,并取得家属的配合,发挥社会支持系统的作用。在对免疫治疗脑胶质瘤患者的研究结果中显示,术后 4～5 天要警惕颅内感染的发生,护士需监测患者的体温变化;在疫苗稀释液回输时,可能发生过敏性休克,因此输注时要有 10～15 分钟的观察期,同时要控制滴速,观察期的滴速应为每分钟 10～20 滴,观察期结束后如无不适可调至每分钟 30～40 滴,输注完毕后应观察 4～6 小时后方可离院;免疫治疗过程中要注意观察患者是否有肌无力及关节疼痛发生,如有则应及时停止治疗或调整治疗方案。

中枢神经系统损伤的患者基础营养需求原因如下:①代谢率增高。②蛋白质需要量增加。

③脂肪需要量增加。

　　中枢神经系统损伤时,患者的代谢反应过度。多数研究者证明,昏迷患者在安静状态下的代谢消耗是正常基础代谢率的120%～250%。此时的机体为满足高代谢的能量需求,葡萄糖异生和肝清蛋白的合成显著增加,蛋白、碳水化合物和脂肪的利用增加。增加蛋白质和脂肪的利用不仅导致营养供给困难,加速禁食患者的营养不良。对于神经系统受损的患者,需要营养成分的比例发生改变,对蛋白和脂肪热量的需要增多,而对碳水化合物的需要相对减少。

（滕莲莲）

第十章

泌尿外科护理

第一节 肾 损 伤

一、概述

肾脏隐藏于腹膜后,一般受损伤机会很少,但肾脏为一实质性器官,结构比较脆弱,外力强度稍大即可造成肾脏的创伤。肾损伤大多为闭合性损伤,占 60%~70%,可由直接暴力,如腰、腹部受硬物撞击或车辆撞击,肾受到沉重打击或被推向肋缘而发生损伤;肋骨和腰椎骨折时,骨折片可刺伤肾,间接暴力,如从高处落下、足跟或臀部着地时发生对冲力,可引起肾或肾蒂伤。开放性损伤多见于战时和意外事故,常伴有胸腹部创伤,在临床上按其损伤的严重程度可分为肾挫伤、肾部分裂伤、肾全层裂伤、肾蒂损伤、病理性肾破裂等类型。

二、诊断

(一)症状

1.血尿

损伤后血尿是肾损伤的重要表现,多为肉眼血尿,血尿的轻重程度与肾脏损伤严重程度不一定一致。

2.疼痛

局限于上腹部及腰部,若血块阻塞输尿管,则可引起绞痛。

3.肿块

因出血和尿外渗引起腰部不规则的弥散性胀大的肿块,常伴肌强直。

4.休克

面色苍白,心率加快,血压降低,烦躁不安等。

5.高热

由于血、尿外渗后引起肾周感染所致。

(二)体征

1.一般情况

患者可有腰痛或上腹部疼痛、发热。大出血时可有血流动力学不稳定的表现,如面色苍白、四肢发凉等。

2.专科体检

上腹部及腰部压痛,腹部包块。刀伤或穿透伤累及肾脏时,伤口可流出大量鲜血。出血量与肾脏损伤程度及是否伴有其他脏器或血管损伤有关。

(三)检查

1.实验室检查

尿中含多量红细胞。血红蛋白与血细胞比容持续降低提示有活动性出血。血白细胞计数增多应注意是否存在感染灶。

2.特殊检查

早期积极的影像学检查可以发现肾损伤部位、程度、有无尿外渗或肾血管损伤及对侧肾情况。根据病情轻重,除需紧急手术外,有选择地应用以下检查。

(1)B超检查:能提示肾损害的程度,包膜下和肾周血肿及尿外渗情况。为无创检查,病情重时更有实用意义,并有助于了解对侧肾情况。

(2)CT扫描:可清晰显示肾皮质裂伤、尿外渗和血肿范围,显示无活力的肾组织,并可了解与周围组织和腹腔内其他脏器的关系,为首选检查。

(3)排泄性尿路造影:使用大剂量造影剂行静脉推注造影,可发现造影剂排泄减少,肾、腰大肌影消失,脊柱侧突及造影剂外渗等。可评价肾损伤的范围和程度。

(4)动脉造影:适宜于尿路造影未能提供肾损伤的部位和程度,尤其是伤侧肾未显影,选择性肾动脉造影可显示肾动脉和肾实质损伤情况。若伤侧肾动脉完全梗阻,表示为创伤性血栓形成,宜紧急施行手术。有持久性血尿者,动脉造影可以了解有无肾动静脉瘘或创伤性肾动脉瘤,但为有创检查,已少用。

(5)逆行肾盂造影:易招致感染,不宜应用。

(四)诊断要点

一般都有创伤史,可有腰痛、血尿、腰部肿块等症状体征,出血严重时出现休克。定时查血、尿常规,根据血尿增减、血红蛋白变化评估伤情。检查首选。肾脏超声,快速并且无创伤,对于评价肾脏损伤程度有意义,CT检查可以进一步显示肾实质损伤、肾脏出血及肾蒂损伤情况。条件允许时行静脉肾盂造影检查。

(五)鉴别诊断

1.腹腔脏器损伤

主要为肝、脾损伤,有时可与肾损伤同时发生。表现为出血、休克等危急症状,有明显的腹膜刺激症状。腹腔穿刺可抽出血性液体。尿液检查无红细胞;超声检查肾脏无异常发现;静脉尿路造影(IVU)示肾盂、肾盏形态正常,无造影剂外溢情况。

2.肾梗死

表现为突发性腰痛、血尿、血压升高;IVU示肾显影迟缓或不显影。逆行肾盂造影可发现肾被膜下血肿征象。肾梗死患者往往有心血管疾病或肾动脉硬化病史,血清乳酸脱氢酶及碱性磷酸酶升高。

3.自发性肾破裂

突然出现腰痛及血尿病状。体检示腰腹部有明显压痛及肌紧张,可触及边缘不清的囊性肿块。IVU检查示肾盂、肾盏变形和造影剂外溢。B超检查示肾集合系统紊乱,肾周围有液性暗区。一般无明显的创伤史,既往多有肾肿瘤、肾结核、肾积水等病史。

三、治疗

肾损伤的处理与损伤程度直接相关。轻微肾挫伤经短期休息可以康复,多数肾挫裂伤可用保守治疗,仅少数需手术治疗。

(一)紧急治疗

有大出血、休克的患者需迅速给以抢救措施,观察生命体征,进行输血、复苏,同时明确有无并发其他器官损伤,做好手术探查的准备。

(二)保守治疗

(1)绝对卧床休息2~4周,病情稳定,血尿消失后才可以允许患者离床活动。通常损伤后4~6周肾挫裂伤才趋于愈合,过早过多离床活动,有可能再度出血。恢复后2~3个月不宜参加体力劳动或竞技运动。

(2)密切观察,定时测量血压、脉搏、呼吸、体温,注意腰、腹部肿块范围有无增大。观察每次排出的尿液颜色深浅的变化。定期检测血红蛋白和血细胞比容。

(3)及时补充血容量和热量,维持水、电解质平衡,保持足够尿量。必要时输血。

(4)应用广谱抗生素以预防感染。

(5)使用止痛剂、镇静剂和止血药物。

(三)手术治疗

1.开放性肾损伤

几乎所有这类损伤的患者都要施行手术探查,特别是枪伤或从前面腹壁进入的锐器伤,需经腹部切口进行手术,清创、缝合及引流并探查腹部脏器有无损伤。

2.闭合性肾损伤

一旦确定为严重肾裂伤、肾碎裂及肾蒂损伤需尽早经腹入路施行手术。若肾损伤患者在保守治疗期间发生以下情况,需施行手术治疗:①经积极抗休克后生命体征仍未见改善,提示有内出血。②血尿逐渐加重,血红蛋白和血细胞比容继续降低。③腰、腹部肿块明显增大。④有腹腔脏器损伤可能。

手术方法:经腹部切口施行手术,先探查并处理腹腔损伤脏器,再切开后腹膜,显露肾静脉、肾动脉,并阻断之,而后切开肾周围筋膜和肾脂肪囊,探查患肾。先阻断肾蒂血管,并切开肾周围筋膜,快速清除血肿,依具体情况决定做肾修补、部分肾切除术或肾切除。必须注意,在未控制肾动脉之前切开肾周围筋膜,往往难以控制出血,而被迫施行肾切除。只有在肾严重碎裂或肾血管撕裂,无法修复,而对侧肾良好时,才施行肾切除。肾实质破损不大时,可在清创与止血后,用脂肪或网膜组织填入肾包膜缝合处,完成一期缝合,既消除了无效腔,又减少了血肿引起继发性感染的机会。肾动脉损伤性血栓形成一旦被确诊即应手术取栓,并可行血管置换术,以挽救肾功能。

(四)并发症及其处理

常由血或尿外渗及继发性感染等引起。腹膜后囊肿或肾周脓肿可切开引流。输尿管狭窄、肾积水需施行成形术或肾切除术。恶性高血压要做血管修复或肾切除术。动静脉瘘和假性肾动脉瘤应予以修补,如在肾实质内则可行部分肾切除术。持久性血尿可施行选择性肾动脉造影及栓塞术。

四、病情观察

(1)观察生命体征,如:体温、血压、脉搏、呼吸,神智反应。

(2)专科变化,腹部或腰腹部有无肿块及大小变化,血尿程度。

(3)重要生命脏器,心、肺、肝、脾等脏器及骨骼系统有无合并伤。

五、注意事项

(一)医患沟通

(1)如拟保守治疗,应告知患者及家属仍有做手术的可能性及肾损伤后的远期并发症。

(2)做开放手术,应告知可能切肾的方案,如做保肾手术,则有继续出血、尿外渗的可能。

(3)手术探查决定做肾切除时,应再一次告知家属,并告知术后肾功能失代偿或需做肾代替治疗的可能。如合并腹腔或其他部位脏器损伤,手术时要一期处理,也应告知家属并签字。

(4)交代病情时要立足于当前患者病情,对于病情变化不做肯定与否定的预测。

(二)经验指导

(1)对于肾损伤的患者应留院观察或住院 1 天,必须每半小时至 1 小时监测 1 次血压、心率、呼吸,记录每小时尿量。并做好血型分析及备血。

(2)对于肾损伤病情明确者,生命体征不稳时,可重复做腹腔穿刺及 CT、B 超影像学检查。

(3)手术后要观察腹部情况,伤口有无渗血,敷料有无潮湿,为防止切口裂开,可使用腹带保护。

(4)肾切除患者要计算每天出入量,了解肾功能变化。

(5)确保引流管无扭曲,密切观察引流量、颜色的变化。

(6)腹部创伤合并。肾损伤的比例不是很高,临床工作中易忽视。血尿是肾创伤的重要表现,但与病情严重程度不成比例;输尿管有血块堵塞、肾蒂损伤或低血压休克时可无血尿出现。

六、护理

(一)护理评估

1.健康史

详细了解受伤的原因、部位、受伤的经过,以往的健康状况等。

2.身体状况

(1)血尿:是肾损伤的主要症状。肾挫伤时血尿轻微,肾部分裂伤或肾全层裂伤时,可出现大量肉眼血尿。当血块堵塞输尿管、肾盂或输尿管断裂、肾蒂血管断裂时,血尿可不明显,甚至无血尿。

(2)疼痛:肾包膜张力增加、肾周围软组织损伤,可引起患侧腰、腹部疼痛;血液、尿液渗入腹腔或伴有腹部器官损伤时,可出现全腹痛和腹膜刺激征;血块通过输尿管时,可发生肾绞痛。

(3)腰、腹部包块:血液、尿液渗入肾周围组织,可使局部肿胀形成包块,可有触痛。

(4)休克:严重的肾损伤,尤其是合并其他器官损伤时,易引起休克。

(5)发热:肾损伤后,由于创伤性炎症反应,伤区血液、渗出液及其他组织的分解产物吸收引起发热,多为低热;由于血肿、尿外渗继发感染引起的发热多为高热。

3.心理状况

由于突发的暴力致伤,或因损伤出现大量肉眼血尿、疼痛、腰腹部包块等表现时,患者常有恐惧、焦虑等心理状态的改变。

4.辅助检查

(1)尿常规检查:了解尿中有无大量红细胞。

(2)B超检查:能提示肾损害的程度,包膜下和肾周血肿及尿外渗情况。

(3)X线平片检查:肾区阴影增大,提示有肾周围血肿的可能。

(4)CT检查:可清晰显示肾皮质裂伤、尿外渗和血肿范围。

(5)排泄性尿路造影:可评价肾损伤的范围和程度。

(6)肾动脉造影:可显示肾动脉和肾实质损伤的情况。

(二)护理诊断及相关合作性问题

1.不舒适

与疼痛等有关。

2.恐惧/焦虑

与损伤后出现血尿等有关。

3.有感染的危险

与损伤后免疫力降低有关。

4.体温过高

与损伤后的组织产物吸收和血肿、尿外渗继发感染等有关。

(三)护理目标

(1)疼痛不适感减轻或消失。

(2)情绪稳定,能安静休息。

(3)患者发生感染和休克的危险性降低,未发生感染和休克。

(4)体温正常。

(四)护理措施

1.非手术治疗及手术前患者的护理

(1)嘱患者绝对卧床休息2～4周,待伤情稳定、血尿消失1周后方可离床活动,以防再出血。

(2)迅速建立静脉输液通路,及时输血、输液,维持水、电解质及酸碱平衡,防治休克。

(3)急救护理:有大出血、休克的患者需配合医师迅速进行抢救及护理。

(4)心理护理:对恐惧不安的患者,给予心理疏导、安慰、体贴和关怀。

(5)伤情观察:患者的生命体征;血尿的变化;腰、腹部包块大小的变化;腹膜刺激征的变化。

(6)配合医师做好影像学检查前的准备工作。

(7)做好必要的术前常规准备,以便随时中转手术。

2.手术后患者的护理

(1)卧床休息:肾切除术后需卧床休息2～3天,肾修补术、肾部分切除术或肾周引流术后需卧床休息2～4周。

(2)饮食:禁食24小时,适当补液,肠功能恢复后进流质饮食,并逐渐过渡到普通饮食,但要注意少食易胀气的食物,以减轻腹胀。鼓励患者适当多饮水。

(3)伤口护理:保持伤口清洁干燥,注意无菌操作,注意观察有无渗血、渗尿,应用抗菌药物,预防感染。

3.健康指导

(1)向患者介绍康复的基本知识,卧床的意义及观察血尿、腰腹部包块的意义。

(2)告诉患者恢复后3个月内不宜参加重体力劳动或竞技运动;肾切除术后患者,应注意保护对侧肾,尽量不要应用对肾有损害的药物。

(3)定期到医院复诊。

(宁雪玲)

第二节　输尿管损伤

一、概述

输尿管位于腹膜后间隙,位置隐蔽,一般由外伤直接引起输尿管损伤不常见,多见于医源性损伤,如手术损伤或器械损伤及放射性损伤。凡腹腔、盆腔手术后患者发生无尿、漏尿,腹腔或盆腔有刺激症状时均应想到输尿管损伤的可能。对怀疑输尿管损伤的患者,应进行系统的泌尿系检查。妇科手术特别是宫外孕破裂、剖宫产等急诊手术或妇科肿瘤根治术中,输尿管被钳夹或误扎等医源性损伤最为常见。

二、护理评估

采集患者外伤史,盆腔、腹腔、腹膜后手术史,妇科手术史及泌尿系统手术史,如出现相应的症状应警惕输尿管损伤的可能。

(一)临床表现

手术损伤输尿管引起临床表现需根据输尿管损伤程度而定,术中发现输尿管损伤,立即处理可不留后遗症。若未被发现,多在3~5天起病。尿液起初渗在组织间隙里,临床上表现为高热、寒战、恶心、呕吐、损伤侧腰痛、肾肿大、下腹或盆腔内肿物、压痛及肌紧张等。

1.腹痛及感染症状

表现为腰部胀痛、寒战、局部触痛、叩击痛。若输尿管被误扎,多数患者数天内患侧腰部出现胀痛,并可出现寒战、发热,局部触痛、叩击痛并可扪及肿大的肾脏。若采用输尿管镜套石或碎石操作,不慎造成输尿管穿孔破损者,由于漏尿或尿液外渗可引起患侧腰痛及腹胀,继发感染后则出现寒战、发热,肾区压痛并可触及尿液积聚而形成的肿块。

2.尿瘘

分急性尿瘘与慢性尿瘘两种。前者在输尿管损伤后当日或数天内出现伤口漏尿,腹腔积尿或阴道漏尿。后者以盆腔手术所致输尿管阴道瘘最常见。尿瘘形成前,多有尿外渗引起感染症状,常见伤后2~3周形成尿瘘。

3.无尿

双侧输尿管发生断裂或误扎,伤后即可无尿,应注意与创伤性休克所致急性肾衰竭的无尿鉴别。

4.血尿

输尿管损伤后可以出现肉眼或镜下血尿,但也可以尿液检查正常,一旦出现血尿,应高度怀疑有输尿管损伤。

(二)辅助检查

1.静脉肾盂造影检查

可显示患肾积水,损伤以上输尿管扩张、扭曲、成角、狭窄及对比剂外溢。

2.膀胱镜及逆行造影

可观察瘘口部位并与膀胱损伤鉴别,逆行造影对明确损伤部位、损伤程度有价值。

3.B超检查

可显示患肾积水和输尿管扩张。

4.CT检查

对输尿管外伤性损伤部位、尿外渗及合并肾损伤或其他脏器损伤有一定的诊断意义。

5.阴道检查

有时可直接观察到瘘口的部位。

6.体格检查

膀胱腹膜外破裂后尿外渗,下腹耻骨上区有明显触痛,有时可触及包块。膀胱腹膜内破裂后,若有大量尿液进入腹腔,检查有腹壁紧张、压痛、反跳痛及移动性浊音。

(三)护理问题

首先对患者进行心理评估,了解患者的身体和心理状态,患者主要存在以下护理问题。

1.疼痛

与尿外渗及手术有关。

2.舒适的改变

与术后放置支架管、造瘘管有关。

3.恐惧、焦虑

与尿瘘、担心预后不良有关。

4.有感染的危险

有感染的危险与尿外渗及各种管路有关。

三、护理措施

(一)心理护理

输尿管损伤因为手术的损伤发生率较高,因此,心理护理显得尤为重要。要做到详细评估患者的心理状况及接受治疗的心理准备,与患者建立良好的护患关系,掌握患者的心理变化并给予相应的健康指导,减少医疗纠纷的发生。输尿管损伤后患者情绪紧张、恐惧,尤其是发生漏尿或无尿时,护士在密切观察病情的同时要向患者宣讲损伤后注意的问题,鼓励患者树立信心,保持平和的心态,积极配合治疗,减轻患者的焦虑。

(二)生活护理

(1)主动巡视患者,帮助患者完成生活护理,保持"七洁":皮肤、头发、指甲、会阴、口腔、手足、床单的干净整洁,使患者感到舒适。

(2)观察并保持各种管路的清洁通畅,正确记录引流液的颜色及量,尿袋、引流袋定期更换。

(3)关心患者,讲解健康保健知识。

(4)观察尿外渗的腹部体征,腹痛的程度;观察体温的变化,每天测量体温4次,并记录在护理患者中,发热时及时通知医师。

(5)观察 24 小时尿量,注意血尿情况,少尿、无尿要立即通知医师处理。

(6)饮食要均衡,富于营养,易消化。不吃易引起腹胀的食物,如牛奶、大豆等。保持排便通畅,必要时服润肠药。

(三)治疗及护理配合

输尿管损伤后治疗采取修复输尿管、保持通畅、保护肾功能的原则。及时采用双 J 管引流,有利于损伤的修复和狭窄的改善。

1.治疗方法

(1)外伤所致输尿管损伤,应首先注意处理其全身情况及有无合并其他脏器的损伤,断裂的输尿管应根据具体情况给予修补或吻合。除不得已时不宜摘除肾脏外。

(2)器械所致的输尿管损伤往往为裂伤,保守治疗多可痊愈。如尿外渗症状不断加重,应及早施行引流术。

(3)手术时误伤输尿管应根据具体情况及时予以修补或吻合,如输尿管被结扎,应尽早松解结扎线,并在输尿管内安置导管保留数天。输尿管切开,可进行缝合修补,然后置管引流。输尿管被切断,则进行端端吻合,置管引流两周左右。输尿管在低位被切断可行输尿管膀胱吻合术。输尿管被钳夹,损伤轻微时按结扎处理;较重时,为防止组织坏死形成尿瘘,可切除损伤部分,进行端端吻合。若输尿管缺损太多,根据具体情况可以选择输尿管外置造瘘,肾造瘘,利用膀胱组织或小肠做输尿管成形手术。

2.保守治疗的护理配合

(1)密切监测生命体征的变化,记录及时准确。

(2)观察腹痛情况,不能盲目给予止痛剂。

(3)保持各种管路的清洁通畅,正确记录引流液的颜色及量,尿袋定期更换。

(4)备皮、备血、皮试,做好必要时手术探查的准备。

(5)正确记录 24 小时尿量,注意血尿情况,少尿、无尿要立即通知医师处理。

(6)嘱患者卧床休息,做好生活护理,保持排便通畅,必要时服润肠药。

3.手术治疗的护理

(1)输尿管断端吻合术后留置双 J 管,在此期间嘱患者多饮水,保证引流尿液通畅,防止感染,促进输尿管损伤的愈合。

(2)预防感染,术后留置导尿管,注意各引流管的护理,定期更换引流袋。更换引流袋应无菌操作,防止感染,尿道口护理每天 1～2 次。女性患者每天会阴冲洗。

(3)严密观察尿量,间接地了解有无肾衰竭的发生。

(4)高热的护理,给予物理降温,鼓励患者多饮水,及时更换干净衣服,必要时遵医嘱给予药物降温。

4.留置双 J 管的护理

(1)留置双 J 管可引起患侧腰部不适,术后早期多有腰痛,主要是插管引起输尿管黏膜充血、水肿及放置双 J 管后输尿管反流有关(见图 10-1)。

(2)患者出现膀胱刺激症状,主要由于双 J 管放置与不当或双 J 管下移,刺激膀胱三角区和后尿道所致。

(3)术后输尿管内放置双 J 管做内支架以利内引流,勿打折,保持通畅,同时防止血块聚集造成输尿管阻塞。

(4)要调整体位保持导尿管通畅,防止膀胱内尿液反流。

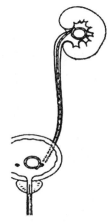

图 10-1　双 J 管置入

(5)观察尿液及引流状况。由于双 J 管置管时间长,且上下端盘曲刺激肾盂、膀胱黏膜易引起血尿。因此,术后要注意尿液颜色及尿量的变化。观察血尿颜色的方法是每天清晨留取标本,用无色透明玻璃试管,观察比较尿色。若患者突然出现鲜红尿液或肾区胀痛及腹部不适等症状,应及时报告医师。

(6)双 J 管于手术后 1～3 个月在膀胱镜下拔除。

四、健康教育

(1)输尿管损伤严重易引起输尿管狭窄,因此告之患者双 J 管需要定期更换直至狭窄改善为止。

(2)定期复查了解损伤愈合的情况及双 J 管的位置。若出现尿路刺激征、发热、腹痛、无尿等症状时,及时就诊。

(3)拔除留置导尿管后,指导患者增加饮水量,增加排尿次数,不宜憋尿。不宜做剧烈运动。有膀胱刺激征患者应遵医嘱给予解痉药物治疗。

(宁雪玲)

第三节　膀　胱　损　伤

一、概述

膀胱深藏在骨盆内,排空后肌肉层厚,一般不易受伤。膀胱充盈时伸展至下腹部高出耻骨联合,若下腹部遭到暴力打击,易发生膀胱损伤。骨盆骨折的骨折断端可以刺破膀胱;难产时,胎头长时间压迫可造成膀胱壁缺血性坏死。一般分为闭合性损伤、开放性损伤和医源性损伤。

二、病因及临床表现

(一)闭合性损伤

膀胱空虚时位于骨盆深处受到周围组织保护,不易受外界暴力损伤。当膀胱膨胀时,因膀胱扩张且高出耻骨联合,下腹部受到暴力时,如踢伤、击伤和跌伤等可造成膀胱损伤,骨盆骨折的骨折断端可以刺破膀胱;难产时,胎头长时间压迫可造成膀胱壁缺血性坏死。

(二)开放性损伤

其多见于火器伤,常合并骨盆内其他组织器官的损伤。

(三)手术损伤

膀胱镜检查、尿道扩张等器械检查可造成膀胱损伤。盆腔和下腹部手术,如疝修补、妇科恶性肿瘤切除等易致膀胱损伤。

(四)挫伤

挫伤是指膀胱壁保持完整,仅黏膜或部分肌层损伤,膀胱腔内有少量出血,无尿外渗,不引起严重后果。

(五)破裂

膀胱破裂可分两种类型。

1.腹膜外破裂

破裂多发生在膀胱前壁的下方,尿液渗至耻骨后间隙,沿筋膜浸润腹壁或蔓延到腹后壁,如不及时引流,可发生组织坏死、感染,引起严重的蜂窝织炎。

2.腹膜内破裂

多发生于膀胱顶部。大量尿液进入腹腔可引起尿性腹膜炎。大量尿液积存于腹腔有时要与腹水鉴别。

(六)尿瘘

膀胱与附近脏器相通可形成膀胱阴道瘘或膀胱直肠瘘等。发生瘘后,泌尿系统容易继发感染。

(七)出血与休克

骨盆骨折合并大出血,膀胱破裂致尿外渗及腹膜炎,伤势严重,常有休克。

(八)排尿困难和血尿

膀胱破裂后,尿液流入腹腔或膀胱周围,有尿意,但不能排尿或仅排出少量血尿。

三、护理评估

评估患者受伤的时间、地点、暴力性质、部位,临床表现、合并伤、尿外渗、感染,特殊检查结果。

(一)临床表现

膀胱挫伤因范围仅限于黏膜或肌层,故患者仅有下腹不适,小量终末血尿等。一般在短期内症状可逐渐消失。膀胱破裂则有严重表现,临床症状依裂口大小、位置及其他器官有无损伤而不同。腹膜内破裂会引起弥漫性腹膜刺激症状,如腹部膨胀、压痛、肌紧张、肠蠕动音降低和移动性浊音等。膀胱与附近器官相通形成尿瘘时,尿液可从直肠、阴道或腹部伤口流出,往往同时合并泌尿系统感染。

1.腹痛

尿外渗及血肿引起下腹部剧痛,尿液流入腹腔则引起急性腹膜炎症状。伴有骨盆骨折时,耻骨处有明显压痛。尿外渗和感染引起盆腔蜂窝织炎时,患者可有全身中毒表现。

2.尿瘘

贯穿性损伤可有体表伤口、直肠或阴道漏尿。闭合性损伤在尿外渗感染后破溃,也可形成尿瘘。膀胱与附近脏器相通可形成膀胱阴道瘘或膀胱直肠瘘等。发生瘘后,泌尿系统容易继发感染。

(二)辅助检查

根据外伤史及临床体征诊断并不困难。凡是下腹部受伤或骨盆骨折后,下腹出现疼痛、压痛、肌紧张等征象,除考虑腹腔内脏器损伤外,也要考虑到膀胱损伤的可能性。当出现尿外渗、尿性腹膜炎或尿瘘时,诊断更加明确。怀疑膀胱损伤时,应做进一步检查。

1.导尿术

如无尿道损伤,导尿管可顺利放入膀胱,若患者不能排尿液,而导出尿液为血尿,应进一步了解是否有膀胱破裂。可保留导尿管进行注水试验,抽出量比注入量明显减少,表示有膀胱破裂。

2.膀胱造影

经导尿管注入碘化钠或空气,摄取前后位及斜位 X 线片,可以确定膀胱有无破裂,破裂部位及外渗情况。

3.膀胱镜检查

对于膀胱瘘的诊断很有帮助,但当膀胱内有活跃出血或当膀胱不能容纳液体时,不能采用此项检查。

4.排泄性尿路造影

如疑有上尿道损伤,可考虑采用,以了解肾脏及输尿管情况。

(三)护理问题

1.疼痛

与损伤后血肿和尿外渗及手术切口有关。

2.潜在并发症

出血,与损伤后出血有关。

3.有感染的危险

与损伤后血肿、尿外渗及免疫力低有关。

4.恐惧、焦虑

与外伤打击、担心预后不良有关。

(四)护理目标

(1)患者主诉疼痛减轻或能耐受。

(2)严密观察患者出血情况,如有异常出血及时通知医师。

(3)在患者住院期间不发生因护理不当造成的感染。

(4)患者主诉恐惧、焦虑心理减轻。

四、护理措施

(一)生活护理

(1)满足患者的基本生活需要,做到"七洁"。

(2)做好引流管护理:①妥善固定、保持通畅。②准确记录引流液量、性质。③保持尿道口清洁,定期更换尿袋。

(3)多饮水,多食易消化食物,保持排便通畅。

(二)心理护理

(1)损伤后患者恐惧、焦虑,担心预后情况。护士主动向患者介绍康复知识,介绍相似患者,鼓励患者树立信心,配合治疗,减少焦虑。

(2)从生活上关心、照顾患者,满足基本生活护理,使其感到舒适。

(3)加强病房管理,创造整洁安静的休养环境。

(三)治疗及护理配合

膀胱挫伤无须手术,通过支持疗法、适当休息、充分饮水、给予抗菌药物和镇静剂在短期内即可痊愈。

1.紧急处理

膀胱破裂是一种较严重的损伤,常伴有出血和尿外渗,病情严重,应尽早施行手术。护士需协助做好手术前的各项相关检查和护理,积极采取抗休克治疗,如输液、输血、镇静及止痛等各项措施(见图 10-2)。

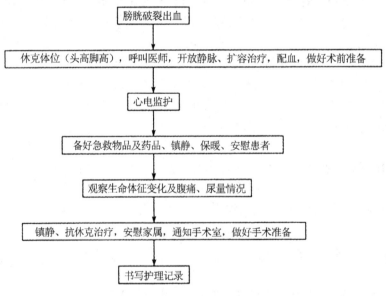

图 10-2　膀胱破裂抢救流程图

2.保守治疗的护理

患者的症状较轻,膀胱造影显示少量尿外渗,可从尿道插入导尿管持续引流尿液,可以采取保守治疗,保持尿液引流通畅,预防感染。

(1)密切观察生命体征,及时发现有无持续出血,观察有无休克发生。

(2)保持尿液引流通畅,及时清除血块防止阻塞膀胱,观察并记录 24 小时尿的色、质、量。妥善固定尿管。

(3)适当休息、充分饮水,保证每天尿量 3 000 mL 以上,以起到内冲洗的作用。

(4)注意观察体温的变化,警惕有无盆腔血肿、感染。观察腹膜刺激症状。

3.手术治疗的护理

膀胱破裂伴有出血和尿外渗,病情严重,须尽早施行手术。

(1)按外科术前准备进行备皮、备血、术前检查。

(2)开放静脉通道,观察生命体征。

(3)准确填写手术护理记录单,与手术室护士认真交接。

(4)术后监测生命体征,并详细记录。

(5)按医嘱正确输入药物,掌握液体输入的速度,保持均匀的摄入。

(6)保持各种管路通畅,并妥善固定,防止脱落。定期更换引流袋。

(7)观察伤口渗出情况,及时更换敷料,遵守无菌操作原则。

(8)保持排便通畅,避免增加腹压,有利于伤口愈合。术后采取综合疗法,使患者获得充分休息、足够营养、适当水分,纠正贫血,控制感染。

五、健康教育

(1)讲解引流管护理的要点,如防止扭曲、打折、保持引流袋位置低于伤口及尿管,防止尿液反流。

(2)拔除尿管前要训练膀胱功能,先夹管训练 1～2 天,拔管后多饮水,达到冲洗尿路预防感染的目的。

(3)卧床期间防止压疮、防止肌肉萎缩,进行功能锻炼。

(宁雪玲)

第四节　泌尿系统结石

一、肾结石

结石病是现代社会最常见的疾病之一,并在古代已有所描述。肾结石男性发病率是女性的 3 倍。肾结石发病高峰年龄为 20～30 岁,手术虽可以去除结石,但结石形成的趋势往往是终身的。

(一)病因

肾结石形成原因非常复杂,人们对尿石症发病机制的认识仍未完全明了,可能包括的危险因素有外界环境、职业因素和泌尿系统因素等。

1.外界环境

外界环境包括自然环境和社会环境、气候和地理位置等,而社会环境包括社会经济水平和饮食文化等。相关研究表明结石病的季节性变化很可能与温度有关,通过出汗导致体液丧失,进而促进结石形成。

2.个体因素

种族遗传因素、饮食习惯、职业因素、代谢性疾病等。其中职业环境中暴露于热源和脱水同样是结石病的危险因素。水分摄入不足可导致尿液浓缩,结石形成的概率增加。大量饮水导致尿量增多,可显著降低易患结石患者的结石发病率。

3.泌尿系统因素

泌尿系统因素包括肾损伤、感染、泌尿系统梗阻、异物等。梗阻可以导致感染和结石形成,而结石本身也是尿中异物,会加重梗阻与感染程度,所以两者会相互促进疾病发展程度。

上述因素最终都导致人类尿液中各种成分过饱和、滞留因素和促进因素的增加等机制,进而导致肾结石形成。

(二)分类

泌尿系统结石最常见的成分是钙,以草酸钙为主,多在肾脏和膀胱处形成。肾结石按照结石晶体的成分,主要分为4类,即钙结石、感染性结石、尿酸结石和胱氨酸结石(表10-1)。

表 10-1　肾结石的组成与成分

结石成分	比例	外观和性质
含钙结石	80%	
草酸钙	60%	一水草酸钙呈褐色,铸型或桑葚状,质地坚硬;二水草酸钙呈白色,表面结晶,质地松脆
磷酸钙、磷酸氢钙	20%	浅灰色,坚硬,可有同心层
感染性结石	10%	
碳酸磷灰石		深灰色或灰白色,鹿角形,松散易碎
磷酸镁铵		
磷酸氢镁		
尿酸结石	10%	
尿酸、尿酸盐结石		黄色或砖红色,圆形光滑,结构致密,稍硬
胱氨酸结石、黄嘌呤	1%	土黄色、蜡样外观,表面光滑,可呈鹿角形
其他结石		
药物结石	1%	

(三)临床表现

1.症状

(1)疼痛:肾结石最常见的症状是肾绞痛,经常突然起病,这通常是结石阻塞输尿管引起的。最常见的是从腰部开始,可辐射到腹股沟。肾盂内大结石和肾盏结石可无明显临床症状,患者活动后会出现上腹或腰部钝痛。40%～50%的肾结石患者有腰痛的症状,发生的原因是结石造成肾盂梗阻。通常可表现为腰部酸胀、钝痛。

(2)血尿:绝大多数尿路结石患者存在血尿,通常为镜下血尿,少数也可见肉眼血尿。常常在腰痛后发生。有时患者活动后出现镜下血尿是上尿路结石的唯一临床表现,但当结石完全阻塞尿路时也可以没有血尿。血尿产生的原因是结石移动或结石对集合系统的损伤。血尿的多少取决于结石对尿路黏膜损伤程度大小。

(3)发热:由于结石、梗阻和感染可互相促进,所以肾结石造成梗阻可继发或加重感染,出现腰痛伴高热、寒战。出现脓尿的患者很少见,若出现需行尿培养,检测是否存在泌尿系统感染。结石继发急性肾盂肾炎或肾积脓时可有畏寒、发热、寒战等全身症状出现。

(4)无尿和急性肾功能不全:双侧肾结石、功能性或解剖孤立肾结石阻塞导致尿路急性梗阻,可以出现无尿和急性肾后性肾功能不全的症状。

2.体征

肾结石典型体征是患侧肾区叩击痛。患者脊肋角和腹部压痛也可不明显,一般不伴有腹部肌紧张。肾结石慢性梗阻时引起巨大肾积水,这时可出现腹部包块。

(四)辅助检查

1.实验室检查

(1)血常规:肾绞痛时可伴血,白细胞计数短时轻度增高。结石合并感染或发热时,血中白细胞计数可明显增高。结石导致肾功能不全时,可有贫血表现。

(2)尿液检查:常能见到肉眼或镜下血尿;脓尿很少见,伴感染时有脓尿、感染性尿路结石患者应行尿液细菌培养;尿液分析也可测定尿液 pH、钙、磷、尿酸、草酸等。

2.影像学检查

(1)超声:肾钙化和尿路结石都可通过超声诊断,可显示结石梗阻引起的肾积水及肾实质萎缩等。可发现尿路平片不能显示的小结石和 X 线透光结石,当肾脏显示良好时,超声还可检测到 5 mm 的小结石。超声作为无创检查应作为首选影像学检查,适合于所有患者包括肾功能不全患者、孕妇、儿童及对造影剂过敏者。

(2)X 线检查:由于大约 90% 尿路结石不透 X 线,腹部 X 线片对于怀疑尿路结石的患者,是一种非常有用的检查。

(3)尿路系统平片:KUB 是《CUA 尿路结石诊疗指南》推荐的常规检查方法,KUB 平片上结合可显示出致密影。KUB 平片可初步判断肾结石是否存在,以及肾结石的位置、数目、形态和大小,并且可以初步地提示结石的化学性质。

(4)CT:螺旋 CT 平扫对肾结石的诊断准确、迅速。有助于鉴别不透光的结石、肿瘤、凝血块等及了解有无肾畸形。

(5)内镜检查:包括经皮肾镜、软镜、输尿管和膀胱镜检查。通常在尿路平片未显示结石时,静脉尿路造影有充盈缺损不能确诊时,借助于内镜可以明确诊断和进行治疗。

(6)肾盂造影像:可以确定透 X 线结石的存在,可以确诊引起患者形成结石的解剖部位。

(四)诊断要点

任何评估之前都应先明确是否有与结石复发有关的代谢性疾病。至少应进行筛选性评估,包括远端肾小管性酸中毒、原发性甲状旁腺功能亢进症、痛风体质等疾病。只有明确了相关疾病才可以从根本上纠正治疗。

尿路结石与腹膜后和腹腔内病理状态引起的症状相似,所以应与急腹症进行全面的鉴别诊断,其中包括急性阑尾炎异位或未被认识的妊娠,卵巢囊肿蒂扭转等,体检时应注意检查有无腹膜刺激征。

(五)治疗原则

肾结石治疗的总体原则是:解除疼痛和梗阻、保护肾功能、有效除石、治疗病因、预防复发。由于约 80% 的尿路结石可自发排出,因此可能没必要进行干预,有时多饮水就能自行排出结石。其他结石的性质、形态、大小部位不同,患者个体差异等因素,治疗方法的选择和疗效也大不相同。因此,对尿石症的治疗应该实施患者个体化治疗,通常需要各种方法综合治疗,来保证治疗效果。

1.病因治疗

少数患者能找到结石成因如甲状腺旁腺功能亢进(主要是甲状旁腺瘤),只有积极治疗原发病防止尿路结石复发;尿路梗阻的患者,需要解除梗阻,这样可以避免结石复发,因此此类患者积极治疗病因即可。

2.非手术治疗

(1)药物治疗:结石小于 0.6 cm 且表面光滑、结石以下尿路无梗阻时可采用药物排石治疗。多选择口服 α 受体拮抗剂(如坦索罗辛)或钙通道阻滞剂。尿酸结石选用枸橼酸氢钾钠,碳酸氢钠碱化尿液。口服别嘌醇及饮食调节等方法治疗也可取得良好的效果。

(2)增加液体摄入量:机械性多尿可以预防有症状结石的形成和滞留,每天饮水 2 000～3 000 mL,尽量保持昼夜均匀。限制蛋白、钠摄入,避免草酸饮食摄入和控制肥胖都可防止结石的发病概率。

3.微创碎石

(1)体外冲击波碎石(extracorporeal shock wave lithotripsy,ESWL):通过 X 线或超声对结石进行定位,利用高能冲击波聚焦后作用于结石,将结石粉碎成细沙,然后通过尿液排出体外。实践证明它是一种创伤小、并发症少、安全有效的非侵入性治疗,大多数上尿路结石可采用此方法治疗。ESWL 碎石术后可能形成"石街"。引起患者的腰痛不适,也可能合并继发感染,患者病程也将相应延长。

(2)经皮肾镜碎石取石术(percutaneous nephrolithotomy,PCNL):它是通过建立经皮肾操作通道,击碎结石并同时通过工作通道冲出结石及取出肾结石。本手术通常在超声或 X 线定位下操作,在肾镜下取石或碎石。较小的结石通过肾镜用抓石钳取出,较大的结石将结石粉碎后用水冲出。

(3)输尿管肾镜取石术(ureteroscope lithotripsy,URL):适用于中、下段输尿管结石,泌尿系统平片不显影结石,因结石硬、停留时间长、患者自身因素(肥胖)而使用 ESWL 困难者,也可用于 ESWL 治疗所致的"石街"。下尿路梗阻、输尿管狭窄或严重扭曲等不宜采用此法。

4.开放手术

由于 ESWL 及内镜技术的普遍开展,现在上尿路结石大多数已不再开放手术。

(六)护理评估

1.术前评估

(1)健康史:了解患者基本情况,包括年龄、职业、生活环境、饮食饮水习惯等。

(2)相关因素:了解患者的既往史和家族史;有无可能引起结石的相关疾病如泌尿系统梗阻、感染和异物史,有无甲状旁腺功能亢进、肾小管酸中毒等。了解用药史如止痛药物、钙剂等药物的应用情况。

(3)心理和社会支持状况:结石复发率较高,患者可能产生焦躁心理,故应了解患者及家属对相关知识的掌握程度和多治疗的期望,及时了解患者及家属心理状况。

2.术后评估

(1)术后恢复:结石排出、尿液引流和切口愈合情况,有无泌尿系统感染。

(2)肾功能状态:梗阻解除程度,肾功能恢复情况,残余结石对泌尿系统功能的影响。

(七)护理诊断/问题

(1)疼痛:与疾病、排石过程、损伤及平滑肌痉挛有关。

(2)尿形态异常:与结石或血块引起梗阻及术后留置导尿管有关。

(3)潜在并发症:血尿、感染、结石导致阻塞、肾积水。

(4)部分生活自理缺陷:与疾病及术后管道限制有关。

(5)焦虑:与患者担心疾病预后有关。

(6)知识缺乏:缺乏疾病预防及治疗相关知识。

(八)护理目标

(1)患者自述疼痛减轻,舒适感增强。

(2)患者恢复正常的排尿功能。

(3)患者无相关并发症发生,若发生能够得到及时发现和处理。

(4)患者了解相关疾病知识及预防知识。

(5)患者能满足相关活动需求。

(九)护理措施

1.缓解疼痛

(1)观察:密切观察患者疼痛的部位及相关生命体征变化。

(2)休息:发作期患者应卧床休息。

(3)镇痛:指导患者采用分散注意力、安排适当卧位、深呼吸、肌肉放松等非药物性方法缓解疼痛,不能缓解时,舒缓疼痛。

2.促进排石

鼓励非手术治疗的患者大量饮水,每天保持饮水量在2 000 mL以上,在病情允许的情况下,下床运动,适当做些跳跃、改变体位的活动以促进结石排出。手术治疗后患者均可出现血尿,嘱患者多饮水,以免出现血块进而堵塞尿路。

3.管道护理

(1)若患者有肾造瘘管,遵医嘱夹闭数小时开放,应保持通畅并妥善固定,密切观察引流性质及量。

(2)留置导尿管应保持管路通畅,观察排石情况。

(3)留置针妥善固定,保持补液的顺利进行。

4.体外冲击波碎石的护理

采用体外冲击波碎石(ESWL)的患者,在碎石准备前告知接受治疗前三天忌食产气性食物,治疗前一天服用缓泻剂,手术当日早晨禁饮食。碎石后应注意观察结石排出效果,协助患者采取相应体位(一般采取侧卧位,肾下盏取头低位),饮水量在3 000 mL以上,适当活动促进结石排出。

5.并发症观察、预防和护理

(1)血尿:观察血尿变化情况。遵医嘱应用止血药物。肾实质切开者,应绝对卧床2周,减少出血机会。

(2)感染。①加强护理观察:监测患者生命体征,注意观察尿液颜色和性状。②鼓励患者多饮水,也有利于感染的控制。③做好创腔引流管护理:患者留置肾盂造瘘管时应注意观察记录并妥善固定,保持通畅。开放性手术术后除注意相应管路护理外还应注意伤口护理,避免感染。④有感染者:遵医嘱应用抗菌药控制感染。

（十）健康教育

根据结石成分、代谢状态及流行病学因素,坚持长期预防,对减少或延迟结石复发十分重要。

(1)饮食:大量饮水以增加尿量,稀释尿液,减少晶体沉积。成人保持每天尿量在 2 000 mL 以上,尤其是睡前及半夜饮水,效果更好。饮食以清淡易消化饮食为主,可根据结石成分调整饮食种类如含钙结石者宜食用含纤维丰富的食物;含草酸量高,避免大量摄入动物蛋白、精制糖和动物脂肪等;尿酸结石者不宜食用动物内脏、豆制品等。

(2)活动与休息:病情允许的情况下适当活动,注意劳逸结合。

(3)解除局部因素:尽早解除尿路梗阻、感染、异物等因素,可从根本上避免结石形成。

(4)药物成分:根据结石成分,应用药物降低有害成分、碱化或酸化尿液,预防结石复发。鼓励长期卧床者适当进行功能锻炼,防止骨脱钙,减少尿钙含量。

(5)定期复查:术后 1 个月门诊随访。以后 3 个月至半年复查排泄性尿路造影。

二、输尿管结石

输尿管结石是泌尿系统结石中的常见疾病,发病年龄多为 20～40 岁,男性略高于女性。其发病率高,约占上尿路结石的 65%。其中 90% 以上为继发性结石,即结石在肾内形成后降入输尿管。原发于输尿管的结石较少见。通常会合并输尿管梗阻、憩室等其他病变。所以输尿管结石的病因与肾结石基本相同。从形态上看,由于输尿管的塑形作用,结石进入输尿管后常形成圆柱形或枣核形,也可由于较多结石排入,形成结石串俗称"石街"。

（一）解剖

输尿管位于腹膜后间隙,上接肾脏下连膀胱,是一根细长的管道结构。输尿管全长在男性约为 27～30 cm,女性约为 25～28 cm。解剖学上输尿管的三个狭窄部将其分为上、中、下三段:①肾盂输尿管连接部;②输尿管与髂血管交叉处;③输尿管的膀胱壁内段,此三处狭窄部常为结石停留的部位。除此之外,输尿管与男性输精管或女性子宫阔韧带底部交叉处及输尿管与膀胱外侧缘交界处管径较狭窄,也容易造成结石停留或嵌顿。结石最易停留或嵌顿的部位是输尿管的上段,约占全部输尿管结石的 58%,其中又以第 3 腰椎水平最多见;而下段输尿管结石仅占 33%。在结石下端无梗阻的情况下,直径≤0.4 cm 的结石约有 90% 可自行降至膀胱随尿流排出,其他情况则多需要进行医疗干预。

（二）临床表现

1.症状

(1)疼痛:上中段结石引起的输尿管疼痛为一侧腰痛,疼痛性质为绞痛,输尿管结石可引起肾绞痛或输尿管绞痛,典型表现为阵发性腰部疼痛并向下腹部睾丸或阴唇部放射。

(2)血尿:90% 的患者可出现镜下血尿也可有肉眼血尿,前者多见。血尿多发生在疼痛之后,有时是唯一的临床表现。输尿管结石急性绞痛发作时,可出现肉眼血尿。血尿的多少与结石对尿路黏膜的损伤程度有关。输尿管完全梗阻时也可无血尿。

(3)恶心、呕吐:输尿管结石引起尿路梗阻时,使输尿管管腔内压力增高管壁局部扩张痉挛或缺血,由于输尿管与肠有共同的神经支配而导致恶心呕吐常等胃肠道症状。

2.体征

结石可表现为肾区和胁腹部压痛和叩击痛,输尿管走行区可有深压痛;若伴有尿外渗时,可有腹膜刺激征。输管结石梗阻引起不同程度的肾积水,可触到腹部包块。

(三)辅助检查

1.实验室检查

(1)尿液检查:尿常规检查可见尿中红细胞,伴感染时有脓细胞。感染性尿路结石患者应行尿液细菌培养。肾绞痛有时可发现晶体尿,通过观察结晶的形态可以推测结石成分。

(2)血液检查:当输尿管绞痛可导致交感神经高度兴奋,机体出现血白细胞升高;当其升到 13×10^9/L 以上则提示存在泌尿系统感染。血电解质、尿素和肌酐水平是评价总肾功能的重要指标。

(3)24 小时尿分析:主要用于评估结石复发危险性较高的患者,是目前常用的一种代谢评估技术。

(4)结石分析:结石成分分析可以确定结石的性质,是诊断结石病的核心技术,也是选择溶石和预防疗法的重要依据。

2.影像学检查

(1)超声:是一种简便无创的检查方法,是目前最常用的输尿管结石的筛查手段。能同时观察膀胱和前列腺,寻找结石形成诱因及并发症。

(2)螺旋 CT:螺旋 CT 对结石的诊断能力最高,能分辨出 0.5 mm 以上任何成分的结石,准确测定结石大小。

(3)尿路平片(KUB 平片):尿路平片可以发现 90% 非 X 线透光结石,能够大致地确定结石的位置、形态、大小和数目,并且通过结石影的明暗初步提示结石的化学性质。因此作为结石检查的常规方法。

(4)静脉尿路造影(intravenous urography,IVU):IVU 应该在尿路平片的基础上进行,有助于确认结石在尿路上的位置、了解尿路解剖、发现有无尿路异常等。可以显示平片上不能显示的 X 线阴性结石,同时可以显示尿路的解剖结构,对发现尿路异常有重要作用。

(5)逆行尿路造影:逆行尿路造影很少用于上尿路结石的初始诊断,属于有创性的检查方法,不作为常规检查手段。

(6)放射性核素肾显效像:放射性核素检查不能直接显示泌尿系统结石,主要用于确定分侧肾功能。提供肾血流灌注、肾功能及尿路梗阻情况等,因此对手术方案的选择及手术疗效的评价具有一定价值。

(四)诊断要点

尿路结石应该与急腹症进行全面鉴别诊断。输尿管结石的诊断应包括以下几方面:①结石部位数目、大小、形态、成分等;②并发症的诊断;③病因学的评估。通过对病史症状的和体检后发现,具有泌尿系统结石或排石病史,出现右眼或镜下血尿或运动后输尿管绞痛的患者应进一步检查确诊。

(五)治疗原则

目前治疗输尿管结石的主要方法有保守治疗(药物治疗和溶石治疗)、体外冲击波碎石(ESWL)、输尿管镜(URSL)、经皮肾镜碎石术(PCNL)开放及腔镜手术。

1.保守治疗

(1)药物治疗:临床上多数尿路结石需要通过微创的治疗方法将结石粉碎并排出体外,少数比较小的尿路结石,可以选择药物排石。使用的排石药物为 α_1 受体拮抗剂如坦索罗辛等,排石治疗期间应保证有足够的尿量,每天需饮水 2 000～3 000 mL。双氯芬酸钠可以缓解症状并减轻输尿管水肿,有利于排石治疗。钙通道阻滞剂及一些中药对排石也有一定的效果。

(2)溶石治疗:我国在溶石治疗方面处于领先地位。如胱氨酸结石:口服枸橼酸氢钾钠或碳酸氢钠片,以碱化尿液,维持尿液 pH 在 7.0 以上,帮助结石治疗。

(3)微创手术:主要有体外冲击波碎石、经皮肾镜碎石取石术、输尿管肾镜取石术等。①体外冲击波碎石:详见本节肾结石内容。②经皮肾镜碎石取石术:详见本节肾结石内容。③输尿管肾镜取石术(ureteroscope lithotripsy,URL):和肾结石基本相同但在治疗输尿管上段结石的过程中发现,碎石后石块容易回流至肾盂,导致术后需要再行经皮取石术,所以现在临床通常会采取输尿管镜拦截网固定下采用钬激光碎石技术治疗输尿管上段结石。

2.开放手术治疗

随着 ESWL 及腔内治疗技术的发展,目前上尿路结石行开放手术治疗的比例已显著减少,逐渐被腹腔镜手术取代。

(六)临床护理

详见本节肾结石患者的临床护理内容。

三、膀胱结石

膀胱结石是较常见的泌尿系统结石,好发于男性,男女比例约为 10∶1,膀胱结石的发病率有明显的地区和年龄差异。总的来说,在经济不发达地区,膀胱结石以婴幼儿为常见,主要由营养不良所致。

(一)病因

膀胱结石分为原发性和继发性两种。原发性膀胱结石多发于男性,与营养不良有关。继发性膀胱结石主要继发于下尿路梗阻、膀胱异物等。

1.营养不良

婴幼儿原发性膀胱结石主要发生于贫困饥荒年代,营养缺乏,尤其是动物蛋白摄入不足是其主要原因。

2.下尿路梗阻

下尿路梗阻时,如良性前列腺增生、膀胱颈部梗阻、尿道狭窄、先天畸形、膀胱膨出、憩室、肿瘤等,均可使小结石和尿盐结晶沉积于膀胱而形成结石。

3.膀胱异物

医源性的膀胱异物主要有长期留置的导尿管、被遗忘取出的输尿管支架管、不被机体吸收的残留缝线、膀胱悬吊物等,非医源性异物如子弹头、发卡、电线、圆珠笔芯等。均可作为结石的核心而使尿盐晶体物质沉积于其周围而形成结石。

4.泌尿系统感染

继发于尿液潴留及膀胱异物的感染,尤其是分泌尿素酶的细菌感染,由于能分解尿素产生氨,使尿 pH 升高,使尿磷酸钙、铵和镁盐的沉淀而形成膀胱结石。

5.其他

临床手术后也可能导致膀胱结石发生如肠道膀胱扩大术、膀胱外翻-尿道上裂等。

(二)病理生理

膀胱结石的继发性病理改变主要表现为局部损害、梗阻和感染。膀胱结石如表面光滑且无感染者,在膀胱内存在相当长时间,也不至造成膀胱壁明显的病理改变。由于结石的机械性刺激,膀胱黏膜往往呈慢性炎症改变。光滑且无感染者,继发感染时,可出现滤泡样炎性病变、出血和溃疡,膀胱底部和结石表面均可见脓苔。晚期可发生膀胱周围炎,使膀胱和周围组织粘连,甚至发生穿孔。膀胱结石易堵塞于膀胱出口、膀胱颈及后尿道,导致排尿困难。

(三)临床表现

1.症状

(1)疼痛:疼痛可为下腹部和会阴部钝痛,也可为明显或剧烈疼痛,常因活动和剧烈运动而诱发或加剧。膀胱结石的典型症状为排尿突然中断,疼痛放射至远端尿道及阴茎头部,伴排尿困难和膀胱刺激症状。由结石刺激膀胱底部黏膜而引起,常伴有尿频和尿急,排尿终末时疼痛加剧。

(2)血尿:膀胱壁由于结石的机械性刺激,可出现血尿,并往往表现为终末血尿。尿流中断后再继续排尿也常伴血尿。

(3)其他:因排尿费劲,腹压增加,可并发脱肛。若结石位于膀胱憩室内,可仅有泌尿系统感染的表现。少数患者,重时发生急性尿潴留。

2.体征

体检时下腹部有压痛。结石较大和腹壁较薄弱时,在膀胱区可触及结石。较大结石也可经直肠腹壁双合诊被触及。

(四)辅助检查

1.实验室检查

实验室检查可发现尿中有红细胞或脓细胞,伴有肾功能损害时可见血肌酐、尿素氮升高。如并发感染可见白细胞,尿培养可有细菌生长。

2.影像学检查

(1)超声检查:能发现膀胱及后尿道,强光团及声影,还可同时发现膀胱憩室良性前列腺增生等。

(2)X线检查:X线平片也是诊断膀胱结石的重要手段,结合B超检查可了解结石大小、位置、形态和数目,怀疑有尿路结石可能还需作泌尿系统平片及排泄性尿路系统平片及排泄性尿路造影。

(3)CT检查:所有膀胱中结石在CT中都为高密度,且CT可明确鉴别肿瘤钙化和结石。

(4)膀胱镜检查:膀胱镜检查是最确切的诊断方法,可直接观察膀胱结石的大小、数目和形状,同时还可了解有无前列腺增生、膀胱颈纤维化、尿道狭窄等病变。但膀胱镜检查属于有创操作,一般不做常规使用。

(五)诊断原则

膀胱结石的诊断,主要是根据病史、体检、B超、X线检查,必要时做膀胱镜检查。但需要注意引起结石的病因如良性前列腺增生、尿道狭窄等前尿道结石可沿尿道扪及,后尿道结石经直肠指检可触及,较大的膀胱结石可经直肠-腹壁双合诊被扪及。虽然不少患者可根据典型症状,如疼痛的特征,排尿时突然尿流中断和终末血尿,做出初步诊断。但这些症状绝非膀胱结石所独有。

(六)治疗

治疗应根据结石体积大小选择合适的治疗方法。膀胱结石的治疗应遵循两个原则,一是取出结石,二是去除结石形成的病因。一般来说,直径小于0.6 cm,表面光滑的膀胱结石可自行排出体外。绝大多数膀胱结石均需行外科治疗,方法包括体外冲击波碎石术、内腔镜手术和开放性手术。

1.体外冲击波碎石术

小儿膀胱结石多为原发性结石,可首选体外冲击波碎石术;成人原发性膀胱结石≤3 cm者也可以采用体外冲击波碎石术。

2.内腔镜手术

几乎所有类型的膀胱结石都可以采用经尿道手术治疗。在内镜直视下经尿道碎石是目前治疗膀胱结石的主要方法,可以同时处理下尿路梗阻病变。目前常用的经尿道碎石方式包括机械碎石、液电碎石、气压弹道碎石、超声碎石、激光碎石等。

3.开放性手术

随着腔内技术的发展,目前采用开放手术取石已逐渐减少,开放手术取石不应作为膀胱结石的常规治疗方法,仅适用于需要同时处理膀胱内其他病变或结石体积>4 cm时使用。膀胱结石采用手术治疗,并应同时治疗病因。膀胱感染严重时,应用抗生素治疗;若有排尿,则应先留置导尿管,以利于引流尿液及控制感染。

(七)临床护理

详见本节上尿路结石中肾结石患者的临床护理内容。

四、尿道结石

尿道结石是泌尿外科常见急症之一,但临床比较少见,且多以男性为主。大多数来自肾和膀胱。有尿管狭窄、尿道憩室及异物存在也可致尿道结石,多数尿道结石位于前尿道。女性只有在有尿道憩室、尿道异物和尿道阴道瘘等特殊情况下才出现。男性尿道结石中,结石多见于前列腺部尿道,球部尿道,会阴尿道的阴茎阴囊交界处后方和舟状窝。女性尿道结石分原发性和继发性两种,传统认为尿道结石常继发于膀胱结石,多见于儿童与老年人。

(一)临床表现

1.症状

(1)疼痛:疼痛一般是钝性的,但也可能是锐利的,并常放射至阴茎龟头。原发性尿道结石常是逐渐长大,或位于尿道憩室内,早期可无疼痛症状。继发结石多是上尿路排石排入尿道时,突然嵌入尿道内,常常突然感到局部剧烈疼痛及排尿痛。

(2)排尿紊乱:尿道结石的典型症状为排尿困难,点滴状排尿,尿线变细或分叉,射出无力,有时骤然出现尿流中断,并有强烈尿意,阻塞严重时出现残余尿和尿潴留,出现充盈性尿失禁。有时可出现急迫性尿失禁。也可伴尿痛,重者可发生急性尿潴留及会阴部剧痛。

(3)血尿及尿道分泌物:急症患者常有终末血尿或初始血尿,或排尿终末有少许鲜血滴出,伴有剧烈疼痛。慢性患者或伴有尿道憩室者,尿道口可有分泌物溢出,结石对尿道的刺激及尿道壁炎症溃疡,也可出现脓尿。

2.体征

前尿道结石可在结石部位扪及硬结,并有压痛,后尿道结石应通过直肠指诊扪及后尿道部位的硬结。

(二)辅助检查

1.金属尿道探杆检查

在结石部位能探知尿道梗阻和结石的粗糙摩擦感。

2.尿道镜检查

能直接观察到结石,肯定尿道结石的诊断,并可发现尿道并发症。

3.X 线检查

X 线检查是尿道结石的主要诊断依据,因为绝大部分尿道结石是 X 线阳性结石,平片检查即可显示结石阴影和结石的部位、大小、形状。应行全尿路平片检查以明确有无上尿路结石。

4.尿道造影

目前由于内镜的发展及普及,尿道造影已很少应用。大多数辅助检查尿路有无他病变。

(三)诊断要点

详细询问病史,尿道结石患者过去多有肾绞痛史及尿道排石史,当患者突然感到排尿困难、尿流中断、排尿时尿道刺痛时应考虑尿道结石的可能。与尿道狭窄、尿道息肉、异物等鉴别。尿道狭窄虽有排尿困难,但其排尿时无疼痛及尿中断现象,X 线平片无阳性结石影像。但尿道息肉无肾绞痛及排石史,尿道镜及尿道造影可以区别。尿道异物一般有外伤史及异物塞入史,临床上不难诊断。

(四)治疗原则

治疗原则为尽快取出结石,解除痛苦,改善急性情况后再考虑纠正形成结石的原因。

(五)临床护理

详见上尿路结石中肾结石患者的临床护理内容。

(宁雪玲)

第五节　泌尿系统梗阻

尿路上任何部位发生梗阻都可导致肾积水、肾功能损害,重则肾衰竭。泌尿系统梗阻最基本的病理变化是尿路扩张,从代偿到失代偿,诱发肾积水、尿潴留、肾脏滤过率和浓缩能力受损,最终导致肾功能障碍。

一、前列腺增生症

良性前列腺增生症主要是前列腺组织及上皮增生,简称前列腺增生。是老年男性常见病,50 岁以后发病,随着年龄增长发病率不断升高。

(一)病因

目前病因不十分清楚,研究认为前列腺增生与体内雄激素及雌激素的平衡失调关系密切,睾酮对细胞的分化、生长产生作用,雌激素对前列腺增生也有一定影响。

(二)病理

前列腺分两组,外为前列腺组,内为尿道腺组。前列腺增生有两类结节,包括由增生的纤维和平滑肌细胞组成的基质型和由增生的腺组织组成的腺泡型。增生的最初部位多在尿道腺组,增生的结节挤压腺体形成外科包膜,是前列腺摘除术的标志。前列腺增生使尿道弯曲、受压、伸长、狭窄,出现尿道梗阻。

(三)临床表现

1.尿频

尿频是最常见的症状,夜间明显,逐渐加重。早期是由膀胱颈部充血引起。晚期是由增生前列腺引起尿道梗阻,膀胱内残余尿增多,膀胱有效容量减少所致。

2.进行性排尿困难

进行性排尿困难是最重要症状,表现为起尿缓慢,排尿费力,射尿无力,尿线细小,尿流滴沥,分段排尿及排尿不尽等。

3.尿潴留、尿失禁

前列腺增生晚期,膀胱残余尿增加,收缩无力,发生尿潴留,当膀胱内压力增高超过尿道阻力后,发生充盈性尿失禁。前列腺增生常因受凉、劳累、饮酒等诱发急性尿潴留。

4.其他表现

常因局部充血、出血发生血尿。合并感染或结石,可有膀胱刺激症状。

(四)辅助检查

1.尿流动力学检查

尿道梗阻时,最大尿流率小于每秒 15 mL;当尿流率小于每秒 10 mL 时,表示梗阻严重。

2.残余尿测定

膀胱残余尿量反映膀胱代偿衰竭的严重程度,不仅是重要的诊断步骤之一,也是决定手术治疗的因素。

3.膀胱镜检查

膀胱镜检查直接观察前列腺各叶增生情况。

4.B 超检查

B 超测定前列腺的大小和结构,测量残余尿量。

(五)诊断要点

1.临床表现

老年男性出现夜尿频、进行性排尿困难表现就应考虑前列腺增生,排尿后直肠指检,可触及增大的腺体,光滑、质韧、中央沟变浅或消失。

2.辅助检查

尿动力学、膀胱镜、B 超等检查有助于确定前列腺增生程度及膀胱功能。

(六)诊疗要点

1.急性尿潴留的治疗

急性尿潴留是前列腺增生常见急症,需紧急治疗。选用肾上腺素受体阻滞剂、留置导尿管或耻骨上膀胱穿刺造瘘术等,解除潴留。

2.药物治疗

药物治疗适用于尿道梗阻较轻,或年老体弱、心肺功能不全等而不能耐受手术的患者。常用药物有特拉唑嗪、哌唑嗪等。

3.手术治疗

前列腺摘除术是理想的根治方法,手术方式有经尿道、经耻骨上、经耻骨后及经会阴四种,目前临床常用前两种。

4.其他治疗

尿道梗阻严重而不宜手术者,冷冻治疗、微波和射频治疗、激光治疗、体外超声、金属耐压气囊扩张术等都能产生一定疗效。

（七）护理评估

1.健康史

评估患者的年龄、诱因,既往病史。

2.目前的身体状况

(1)症状体征:是否有夜尿频、进行性排尿困难的表现,是否合并尿潴留、尿失禁。

(2)辅助检查:尿流动力学、膀胱镜、B超检查结果。

3.心理-社会状况

评估患者对疾病和手术的心理反应及对并发症的认知程度,患者及家属对术后护理配合及有关康复知识的掌握程度。

（八）常见的护理诊断/问题

(1)恐惧/焦虑:与认识不足、角色改变、对手术和预后的担忧有关。

(2)排尿形态异常:与尿道梗阻、残余尿量增多、留置导尿管等有关。

(3)有感染的危险:与尿路梗阻、导尿、免疫力低下、伤口引流有关。

(4)潜在并发症:出血。

（九）护理目标

(1)患者的恐惧/焦虑减轻。

(2)患者能够正常排尿。

(3)患者感染危险性下降或未感染。

(4)患者术后未发生出血。

（十）护理措施

1.非手术治疗的护理

(1)饮食护理:为防止尿潴留,不可在短期内大量饮水,忌饮酒、辛辣食物,有尿意勤排尿,适当运动,预防便秘。

(2)观察疗效:药物治疗3个月之后前列腺缩小、排尿功能改善。

(3)适应环境:前列腺增生患者多为老年人,行动不便,对医院环境不熟悉,加之夜尿频,入院后帮助患者适应环境,确保舒适和安全。

2.术前护理

(1)观察生命体征,测量各项生理指标。

(2)做好重要脏器功能检查,了解患者能否耐受手术。

(3)术前已有造瘘管或留置导尿管的患者,保证引流通畅。

3.术后护理

(1)病情观察:观察记录24小时出入量,判断血容量有无不足。观察意识状态和生命体征。

(2)体位:平卧2天后改为半卧位,固定各种导管的肢体不得随意移动。

(3)饮食与输液:术后6小时无不适即可进流质饮食,鼓励多饮水,1～2天后无腹胀即可恢复饮食,以易消化、营养丰富、富含纤维素的食物为主,必要时静脉补液,但要注意输液速度。

(4)预防感染:早期预防性应用抗生素。保持切口敷料的清洁与干燥。置管引流者常规护理尿道外口。

(5)膀胱冲洗：术后用生理盐水持续冲洗膀胱 3~7 天。保持引流通畅,必要时高压冲洗抽吸血块。根据尿液颜色控制冲洗速度,色深则快、色浅则慢。

(6)不同手术方式的护理：①经尿道切除术(TUR)：观察有无 TUR 综合征的发生,即术后几小时内出现恶心、呕吐、烦躁、抽搐、昏迷或严重的脑水肿、肺水肿、心力衰竭等。可能是冲洗液被吸收,血容量剧增,稀释性低钠血症所致,护理时应减慢输液速度,遵医嘱应用利尿剂、脱水剂,对症处理。②开放手术：固定各种引流管,观察记录引流液量、颜色,保持引流通畅。及时拔除引流管,如耻骨后引流管,术后 3~4 天拔除;耻骨上引流管,术后 5~7 天拔除;膀胱造瘘管多在术后10~14 天排尿通畅后拔除,瘘口无菌堵塞或压迫,防止漏尿,一般 2~3 天愈合。③预防并发症：出血是常见并发症。术后 1 周,患者可逐渐离床活动,禁止灌肠、肛管排气,同时避免腹压增高的诱因。

(十一)护理评价

(1)患者的恐惧/焦虑是否减轻。

(2)患者能否正常排尿。

(3)患者感染未发生或得到及时治疗。

(4)患者术后是否出血,或出血后是否得到有效处理。

(十二)健康指导

(1)讲解手术、术式及手术前后护理的注意事项。

(2)术后 1~2 个月避免剧烈活动,忌烟酒,防感冒。

(3)指导患者学会提肛肌锻炼,以尽快恢复尿道括约肌的功能。

(4)指导患者定期复查尿流率及残余尿量。

二、肾积水

结石、肿瘤、结核等原因导致尿液排出受阻、肾内压力增高、肾盂肾盏扩张、肾实质萎缩、肾功能减退,称为肾积水。成人积水超过 1 000 mL,小儿超过 24 小时的正常尿量,为巨大肾积水。

(一)临床表现

1.腰痛

腰痛是重要症状。慢性梗阻仅为钝痛;急性梗阻出现明显腰痛或肾绞痛。

2.腰部肿块

慢性梗阻形成肾脏肿大,长期梗阻者在腹部可扪及囊性肿块。

3.多尿和无尿

慢性梗阻致肾功损害表现为多尿,而双侧完全梗阻、孤立肾完全梗阻可发生无尿。

4.其他表现

因结石、肿瘤、结核等继发肾积水时,原发病表现掩盖了肾积水征象。肾积水并发感染或肾积脓时,出现全身中毒症状。

(二)辅助检查

1.实验室检查

血尿常规,必要时做尿细菌检查,化验血生化、电解质等了解肾功能情况。

2.影像学检查

(1)B 超：是鉴别肾积水和腹部肿块的首选方法。

（2）X线造影:排泄性尿路造影可了解肾积水程度和对侧肾功能。

（3）CT、MRI检查:明确腰部肿块的性质,对确诊肾积水有重要价值。

(三)诊断要点

根据原发病史、典型症状、腰腹部肿块及B超等辅助检查结果可明确诊断,确定原发病对诊断有重要意义。

(四)诊疗要点

1.病因治疗

最理想的治疗是根除肾积水的病因,保留患肾。

2.肾造瘘术

原发病严重或肾积水病因暂不能去除者,先行肾引流术,病情好转或稳定后行去除病因的手术。

3.肾切除术

肾积水后功能丧失或并发肾积脓,对侧肾功能良好者,可切除患肾。

(五)护理评估

1.健康史

评估患者是否有肾结石、肿瘤、结核等原发病史。

2.目前的身体状况

（1）症状体征:原发病基础上是否出现腰痛、腰腹部肿块,是否有肾功能减退表现。

（2）辅助检查:血、尿常规化验,B超、X线等影像学检查结果。

3.心理、社会状况

评估患者对肾积水及治疗的认知程度,对术后康复知识的掌握程度。家人及社会的心理和经济支持程度。

(六)常见的护理诊断/问题

1.排尿形态异常

排尿形态异常与尿路急慢性梗阻有关。

2.有感染的危险

感染与尿路梗阻、免疫低下、肾造瘘引流有关。

3.潜在并发症

潜在并发症为尿漏。

(七)护理目标

（1）患者排尿形态正常。

（2）患者感染危险性下降或未感染。

（3）患者未发生尿漏。

(八)护理措施

1.饮食

多食含纤维较高的食物,多饮水。

2.活动

鼓励患者加强床上活动,定时按序协助患者变换体位。

3.感染的护理

遵医嘱使用抗生素;用0.1%新苯扎氯铵清洗尿道口,每天2次;每天更换引流袋;及时更换浸湿的切口敷料。

4.引流管的护理

妥善固定,引流通畅,观察记录引流量与颜色,冲洗肾盂引流管,每天 2 次。若无尿漏,肾周围引流物一般术后 3～4 天拔除;肾盂输尿管支架引流管一般于术后 3 周拔除;肾造瘘管在吻合口通畅后拔除。

(九)护理评价

(1)患者排尿形态是否正常。

(2)患者感染是否得到治疗或术后有无感染发生。

(3)患者有无发生尿漏。

(十)健康指导

(1)向患者讲解手术及术后引流的重要性。

(2)指导患者养成良好的排便习惯。

(3)指导患者正确进行摄水、饮食搭配。

三、尿道狭窄

尿道因损伤、炎症使尿道壁形成瘢痕,瘢痕萎缩导致尿道扭曲、狭窄。

(一)病因及分类

1.先天性尿道狭窄

先天性尿道狭窄如尿道外口狭窄,尿道瓣膜狭窄等。

2.炎症性尿道狭窄

炎症性尿道狭窄如淋病性尿道狭窄,留置导尿管引起的尿道狭窄。

3.外伤性尿道狭窄

外伤性尿道狭窄最常见,尿道损伤严重,初期处理不当或不及时所致。

(二)病理生理

其与狭窄的程度、深度及长度有关。淋病性狭窄为多处狭窄,狭窄易继发感染,形成尿道憩室、周围炎、前列腺炎、附睾睾丸炎。尿道梗阻如长期不能解除,导致肾积水。肾功能损害,出现尿毒症。

(三)临床表现

1.排尿异常

最常见的是排尿困难,重者出现尿潴留。

2.继发疾病表现

尿道长期狭窄继发膀胱炎、睾丸附睾炎等,出现膀胱刺激症、血尿症状。

3.并发症表现

由于排尿困难而使腹内压长期增高,并发疝、痔、直肠脱垂等,并出现相应症状。

(四)辅助检查

1.尿道探子检查

尿道探子检查可确定狭窄部位,程度。

2.B 超检查

B 超明确尿道狭窄长度、程度及周围瘢痕组织的厚度。

3.膀胱尿道造影

膀胱尿道造影确定尿道狭窄的部位、程度、长度。

（五）诊断要点

根据尿道外伤史、感染史及典型的排尿困难，尿潴留表现，结合尿道探子检查、B超、膀胱尿道造影结果，诊断尿道狭窄一般不难。

（六）诊疗要点

1.尿道扩张术

尿道扩张术是防止和治疗尿道狭窄的有效措施。尿道狭窄的原因不同，扩张时间不同。

2.耻骨上膀胱造瘘术

耻骨上膀胱造瘘术适用于慢性尿潴留或已有肾功能损害的患者。

3.尿道内切开术

尿道内切开术是目前临床治疗的主要术式，术后放置网状合金支架管于狭窄部位扩张，一般放置4～8周，术后不需尿道扩张。

4.开放手术

切除尿道狭窄部及周围瘢痕后，行尿道端端吻合术。

（七）护理评价

1.健康史

儿童尿道狭窄多为先天性，成人有外伤、感染病史者，多为继发性狭窄。

2.目前的身体状况

（1）症状体征：原发病基础上是否出现排尿困难，尿潴留，是否继发感染、结石。

（2）辅助检查：尿道探子检查、B超、膀胱尿道造影的检查结果。

3.心理-社会状况

评估患者对尿道狭窄的严重性及手术治疗的认知程度，对术后康复知识的掌握程度。

（八）常见的护理诊断/问题

1.排尿形态异常

排尿形态异常与尿道狭窄、梗阻有关。

2.有感染的危险

感染与尿道梗阻、免疫力低下、膀胱造瘘引流、手术等有关。

3.潜在并发症

潜在并发症为尿失禁。

（九）护理目标

（1）患者排尿形态正常。

（2）患者感染危险性下降或未感染。

（3）患者未发生尿失禁。

（十）护理措施

1.尿道扩张术的护理

尿道扩张术的护理指导患者定时进行尿道扩张。术后观察尿量及颜色，有无尿道出血。患者疼痛明显者给予止痛处理。

2.尿道内切开术的护理

严密观察血尿转清情况。留置导尿管1个月左右,保持通畅,遵医嘱尿道冲洗,及时拔出尿管,防止狭窄复发。

3.开放手术的护理

遵医嘱应用抗生素。及时更换切口浸湿的敷料,确保各种引流导管通畅。

4.并发症护理

术后尿失禁常为暂时性,用较细导尿管引流数天后可恢复。如不能恢复,指导患者进行肛门括约肌收缩练习。

(十一)护理评价

(1)患者排尿形态是否正常。

(2)患者是否感染或感染后是否得到控制。

(3)患者是否发生尿失禁。

(十二)健康指导

(1)指导患者定时进行尿道扩张。

(2)讲解尿道扩张的意义及护理配合注意事项。

(3)鼓励患者多饮水。适当运动,进食纤维素高的食物,防止便秘。

(宁雪玲)

第六节　泌尿系统感染

泌尿系统感染一般又称为泌尿道感染(urinary tract infections,UTI)。泌尿生殖系统感染主要是由病原微生物侵入泌尿、男生殖系统内繁殖而引起的炎症。泌尿系统感染是最常见的感染性疾病之一,目前已是仅次于呼吸道感染的第二大感染性疾病。病原微生物大多为革兰阴性杆菌。由于解剖学上的特点,泌尿道与生殖道关系密切,且尿道外口与外界相通,两者易同时引起感染或相互传播。

一、病因

泌尿系统感染的病原微生物主要是细菌,极少数为厌氧菌、真菌、支原体、病毒和滴虫等。诱发感染的因素主要有以下四个方面。

(一)机体防御下降

局部抗感染能力及免疫功能下降都易诱发泌尿系统感染。如糖尿病、营养不良、肿瘤、妊娠及先天性免疫缺陷或长期应用免疫抑制剂治疗等。

(二)尿路结石及梗阻因素

结石、梗阻、感染三者常相互促发,互为因果。如先天性泌尿生殖系统异常、结石导致尿液引流不畅,引起尿液滞留,降低尿路及生殖道上皮防御细菌的能力。

(三)医源性因素

如留置导尿管、造瘘管、尿道扩张、前列腺穿刺活检、膀胱镜检查等操作,都可能不同程度损害尿路上皮的完整性,易引入致病菌而诱发或扩散感染。

(四)女性易感因素

由于女性尿道较短,容易招致上行感染,特别是经期、更年期、性交时更易发生。

二、发病机制

正常人的尿道口皮肤和黏膜有一些正常菌群停留。在致病菌未达到一定数量及毒力时,正常菌群对于致病菌起到抑制平衡的作用,而膀胱的排尿活动又可以将细菌冲刷出去,所以正常人对感染具有防御功能。泌尿系统感染主要是尿路病原体和宿主之间相互作用的结果,泌尿系统感染在一定程度上是由细菌的毒力、接种量和宿主的防御机制不完全造成的,这些因素在最终决定细菌定植水平及尿路损伤的程度也会起到一定作用。

三、感染途径

感染途径主要有四种,最常见为上行感染和血行感染。

(一)上行感染

致病菌经尿道进入膀胱,还可沿输尿管腔内播散至肾。占泌尿系统感染的95%,大约50%下泌尿系统感染患者会导致上泌尿系统感染。病原菌也可沿男性生殖管道逆行感染引起细菌性前列腺炎、附睾睾丸炎。

(二)血行感染

较为少见,在机体免疫功能低下或某些因素促发下,某些感染病灶如皮肤疖、痈、扁桃体炎、龋齿等细菌直接由血行传播至泌尿生殖系统器官,常见为肾皮质感染。病原菌多为金黄色葡萄球菌、溶血性链球菌等革兰阳性菌。

(三)淋巴感染

致病菌从邻近器官的血行感染,较少见,致病菌多为金黄色葡萄球菌。

(四)直接感染

由于邻近器官的感染直接蔓延所致或外来的感染,致病菌经肾区瘘管和异物的感染等。

四、临床表现

临床表现以尿路及受累的器官为基础,重者出现全身感染表现。膀胱刺激症状是最常见的表现。

(一)症状

细菌性膀胱炎。

(二)急性肾盂肾炎

可有高热、寒战等全身症状。甚至双侧腰痛,多呈胀痛。有尿频、尿急、尿痛等膀胱刺激症状,多伴有急性期患侧肾区压痛、疼痛往往较为明显,可出现肌紧张。为病原菌入侵膀胱后引起,常伴尿道炎症。

(三)慢性肾盂肾炎

临床表现复杂,易反复发作。与急性肾盂肾炎相似,症状相对较轻,有时可表现为无症状性菌尿和脓尿。

五、辅助检查

(一)实验室检查

1.尿常规

尿常规包括尿生化检查和尿沉渣检查。尿中白细胞计数显著增加,出现白细胞管型提示肾盂肾炎。

2.尿培养

临床根据标本采集方式不同而应用不同的"有意义的细菌"计数来表示泌尿系统感染。同时治疗前的中段尿标本培养是诊断泌尿系统感染最可靠的指标。

3.血液检查

上泌尿系统感染多出现白细胞计数和中性粒细胞比值升高。

(二)影像学检查

影像学检查包括超声、尿路平片、静脉尿路造影、膀胱或尿道造影、CT、放射性核素和磁共振水成像(MRU)等。其中超声检查无创、简单可作为首选,CT有助于确定感染诱因、尿路平片有助于发现结石。影像学检查在慢性泌尿系统感染和久治不愈的患者中有重要意义。

六、诊断要点

泌尿系统非特异性感染需与泌尿系统结核相鉴别,尤其是反复出现泌尿系统感染症状者。另外关于有泌尿系统感染症状时应考虑妇科疾病等。

七、治疗原则

(一)一般治疗

急性治疗期间注意休息、营养,避免性生活。给予饮食指导,多饮水,保持每天尿量在2 000 mL以上,有助于细菌的排出。

(二)抗感染治疗

选用适当抗生素。单纯性泌尿系统感染者应持续使用敏感抗生素至症状消失,尿常规检查恢复正常,尿细菌培养转阴。

(三)对症治疗

使用解热镇痛药缓解高热、疼痛,使用碱性药物如碳酸氢钠降低尿液酸性,缓解膀胱刺激症状。

(四)纠正基础疾病

需积极纠正引起局部和全身免疫功能下降的疾病,如糖尿病、营养不良等。

(五)去除诱发因素

非单纯性泌尿系统感染需针对合并的危险因素采取相应治疗措施。

八、临床护理

(一)评估要点

1.健康史

了解患者基本情况包括年龄、职业、生活环境、饮食饮水习惯等。

2.相关因素

了解患者的既往史和家族史,包括每天排尿的次数、尿量,询问尿频、尿急、尿痛的起始时间,有无发热、腰痛等伴随症状,有无导尿、尿路器械检查等明显诱因,有无泌尿系统畸形、前列腺增生、妇科炎症等相关疾病病史;询问患病以来的治疗经过,药物使用情况,包括的名称、剂量、用法、疗程及其疗效。有无发生不良反应。

3.心理-社会支持状况

本病起病急,易反复发作,伴有尿路刺激征、血尿、乏力等不适的症状,应评估患者有无紧张、焦虑等不良心理反应。

(二)护理诊断/问题

1.排尿异常

与尿频、尿急、尿痛有关。

2.体温过高

与疾病炎症有关。

3.焦虑/恐惧

与患者疾病迁延不愈,担心预后有关。

4.舒适的改变

与疼痛有关。

5.睡眠形态紊乱

与焦虑/恐惧、疼痛不适、排尿异常等有关。

6.潜在并发症

精索静脉曲张、精索炎、前列腺炎、肾炎等肾脏疾病。

(三)护理目标

(1)患者自述减轻尿频、尿急、尿痛。

(2)患者恢复正常的体温。

(3)患者了解相关疾病知识及预防知识。

(4)患者减轻痛苦、舒适度增加。

(5)患者睡眠情况得到改善。

(6)积极预防潜在并发症发生。

(四)护理措施

1.疼痛护理

向患者解释疼痛的原因、机制,讲解有关疾病发展及预后的相关知识,缓解负面情绪及疼痛压力。遵医嘱使用止痛药物,或进行封闭治疗。合理运用冷、热疗法减轻局部疼痛。分散患者注意力。尽可能满足患者对舒适的需求,如变换体位,减少压迫等。用物放于患者易取用处。

2.发热护理

遵医嘱应用药物进行降温,可用温水擦浴、冰袋降温及乙醇擦浴等。维持水、电解质平衡,必要时静脉补充液体、电解质等。增进舒适,预防并发症,高热时绝对卧床休息,做好基础护理。

3.用药护理

联合用药时,注意药物配伍禁忌。遵医嘱正确选择抗生素,同时指导患者擅自停药。

4.心理护理

关心了解患者感受,给予患者心理上的安慰和支持,针对患者个体情况进行针对性心理护理。鼓励患者积极参与感兴趣的活动,学会自我放松法,保持乐观情绪。同时做好家属的工作,争取家属的支持和配合,鼓励家属及朋友给予患者心理上的支持。

(五)健康教育

1.疾病预防指导

多饮水、勤排尿是预防泌尿系统感染最简便而有效的措施。另外保持规律生活,避免劳累,注意个人卫生,尤其女性在月经期、妊娠期、产褥期。学会正确清洁外阴部的方法。与性生活有关的反复发作者,应注意性生活后立即排尿。

2.疾病知识指导

告知患者疾病的病因、疾病特点和治愈标准,使其理解多饮水、保持个人卫生的重要性,确保其出院后仍能严格遵从。教会患者识别泌尿系统感染的临床表现,一旦发生尽快到医院诊治。

3.用药指导

嘱患者按时、按量、按疗程服药,勿擅自停药并遵医嘱定期随访。

(宁雪玲)

第七节 肾 肿 瘤

肾肿瘤是泌尿系统常见的肿瘤之一,多为恶性,且发病率正逐年上升。在临床上常见的恶性肿瘤肾细胞癌(renal cell carcinoma,RCC)是起源于肾实质泌尿小管上皮系统的恶性肿瘤,又称肾腺癌,简称为肾癌。肾细胞癌在成人恶性肿瘤中占 2%～3%,占肾恶性肿瘤的 85% 左右,各国或各地区发病率不同,发达国家高于发展中国家,城市地区高于农村地区。男性肾细胞癌发病率是女性的两倍。任何年龄都可能发病,但高峰期在 60 岁左右。肾盂癌较少见。肾母细胞瘤是小儿最常见的恶性实体肿瘤。

一、病因

引起肾癌的病因至今尚未明确,其病因可能与以下因素有关。

(一)职业因素

有报道长期接触金属铬和铅的工人,从事石棉、皮革相关工作的人群等患病危险性会增加。

(二)吸烟

吸烟导致肾癌的发病机制并不十分明确,但国外已经有前瞻性的研究证明吸烟人群的肾癌发病率会有所上升,升高 50% 左右。亚硝基复合物可能起到一定作用。

(三)肥胖

越来越多的流行病学研究的证据都趋向肥胖是肾癌的危险因素,机制可能与某些激素水平升高有关。

(四)其他危险因素

与高血压、饮食、遗传因素、免疫功能障碍有关。有文献报道,在饮食方面多食蔬菜可降低肾癌发病风险。

二、病理生理

绝大多数肾癌多发于一侧肾,常为单个肿瘤,10%~20%为多发病灶。多双侧先后或同时发病者占2%左右。瘤体多数为类似圆形的实性肿瘤,肿瘤的大小不等,平均为7 cm多见,与周围肾组织相隔。肾癌的组织病理多种多样,透明细胞癌是其主要构成部分,占肾癌89%,主要由肾小管上皮细胞发生。

三、分类

1977年美国癌症联合委员会(American Joint Committee on Cancer,AJCC)依据手术前影像学和/或手术后病理学将 T(tumor)、N(lymph nodes)、M(metastasis)三个方面的评价结果对恶性肿瘤进行 TNM 分期(表 10-2)。

表 10-2　2010 年 AJCC 肾癌的 TNM 分期

分期	标准
原发性(T)	
T_x	原发肿瘤无法评估
T_0	未发现原发肿瘤的证据
T_1	肿瘤局限在肾内,最大直径≤7 cm
	T_{1a}肿瘤局限于肾内,肿瘤最大径≤4 cm
	T_{1b}肿瘤局限于肾内,肿瘤最大径>4 cm 但<7 cm
T_2	肿瘤局限于肾内,肿瘤最大径>7 cm
	T_{2a}肿瘤最大径>7 cm 但≤10 cm
	T_{2b}肿瘤局限于肾内,肿瘤最大径>10 cm
T_3	肿瘤侵及主要静脉、肾上腺、肾周围组织,但未超过肾周筋膜
	T_{3a}肿瘤侵及肾上腺、肾周围组织和/或肾窦脂肪组织,但未超过肾周筋膜
	T_{3b}肉眼见肿瘤侵入肾静脉或肾静脉段分支(含肌层)或膈下下腔静脉
	T_{3c}肉眼见肿瘤侵入膈上下腔静脉或侵犯腔静脉壁
T_4	肿瘤浸润超过肾周筋膜
区域淋巴结(N)	
N_x	区域淋巴结转移无法成功
N_0	无区域淋巴结转移
N_1	单个区域淋巴结转移
远处转移(M)	
M_0	无远处转移
M_1	有远处转移

四、临床表现

有30%~50%的肾癌患者缺乏早期临床表现,大多在健康体检或其他疾病检查时被发现。常见的临床表现如下。

(一)"肾癌三联症"

典型的临床症状是腹部肿块、腰痛和血尿,由于早期肾癌检出增多,临床这些症状只在少数患者中出现为 6%~10%。间歇无痛肉眼血尿为常见症状,大约 50% 的患者都会发生。血尿通常为肉眼血尿,偶尔为镜下血尿。出现血尿表明肿瘤已侵入肾盏、肾盂。疼痛常为腰部钝痛或隐痛,多由于肿瘤生长牵张肾包膜或侵犯腰肌,邻近器官所致,血块通过输尿管时可发生肾绞痛。肿瘤较大时在腹部或腰部易被触及。

(二)副瘤综合征

10%~40% 有症状肾癌患者出现副瘤综合征,表现常有发热、高血压、血沉增快等。发热可能因肿瘤坏死、出血、毒性物质吸收引起,高血压可能因瘤体内动-静脉瘘或肿瘤压迫动脉及其分支,肾素分泌过多所致。20% 的肾癌患者可出现副瘤综合征,容易与其他全身性疾病症状相混淆,应注意鉴别。

(三)转移症状

约有 30% 的患者因转移症状,如病理骨折、咳嗽、咯血、神经麻痹及转移部位出现疼痛等初次就诊,40%~50% 的患者在初次诊断后出现远处转移。

五、辅助检查

肾癌的临床诊断主要依靠影像学检查,胸部 X 线片和腹部 CT 平扫加增强扫描、MRI 扫描检查是治疗前临床分期的主要依据。

(一)实验室检查

实验室检查包括血、尿、便常规检查及病毒指标、血生化及血液肿瘤标志物检查,目前尚没有公认的、可用于肾癌诊断、鉴别诊断及预后判断的肿瘤标志物。

(二)影像学检查

1.X 线检查

为肾癌患者的常规检查项目,泌尿系统平片(KUB)可见肾外形增大,偶然可见肿瘤散在钙化。胸部 X 线片是术前临床分期的主要依据之一。

2.B 超

超声检查经济、简便、普及率高是首选的筛查方法。也是诊断肾肿瘤最常用的检查方法。B 超也可判断恶性的指征,但部分 RCC 需借助 CT 和 MRI 进行鉴别诊断。

3.MRI

灵敏度与 CT 相似,MRI 检查对肾肿瘤分期的准确性略优于 CT,特别在静脉瘤栓大小、范围及脑转移的判定方面 MRI 优于 CT,在压脂序列中可以观察到少血供肿瘤。

4.CT

具有密度及空间分辨率高的特点,对肾脏肿块的检出率近 100%,肿瘤诊断正确率达 95%。

(三)组织学检查

在非肿瘤性肾病中肾穿刺活检已成为常规检测手段。但由于 CT 和 MRI 诊断肾肿瘤的准确性高达 95%,而肾穿刺活检有 15% 假阴性率及 2.5% 假阳性率,可能出现并发症对影像学诊断难以判定性质的小肾肿瘤患者,可以选择行保留肾单位手术或定期(1~3 个月)随诊检查,不推荐对能够进行保留肾单位手术的肾肿瘤患者行术前穿刺检查。同时对具有较高的特异性和敏感性,但对准备进行手术的患者一般也不推荐穿刺活检。对不能手术治疗,需系统治疗或其他治疗的晚期肾肿瘤患者,治疗前为明确诊断,可选择肾穿刺活检获取病理诊断。

六、治疗原则

（一）局限性肾癌

外科手术是局限性肾癌治疗的首选方法。

1.根治性肾切除

根治性肾切除是肾癌最主要的治疗方法。根治性切除范围包括肾周筋膜、肾周脂肪、患肾、区域淋巴结及髂血管分叉以上的输尿管。

2.保留肾单位手术

肾癌发生于解剖性或功能性的孤立肾,根治性肾切除术将会导致肾功能不全或尿毒症的患者,也可以选择保留肾单位手术。

（二）局部进展性肾癌

首选治疗方法为根治性肾切除术。对转移的淋巴结或血管瘤栓应根据病变程度、患者身体状况等选择是否切除。术后尚无标准辅助治疗方案。

（三）转移性肾癌

一般采用综合治疗。应用生物制剂,白细胞介素等免疫治疗对预防和治疗转移癌有一定疗效。肾癌具有多药物耐药基因,对放射治疗及化学治疗不敏感。

七、临床护理

（一）评估要点

1.术前评估

健康史及相关因素:包括家族相关疾病遗传史,了解肾癌的发生时间,有无对生活质量的影响,发病特点。

（1）一般情况:年龄、性别、婚姻和职业等。

（2）发病特点:患者血尿程度,有无排尿形态改变和经常性腰部疼痛。本次病情发现情况如发病是体检时无意发现、自己扪及包块、持续性腰痛而就医。

（3）相关因素:患者是否吸烟,吸烟的频率及数量。患者是否有饮咖啡的习惯,患者以前长期服用哪些药物等。

2.术后评估

是否有尿瘘、腹腔内脏器损伤、继发出血、感染等并发症发生。

（二）护理诊断/问题

1.营养失调

低于机体需要量,与长期血尿、癌肿消耗、手术创伤有关。

2.恐惧与焦虑

与对癌症和手术的恐惧有关。

3.疼痛

与疾病本身、手术创伤有关。

4.知识缺乏

缺乏疾病相关知识。

5.潜在并发症

出血、感染。

(三)护理目标

(1)患者营养失调得到纠正或改善。

(2)患者恐惧与焦虑程度减轻或消失。

(3)患者疼痛缓解或消失。

(4)患者了解疾病相关知识。

(5)并发症得到有效预防或发生后得到及时发现和处理。

(四)护理措施

1.改善患者的营养状况

(1)饮食:指导胃肠道功能健全的患者尽量选择高蛋白、高热量、高纤维素、低脂、易消化、少渣的食物,改善就餐环境,以促进患者食欲。

(2)营养支持:对胃肠功能障碍者,可以通过静脉途径给予营养。

2.心理护理

(1)疏导患者减轻其内在压力:对担心得不到及时有效的诊治的患者,护理人员要主动关心患者,倾听患者诉说,告知手术治疗的必要性和可行性,稳定患者情绪,鼓励患者表达自身感受。

(2)担心术后恢复的患者:应加强术前各项护理措施的落实,让患者体会到手术前的充分准备,树立战胜疾病的信心。也可通过已手术患者的现身说法,消除患者的恐惧心理。争取患者的积极配合。

3.并发症的预防和护理

(1)预防术后出血:密切观察病情,定时监测生命体征。观察引流管引流物状况:若患者术后引流量较多,色鲜红且很快凝固,同时伴血压下降、脉搏增快,常提示有出血,应立即通知医师处理。

(2)预防感染:监测体温变化情况,保持伤口干燥,严格无菌操作。若体温升高或伤口出现红、肿、热、痛,有脓性分泌物应及时告知医师。遵医嘱应用抗菌类药物,防止感染的发生。

(五)健康教育

1.康复指导

保证充分的休息,适度身体锻炼,循序渐进运动,加强营养,饮食以清淡优质蛋白为主,增强体质。

2.用药指导

定时规律用药。由于肾癌对放、化疗均不敏感,生物素治疗可能是此类患者康复期的主要方法。在用药期间,患者不良反应如低热、乏力等,应及时就医,在医师指导下用药。

3.定期复查

本病的近、远期复发率均较高,患者需定期复查,术后1个月门诊随访,以后3个月复查一次,遵医嘱行后续治疗。

(宁雪玲)

第八节 输尿管肿瘤

输尿管肿瘤多为恶性,下 1/3 段输尿管肿瘤占 75%,与膀胱移行细胞癌和肾盂移行细胞癌的生物学特性相似。双侧相对少见,同时或先后出现尿路其他部位癌者可达 1/2。输尿管肿瘤发病年龄为 20～90 岁,好发于 20～50 岁,男性比女性为多,为 4∶1 或 5∶1,仅占肾盂肿瘤的 1/3 左右,占整个上尿路肿瘤约 1%。

一、病因

输尿管肿瘤的病因尚未完全明了。一般认为与输尿管局部炎症、结石、化学致癌物质等刺激或诱发因素有密切关系,诸如外源性化学物质苯胺类、内在性色氨酸代谢的异常、输尿管炎、寄生虫感染等;吸烟、饮用咖啡及镇痛剂也是相关的危险因素。

二、临床表现

(一)症状
良性肿瘤可长期无症状。

1.血尿

血尿最常见,约占 75%。通常为间歇性、无痛性、肉眼全程血尿,并可出现条索状血块。

2.疼痛

60% 左右的患者有患侧腹部疼痛,一方面与肿瘤周围组织浸润,侵犯附近的神经组织或骨转移有关,另一方面是因为肿瘤日渐增大导致输尿管梗阻。一般表现为腰部或沿输尿管方向的放射性钝痛或胀痛,血块阻塞会引起剧烈的绞痛。

(二)体征
(1)腹部肿块:多由继发肾积水所致。

(2)消瘦、骨痛等晚期症状。

三、辅助检查

(一)实验室检查
尿常规化验。

(二)尿细胞学检查
凡发现癌细胞者是诊断输尿管癌的重要线索。

(三)尿路造影
(1)在排泄性尿路造影检查中,常见的影像学表现为输尿管充盈缺损,可在 50%～75% 的患者中观察到。如出现患侧梗阻,可以表现为近侧输尿管肾盂扩张、积水。如果患侧肾脏积水严重,导致该侧肾功能严重受损,也可表现为患侧肾集合系统不显影。

(2)输尿管逆行造影:可显示肿瘤下方输尿管呈"高脚杯"状,对诊断有重要意义。随着 CT 影像检查技术的进步,现在利用 CT 进行泌尿系统造影,又称 CTU,可以大幅度提高检查的准确性,也可让患者免受逆行造影检查所带来的痛苦。

(四)膀胱镜检

对于输尿管癌的患者,因为有很高的比例合并有膀胱肿瘤,因此,对于这类患者,术前均需要常规进行膀胱镜检查。膀胱镜有硬性和软性两种类型。在检查时,可以了解膀胱内是否合并有肿瘤病变,同时可以了解双侧输尿管是否有喷血,并可以在膀胱镜引导下行逆行造影检查。

(五)输尿管镜检查

输尿管镜下直视观察和活检可明确诊断。一般是在手术室麻醉状态下进行。

(六)B超

直接发现输尿管肿瘤较困难,一般只能发现肾积水和较大的转移灶。

(七)CT

目前对于上尿路肿瘤的诊断,CT的敏感性优于静脉肾盂造影,无论是影像清晰度还是敏感性都很好,是现在尿路上皮肿瘤的首选检查。

四、治疗要点

(一)内镜治疗

内镜治疗输尿管肿瘤的基本原则与膀胱肿瘤相同。孤立肾、双侧尿路受累、既往肾功能不全或并发其他严重的疾病是内镜治疗的指征。对侧肾功能正常的患者,若肿瘤体积小、级别低,也可以考虑内镜治疗。

1.输尿管镜检

输尿管下段肿瘤可以通过硬镜逆行治疗;而上段肿瘤可以选择逆行或顺行,软镜更适合逆行治疗。

2.经皮肾镜

主要治疗输尿管上段肿瘤,可以切除较大的肿瘤,能够获得更多的标本以使分期更准确。

3.电灼术

经输尿管镜借助激光或电灼等技术,对输尿管息肉及部分局限高分化浅表输尿管癌进行腔内治疗。

(二)手术治疗

1.肾、输尿管全长包括输尿管膀胱入口袖状切除术

根治性肾输尿管全长切除术及膀胱袖状切除术仍然是上尿路肿瘤治疗的"金标准"。近年来,随着腔镜技术的发展,传统的开放手术治疗已经较少采用,多被腹腔镜手术所替代。

2.输尿管局部切除

输尿管癌症病变局限,细胞分化好或双侧输尿管病变或对侧肾功能严重受损,及全身情况不佳者,可行输尿管局部切除,并恢复其连续性(输尿管-输尿管吻合,输尿管-膀胱吻合,输尿管-肾盂吻合,必要时还要游离肾脏或自体肾移植,以达到无张力情况下吻合)。

(三)局部免疫治疗和化疗

局部免疫治疗或化疗可用来成功地治疗上尿路移行上皮细胞癌,可以降低复发率。

五、内镜治疗护理

(一)术前护理

(1)按泌尿外科一般护理常规护理。

（2）皮肤及肠道准备。

（二）术后护理

（1）按泌尿外科术后一般护理常规护理。

（2）病情观察：严密监测生命体征的变化。

（3）尿管护理：保持尿管通畅，观察尿液颜色，勿挤压、扭曲、打折引流管，保持引流袋低于耻骨联合的位置，防止逆行感染。每天进行尿道口护理，预防泌尿系统感染。

（4）疼痛的护理：疼痛多由患者体内留置双 J 管所致。评估患者疼痛的程度，必要时遵医嘱给予解痉镇痛药。

（5）饮食护理：可进食后，应嘱患者多饮水，每天大于 2 000 mL。

（6）活动指导：麻醉清醒 6 小时后，患者可取侧卧位休息，也可取半卧位，双下肢可行屈伸活动。术后第 1 天，可以下床活动，活动量应循序渐进。

（7）术后第 1 天晨，患者需行 KUB 检查，了解双 J 管的位置。检查要求患者禁食、禁饮。

（三）出院指导

（1）指导患者做好引流管的护理，确定体内双 J 管的拔除时间。

（2）嘱患者注意休息，适当运动，劳逸结合，生活规律。

（3）指导患者进食高蛋白、高粗纤维易消化食物，保持大便通畅。多饮水，每天饮水量大于 2 000 mL。

（4）出院后遵医嘱定期复查，如果有不适及时就诊。

（5）遵医嘱口服药物。

六、腹腔镜输尿管部分切除术护理

（一）术前护理

（1）按泌尿外科一般护理常规护理。

（2）心理护理。

（3）皮肤及肠道准备。

（二）术后护理

（1）按泌尿外科术后一般护理常规护理。

（2）病情观察：严密监测生命体征的变化。

（3）管路护理。①导尿管护理：保持导尿管通畅，并妥善固定，避免打折。每天记录尿量，每天进行尿道口护理，保持尿道口清洁，预防泌尿系统感染。定期更换尿袋。②伤口引流管护理：保持引流管引流通畅，并妥善固定。密切观察引流液的颜色、性质和量的变化，并做好记录，如有异常及时通知医师给予处理。在无菌操作下，定时更换引流袋。③双 J 管护理：术中会在输尿管内置一个双 J 管，起支撑、引流作用；留置双 J 管期间会有不适症状，需要多饮水，每天 1 500～2 000 mL。

（4）疼痛护理：多由体内留置双 J 管引起，必要时遵医嘱给予解痉镇痛药。

（5）饮食护理：遵医嘱进食流食、半流食、逐渐过渡到普食。少食多餐，宜清淡易消化饮食，禁食辛辣食物，保持大便通畅。多饮水。

（6）活动指导：指导患者术后 6 小时床上适当活动。术后第 1 天，鼓励患者下床活动，注意先慢慢坐起，在床边稍休息，未出现头晕等不适症状后在床边站立，再在床边行走，循序渐进。下地活动时将引流袋置于低于引流管置管处。适当的活动有助于肠蠕动，促进胃肠功能恢复，预防下肢静脉血栓。

(7)并发症的观察。①术后出血:观察尿管和伤口引流液的颜色、性质和量的变化并做好记录,如有异常及时通知医师。②肺部感染:观察患者痰液情况,嘱患者有痰尽量咳出,如痰液黏稠,遵医嘱进行雾化吸入。③下肢静脉血栓形成:观察双下肢有无肿胀、疼痛感,腿围是否有变化。

(三)出院指导

(1)未拔除尿管者,指导患者做好尿管护理。遵医嘱定期拔除。

(2)体内置双J管者术后遵医嘱拔除或更换。

(3)嘱患者注意休息,适当运动,劳逸结合,生活规律。

(4)指导患者进食高蛋白、高粗纤维、易消化食物,保持大便通畅。多饮水,每天饮水量要大于 2 000 mL。

(5)出院后遵医嘱定期复查,如果有不适及时就诊。

(6)遵医嘱口服药物。

七、腹腔镜肾、输尿管全长包括输尿管膀胱入口袖状切除术

(一)术前护理

见根治性肾切除术前护理。

(二)术后护理

见根治性肾切除术后护理。

(三)出院指导

(1)见根治性肾切除相关内容。

(2)未拔除尿管者,指导患者做好尿管护理。遵医嘱在规定时间内拔除。

(宁雪玲)

第九节 膀 胱 肿 瘤

膀胱肿瘤是泌尿系统最常见的肿瘤,绝大多数来自上皮组织,发病年龄多在 50～70 岁,发病率城市高于农村,男性高于女性,约为 4∶1。

一、病因

膀胱癌的发病是一个多因素混合、多基因参与、多步骤形成的过程。下列是与发病相关的危险因素。

(一)致癌物质职业接触

如从事与芳香胺、染料、橡胶、印刷、皮革、油漆等相关的工作,发生膀胱癌的危险性显著增加。对致癌物质的易感性个体差异极大。

(二)吸烟

吸烟是目前明确的致癌因素,约 1/3 膀胱癌与吸烟有关。吸烟者患膀胱癌的危险性是不吸烟者的 2～4 倍。致癌可能与香烟中含有多种芳香胺的衍生物致癌物质有关,发病危险与吸烟数量、持续时间和吸入程度有关,并无性别差异。

(三)其他

如长期饮咖啡者、服用大量镇痛药含非那西丁、盆腔放射治疗、膀胱慢性感染与异物长期刺激等,均可能为膀胱癌的病因或诱因。

研究资料显示,异常基因型的积累加上外在环境的作用最终导致恶性表型的出现。

二、病理

与肿瘤组织类型、细胞分化程度、生长方式和浸润深度有关,其中细胞分化程度和浸润对预后影响最大。

(一)组织类型

膀胱癌包括尿路上皮细胞癌(移行细胞癌)、鳞状细胞癌和腺细胞癌,其次还有较少见的转移癌等。其中尿路上皮移行细胞乳头状癌超过90%,鳞状细胞癌占3%～7%。腺状细胞癌小于2%。1%～5%为非上皮性肿瘤,多数为横纹肌肉瘤,可发生于任何年龄的患者但多数为儿童。

(二)膀胱癌的分级

2004年WHO将膀胱等尿路上皮肿瘤分为乳头状瘤,乳头状低度恶性倾向的尿路上皮肿瘤、低级别乳头状尿路上皮癌和高级别乳头状尿路上皮癌。该分类法中肿瘤的分类主要基于光镜下的显微组织特征,相关形态特征的细胞类型和组织构型。

(三)膀胱癌的分期

膀胱癌的分期指肿瘤浸润深度及转移情况。病理分期同临床分期,是判断膀胱肿瘤预后的最有价值的参数。目前常采用国际抗癌联盟的2010年第7版TNM分期法(图10-3)。

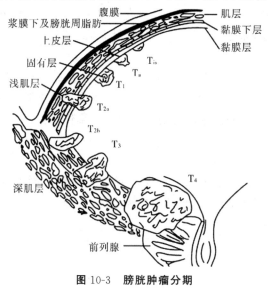

图10-3 膀胱肿瘤分期

三、临床表现

(一)症状

1.血尿

血尿是膀胱癌最常见和最早出现的症状。约85%的患者表现为间歇性肉眼无痛血尿,有时可仅为显微镜下血尿。血尿多为全程血尿,也可表现为初始或终末血尿,可自行减轻或停止,易给患者造成好转的错觉而错过治疗时机。血尿程度与肿瘤大小、数目、恶性程度可不完全一致，非上皮肿瘤血尿情况一般不是很明显。严重时伴有血凝块，可阻塞尿道内口引起尿潴留。

2.膀胱刺激症状

肿瘤坏死、溃疡、合并炎症及形成感染时，患者可出现尿频、尿急、尿痛，多为膀胱肿瘤的晚期表现。

3.梗阻症状

肿瘤进展引起输尿管梗阻可导致肾积水及腰肋部疼痛。

4.其他

骨转移患者有骨痛，腹膜后转移或肾积水患者可出现腰痛。晚期膀胱肿瘤患者有贫血、水肿、下腹部肿块等症状，盆腔淋包结转移可引起腰骶部疼痛和下肢水肿。

(二)体征

多数无明显体征。膀胱癌患者触及盆腔包块多是局部进展性肿瘤的证据。发生肝或淋巴结转移时，可扪及肿大的肝或锁骨上淋巴结。

四、辅助检查

(一)实验室检查

尿检中可见血尿或脓尿，故尿细胞学检查可作为血尿的初步筛选。血常规见血红蛋白值和血细胞比容下降。

(二)影像学检查

1.超声检查

简单易行，可作为患者的最初筛选且具有较高检出率的一种诊断方法。超声检查能在膀胱适度充盈下清晰显示肿瘤的部位、数目、大小、形态及基底宽窄等情况。

2.CT 和 MRI 检查

多用于浸润性癌，CT 检查能清晰地显示 1 cm 以上的膀胱肿瘤，MRI 诊断原则与 CT 相同。不过 MRI 更有助于肿瘤分期。尿细胞学(UC)检查是膀胱癌的重要检测手段。对于高危人群的筛选有较大的意义。为了防止瘤细胞的自溶漏诊及增加阳性率，一般连续检查 3 天的尿液，留取尿液标本后应及时送检。

3.尿液脱落细胞检查

膀胱镜检查对诊断具有决定性意义。是易患膀胱癌年龄范围出现血尿患者的重要检查手段。可以直接观察到肿瘤所在部位、大小、数目、形态、位置等。

4.其他

膀胱镜检查。

五、治疗原则

以手术治疗为主。根据肿瘤的临床分析、病理并结合患者全身状况，选择合适的手术方式。

(一)手术治疗

1.经尿道膀胱肿瘤切除术(transurethral resection of bladder tumor, TUR-BT)

经尿道膀胱肿瘤切除术是非肌层浸润性膀胱癌的重要诊断方法，同时也是主要的治疗手段。

2.膀胱部分切除

适用于肿瘤比较局限、呈浸润性生长，病灶位于膀胱侧后壁、顶部等，离膀胱三角区有一定的距离。

3.根治性膀胱切除术同时行盆腔淋巴结清扫术（pelvic lymph node dissection，PLND）

用于肌层浸润性膀胱癌的治疗，包括根治性放疗、辅助性放疗、姑息性放疗。根据患者不同的情况作出选择。

（二）放射治疗

10%～15%的肌层浸润性膀胱癌患者在确诊时已出现转移。术前主要目的是控制局部病变，降低手术难度和消除微转移灶，提高手术远期生存率。也可术后进行辅助化疗。

（三）化疗

对于身体条件不能耐受根治性膀胱切除术，或不愿接受根治性膀胱切除术的浸润性膀胱癌患者，可以考虑行保留膀胱的综合治疗。包括单纯经尿道电切手术、经尿道电切手术联合化疗、经尿道电切手术联合放疗、联合放化疗。

（四）其他

保留膀胱治疗。

六、临床护理

（一）评估要点

健康史家族遗传史：包括有无诱发肿瘤的原因，发病时间的初步判断，影响生存质量等。

1.术前评估

（1）基本情况：患者的年龄、性别、婚姻和职业等。患者是否有吸烟史。职业是否为长期接触联苯胺及β萘胺的橡胶行业。疾病的临床表现如排尿是否疼痛，为间歇性还是持续性血尿，有无血块等。以往是否有过血尿史，手术创伤史。

（2）相关因素：心理-社会支持状况。

（3）身体状况：患者营养情况，重要脏器功能状况，有无转移的表现及恶病质。患者及家属对病情、拟采取的手术方式、排尿形态改变的认知程度，可能出现的并发症及患者家庭经济承受能力。

2.术后评估

有无盆腔脓肿、尿瘘、直肠损伤、肠瘘、肠梗阻、术后感染等并发症。

（二）护理诊断/问题

（1）恐惧与焦虑：与对癌症的恐惧、预后缺乏信心有关。

（2）舒适度改变：与手术留置导尿管、膀胱冲洗等有关。与膀胱全切除尿流改道、造瘘口或引流装置的存在，不能主动排尿有关。

（3）自我形象紊乱。

（4）潜在并发症：出血、感染。

（三）护理目标

（1）患者恐惧与焦虑减轻或消失，能积极配合治疗。

（2）患者不适症状减轻，舒适感增加。

（3）患者能接受自我形象改变的现实。

（4）患者未发生出血及感染。

(四)护理措施

1.心理护理

减轻患者恐惧与焦虑。对担心手术预后的患者,护士要主动向其解释病情,以消除其恐惧心理。膀胱癌属中等恶性,及时手术治疗效果肯定,5年生存率非常高。鼓励患者家属和朋友给予患者关心和支持。

2.帮助患者接受自我形象改变

(1)解释尿流改道的必要性:告知患者尿流改道是膀胱癌治疗的一部分,通过护理和训练,不影响术后生活质量。

(2)造口的护理:保证造瘘处清洁,敷料渗湿后及时更换。管路保持通畅,在回肠内留置导尿管者,需经常冲洗,防止黏液堵塞。

(3)原位排尿新膀胱的护理:术后3周内定期冲洗留置导尿管,防止黏液堵塞。拔除导尿管前训练新膀胱,待容量达300 mL便可以拔管。告知患者做肛门括约肌功能锻炼,有利于早日恢复控尿功能。

(4)集尿袋护理:指导患者自行定期更换集尿袋。

3.并发症的预防与护理

(1)出血:膀胱全切手术创伤大,术后可发生出血。需密切观察血压、脉搏、引流物性状,若血压下降、脉搏加快、引流管内引出鲜血,每小时超过100 mL且易凝固,提示有出血,应及时通知医师处理。

(2)预防感染:观察体温变化情况;加强基础护理,保持切口清洁,敷料渗湿应及时更换;保持引流管引流通畅及牢靠的固定。应用广谱抗菌类药物预防感染。如有体温升高,引物为脓性并有切口疼痛,多提示有感染,应尽快通知医师处理。

(五)健康教育

1.康复指导

适当锻炼,加强营养,多食清淡易消化食物。多饮水,保持尿量在200~300 mL,禁止吸烟,避免接触联苯胺类致癌物质,降低癌症复发风险。

2.术后坚持膀胱灌注化疗药物

定期膀胱灌注治疗,无论肿瘤是否有复发都需终身灌注。若有肿瘤复发,立即再次手术治疗,1年后若无肿瘤复发,可将膀胱灌注间隔时间延长至2个月,终身灌注,每2~3年复查膀胱镜。膀胱灌注药物后需将药物保留在膀胱内2小时,每半小时变换体位,俯、仰、左、右侧卧位各半小时。

3.定期复查

定期门诊复查,主要是全身系统检查,以便及时发现转移及复发征象。

4.自我护理

尿流改道术后腹部佩戴接尿器者,应学会自我护理。保持清洁,定期更换尿袋。定期用生理盐水及开水冲洗集尿袋,清除黏液及沉淀物。

(宁雪玲)

第十一章

骨科护理

第一节　人工股骨头及髋关节置换术

人工股骨头及髋关节置换术是采用金属及高分子聚乙烯材料模拟人体的髋关节和股骨头，用以替代严重受损关节的一种功能重建手术，从而使患者恢复髋关节的功能。适用于股骨头坏死、股骨颈骨折等。

一、护理措施

（一）术前护理

（1）手术前护理要进行全面评估，发现并消除威胁手术安全性的因素，细致地做好各项准备及健康指导工作，使患者良好的耐受手术。

（2）备皮范围：患侧髋关节至膝关节及会阴部，备皮后嘱患者沐浴更衣，修剪指（趾）甲。

（二）术后护理

（1）手术后护理要尽快恢复患者的正常生理功能，观察并预防并发症的发生，积极采取措施促进伤口愈合，以及促进骨关节功能的恢复。

（2）预防髋关节脱位。①向患者说明预防脱位的重要性，使之从思想上重视。并告诉患者有关具体事项，以加强防范意识。②术后保持患肢外展30°中立位，患肢穿丁字鞋或两大腿之间放置软枕，防止患肢外旋、内收、内旋。③术后放置便盆时应注意保护患侧髋关节，防止脱位。④髋关节弯曲角度<90°，如手术侧肢体活动时，坐位、立位膝盖禁止高于髋关节，坐位时不要将身体向前倾。下蹲时，弯曲健肢膝关节，而将手术的腿保持向后伸直。要捡地上的物品时，可用一些方便装置代劳，不要弯腰蹲下去。将两腿伸直平坐时，需将两手向后撑住，身体不可向前倾。上厕所时，须升高马桶的座位。行单边手术者，可将手术的腿伸直，不一定要升高马桶座位。浴盆中，另备座椅，绝不可直接坐在浴缸内，最好采取淋浴方式。

（3）术后功能锻炼：以患者的耐受力决定锻炼时间的长短。①术后麻醉作用消失后，即开始行足部的跖屈与背伸运动及股四头肌、腓肠肌等长收缩运动。每个动作可保持动作5～15秒，放松5～15秒，然后再重复。②术后第1～2天开始，继续前一天主动锻炼方法，并酌情增加直腿抬高功能锻炼。③术后第2～3天，除以上锻炼方法外，可逐渐摇高床头，锻炼屈曲髋关节，但要注意避免屈髋超过90°。④术后3～5天除以上锻炼方法外，根据情况练习下地站立，扶助行器锻炼行走,但负重情况需遵照医嘱执行。

(三)健康指导

(1)遵医嘱按时服药,定时复查。如有下列情形,请立即与医师联络。①伤口有发红、分泌物、异常的疼痛、肿胀、发热。②因跌倒致髋关节受伤。③因疼痛或不适,而使活动无法增加。④在髋关节部位有"喀喀"的异常声或脱臼征兆时。

(2)保持患肢外展中立位,防止髋关节脱位。

(3)髋关节弯曲<90°。

(4)继续遵医嘱加强双下肢肌力、屈髋、患肢负重及行走锻炼,注意安全,劳逸结合,具体方法同住院期间锻炼方法。

(5)穿柔软、低跟的鞋子。

(6)3个月内勿开车。

(7)休养环境保持清洁舒适,合理膳食,增强营养,保持理想体重,减轻关节负重。

(8)拐杖的正确使用。①合适的拐杖:站起来,拐杖在足尖斜前约45°,手肘弯的25°~30°,肩膀松弛,腋下与拐杖顶端可插入2指,以免压迫到臂丛神经。②走路前要检查拐杖,避免有螺丝松脱的现象。③开始学习使用拐杖时先走数步,然后再逐步增加,且需要有人在旁协助。患肢负重程度需遵医嘱执行。

(9)注意安全,预防外伤。

二、主要护理问题

(一)焦虑/恐惧

焦虑、恐惧与担心预后及手术有关。

(二)疼痛

疼痛与疾病有关/与手术创伤有关。

(三)躯体移动障碍

躯体移动障碍与疾病和活动受限有关/与术后肌力未恢复有关。

(四)生活自理能力缺陷

生活自理能力缺陷与活动受限有关。

(五)有皮肤完整性受损的危险

有皮肤完整性受损的危险与术后活动受限,卧床有关。

(六)有受伤的危险

有受伤的危险与术后肌力未恢复有关。

(七)体液不足

体液不足与伤口出血、渗液、引流有关。

(八)便秘

便秘与卧床、活动受限、饮食不当有关。

(九)知识缺乏

知识缺乏与缺乏人工关节置换和康复锻炼的相关知识有关。

(十)潜在并发症

1.下肢静脉血栓

下肢静脉血栓与手术创伤,长期卧床有关。

2.肺部感染

肺部感染与术中麻醉插管,术后卧床有关。

3.泌尿系统感染

泌尿系统感染与留置导尿管有关。

(曲珊珊)

第二节 人工膝关节置换术

膝关节是下肢的主要关节,其结构和功能都是人体关节中最复杂的。由于骨关节炎或类风湿性关节炎等疾病,使膝关节疼痛、肿胀、活动受限,丧失功能。为了解除症状,将已经损坏的膝关节的致痛部分用设计好的人工关节组件取代,称之为人工膝关节置换术(total knee arthroplasty,TKA)。

一、护理措施

(一)术前护理

(1)完善的手术前准备是手术成功的重要保证。手术前护理的重点是全面地进行评估,发现并消除威胁手术安全性的因素,细致地做好各项准备及健康指导工作,使患者良好的耐受手术。

(2)皮肤护理:术前备皮,目的是清洁皮肤上微生物,减少感染,暴露手术区域,为手术创造良好的皮肤条件。备皮范围为患侧腹股沟至踝关节。备皮后嘱患者沐浴更衣,修剪指(趾)甲。

(二)术后护理

(1)手术后护理的工作重点是尽快恢复患者的正常生理功能,观察并预防并发症的发生,积极采取措施促进伤口愈合,以及促进骨关节功能的恢复。

(2)术后功能锻炼 以患者的耐受力决定锻炼时间的长短,坚持循序渐进和持之以恒的原则。①术后麻醉作用消失后,即开始行足部的跖屈与背伸运动及股四头肌、腓肠肌等长收缩运动。每个动作可保持动作 5~15 秒,放松 5~15 秒,然后再重复。②术后第 1 天开始,继续前一天主动锻炼方法,并酌情增加直腿抬高功能锻炼。被动锻炼:遵医嘱应用膝关节持续被动锻炼仪,每天 2 次,每次 0.5~1.0 小时。从 0°~30°开始,逐渐增加。③术后第 2~5 天,除以上锻炼方法外,可指导患者坐起,协助患者将双腿移至床旁,小腿下垂,膝关节自然弯曲,靠重力作用练习膝关节屈曲,等适应后开始练习患膝的伸直、弯曲运动。④术后 3~7 天遵医嘱指导患者下地站立,逐渐增加行走锻炼。

(三)健康指导

(1)出院后按照医师要求按时服药,定期到门诊随访。如出现伤口红肿、异常发热、患肢肿胀、膝关节疼痛增加等情况应立即来门诊。

(2)继续加强膝关节屈曲、伸直、行走锻炼,具体方法同住院期间锻炼方法。锻炼时注意安全,劳逸结合。遵医嘱进行活动限制,直到下次复诊。

(3)休养环境清洁舒适,合理膳食,增强营养,保持理想体重,减轻关节负重。

(4)日常活动应避免膝关节过度负重,以减轻膝关节磨损机会,应避免以下运动,如蹲马步、爬山、上下楼梯、跑步、提重物、走远路。提重物以推车代替手提,上下楼梯多用扶手。

(5)遵医嘱按时服药,定时复查。

(6)注意安全,预防外伤。

二、主要护理问题

(一)焦虑/恐惧

焦虑、恐惧与担心预后及手术有关。

(二)疼痛

疼痛与疾病或手术创伤有关。

(三)躯体移动障碍

躯体移动障碍与疾病和活动受限或术后肌力未恢复有关。

(四)生活自理能力缺陷

生活自理能力缺陷与活动受限有关。

(五)有皮肤完整性受损的危险

有皮肤完整性受损的危险与术后活动受限,卧床有关。

(六)有受伤的危险

有受伤的危险与术后肌力未恢复有关。

(七)体液不足

体液不足与伤口出血、渗液、引流有关。

(八)便秘

便秘与卧床、活动受限、饮食不当有关。

(九)知识缺乏

缺乏与人工关节置换和康复锻炼的相关知识。

(十)潜在并发症

1.下肢静脉血栓

下肢静脉血栓与手术创伤、长期卧床有关。

2.肺部感染

肺部感染与术中麻醉插管,术后卧床有关。

3.泌尿系统感染

泌尿系统感染与留置导尿管有关。

(曲珊珊)

第三节　股骨颈骨折

股骨颈骨折常见于老年人,女性为多。

一、临床表现及诊断

股骨颈骨折分类方法很多,常见的分类法如下。

(一)按骨折线的部位

按骨折线的部位分为以下几种:①头下型;②经颈型;③基底型。其中,头下骨折因旋股内、外侧动脉的分支受伤重,易致股骨头血供受损,导致股骨头缺血性坏死。

(二)按骨折线方向

按骨折线方向分为以下几种:①内收型;②外展型。内收型指两髂嵴连线与骨折线所成角(Pauwels角)>50°,而外展型则指此角<50°。后者颈干角增大,骨端嵌插稳定,属稳定型骨折,骨折愈合率高。

(三)AO分型

按AO分型分为以下几种:①B1型,头下型,骨折轻度移位;②B2型,经颈型;③B3型,头下型,明显移位。

(四)根据骨折移位程度

根据骨折移位程度分为以下几种:①GardenⅠ型,不完全骨折;②GardenⅡ型,完全骨折无移位;③GardenⅢ型,完全骨折,部分移位;④GardenⅣ型,完全骨折,完全移位。

股骨颈骨折患者有受伤病史,伤足呈45°~60°外旋畸形,患髋内收、轻度屈曲、短缩。大粗隆上移并有叩痛,Bryant三角底边缩短,股骨大转子顶端在Nelaton线之上。嵌插型骨折和疲劳骨折的临床症状不典型,有时患者尚可步行或骑车。

二、治疗

(1)对外展型或无明显移位的嵌插型骨折,可持续皮牵引6~8周。去牵引后可逐渐练习扶双拐下地,患肢不负重,直至骨折愈合。在牵引及行走时,患髋忌做外旋活动。

(2)内收型骨折或有移位的股骨颈骨折,在牵引患肢于外展内旋位,进行内固定。内固定的方法有以下几种。①闭合复位三翼钉内固定已少见使用,现多以多根空心加压螺钉固定。②滑槽加压螺钉加接骨板,如DHS板、DCS板,还有已不常用的角钢板,有加压作用,使骨折线紧密对合,加快骨愈合。③股骨近端髓内固定系统,如PFN-A、第三代Gamma钉。④骨圆针内固定:此法更适合于青少年患者,有时还须辅以髋"人"字石膏外固定或牵引。⑤人工股骨头置换术:对年龄>65岁,头下型骨折不稳定的患者,或骨折不愈合和股骨头缺血性坏死的患者,如全身情况容许,可做人工股骨头置换。⑥姑息疗法:对年龄较大,体质较差可使患肢于中立位皮牵引3个月。

(3)陈旧性股骨颈骨折不愈合。①闭合复位内固定:对年龄较大患者仍可采用闭合复位加压螺钉固定。对年轻患者,可同时行带血管蒂的骨瓣植骨。②截骨术:可行转子间截骨术,改变负重力线,增宽负重面。③人工股骨头置换术。

三、合并症

(1)骨折不愈合。

(2)股骨头缺血性坏死 是股骨颈骨折十分常见的晚期并发症,发生率为20%~45%。当患者已恢复正常活动后患髋又出现疼痛时应复查,若X线片显示股骨变白、囊性变或股骨头塌陷,可认为是股骨头缺血性坏死的表现,但往往难以预测其发生趋势。

迄今为止仍无有效的方法预测和治疗股骨头缺血性坏死。在股骨头未塌陷前,进行保护治疗,避免负重,但往往很难阻止股骨头塌陷。塌陷后,可通过截骨术改变其承重面,如 McMurray 截骨、旋前截骨。髋臼条件好者,可行人工股骨头置换,否则行全髋置换。如无置换条件可采用髋关节融合术。

四、护理问题

(一)有体液不足的危险
有体液不足的危险与创伤后出血有关。

(二)疼痛
疼痛与损伤、牵引有关。

(三)有周围组织灌注异常的危险
有周围组织灌注异常的危险与神经血管损伤有关。

(四)有感染的危险
有感染的危险与损伤有关。

(五)躯体移动障碍
躯体移动障碍与骨折脱位、制动、固定有关。

(六)潜在并发症
脂肪栓塞综合征、骨筋膜室综合征、关节僵硬等。

(七)知识缺乏
缺乏康复锻炼知识。

(八)焦虑
焦虑与担忧骨折预后有关。

五、护理目标

(1)患者生命体征稳定。

(2)患者疼痛缓解或减轻,舒适感增加。

(3)能维持有效的组织灌注。

(4)未发生感染或感染得到控制。

(5)保证骨折固定效果,患者在允许的限度内保持最大的活动量。

(6)预防并发症的发生或及早发现及时处理。

(7)患者了解功能锻炼知识。

(8)患者焦虑程度减轻。

六、护理措施

(一)非手术治疗及术前护理
1.心理护理

老年人意外致伤,常常自责,顾虑手术效果,担忧骨折预后,易产生焦虑、恐惧心理。应给予耐心的开导,介绍骨折的特殊性及治疗方法,并给予悉心的照顾,以减轻或消除心理问题。

2.饮食

宜高蛋白、高维生素、高钙、粗纤维及果胶成分丰富的食物。品种多样,色、香、味俱全,且易消化,以适合于老年骨折患者。

3.体位

必须向患者及其家属说明保持正确体位是治疗骨折的重要措施之一,以取得配合;指导与协助维持患肢于外展中立位;患肢置于软枕或布朗架上,行牵引维持之,并穿防旋鞋;忌外旋、内收,以免重复受伤机制而加重骨折移位;不侧卧;尽量避免搬动髋部,如若搬动,需平托髋部与肢体;在调整牵引、松开皮套检查足跟及内外踝等部位有无压力性损伤时,或去手术室的途中,均应妥善牵拉以固定肢体;复查 X 线片尽量在床旁,以防骨折或移位加重。

4.维持有效牵引效能

不能随意增减牵引重量,若牵引量过小,不能达到复位与固定的目的;若牵引量过大,可发生移位。

5.并发症的观察与处理

心、脑血管意外及应激性溃疡:老年创伤患者生理功能退化,常合并有内脏疾病,一旦骨折后刺激,可诱发或加重原发病导致脑血管意外、心肌梗死、应激性溃疡等意外情况的发生。应多巡视,尤其在夜间。若患者出现头痛、头晕、四肢麻木、表情异常(如口角偏斜)、健肢活动障碍;心前区不适和疼痛、脉搏细速、血压下降;腹部不适、呕血、便血等症状,应及时报告医师紧急处理。

6.功能锻炼

骨折复位后,即可进行股四头肌收缩和足趾及踝关节屈伸等功能锻炼。3～4 周骨折稳定后可在床上逐渐练习髋、膝关节屈伸活动。解除固定后扶拐不负重下床活动直至骨折愈合。

(二)术后护理

1.体位

肢体仍为外展中立位,不盘腿,不侧卧,仰卧时在两大腿之间置软枕或三角形厚垫。各类手术的特殊要求有以下几点。

(1)三翼钉内固定术:术后 2 天可坐起,2 周后坐轮椅下床活动。3～4 周可扶双拐下地,患肢不负重,防跌倒(开始下床活动时,须有人在旁扶持)。6 个月后去拐,患肢负重。

(2)移植骨瓣和血管束术:术后 4 周内保持平卧位,禁止坐起,以防髋关节活动度过大,造成移植的骨瓣和血管束脱落。4～6 周后,帮助患者坐起并扶拐下床做不负重活动。3 个月后复查 X 线片,酌情由轻到重负重行走。

(3)转子间或转子下截骨术:戴石膏下地扶双拐,并用 1 根长布带兜住石膏腿挂在颈部,以免石膏下坠引起不适。

(4)人工股骨头、髋关节置换术:向患者说明正确的卧姿与搬运是减少潜在并发症——脱位的重要措施,帮助其提高认识,并予以详细地指导,以避免置换的关节外旋和内收而致脱位。①置患者于智能按摩床垫上,以减少翻身;②使用简易接尿器以免移动髋关节;③放置便盆时从健侧置盆,以保护患侧;④侧卧时,卧向健侧,并在两腿之间置三角形厚垫或大枕头,也可使用辅助侧卧位的抱枕,使骨关节术后的患者能够在自己随意变换体位时而不发生脱位(装患肢髋关节内旋内收,屈曲＞90°就有发生脱位的危险);⑤坐姿:双下肢不交叉,坐凳时让术肢自然下垂;不坐低椅;⑥不屈身向前及向前拾起物件。一旦发生脱位,立即制动,以减轻疼痛和防止发生血管、神经损伤;然后进行牵引、手法复位乃至再次手术。

2.潜在并发症的观察与护理

(1)出血:行截骨、植骨、人工假体转换术后,由于手术创面大,且需切除部分骨质,老年人血管脆性增加、凝血功能低下,易致切口渗血,应严密观察局部和全身情况。①了解术中情况,尤其是出血量;②术后 24 小时内患肢局部制动,以免加重出血;严密观察切口出血量(尤其是术后 6 小时内),注意切口敷料有无渗血迹象及引流液的颜色、量,确保引流管不受压、不扭曲,以防积血残留在关节内;③监测神志、瞳孔、脉搏、呼吸、血压、尿量每小时 1 次,有条件者使用床旁监护仪,警惕失血性休克。

(2)切口感染:多发生于术后近期,少数于术后数年发生深部感染,后果严重,甚至需取出置换的假体,因此要高度重视。①术前:严格备皮,切口局部皮肤有炎症、破损需治愈后再手术;加强营养;配合医师对患者进行全身检查并积极治疗糖尿病及牙龈炎、气管炎等感染灶;遵医嘱预防性地应用抗生素;②术中严格遵守无菌技术操作;③术后充分引流,常用负压吸引,其目的在于引流关节内残留的渗血、渗液,以免局部血液淤滞,引起感染;④识别感染迹象:关节置换术后患者体温变化的曲线可呈"双峰"特征,即在术后1~3 天为第 1 高峰,平均38.0 ℃;此后体温逐渐下降,术后 5 天达最低,平均 37.0 ℃;此后体温又逐渐升高,术后 8~10 天为第 2 高峰,平均37.5 ℃。初步认为造成此现象的原因是吸收热(手术伤口的组织分解产物,如血液、组织液、渗出液等被吸收而引起的发热)和异物热(金属假体、骨水泥、聚乙烯等磨损碎屑等异物引起的发热)。当体温出现"双峰"特征时,给予适当解释,避免患者焦虑和滥用抗生素。

(3)血栓形成:有肺栓塞、静脉栓塞、动脉栓塞。肺栓塞可能发生于人工髋关节术中或术后 24 小时内,虽少见,但来势凶猛。这是由于手术中髓内压骤升导致脂肪滴进入静脉所致;静脉栓塞,尤其是深静脉栓塞,在人工关节置换术后的发生率较高;动脉栓塞的可能性较小。血栓重在预防:①穿高弹袜(长度从足部到大腿根部);②妥善固定、制动术肢;③遵医嘱预防性使用低分子肝素钙、右旋糖酐-40;④严密观察生命体征、意识状态和皮肤黏膜情况,警惕肺栓塞形成;⑤经常观察术肢血液循环状况。当肢体疼痛,进行性加重,被动牵拉指(趾)可引起疼痛,严重时肢体坏死,为动脉栓塞;肢体明显肿胀,严重时肢端坏死则为静脉栓塞。

3.功能锻炼

一般手术患者的功能锻炼在前面内容已提到,在此着重介绍髋关节置换术后的功能锻炼。

(1)术后 1 天可做深呼吸,并开始做小腿及踝关节活动。

(2)术后 2~3 天进行健肢和上肢练习,做患肢肌肉收缩,进行股四头肌等长收缩和踝关节屈伸,收缩与放松的时间均为 5 秒,每组 20~30 次,每天 2~3 组。拔除伤口引流管后,协助患者在床上:坐起,摇起床头 30°~60°,每天 2 次。

(3)术后 3 天继续做患肢肌力训练,在医师的允许下增加髋部屈曲练习。患者仰卧伸腿位,收缩股四头肌,缓缓将患肢足跟向臀部滑动,使髋屈曲,足尖保持向前,注意防止髋内收、内旋,屈曲角度不宜过大(<90°),以免引起髋部疼痛和脱位。保持髋部屈曲 5 秒后回到原位,放松 5 秒,每组 20 次,每天 2~3 组。

(4)术后 4 天继续患肢肌力训练。患者用双手支撑床坐起,屈曲健肢,伸直患肢,移动躯体至床边。护士在患侧协助,一手托住患肢的足跟部,另一手托起患侧的腘窝部,随着患者移动而移动,使患肢保持轻度外展中立位。协助患者站立时,嘱患者患肢向前伸直,用健肢着地,双手用力撑住助行器挺髋站起。患者坐下前,腿部应接触床边。

(5)术后 5 天继续患肢肌力训练和器械练习。护士要督促患者在助行器协助下做站立位练习,包括外展和屈曲髋关节。患者健肢直立,缓慢将患肢向身体侧方抬起,然后放松,使患肢回到身体中线。做此动作时要保持下肢完全伸直,膝关节及足趾向外。屈曲髋关节时,从身体前方慢慢抬起膝关节,注意勿使膝关节高过髋关节,小腿垂直于地面,胸部勿向前弯曲。指导患者在助行器的协助下练习行走:患者双手撑住助行器,先迈健肢,身体稍向前倾,将助行器推向前方,用手撑住助行器,将患肢移至健肢旁;重复该动作,使患者向前行走,逐步增加步行距离。在进行步行锻炼时,根据患者关节假体的固定方式决定患肢负重程度(骨水泥固定的假体可以完全负重;生物型固定方式则根据手术情况而定,可部分负重;而行翻修手术的患者则完全不能负重)。在练习过程中,患者双手扶好助行器,以防摔倒。

(6)术后 6 天到出院继续患肢肌力、器械和步行训练。在患者可以耐受的情况下,加强髋部活动度的练习,如在做髋关节外展的同时做屈曲和伸展活动、增加练习强度和活动时间,逐步恢复髋关节功能。

七、健康指导

由于髋关节置换术后需防止脱位、感染、假体松动、下陷等并发症,为确保疗效,延长人工关节使用年限,特作如下指导。

(一)饮食

多进富含钙质的食物,防止骨质疏松。

(二)活动

避免增加关节负荷量,如体重增加、长时间站或坐、长途旅行、跑步等。

(三)日常生活

洗澡用淋浴而不用浴缸,如厕用坐式而不用蹲式。

(四)预防感染

关节局部出现红、肿、痛及不适,应及时复诊;在做其他手术前(包括牙科治疗)均应告诉医师曾接受了关节置换术,以便预防用抗生素。

(五)复查

基于人工关节经长时间磨损与松离,必须遵医嘱定期复诊,完全康复后,每年复诊 1 次。

(吕洪清)

第四节　股骨干骨折

股骨干骨折多发于青壮年,一般多由于外界强大直接的暴力所致。

一、临床表现及诊断

股骨干骨折可分为上 1/3 骨折、中 1/3 骨折、下 1/3 骨折。上 1/3 骨折后,近端受髂腰肌、臀中肌、臀小肌及其他外旋肌群的牵引而有屈曲、外旋、外展移位,远端因受内收肌群牵拉而向上、内移位,造成成角短缩畸形。中 1/3 骨折常随暴力作用方向而变化。下 1/3 骨折因远端受腓肠肌牵拉而向后倾斜,可压迫或刺激窝部的神经血管。患者有外伤史,患肢有剧烈疼痛、肿胀、缩短、畸形,完全骨折时出现骨擦音、假关节活动。X 线片可显示骨折类型。

二、治疗

大多数人可用非手术疗法,应注意防治失血性或创伤性休克。

(一)非手术法

产伤引起者,可将伤肢用绷带固定于胸部或做垂直悬吊牵引 2 周。3 岁以内儿童一般采用垂直悬吊牵引 3～4 周。对成人股骨干骨折,可用固定持续牵引或平衡持续牵引治疗,一般牵引 8～10 周,牵引期间应加强大腿肌肉特别是股四头肌的锻炼。

(二)手术治疗

股骨干上、中 1/3 横骨折,髓内钉内固定已取代钢板内固定成为首选。但应严格掌握手术指征,现多主张采用闭合插针。开放伤口污染严重和软组织损伤严重的情况下,多采用外固定架固定。手术指征参考如下。

(1)非手术治疗失败。

(2)伴多发性损伤者或多发骨折者。

(3)骨折不愈合或畸形愈合,影响功能者。

(4)伴股部血管、神经损伤者。

(5)老年患者不宜长久卧床者。

三、护理问题

(一)有体液不足的危险

有体液不足的危险与创伤后出血有关。

(二)疼痛

疼痛与损伤、牵引有关。

(三)有周围组织灌注异常的危险

有周围组织灌注异常的危险与神经血管损伤有关。

(四)有感染的危险

有感染的危险与损伤有关。

(五)躯体移动障碍

躯体移动障碍与骨折脱位、制动、固定有关。

(六)潜在并发症

脂肪栓塞综合征、骨筋膜室综合征、关节僵硬等。

(七)知识缺乏

缺乏康复锻炼知识。

(八)焦虑

焦虑与担忧骨折预后有关。

四、护理目标

(1)患者生命体征稳定。

(2)患者疼痛缓解或减轻,舒适感增加。

（3）能维持有效的组织灌注。

（4）未发生感染或感染得到控制。

（5）保证骨折固定效果,患者在允许的限度内保持最大的活动量。

（6）预防并发症的发生或及早发现及时处理。

（7）患者了解功能锻炼知识。

（8）患者焦虑程度减轻。

五、护理措施

（一）非手术治疗及术前护理

1.心理护理

由于股骨干骨折多由强大的暴力所致,骨折时常伴有严重软组织损伤,大量出血、内脏损伤、颅脑损伤等可危及生命安全,患者多恐惧不安。应稳定患者的情绪,配合医师采取有效的抢救措施。

2.饮食

高蛋白、高钙、高维生素饮食,需急诊手术者则禁食。

3.体位

抬高患肢。

4.保持牵引有效效能

不能随意增、减牵引重量,以免导致过度牵引或达不到牵引效果。小儿悬吊牵引时,牵引重量以能使臀部稍稍悬离床面为宜,且应适当约束躯干,防止牵引装置滑脱至膝下而压迫腓总神经。在牵引过程中,要定时测量肢体长度和进行床旁 X 线检查,了解牵引重量是否合适。

5.病情观察

（1）全身情况:包括神志、瞳孔、脉搏、呼吸、腹部情况及失血征象。创伤初期应警惕颅脑、内脏损伤及休克发生。

（2）肢体情况:观察患肢末梢血液循环、感觉和运动情况,尤其对于股骨下 1/3 骨折的患者,应注意有无刺伤或压迫腘动脉、静脉和神经征象。

6.指导、督促患者进行功能锻炼

（1）伤后1～2周应练习患肢股四头肌等长收缩;同时被动活动髌骨(左右推动髌骨);还应练习踝关节和足部其他小关节,乃至全身其他关节活动。

（2）第3周健足踩床,双手撑床或吊架抬臀练习髋、膝关节活动,防止股间肌和膝关节粘连。

（二）术后护理

1.饮食

鼓励进食促进骨折愈合的饮食,如排骨汤、牛奶、鸡蛋等。

2.体位

抬高患肢。

3.病情观察

监测生命体征、患肢及伤口局部情况。

4.功能锻炼

方法参见术前。

六、健康指导

(一)体位

股骨中段以上骨折患者下床活动时,应始终保持患肢的外展位,以免因负重和内收肌的作用而发生继发性向外成角突起畸形。

(二)扶拐锻炼

由于股骨干骨折后的愈合及重塑时间延长,因此需较长时间扶拐锻炼。扶拐方法的正确与否与发生继发性畸形、再损伤甚至臂丛神经损伤等有密切关系。因此,应教会患者正确使用双拐。

拐杖是辅助步行的一种工具,常用的有前臂拐和腋拐。前臂拐轻便,使用方便,拐的把手位置可依患者上肢长短调节;腋拐靠腋下支撑,应用普遍。用拐注意事项:①拐杖下端必须安装橡皮头,以免拐杖压在地上滑动而致不稳;拐杖上端的横梁上须垫软垫,以免使用时压迫腋下软组织;②腋拐高度:以患者直立时,拐从腋窝到地面并向身体两侧分开,橡皮头距足 20 cm 为宜。过高,行走时拐杖将撑至腋下,引起疼痛不适,甚至难以行走;过低,则可发生驼背,感到疲劳;③单拐与双拐的选择与使用:腋拐可用单拐也可用双拐。单拐适用于因手术后恢复期、患肢不能完全负重,而需借助单拐来增加健侧对整个身体重量的支撑,大部分置于健侧。当一侧下肢完全不能负重时,必须使用双拐,这样可增加行走时的平衡,且省力。双腋拐使用方法:先将两拐同时稳放在两腿前方,然后提起健肢移到两拐的前方,再将两拐同时向前方移到健肢前方,如此反复,保持两拐及一健肢形成一个等边三角形;④防跌倒:患者初次下地时,应有护理人员在旁扶助,并及时给予帮助与鼓励,指导用拐,防止患者因不习惯而失去重心而跌倒及出现情绪低落。初次下地时间不可过长,以后逐渐延长下地时间。

(三)复查

2~3 个月后行 X 线片复查。若骨折已骨性愈合,可酌情使用单拐而后弃拐行走。

(吕洪清)

第五节 颈 椎 病

颈椎病是指颈椎间盘退行性变及其继发性椎间关节退行性变所致的脊髓、神经、血管损伤及由此所表现出的相应症状和体征。

一、护理问题

(一)焦虑、恐惧

焦虑、恐惧与预感到个体健康受到威胁、形象将受到破坏,如肢体神经功能受损等有关;不理解手术的程序,担心手术后的效果,不适应住院的环境等。

(二)舒适的改变

舒适的改变与神经根受压、脊髓受压、交感神经受刺激、椎动脉痉挛、颈肩痛及活动受限有关。

(三)有受伤的危险

有受伤的危险与椎动脉供血不足引起的眩晕、神经功能受损、头痛等因素有关。

(四)知识缺乏

缺乏功能锻炼及疾病预防的有关知识。

(五)自理能力缺陷

自理能力缺陷与颈肩痛及活动受限有关。

(六)潜在并发症

术后出血、呼吸困难。

二、护理目标

(1)焦虑、恐惧感缓解或消失。

(2)患者疼痛减轻或消失,舒适感增加。

(3)患者组织灌注量良好,无眩晕和意外发生。

(4)患者能复述功能锻炼及疾病预防的知识并掌握其方法。

(5)患者日常活动能达到最大限度的自理。

(6)术后出血、呼吸困难等并发症得到预防或及时发现及处理。

三、护理措施

(一)非手术治疗的护理

1.病情观察

(1)询问患者主诉,观察颈部及肢体活动情况,是否有麻木感及活动受限,触压时是否有压痛。

(2)在牵引过程中,观察患者是否有头晕、恶心、心悸,发现上述症状,要停止牵引,让患者卧床休息。

(3)注意观察牵引的姿势、位置及牵引的重量是否合适。

(4)观察患者的心理变化,是否有焦虑、恐惧、悲观等情绪变化。

(5)患者卧床时间较长时,应注意观察受压部位皮肤是否受损,要进行预防。

2.心理护理

向患者解释病情,让其了解颈椎病的发病是一个缓慢的过程,治疗也不可能立竿见影。鼓励患者消除其悲观的心理,增强对治疗的信心,主要包括以下几点。

(1)耐心倾听患者的诉说,理解和同情患者的感受,与患者一起分析焦虑产生的原因及不适,尽可能消除引起焦虑的因素。

(2)对患者提出的问题,如治疗效果、疾病预后等给予明确、有效和积极的信息,建立良好的护患关系,使其能积极配合治疗。

(3)为患者创造安静、无刺激的环境,限制患者与具有焦虑情绪的患者及亲友接触。

(4)向患者婉言说明焦虑对身体健康可能产生的不良影响。对患者的合作与进步及时给予肯定和鼓励,并利用护理手段给予患者身心方面良好的照顾,从而使焦虑程度减轻。

3.康复护理

(1)做颈椎牵引时,要让患者有正确舒适的牵引姿势,采取坐位,保持患者舒适。牵引的目的是解除颈部肌肉痉挛和增大椎间隙,以减轻椎间盘对神经根的压迫作用,减轻神经根的水肿,增加舒适。牵引重量为3～6 kg,每天1次,2周为1个疗程。牵引期间,必须做好观察,以防止过度牵引造成的颈髓损伤。

(2)睡眠时要注意枕头的高低及位置,平卧时枕头不可过高。

(3)鼓励患者主动加强各关节活动,维持肢体功能。指导患者做捏橡皮球或毛巾的训练,以及手指的各种动作。

(4)天气寒冷,注意保暖,特别是枕部、颈部、肩部,防止着凉。

(5)帮助患者挑选合适型号的围领,并示范正确的佩戴方法。告知患者应用围领的目的是限制颈椎的活动,防止颈部脊髓或神经的进一步损伤,尤其适用于颈椎不稳定患者。起床活动时需要戴上围领,卧床时可以不用。

4.生活护理

(1)备呼叫器,常用物品放置患者床旁易取到的地方。

(2)及时提供便器,协助大、小便,并做好便后的清洁卫生。

(3)提供合适的就餐体位与床上餐桌板。保证食物软硬适中,以适合咀嚼和吞咽能力。

(4)为患者提供良好的住院环境。

(5)热敷等理疗可促进局部血液循环,减轻肌肉痉挛,也可缓解疼痛。疼痛明显的患者可口服非甾体抗炎药。

(6)防止意外性伤害。症状发作期患者应卧床休息,病室内应有防摔倒的设施,防止由于步态不稳、眩晕而导致的摔倒。

5.保持大小便通畅

(1)了解患者便秘的程度、排尿的次数,以判断其排泄形态。了解其正常的排便习惯,以便重建排便形态。

(2)鼓励患者摄入果汁、液体及富有纤维素的食物,以预防便秘。必要时遵医嘱适当应用轻泻剂、缓泻剂,以解除便秘。

(3)训练反射性排便,养成定时排便的习惯,训练膀胱的反射性动作。

(4)嘱患者以最理想的排尿姿势排尿,并利用各种诱导排尿法,如听流水声、热敷等。

6.给药护理

(1)严格按医嘱给药,掌握给药途径。

(2)要按时送药,协助患者服下,交代其注意事项,观察药物反应。

(3)给中药时,应严格掌握服药时间。颈椎病的中药治疗,一般是通经活络,宜饭后服药,温度34～36 ℃。

(二)手术治疗的护理

1.心理护理

(1)向患者做好病情解释,特别是手术前应向患者解释手术的目的,介绍手术室完整的抢救设备、手术医师及麻醉师的技术水平,介绍本院的治愈患者,列举同类治愈患者是如何调整情绪、配合医师手术等,消除恐惧心理,增强战胜疾病的信心。

(2)讲述不良情绪对疾病的影响及其内在联系。恐惧和焦虑可引起全身各系统产生不良的反应。如焦虑可使睡眠欠佳,以致加重颈椎病的症状即头晕、头痛,还可引起食欲缺乏,导致营养供应不足,使机体抵抗力下降,不良情绪可使机体产生恶性循环等。促使患者保持最佳精神状况,以利于疾病的康复。

2.术前准备

(1)完善各种术前检查:对于存在心、肺、肝、肾功能不良的患者,应给予相应的有效治疗,以改善患者的手术耐受力。按常规进行手术区和供区的皮肤准备。

(2)术前特殊训练:无论是颈前路手术还是颈后路手术,由于术中和术后对患者体位的特殊要求,必须在术前进行认真的加强训练,避免因此而影响手术的正常进行与术后康复。内容主要包括以下几点。①床上肢体功能锻炼:主要为上、下肢的屈伸,持重上举与手、足部活动,这既有利于手术后患者的功能恢复,又可增加心脏每搏量,从而提高术中患者对失血的耐受能力;②床上大、小便训练:应于手术前在护士的督促下进行适应性训练,以减少术后因不能卧床排便而需要进行插管的机会;③俯卧位卧床训练:由于颈后路手术患者的术中需保持较长时间的俯卧位,且易引起呼吸道梗阻,所以术前必须加以训练使其适应。开始时可每次 10~30 分钟,每天 2~3 次,逐渐增加至每次 2~4 小时。对涉及高位颈部脊髓手术者,为防止术中呼吸骤停;④气管、食管推移训练:主要用于颈前路手术。因颈前路手术的入路经内脏鞘(包绕在甲状腺、气管与食管三者的外面)与血管神经鞘间隙抵达椎体前方,故术中需将内脏鞘牵向对侧,以显露椎体前方(或侧前方)。术前应嘱患者用自己的 2~4 指在皮外插入切口侧的内脏鞘与血管神经鞘间隙处,持续地向非手术侧推移,或是用另一手进行牵拉,必须将气管推过中线。开始时每次持续 10~20 分钟,逐渐增加至 30~60 分钟,每天 2~3 次,持续 3~5 天。体胖颈短者应适当延长时间。患者自己不能完成时,可由护士或家属协助完成。这种操作易刺激气管引起反射性干咳等症状。因此,必须向患者及家属反复交代其重要性,如牵拉不合乎要求,不仅术中损伤大和出血多,而且可因无法牵开气管或食管而发生损伤,甚至破裂。

3.术后护理

(1)体位护理:由于颈椎手术的解剖特殊性,在接手术患者时应特别注意保持颈部适当的体位,稍有不慎,即可发生意外,尤其是上颈椎减压术后及内固定不稳定者。颈椎手术患者应注意:①搬运患者时必须注意保持颈部的自然中立位,切忌扭转、过伸或过屈,特别是放置植骨块及人工关节者。有颅骨牵引者,搬运时仍应维持牵引;②头颈部制动,尤其是手术后 24 小时内,头颈部应尽可能减少活动的次数及幅度,颈部两侧各放置一个沙袋,24 小时后可改用颈围加以固定和制动;③患者下床活动前,需根据病情及手术情况,颈部要戴石膏颈围或塑料颈围。

(2)病情观察。①术后使用心电监护仪:监测血压、脉搏、呼吸、血氧饱和度;②观察伤口局部的渗血和渗液情况:术后 2 小时内须特别注意伤口部位的出血情况,短时间内出血量多并且伴有生命体征改变者,应及时报告医师进行处理。颈后路手术患者还应注意伤口的渗液情况。有引流管者注意保持引流通畅并记录引流量;③观察患者吞咽与进食情况:颈前路手术 24~48 小时后,咽喉部水肿反应逐渐消退,疼痛减轻,患者吞咽与进食情况应逐渐改善。如果疼痛反而加重,则有植骨块滑脱的可能,应及时进行检查和采取相应的处理措施。

(3)预防并发症:采取的措施主要有术中确实固定,术后用颈托,进行翻身时注意颈部的制动,将颈部的活动量降到最低程度。术后勿过早进食固体食物,以免吞咽动作过大,防止颈部过屈。高位颈椎术后,必须加强对生命体征的监护,保持呼吸通畅,若发现异常变化,应及时报告医师进行处理。①出血:多见于手术后当天,尤以 12 小时内多见。颈前路术后的颈深部血肿危险性大,严重者可因压迫气管引起窒息而死亡。因此,颈前路术后患者必须加强护理与观察,必要时术后 24 小时应用沙袋压迫伤口。血肿患者常常表现为颈部增粗,发声改变,严重时可出现呼吸困难、口唇鼻翼翕动等窒息症状。在紧急情况下,必须在床边立即拆除缝线,取出血块(或积血),待呼吸情况稍有改善后再送往手术室做进一步的处理。对颈后路的深部血肿,如果没有神经压迫症状,一般不宜做切口开放。除非血肿较大,多数可自行吸收。②植骨块滑脱:实施颈椎植骨融合术的患者,可因术中固定不确实、术后护理不当等原因引起植骨块滑脱,若骨块压迫食管、气管可引起吞咽或呼吸困难,须及时进行手术取出;若滑脱的骨块压迫脊髓,则可引起瘫痪或死亡(高位者),应特别注意预防。③颈前路手术患者,由于术中对咽、喉、食管和气管的牵拉,术中几乎所有的患者都伴有短暂的声音嘶哑与吞咽困难,一般可在手术后 3～5 天自行消失。严重的喉头水肿与痉挛虽不多见,但一旦发生,即可引起窒息甚至死亡,必须提高警惕,尤其是术后早期(24 小时以内)。④伤口感染:颈后路较颈前路易发生,主要原因为术后长时间仰卧、局部潮湿不透气、伤口渗血多或血肿等为细菌繁殖提供了有利条件。术后应加强伤口周围的护理,及时更换敷料,保持局部清洁、干燥。注意观察患者体温的变化、局部疼痛的性质。如发生感染,应加大抗生素的用量,可拆除数针缝线以利于引流,必要时视具体情况做进一步的处理。

(4)饮食护理:颈前路术后 24～48 小时以流质饮食为宜,可嘱患者多食冰冷食物,如冰砖、雪糕等,以减少咽喉部的水肿与渗血,饮食从流质、半流质逐步过渡到普食。可给予高蛋白、高维生素、低脂饮食,食物种类应多样化。长期卧床的患者,应多饮水,多吃蔬菜、水果,预防便秘。手术后期可给予适当的药膳,以增加食欲。

(5)压力性损伤、肺部及泌尿系统感染的预防及护理:实施颈后路手术者,尤应注意防止切口部位的皮肤发生压迫性坏死,可定时将颈部轻轻托起按摩,并保持局部的清洁、干燥。睡石膏床的患者,石膏床内的骨突出部位都应衬以棉花,定时检查、按摩。

(吕洪清)

第六节　腰椎间盘突出症

一、病因病理

(1)人体在 20 岁以后椎间盘开始退行性变,纤维环逐渐变性而失去弹性,产生裂隙,外力的作用则可能使裂隙加重,髓核突出。

(2)腰椎间盘突出大多数发生在 L_4～L_5 及 L_5～S_1 两个间隙,因此,L_5～S_1 神经根容易遭受突出的压迫或刺激。

(3)腰椎间盘突出多数发生在椎间盘的外侧,单侧多见,双侧少见,有的位于后侧中央,称中央型突出。此时可出现双侧神经根症状。

(4)L_1～L_3 间隙的间盘突出少见,称为高位腰椎间盘突出。

二、护理问题

(一)焦虑

焦虑与患者对手术治疗的程序不了解和对疾病的预后担忧等因素有关。

(二)自理能力缺陷

自理能力缺陷与下肢疼痛、牵引治疗和神经受压等因素有关。

(三)舒适的改变

舒适的改变与神经受压和肌肉痉挛等因素有关。

(四)排泄形态的改变

排泄形态的改变与马尾神经受压和长期卧床等因素有关。

(五)有牵引失效或效能降低的可能

有牵引失效或效能降低的可能与患者缺乏维持有效牵引方面的知识及患者不配合等因素有关。

(六)有皮肤完整性受损的危险

有皮肤完整性受损的危险与局部长期受压、牵引有关。

(七)潜在并发症

肌肉萎缩、神经根粘连。

三、护理目标

(1)患者自诉焦虑消失或明显减轻。

(2)患者住院期间的基本生活需要能够得以满足,最大限度地恢复自理能力。

(3)患者自诉舒适感增加。

(4)患者的便秘、尿潴留症状被解除,重新建立排泄形态。

(5)患者的牵引治疗达到预期效果。

(6)患者的皮肤完整性维持良好,未发生压力性损伤。

(7)患者获得功能锻炼的知识,无明显的肌肉萎缩和神经根粘连。

四、护理措施

(一)非手术治疗及术前护理

1.心理护理

由于本病腰腿疼痛、感觉异常,病程较长,严重影响肢体的生理功能,导致生活能力下降,心理负担重,患者易产生抑郁情绪。对患者予以开导,并提示预后较好。以增强治疗的信心。对拟行人工椎间盘置换的患者,告知该手术的优点是保持脊柱的稳定性和运动功能等,以使患者对手术充满信心,从而积极配合治疗。

2.体位

急性期绝对卧床休息,卧床3周后可戴腰围下床活动,但应避免负重。平时强调卧床休息,以解除机械性压迫,预防病变组织压迫神经和脊髓而致疼痛、麻木等不适症状加重。

3.饮食

宜高热量、高蛋白、高维生素及果胶成分丰富的食物,以保证营养,增强体质,提高组织修复、抗感染能力,预防便秘。

4.骨盆牵引护理

腰椎牵引有持续牵引和间断牵引,以缓解腰肌痉挛、加大椎间隙,使后纵韧带拉紧,有利于椎间盘突出的还纳。垫高床尾20 cm,以保持头低足高位;牵引量视患者病情、体格和肌肉发达情况而定,一般在 7～15 kg;牵引后卧床休息,以巩固疗效。

5.人工椎间盘置换术用物

准备备腹带入手术室,以便术后腹部加压包扎,防止伤口裂开,且腰部制动。

(二)术后护理

1.体位

平卧 4 小时后开始翻身与按摩,每 2～3 小时呈轴线式翻身 1 次,保持腰椎的稳定,预防压力性损伤。视手术方式酌情戴腰围下床站立、走路,戴腰围的目的在于限制腰椎的活动。

2.伤口护理

有伤口引流装置者,防扭曲、受压及脱出,确保伤口引流通畅,并观察其引流液的性状和量。伤口表面渗血、渗液较多时,及时更换敷料,遵医嘱进行抗感染及脱水治疗。

3.症状护理

由于人工椎间盘置换术的手术切口是前路(经腹),可能出现:①伤口疼痛明显,则遵医嘱应用止痛剂;②腹胀,则限制进食,在腰围保护下增加翻身次数。

4.潜在并发症的观察与处理

(1)双下肢感觉、运动及大、小便功能障碍:腰椎间盘摘除术后可能出现相应的神经牵拉反应或受损症状。因此,术后 24 小时应严密观察双下肢及会阴部神经功能恢复情况,以了解手术效果,观察有无并发症发生。

(2)脑脊液漏:如患者出现头痛、头晕、恶心、呕吐,负压引流量为 280～900 mL,引流液颜色早期为洗肉水样,后期为淡黄色,并逐渐变清,且有逐日增加趋势,则提示有脑脊液漏出。处理:立即停止负压吸引,拔除引流管;俯卧或去枕平卧位;抬高床尾;及时更换渗湿的敷料,并加压包扎,让皮下积聚的脑脊液自行吸收,以减缓脑脊液的漏出。

(3)椎间盘炎:即椎间隙感染,是椎间盘髓核摘除术后较严重的并发症之一。表现为术后原腰痛消失,10 天后再次出现剧烈腰痛并向臀部、腹部、髂嵴、腹股沟等放射,但不向双下肢放射。检查患者可见腰肌反射性紧张,体温不高。处理:绝对卧床休息;因腰痛或制动出现食欲缺乏、腹胀时,进食易消化食物;适当肛管排气,以解除腹胀;加强抗感染治疗;腰围固定 3～4 个月,直至红细胞沉降率恢复正常。

5.重视早期功能锻炼

首先向患者说明功能锻炼的重要性,然后指导、示范并适时检查锻炼方法的正确性,早期功能锻炼包括以下 2 种。

(1)直腿抬高运动:术后 1 天开始协助患者做直腿抬高运动,每次活动 2～3 分钟,活动 3～5 次,运动范围由小到大;术后 2 天则为主动运动,以预防神经根粘连。

(2)腰背肌锻炼:7～10 天开始帮助患者锻炼腰背肌,可用俯卧锻炼法进行背伸活动,以防止肌肉萎缩,增强脊柱稳定性。

(曲珊珊)

第十二章

妇 科 护 理

第一节 痛 经

痛经是指在行经前、后或月经期出现下腹疼痛、坠胀伴腰酸及其他不适,严重影响生活和工作质量者。痛经分为原发性痛经与继发性痛经两类。前者指生殖器官无器质性病变的痛经,称功能性痛经;后者指盆腔器质性病变引起的痛经,如子宫内膜异位症等。本节仅叙述原发性痛经。

一、护理评估

(一)健康史

原发性痛经常见于青少年,多发生在有排卵的月经周期,精神紧张、恐惧、寒冷刺激及经期剧烈运动可加重疼痛。评估时需了解患者的年龄和月经史、疼痛特点及与月经的关系、伴随症状和缓解疼痛的方法等。

(二)身体状况

1.痛经

痛经是主要症状,多自月经来潮后开始,最早出现在月经来潮前 12 小时,月经第 1 天疼痛最剧烈,持续 2～3 天后逐渐缓解。疼痛呈痉挛性,多位于下腹正中,常放射至腰骶部、外阴与肛门,少数人的疼痛可放射至大腿内侧。可伴面色苍白、出冷汗、恶心、呕吐、腹泻、头晕、乏力等。痛经多于月经初潮后 1～2 年发病。

2.妇科检查

生殖器官无器质性病变。

(三)心理-社会状况

患者缺乏痛经的相关知识,担心痛经可能影响健康及婚后的生育能力,表现为情绪低落、烦躁、焦虑;伴随着月经的疼痛,常常使患者抱怨自己是女性。

(四)辅助检查

B 超检查生殖器官有无器质性病变。

(五)处理要点

以解痉、镇痛等对症治疗为主,并注意对患者的心理治疗。

二、护理问题

(一)急性疼痛
急性疼痛与经期宫缩有关。

(二)焦虑
焦虑与反复疼痛及缺乏相关知识有关。

三、护理措施

(一)一般护理
(1)下腹部局部可用热水袋热敷。
(2)鼓励患者多饮热茶、热汤。
(3)注意休息,避免紧张。

(二)病情观察
(1)观察疼痛的发生时间、性质、程度。
(2)观察疼痛时的伴随症状,如恶心、呕吐、腹泻。
(3)了解引起疼痛的精神因素。

(三)用药护理
遵医嘱给予解痉、镇痛药,常用药物有前列腺素合成酶抑制剂,如吲哚美辛(消炎痛)、布洛芬等,也可选用避孕药或中药治疗。

(四)心理护理
讲解有关痛经的知识及缓解疼痛的方法,使患者了解经期下腹坠胀、腰酸、头痛等轻度不适是生理反应。原发性痛经不影响生育,生育后痛经可缓解或消失,从而消除患者紧张、焦虑的情绪。

(五)健康指导
进行经期保健的教育,包括注意经期清洁卫生、保持精神愉快、加强经期保护、避免剧烈运动及过度劳累、防寒保暖等。疼痛难忍时一般选择非麻醉性镇痛药治疗。

(曾凡敏)

第二节 闭 经

闭经是妇科常见症状,分为原发性闭经和继发性闭经两类。原发性闭经指年龄超过16岁,第二性征已发育,或年龄超过14岁,第二性征尚未发育,且无月经来潮者;继发性闭经指正常月经建立后,因病理性原因月经停止6个月,或按自身原来月经周期计算停经3个周期以上者。青春期以前、妊娠期、哺乳期及绝经后的无月经均属生理现象。

一、护理评估

(一)健康史
原发性闭经较少见,常由于遗传性因素或先天性发育缺陷所致,评估时应注意患者生殖器官和第二性征发育情况及家族史。继发性闭经发病率高,病因复杂,评估时应详细询问患者月经史,已婚者应注意有无产后大出血、不孕及流产史。根据控制正常月经周期的四个环节,按病变部位将闭经分为下丘脑性闭经、垂体性闭经、卵巢性闭经及子宫性闭经。

1.下丘脑性闭经

下丘脑性闭经最常见,以功能性原因为主。

(1)精神因素:精神创伤、紧张忧虑、环境改变、过度劳累、盼子心切或畏惧妊娠等可使内分泌调节功能紊乱而发生闭经。闭经多为一时性,可自行恢复。

(2)剧烈运动、体重下降和神经性厌食:均可诱发闭经。因初潮发生和月经维持有赖于一定比例(17%～20%)的机体脂肪,中枢神经对体重下降极为敏感。

(3)药物:一般在停药后 3～6 个月月经恢复。

2.垂体性闭经

垂体器质性病变或功能失调可影响卵巢功能而引起闭经。

(1)垂体梗死:常见于产后出血使垂体缺血坏死,出现闭经、性欲减退、毛发脱落、第二性征衰退等症状。

(2)垂体肿瘤:可引起闭经溢乳综合征。

3.卵巢性闭经

因性激素水平低落,子宫内膜不发生周期性变化而导致闭经。

(1)卵巢功能早衰:40 岁前绝经者称卵巢功能早衰,常伴有围绝经期综合征的表现。

(2)卵巢功能性肿瘤、卵巢切除或组织破坏。

(3)多囊卵巢综合征:表现为闭经、不孕、多毛、肥胖、双侧卵巢增大。

4.子宫性闭经

月经调节功能及第二性征发育正常,但子宫内膜受到破坏或对卵巢激素不能产生正常的反应而引起闭经。

(1)先天性子宫发育不良或子宫切除术后者。

(2)子宫内膜损伤:子宫腔放疗后、结核性子宫内膜炎、子宫腔粘连综合征,后者因人工流产刮宫过度,使子宫内膜损伤粘连而无月经产生。

5.其他内分泌功能异常

甲状腺功能减退或亢进、肾上腺皮质功能亢进、糖尿病等可引起闭经。

(二)身体状况

了解患者的闭经类型、时间及伴随症状。注意观察患者精神状态、智力发育、营养与健康状况;检查全身发育状况,测量身高、体重、四肢与躯干比例;第二性征如音调、毛发分布、乳房发育状况,挤压乳腺有无乳汁分泌;妇科检查生殖器官有无发育异常和肿瘤等。

(三)心理-社会状况

患者担心闭经对自己的健康、性生活及生育能力有影响,病程过长及治疗效果不佳会加重患者及其家属的心理压力,产生低落、焦虑情绪,反过来又加重闭经。

(四)辅助检查

1.子宫功能检查

(1)诊断性刮宫:适用于已婚妇女,必要时可在宫腔镜直视下检查。

(2)子宫输卵管碘油造影:了解子宫腔及输卵管情况。

(3)药物撤退试验:①孕激素试验可评估内源性雌激素水平;②雌、孕激素序贯疗法。

2.卵巢功能检查

通过 B 超检查、基础体温测定、宫颈黏液结晶检查、阴道脱落细胞检查、血清激素测定、诊断性刮宫,了解排卵情况及体内性激素水平。

3.垂体功能检查

如垂体兴奋试验等。

4.其他检查

B 超检查、染色体检查及内分泌检查等。

(五)处理要点

(1)全身治疗:积极治疗全身性疾病,增强体质,加强营养,保持正常体重。

(2)心理治疗:精神因素所致闭经,应行心理疏导。

(3)病因治疗:子宫腔粘连、先天畸形、卵巢及垂体肿瘤等采取相应手术治疗。

(4)性激素替代疗法:根据病变部位及病因,给予相应激素治疗,常用雌激素替代疗法,雌、孕激素序贯疗法和雌、孕激素合并疗法。

(5)诱发排卵:常用氯米芬、人绒毛膜促性腺激素。

二、护理问题

(一)焦虑

焦虑与担心闭经对健康、性生活及生育的影响有关。

(二)功能障碍性悲哀

功能障碍性悲哀与长期闭经、治疗效果不佳及担心丧失女性形象有关。

三、护理措施

(一)一般护理

1.鼓励患者增加营养

营养不良引起闭经时,应供给患者足够的营养。

2.保证睡眠

工作紧张引起闭经时,鼓励患者加强锻炼,增强体质,注意劳逸结合。如为肥胖引起的闭经,指导患者进低热量饮食,但需要富有维生素和矿物质,嘱咐患者适当增加运动量。

(二)病情观察

(1)观察患者情绪变化,有无引起闭经的精神因素,如工作、家庭、生活等情况。

(2)对有人工流产、剖宫产史的闭经患者,应监测阴道流血情况及月经变化。

(3)注意患者体重增加或减少的数据和时间,与闭经前、后的关系。

(4)观察患者甲状腺有无肿大、有无糖尿病症状。

(三)用药护理

指导患者合理使用性激素,说明性激素的作用、不良反应、用药方法及注意事项。

(四)心理护理

讲解月经的生理知识,使者了解闭经与女性特征、生育及健康的关系,减轻心理压力,避免闭经加重。对原发性闭经者,特别是生殖器官畸形者进行心理疏导,保持心情舒畅,正确对待疾病,提高对自我形象的认识。

(五)健康指导

(1)告知患者要耐心坚持规范治疗,在医师的指导下接受全身系统检查。

(2)短期治疗效果可能不明显,要有心理准备,不要放弃治疗,树立战胜疾病的信心。

(吕延嫒)

第三节 功能失调性子宫出血

功能失调性子宫出血为妇科常见病。它是由于调节生殖系统的神经内分泌机制失常引起的异常子宫出血,而全身及内、外生殖器官无器质性病变存在。常表现为月经周期长短不一、经期延长、经量过多或不规则阴道出血。功能失调性子宫出血可分为排卵性功能失调性子宫出血和无排卵性功能失调性子宫出血两类,约85%的患者属无排卵性功能失调性子宫出血。功能失调性子宫出血可发生于月经初潮至绝经期间的任何年龄,约50%的患者发生于绝经前期,育龄期约占30%,青春期约占20%。

一、护理评估

(一)健康史

1.无排卵性功能失调性子宫出血

(1)青春期:与下丘脑-垂体-卵巢轴调节功能未健全有关,过度劳累、精神紧张、恐惧、忧伤、环境及气候改变等应激刺激,以及肥胖、营养不良等因素易导致下丘脑-垂体-卵巢轴调节功能紊乱,卵巢不能排卵。

(2)绝经过渡期:因卵巢功能衰退,卵巢对促性腺激素敏感性降低,卵泡在发育过程中因退行性变而不能排卵。

(3)生育期:可因内、外环境改变,如劳累、应激、流产、手术或疾病等引起短暂无排卵。也可因肥胖、多囊卵巢综合征、高催乳素血症等因素长期存在,引起持续无排卵。

2.排卵性功能失调性子宫出血

黄体功能不足原因在于神经内分泌调节功能紊乱,导致卵泡期卵泡刺激素缺乏,卵泡发育缓慢,雌激素分泌减少,正反馈作用不足,黄体生成素峰值不高,使黄体发育不全、功能不足。子宫内膜不规则脱落者,由于下丘脑-垂体-卵巢轴调节功能紊乱或黄体机制异常,引起萎缩过程延长。

评估时注意了解患者的发病年龄、月经史、婚育史及发病诱因,以及有无性激素治疗不当及全身性出血性疾病史。

(二)身体状况

1.月经紊乱

(1)无排卵性功能失调性子宫出血:最常见的症状是子宫不规则性出血,特点是月经周期紊乱,经期长短不一,经量多少不定。可先有数周或数月停经,然后阴道流血,量较多,持续2～3周或更长时间,不易自止,无腹痛或其他不适。

(2)排卵性功能失调性子宫出血：黄体功能不足者月经周期缩短，月经频发(月经周期短于21天)，不易受孕或怀孕早期易流产；子宫内膜不规则脱落者月经周期正常，但经期延长，长达9～10天，多发生于产后或流产后。

2.贫血

因出血多或时间长，患者出现头晕、乏力、面色苍白等贫血征象。

3.体格检查

体格检查包括全身检查和妇科检查，排除全身性疾病及生殖器官器质性病变。

(三)心理-社会状况

青春期患者常因害羞而影响及时诊治，生育期患者担心影响生育而焦虑，围绝经期患者因治疗效果不佳或怀疑为恶性肿瘤而焦虑、紧张、恐惧。

(四)辅助检查

1.诊断性刮宫

诊断性刮宫可了解子宫内膜反应、子宫内膜病变，达到止血的目的。不规则流血者可随时刮宫，用以止血。确定有无排卵或黄体功能不足，于月经前一天或者月经来潮6小时内做诊断性刮宫，无排卵性功能失调性子宫出血的子宫内膜呈增生期改变，黄体功能不足显示子宫内膜分泌不良。子宫内膜不规则脱落，于月经周期第5～6天进行诊断性刮宫，增生期与分泌期子宫内膜共存。

2.B超检查

了解子宫内膜厚度及生殖器官有无器质性改变。

3.血常规及凝血功能检查

了解有无贫血、感染及凝血功能障碍。

4.宫腔镜检查

直接观察子宫内膜，选择病变区进行活检。

5.卵巢功能检查

判断卵巢有无排卵或黄体功能。

(五)处理要点

1.无排卵性功能失调性子宫出血

青春期和生育期患者以止血、调整周期、促排卵为原则。围绝经期患者以止血、防止子宫内膜癌变为原则。

2.排卵性功能失调性子宫出血

黄体功能不足的治疗原则是促进卵泡发育、刺激黄体功能及黄体功能替代疗法，分别应用氯米芬、人绒毛膜促性腺激素和黄体酮；子宫内膜不规则脱落的治疗原则是促使黄体及时萎缩，子宫内膜及时、完整脱落，常用药物有孕激素和人绒毛膜促性腺激素。

二、护理问题

(一)潜在并发症

贫血。

(二)知识缺乏

缺乏性激素治疗的知识。

（三）有感染的危险

有感染的危险与经期延长、机体抵抗力下降有关。

（四）焦虑

焦虑与性激素使用及药物不良反应有关。

三、护理措施

（一）一般护理

患者体质往往较差，应加强营养，改善全身情况，可补充铁剂、维生素 C 和蛋白质。成人体内大约每 100 mL 血中含 50 mg 铁，行经期妇女，每天从食物中吸收铁 0.7～2.0 mg，经量多者应额外补充铁。向患者推荐含铁较多的食物，如猪肝、胡萝卜、葡萄干等。按照患者的饮食习惯，为患者制订适合于个人的饮食计划，保证患者获得足够的营养。

（二）病情观察

观察并记录患者的生命体征、出量及入量，嘱患者保留出血期间使用的会阴垫及内裤，以便更准确地估计出血量，出血较多者，督促其卧床休息，避免过度疲劳和剧烈活动；贫血严重者，遵医嘱做好配血、输血、止血措施，执行治疗方案，维持患者正常血容量。

（三）对症护理

1.无排卵性功能失调性子宫出血

（1）止血：对大量出血患者，要求在性激素治疗 8 小时内见效，24～48 小时出血基本停止，若 96 小时以上仍不止血者，应考虑有器质性病变存在。

1）性激素止血。①雌激素：应用大剂量雌激素可迅速提高血内雌激素浓度，促使子宫内膜生长，短期内修复创面而止血，主要用于青春期功能失调性子宫出血。目前多选用妊马雌酮2.5 mg 或己烯雌酚1～2 mg。②孕激素：适用于体内已有一定水平雌激素的患者。常用药物如甲羟孕酮或炔诺酮，用药原则同雌激素。③雄激素：拮抗雌激素、增加子宫平滑肌及子宫血管张力而减少出血，主要用于围绝经期功能失调性子宫出血患者的辅助治疗，可随时停用。④联合用药：止血效果优于单一药物，可用三合激素或口服短效避孕药，止血后逐渐减量。

2）刮宫术：止血及排除子宫内膜癌变，适用于年龄＞35 岁、药物治疗无效或存在子宫内膜癌高危因素的患者。

3）其他止血药：卡巴克洛和酚磺乙胺可减少微血管的通透性，氨基己酸、氨甲苯酸、氨甲环酸等可抑制纤维蛋白溶酶，有减少出血量的辅助作用，但不能赖以止血。

（2）调整月经周期：一般连续用药 3 个周期。在此过程中务必积极纠正贫血、加强营养，以改善体质。

1）雌、孕激素序贯疗法：人工周期，通过模拟自然月经周期中卵巢的内分泌变化，将雌、孕激素序贯应用，使子宫内膜发生相应变化，引起周期性脱落。适用于青春期功能失调性子宫出血或生育期功能失调性子宫出血者，可诱发卵巢自然排卵。雌激素自月经来潮第 5 天开始用药，妊马雌酮 1.25 mg 或己烯雌酚1 mg，每晚 1 次，连服 20 天，于服雌激素最后 10 天加用甲羟孕酮每天 10 mg，两药同时用完，停药后 3～7 天出血。于出血第 5 天重复用药，一般连续使用 3 个周期。用药 2～3 个周期后，患者常能自发排卵。

2）雌、孕激素联合疗法：可周期性口服短效避孕药，适用于生育期功能失调性子宫出血、内源性雌激素水平较高或绝经过渡期功能失调性子宫出血者。

3)后半周期疗法:于月经周期的后半周期开始(撤药性出血的第 16 天)服用甲羟孕酮,每天 10 mg,连服 10 天为 1 个周期,共 3 个周期为 1 个疗程。适用于青春期或绝经过渡期功能失调性子宫出血者。

(3)促排卵:适用于育龄期功能失调性子宫出血者。常用药物如氯米芬、人绒毛膜促性腺激素等。于月经第 5 天开始每天口服氯米芬 50 mg,连续 5 天,以促进卵泡发育。B 超监测卵泡发育接近成熟时,可大剂量肌内注射人绒毛膜促性腺激素 5 000 U 以诱发排卵。青春期不提倡使用。

(4)手术治疗:以刮宫术最常用,既能明确诊断,又能迅速止血。绝经过渡期出血患者激素治疗前宜常规刮宫,最好在子宫镜下行分段诊断性刮宫,以排除子宫内细微器质性病变。对青春期功能失调性子宫出血者,刮宫应持慎重态度。必要时行子宫次全切除或子宫切除术。

2.排卵性功能失调性子宫出血

(1)黄体功能不足:药物治疗如下。①黄体功能替代疗法:自排卵后开始每天肌内注射黄体酮 10 mg,共 10～14 天,用以补充黄体分泌孕酮的不足。②黄体功能刺激疗法:通常应用人绒毛膜促性腺激素以促进及支持黄体功能。于基础体温上升后开始,隔天肌内注射人绒毛膜促性腺激素 1 000～2 000 U,共 5 次,可使血浆孕酮明显上升,随之正常月经周期恢复。③促进卵泡发育:于月经第 5 天开始,每晚口服氯米芬 50 mg,共 5 天。

(2)子宫内膜不规则脱落:药物治疗如下。①孕激素:自排卵后第 1～2 天或下次月经前 10～14 天开始,每天口服甲羟孕酮 10 mg,连续 10 天;有生育要求者,可肌内注射黄体酮。②人绒毛膜促性腺激素:用法同黄体功能不足。

3.性激素治疗的注意事项

(1)严格遵医嘱正确用药,不得随意停服或漏服,以免使用不当引起子宫出血。

(2)药物减量必须按规定在止血后开始,每 3 天减量 1 次,每次减量不超过原剂量的 1/3,直至维持量,持续用至止血后 20 天停药。

(3)雌激素口服可能引起恶心、呕吐等胃肠道反应,可饭后或睡前服用;对存在血液高凝倾向或血栓性疾病史者禁忌使用。

(4)雄激素用量过大可能出现男性化不良反应。

(四)预防感染

(1)测体温、脉搏。

(2)指导患者保持会阴部清洁,出血期间禁止盆浴及性生活。

(3)注意有无腹痛等生殖器官感染征象。

(4)按医嘱使用抗生素。

(五)心理护理

注意情绪调节,避免过度紧张与精神刺激。特别是青春期少女,父母们不仅要关注女孩的学习状况与膳食状况,还要重视女孩的情绪变化,与其多沟通,了解其内心世界的变化,帮助其释放不良情绪,以使其保持相对稳定的精神-心理状态,避免情绪上的大起大落。

(六)健康指导

(1)宜清淡饮食,多食富含维生素 C 的新鲜瓜果、蔬菜。注意休息,保持心情舒畅。

(2)强调严格掌握雌激素的适应证,并合理使用,对更年期及绝经后妇女更应慎用,应用时间不宜过长,量不宜大,并应严密观察其反应。

(3)月经期避免剧烈运动,禁止盆浴及性生活,保持会阴部清洁。 （吕延媛）

第四节 外阴炎及阴道炎

一、外阴炎

外阴炎是妇科常见病,是外阴部的皮肤与黏膜的炎症,可发生于任何年龄,以生育期及绝经后妇女多见。

(一)护理评估

1.健康史

(1)病因评估:外阴炎主要指外阴部的皮肤与黏膜的炎症,以大、小阴唇为多见。由于外阴与尿道、肛门、阴道邻近且暴露,同时,阴道分泌物、经血、产后的恶露、尿液、粪便的刺激、糖尿病患者的糖尿的长期浸渍,均可引起外阴不同程度的炎症,此外,穿化纤内裤、紧身内裤、使用卫生巾使局部透气性差等,均可诱发外阴部的炎症。

(2)病史评估:评估有无外阴炎的因素存在,有无糖尿病、阴道炎病史。

2.身心状况

(1)症状:外阴瘙痒、疼痛、红、肿、灼热,性交及排尿时加重。

(2)体征:局部充血、肿胀、糜烂,常有抓痕,严重者形成溃疡或湿疹。慢性炎症者,外阴局部皮肤或黏膜增厚、粗糙、皲裂等。

(3)心理-社会状况:了解病程,了解患者对症状的反应,有无烦躁、不安等心理。

(二)护理诊断及合作性问题

(1)皮肤或黏膜完整性受损:与皮肤黏膜炎症有关。

(2)舒适改变:与外阴瘙痒、疼痛、分泌物增多有关。

(3)焦虑:与性交障碍、行动不便有关。

(三)护理目标

(1)患者皮肤与黏膜完整。

(2)患者病情缓解或好转,舒适感增加。

(3)患者情绪稳定,积极配合治疗与护理。

(四)护理措施

1.一般护理

炎症期间宜进食清淡且富含营养的食物,禁食辛辣、刺激性食物。

2.心理护理

患者常出现烦躁不安、焦虑紧张情绪,应帮助患者树立信心,减轻心理负担并告知患者应坚持治疗,讲究卫生。

3.病情监护

积极寻找病因,消除刺激因素。

4.治疗护理

(1)治疗原则:去除病因,积极治疗原发病,如阴道炎、尿瘘、粪瘘、糖尿病等。

（2）治疗配合：保持外阴清洁干燥，局部使用约 40 ℃ 的 1∶5 000 高锰酸钾溶液坐浴，每天 2 次，每次 15～30 分钟，5～10 次为 1 个疗程。如有破溃，可涂抗生素软膏或紫草油，急性期可用物理治疗。

（五）健康指导

（1）卫生宣教，指导妇女穿棉质内裤，减少分泌物刺激，对公共场所，如游泳池、公共浴室等谨慎出入，注意经期、孕期、产期及流产后的生殖道清洁，防止感染。

（2）定期妇科检查，积极参与普查与普治。

（3）指导用药方法及注意事项。

（4）加强性道德教育，纠正不良性行为。

（六）护理评价

（1）患者诉说外阴瘙痒症状减轻，舒适感增加。

（2）患者焦虑缓解或消失，掌握卫生保健常识，能养成良好卫生习惯。

二、前庭大腺炎

细菌侵入前庭大腺腺管内致腺管充血、水肿称为前庭大腺炎。

（一）护理评估

1.健康史

（1）病因评估：前庭大腺腺管开口位于小阴唇与处女膜之间，在性交、流产、分娩或其他情况污染外阴部时，病原体易侵入引起炎症，因此，以育龄妇女多见，主要病原体为葡萄球菌、链球菌、大肠埃希菌、淋病奈瑟菌及沙眼衣原体等。急性炎症发作时，细菌先侵犯腺管，腺管口因炎症肿胀阻塞，渗出物不能排出，积存而形成脓肿，称为前庭大腺脓肿（又称巴氏腺脓肿），多发于一侧。如急性炎症消退，腺管口粘连阻塞，分泌物不能外流，脓液转清，则形成前庭大腺囊肿，多为单侧，大小不等，可持续数年不增大。患者往往无自觉症状。

（2）病史评估：了解患者有无反复的外阴感染史及卫生习惯。

2.身心状况

（1）症状：初起时局部肿胀、疼痛、烧灼感，行走不便，可伴有大小便困难等。有时可出现发热等全身症状（表 12-1）。

表 12-1　前庭大腺炎临床类型及身体状况

临床类型	身体状况
急性期	（1）大阴唇下 1/3 处疼痛、肿胀，严重时行走受限。检查局部可见皮肤红、肿、热、压痛 （2）脓肿形成时，可触及波动感，脓肿直径为 5～6 cm，可自行破溃。如破口大，引流通畅，脓液流出后炎症消退；如破口小，引流欠佳，炎症持续不退或反复发作 （3）可出现全身不适、发热等全身症状
慢性期	慢性期囊肿形成，患者感到外阴部有坠胀感或性交不适。检查时局部可触及囊性肿物，大小不一，有时可反复急性发作

（2）体征：外阴部皮肤红肿、压痛明显。当脓肿形成时，疼痛加剧，并可触及波动感，脓肿直径为 5～6 cm。

（3）心理-社会状况：了解病程，了解患者对症状的反应，有无烦躁、不安等心理，患者常有因害羞或怕痛而未及时诊治的心理障碍。

（二）辅助检查

取前庭大腺开口处分泌物做细菌培养，确定病原体。

（三）护理诊断及合作性问题

(1)皮肤完整性受损：与脓肿自行破溃或手术切开引流有关。

(2)疼痛：与局部炎症刺激有关。

（四）护理目标

(1)患者皮肤保持完整。

(2)疼痛缓解或好转。

（五）护理措施

1.一般护理

急性期患者应卧床休息，饮食易消化，富含营养。

2.心理护理

患者常常烦躁不安、焦虑紧张，应尊重患者，为患者保密，以解除其忧虑，使其积极治疗，帮助其建立治愈疾病的信心和生活的勇气。

3.病情监护

观察患者的生命体征，重点观察体温变化，观察伤口愈合情况。

4.治病护理

(1)治疗原则：急性期局部热敷或坐浴，应用抗生素消炎治疗；脓肿形成或囊肿较大时，应切开引流或行囊肿造口术，保持腺体功能，防止复发。

(2)治疗配合：急性炎症发作时，取前庭大腺开口处分泌物做细菌培养，确定病原体。根据细菌培养结果和药物敏感试验选用抗生素口服或肌内注射。脓肿形成或囊肿较大时，切开引流或行囊肿造口术，并放置引流条。术后保持局部清洁，引流条每天更换 1 次，外阴用 1∶5 000 氯己定棉球擦拭，每天擦洗外阴 2 次，也可用清热解毒中药热敷或坐浴，每天 2 次。

（六）健康指导

(1)向患者及家属讲解此病的病因及预防措施，指导患者注意外阴清洁卫生。

(2)告知患者及家属月经期、产褥期禁止性交；月经期应使用消毒卫生巾预防感染；术后注意事项及正确用药。告知患者相关卫生保健常识，养成良好卫生习惯。

（七）护理评价

(1)患者诉说外阴不适症状减轻，舒适感增加。

(2)患者接受医护人员指导，焦虑缓解或消失。

阴道炎是阴道黏膜及黏膜下结缔组织的炎症，是妇科常见病。正常健康妇女由于解剖结构、组织特点，阴道对病原体的侵入有自然防御功能。当各种因素导致自然防御功能降低、阴道内生态平衡遭到破坏时，病原体侵入导致阴道炎症。幼女及绝经后妇女由于雌激素缺乏、阴道上皮薄、阴道抵抗力低，比青春期及育龄期妇女更易受感染。

三、滴虫性阴道炎

滴虫性阴道炎是由阴道毛滴虫引起的最常见的阴道炎。阴道毛滴虫主要寄生于女性阴道，也可存在于尿道、尿道旁腺及膀胱。男性可存在于包皮皱襞、尿道及前列腺内。滴虫适宜生长在温度为 25～40 ℃,pH 为 5.2～6.6 的潮湿环境。月经前后,阴道内酸性减弱,接近中性,隐藏在腺体及阴道皱襞中的滴虫常得以繁殖,而发生滴虫性阴道炎。此病的传播途径有经性交的直接传播及经游泳池、浴盆、厕所、衣物、器械等途径的间接传播。

(一)护理评估

1.健康史

(1)病因评估:阴道毛滴虫呈梨形,体积为多核白细胞的 2～3 倍。滴虫顶端有 4 根鞭毛,体部有波动膜,后端尖并有轴柱凸出。活的滴虫透明无色,呈水滴状,鞭毛随波动膜的波动而活动(图 12-1)。阴道毛滴虫极易传播,pH 在 4.5 以下时便受到抑制甚至致死。pH 上升至 7.5 时,其繁殖可完全被抑制。在妊娠期和月经来潮前后,阴道 pH 升高,可使阴道毛滴虫的感染率和发病率升高。

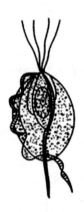

图 12-1　滴虫模式图

(2)病史评估:评估发作与月经周期的关系,既往阴道炎病史,个人卫生情况;分析感染经过;了解治疗经过。

2.身心状况

(1)症状:主要症状为白带呈稀薄泡沫状,量多及伴有外阴、阴道口瘙痒。如有其他细菌混合感染,白带可呈黄绿色、血性、脓性且有臭味。局部可有灼热、疼痛、性交痛。合并泌尿系统感染时,可有尿频、尿痛、血尿。阴道毛滴虫能吞噬精子,阻碍乳酸生成,影响精子在阴道内存活,可致不孕。

(2)体征:妇科检查时可见阴道黏膜充血,严重时有散在的出血点。有时可见阴道后穹隆处有液性或脓性泡沫状分泌物。

(3)心理-社会状况:患者常因炎症反复发作而烦恼,出现无助感。

(二)辅助检查

1.悬滴法

在玻片上加 1 滴温生理盐水,自阴道后穹隆处取少许分泌物混于生理盐水中,用低倍镜检查,如有滴虫,可见其活动。阳性率为 80%～90%。取分泌物检查前 24～48 小时,避免性交、阴道灌洗及阴道上药。

2.培养法

培养法适用于症状典型而悬滴法未见滴虫者,可用培养基培养,其准确率可达 98%。

(三)护理诊断及合作性问题

(1)知识缺乏:缺乏对疾病传染途径的认识及缺乏阴道炎治疗的知识。

(2)舒适改变:与外阴瘙痒、分泌物增多有关。

(3)组织完整性受损:与分泌物增多、外阴瘙痒、搔抓有关。

(四)护理目标

(1)患者能说出疾病传染的途径、阴道炎的治疗与日常防护知识。

(2)患者分泌物减少,舒适度提高。保持组织完整性、无破损。

(五)护理措施

1.一般护理

注意个人卫生,保持外阴部清洁、干燥,避免搔抓外阴导致皮肤破损。

2.心理护理

解除患者因疾病带来的烦恼,减轻其对确诊后的心理压力,增强治疗疾病的信心。告知患者夫妇滴虫性阴道炎的传播途径、临床表现、治疗方法和注意事项,减轻他们的焦虑心理,同时鼓励他们积极配合治疗。

3.病情观察

观察患者的外阴瘙痒症状、阴道分泌物的量及颜色等。

4.治疗护理

(1)治疗原则:杀灭阴道毛滴虫,保持阴道的自净作用,防止复发,夫妻双方要同时治疗,切断直接传染途径。

(2)治疗配合。①局部治疗:增强阴道酸性环境,用 1‰ 乳酸溶液、0.5% 醋酸溶液或 1∶5 000 高锰酸钾溶液冲洗阴道后,每晚睡前用甲硝唑 200 mg,置于阴道后穹隆,每天 1 次,10 天为 1 个疗程。②全身治疗:甲硝唑(灭滴灵)每次 200~400 mg,每天 3 次口服,10 天为 1 个疗程。③指导患者正确用药,按疗程坚持用药,注意冲洗液的浓度、温度。④观察用药后反应:甲硝唑口服后偶见胃肠道反应,如食欲缺乏、恶心、呕吐及白细胞计数减少、皮疹等,一旦发现,应报告医师并停药。妊娠期、哺乳期妇女应慎用,因为药能通过胎盘进入胎儿体内,并可由乳汁排泄。

(六)健康指导

(1)做好卫生宣教,积极开展普查普治,消灭传染源,严格禁止滴虫阴道炎或带虫者进入游泳池。医疗单位做好消毒隔离,防止交叉感染。治疗期间勤换内裤,内裤、坐浴及洗涤用物应煮沸消毒 5~10 分钟以消灭病原体,禁止性生活,避免交叉或重复感染的机会。哺乳期妇女在用药期间或用药后 24 小时内不宜哺乳。经期暂停坐浴、阴道冲洗及阴道用药。

(2)夫妻应双双检查,男方若查出毛滴虫,夫妻应同治,有助于提高疗效,治疗期间应禁止性生活。

(3)治愈标准:治疗后应在每次月经干净后复查 1 次,连续 3 次均为阴性,方为治愈。

(七)护理评价

(1)患者自诉外阴不适症状减轻,舒适感增加,悬滴法试验连续 3 个周期复查为阴性。

(2)患者正确复述预防及治疗此疾病的相关知识。

四、外阴阴道假丝酵母菌病

外阴阴道假丝酵母菌病也称外阴阴道念珠菌病,是一种常见的外阴、阴道炎,80%~90% 的病原体为假丝酵母,其发病率仅次于滴虫阴道炎。假丝酵母是真菌,不耐热,加热至60 ℃,持续1小时,即可死亡;但对干燥、日光、紫外线及化学制剂的抵抗力较强。

(一)护理评估

1.健康史

(1)病因评估:假丝酵母为条件致病菌,可存在口腔、肠道和阴道而不引起症状。当阴道内糖原增多、酸度增加、局部细胞免疫力下降时,假丝酵母可繁殖并引起炎症,故外阴阴道假丝酵母菌病多见于孕妇、糖尿病患者及接受大量雌激素治疗者。此外,长期应用抗生素、服用类固醇皮质激素或免疫缺陷综合征等,可以改变阴道内微生物之间的相互制约关系,易发生此病;穿紧身化纤内裤、肥胖可使会阴局部的温度及湿度增加,也易使假丝酵母得以繁殖而引起感染。

(2)传播途径评估:①内源性感染为主要感染,假丝酵母除寄生阴道外,还可寄生于人的口腔、肠道,这些部位的假丝酵母可互相传染。②通过性交直接传染。③通过接触感染的衣物等间接传染。

(3)病史评估:了解有无糖尿病及长期使用抗生素、雌激素、类固醇皮质激素病史,了解个人卫生习惯及有无不洁性生活史。

2.身心状况

(1)症状:外阴、阴道奇痒,坐卧不安,痛苦异常,可伴有尿痛、尿频、性交痛。阴道分泌物为干酪样或豆渣样。

(2)体征:妇科检查见小阴唇内侧、阴道黏膜红肿并附着白色块状薄膜,容易剥离,下面糜烂及溃疡。

(3)心理-社会状况:患者常因外阴瘙痒痛苦不堪,由于影响休息与睡眠,产生忧虑与烦躁,评估患者心理障碍及影响疾病治疗的原因。

3.辅助检查

(1)悬滴法:在玻片上加1滴温生理盐水,自阴道后穹隆处取少许分泌物混于生理盐水中,用低倍镜检查,若找到假丝酵母的芽孢即可确诊。

(2)培养法:适用于症状典型而悬滴法未见假丝酵母者,可用培养基培养。

(二)护理诊断及合作性问题

1.焦虑

焦虑与易复发,影响休息与睡眠有关。

2.组织完整性受损

组织完整性受损与分泌物增多、外阴瘙痒、搔抓有关。

(三)护理目标

(1)患者情绪稳定,积极配合治疗与护理。

(2)患者病情改善,舒适度提高。

(3)保持组织完整性,组织无破损。

(四)护理措施

1.一般护理

注意个人卫生,保持外阴部清洁、干燥,避免搔抓外阴以免皮肤破损。

2.心理护理

向患者讲解外阴阴道假丝酵母菌病的病因、治疗方法和注意事项等,消除患者的顾虑和焦虑心理,使其积极配合治疗。

3.病情观察

观察患者的外阴瘙痒症状、阴道分泌物的量及颜色等。

4.治疗护理

(1)治疗原则:消除诱因,改变阴道酸碱度,根据患者情况选择局部或全身应用抗真菌药杀灭致病菌。

(2)用药护理。①局部治疗:用2%～4%碳酸氢钠溶液冲洗阴道或坐浴,再选用制霉菌素栓剂、克霉唑栓剂、咪康唑栓剂等置于阴道内,一般7～10天为1个疗程。②全身用药:若局部用药效果较差或病情顽固者,可选用伊曲康唑、氟康唑、酮康唑等口服。③用药注意:孕妇要积极治疗,否则阴道分娩时新生儿易感染发生鹅口疮。妊娠期坚持局部治疗,禁用口服拉唑类药物。勤换内裤,内裤、坐浴及洗涤用物应煮沸消毒5～10分钟以消灭病原体,避免交叉和重复感染的机会。④用药护理:嘱阴道灌洗或坐浴应注意药液浓度和治疗时间,灌洗药物要充分溶化,温度一般为40 ℃,切忌过烫,以免烫伤皮肤。

(五)健康指导

(1)做好卫生宣教,养成良好的卫生习惯,每天洗外阴、换内裤。切忌搔抓。

(2)约15%男性与女性患者接触后患有龟头炎,对有症状男性也应进行检查与治疗。

(3)鼓励患者坚持用药,不随意中断疗程。

(4)嘱积极治疗糖尿病等疾病,正确使用抗生素、雌激素,以免诱发外阴阴道假丝酵母菌病。

(六)护理评价

(1)患者分泌物减少,性状转为正常,舒适感增加。

(2)患者正确复述预防及治疗此疾病的相关知识,做到积极配合并坚持治疗。

五、萎缩性阴道炎

萎缩性阴道炎属非特异性阴道炎,常见于绝经后及卵巢切除后或盆腔放疗者。绝经后的萎缩性阴道炎又称老年性阴道炎。

(一)护理评估

1.健康史

(1)病因评估:①妇女绝经后;②手术切除卵巢;③产后闭经;④药物假绝经治疗;⑤盆腔放疗后等。由于雌激素水平降低,阴道上皮萎缩变薄,上皮细胞内糖原减少,阴道内pH增高,阴道自净作用减弱,局部抵抗力降低,致病菌入侵后易繁殖引起炎症。

(2)病史评估:了解有无糖尿病及长期使用抗生素、雌激素、类固醇皮质激素病史;了解个人卫生习惯及有无不洁性生活史;了解有无进行盆腔放疗等。

2.身心状况

(1)症状:白带增多,多为黄水状,严重感染时可呈脓性,有臭味。黏膜有浅表溃疡时,分泌物可为血性,有的患者可有点滴出血,可伴有外阴瘙痒、灼热、尿频、尿痛、尿失禁等症状。

(2)体征:妇科检查可见阴道皱襞消失、上皮菲薄、黏膜出血,表面可有小出血点或片状出血点;严重时可形成浅表溃疡,阴道弹性消失、狭窄,慢性炎症、溃疡还可引起阴道粘连,导致阴道闭锁。

(3)心理-社会状况:老年人常因思想比较保守,不愿就医而出现无助感。其他患者常因知识缺乏而病急乱投医,因此,应注意评估影响患者不愿就医的因素及家庭支持系统。

3.辅助检查

取分泌物检查,悬滴法排除滴虫性阴道炎和外阴阴道假丝酵母菌病;有血性分泌物时,常需做宫颈刮片或分段诊刮排除宫颈癌和子宫内膜癌。

(二)护理诊断及合作性问题

(1)舒适改变:与外阴瘙痒、疼痛、分泌物增多有关。

(2)知识缺乏:与缺乏绝经后妇女预防保健知识有关。

(3)有感染的危险:与局部分泌物增多、破溃有关。

(三)护理目标

(1)患者分泌物减少,性状转为正常,舒适感增加。

(2)患者正确复述预防及治疗此疾病的相关知识,做到积极配合并坚持治疗。

(3)患者无感染发生或感染被及时发现和控制,体温、血常规正常。

(四)护理措施

1.一般护理

嘱患者保持外阴清洁,勤换内裤。穿棉质内裤,减少刺激等。

2.心理护理

使患者了解老年性阴道炎的病因和治疗方法,减轻其焦虑;对卵巢切除、放疗者给予心理安慰与相关医学知识解释,增强其治疗疾病的信心;解释雌激素替代疗法可缓解症状,帮助其建立治愈疾病的信心。

3.病情观察

观察白带性状、量、气味,有无外阴瘙痒、灼热及膀胱刺激症状等。

4.治疗护理

(1)治疗原则:增强阴道黏膜的抵抗力,抑制细菌生长繁殖。

(2)治疗配合。①增加阴道酸度:用 0.5％醋酸或 1％乳酸溶液冲洗阴道,每天 1 次。阴道冲洗后,将甲硝唑 200 mg 或氧氟沙星 200 mg,放入阴道深部,每天 1 次,7～10 天为 1 个疗程。②增加阴道抵抗力:针对病因给予雌激素制剂,可局部用药,也可全身用药。将己烯雌酚 0.125～0.25 mg,每晚放入阴道深部,7 天为 1 个疗程。③全身用药:可口服尼尔雌醇,首次 4 mg,以后每2～4 周 1 次,每晚 2 mg,维持2～3 个月。

(五)健康指导

(1)对围绝经期、老年妇女进行健康教育,使其掌握预防老年性阴道炎的措施及技巧。

(2)指导患者及其家属阴道灌洗、上药的方法和注意事项。用药前洗净双手及会阴,减少感染的机会。自己用药有困难者,指导其家属协助用药或由医护人员帮助使用。

(3)告知使用雌激素治疗可出现的症状,嘱乳腺癌或子宫内膜癌患者慎用雌激素制剂。

(六)护理评价

(1)患者分泌物减少,性状转为正常,舒适感增加。

(2)患者正确复述预防及治疗此疾病的相关知识,做到积极配合并坚持治疗。

(吕延媛)

第五节 子宫颈炎

　　子宫颈炎是指子宫颈(简称宫颈)发生的急性或慢性炎症。子宫颈炎是妇科常见疾病之一,包括宫颈阴道部炎症及子宫颈管黏膜炎症。临床上分为急性子宫颈炎和慢性子宫颈炎。临床多见的子宫颈炎是急性子宫颈管黏膜炎,若急性子宫颈炎未经及时诊治或病原体持续存在,可导致慢性子宫颈炎症。

　　由于子宫颈管黏膜上皮为单层柱状上皮,抗感染能力较差,当遇到多种病原体侵袭、物理化学因素刺激、机械性子宫颈损伤、子宫颈异物等,引起子宫颈局部充血、水肿,上皮变性、坏死,黏膜、黏膜下组织、腺体周围大量中性粒细胞浸润,或子宫颈间质内有大量淋巴细胞、浆细胞等慢性炎细胞浸润,可伴有子宫颈腺上皮及间质增生和鳞状上皮化生。因子宫颈阴道部鳞状上皮与阴道鳞状上皮相延续,也可由阴道炎症引起宫颈阴道部炎症。

　　病原体种类。①性传播疾病的病原体:主要是淋病奈瑟菌及沙眼衣原体。②内源性病原体:与细菌性阴道病病原体、生殖道支原体感染有关。

一、护理评估

(一)健康史

1.一般资料

年龄、月经史、婚育史,是否处在妊娠期。

2.既往疾病史

详细了解有无阴道炎、性传播疾病及子宫颈炎症的病史,包括发病时间、病程经过、治疗方法及效果。

3.既往手术史

详细询问分娩手术史,了解阴道分娩时有无宫颈裂伤;是否做过妇科阴道手术操作及有无宫颈损伤、感染史。

4.个人生活史

了解个人卫生习惯,分析可能的感染途径。

(二)生理状况

1.症状

(1)急性子宫颈炎:阴道分泌物增多,呈黏液脓性,阴道分泌物的刺激可引起外阴瘙痒及灼热感;可出现月经间期出血、性交后出血等症状;常伴有尿道症状,如尿急、尿频、尿痛。

(2)慢性子宫颈炎:患者多无症状,少数患者可有阴道分泌物增多,呈淡黄色或脓性,偶有接触性出血、月经间期出血,偶有分泌物刺激引起外阴瘙痒或不适。

2.体征

(1)急性子宫颈炎:检查见脓性或黏液性分泌物从子宫颈管流出;用棉拭子擦拭子宫颈管时,容易诱发子宫颈管内出血。

(2)慢性子宫颈炎:检查可见宫颈呈糜烂样改变,或有黄色分泌物覆盖子宫颈口或从子宫颈管流出,也可见子宫颈息肉或子宫颈肥大。

3.辅助检查

(1)实验室检查:分泌物涂片做革兰染色,中性粒细胞每高倍视野>30个;阴道分泌物湿片检查白细胞每高倍视野>10个;做淋菌奈瑟菌及沙眼衣原体检测,以明确病原体。

(2)宫腔镜检查:镜下可见血管充血,宫颈黏膜及黏膜下组织、腺体周围大量中性粒细胞浸润,腺腔内可见脓性分泌物。

(3)子宫颈细胞学检查:行子宫颈刮片、子宫颈管吸片检查,与子宫颈上皮瘤样病变或早期子宫颈癌相鉴别。

(4)阴道镜及活检:必要时进行该检查,以明确诊断。

(三)高危因素

(1)性传播疾病,年龄<25岁,多位性伴侣或新性伴侣且为无保护性交。

(2)细菌性阴道病。

(3)分娩、流产或手术致子宫颈损伤。

(4)卫生不良或雌激素缺乏,局部抗感染能力差。

(四)心理-社会因素

1.对健康问题的感受

是否存在因无明显症状而不重视或延误治疗。

2.对疾病的反应

是否因病变在子宫颈,又涉及生殖器官与性,而不愿及时就诊;或因阴道分泌物增多引起不适;或治疗效果不明显而烦躁不安;或遇有白带带血或接触性出血时,担心疾病的严重程度,怀疑有癌变而恐惧、焦虑。

3.家庭、社会及经济状况

家人对患者是否关心,家庭经济状况及是否有医疗保险。

二、护理诊断

(一)皮肤完整性受损

其与子宫颈上皮糜烂及炎性刺激有关。

(二)舒适的改变

其与白带增多有关。

(三)焦虑

其与害怕子宫颈癌有关。

三、护理措施

(一)症状护理

1.阴道分泌物增多

观察阴道分泌物颜色、性状、气味及量,选择合适的药液进行阴道冲洗。在不清楚种类时,不可滥用冲洗液,指导患者勤换会阴垫及内裤,保持外阴清洁干燥。

2.外阴瘙痒与灼痛

嘱患者尽量避免搔抓,防止外阴部皮肤破损,减少活动,避免摩擦外阴。

(二)用药护理

药物治疗主要用于急性子宫颈炎患者的治疗。

1.遵医嘱用药

(1)经验性抗生素治疗:在未获得病原体检测结果前,采用针对衣原体的经验性抗生素治疗,阿奇霉素 1 g,单次顿服,或多西环素 100 mg,每天 2 次,连服 7 天。

(2)针对病原体的抗生素治疗:临床上除选用抗淋病奈瑟菌的药物外,同时应用抗衣原体感染的药物。对于单纯急性淋病奈瑟菌性子宫颈炎患者,常用药物有头孢菌素,如头孢曲松钠 250 mg,单次肌内注射,或头孢克肟 400 mg,单次口服等;对沙眼衣原体所致子宫颈炎患者,治疗药物有四环素类,如多西环素 100 mg,每天 2 次,连服 7 天。

2.用药观察

注意观察药物的不良反应,若出现不良反应,立即停药并通知医师。

3.用药注意事项

注意药物的半衰期及有效作用时间;注意药物的配伍禁忌;抗生素应现配现用。

4.用药指导

若病原体为沙眼衣原体及淋病奈瑟菌,应对性伴侣进行相应的检查和治疗。

(三)物理治疗及手术治疗的护理

1.宫颈糜烂样改变

若为无症状的生理性柱状上皮异位,无须处理;对伴有分泌物增多、乳头状增生或接触性出血,可给予局部物理治疗,包括激光、冷冻、微波等,也可以给予中药作为物理治疗前、后的辅助治疗。

2.慢性子宫颈黏膜炎

针对病因给予治疗,若病原体不清,可试用物理治疗,方法同上。

3.子宫颈息肉

配合医师行息肉摘除术。

4.子宫颈肥大

一般无须治疗。

(四)心理护理

(1)加强疾病知识宣传,引导患者正确认识疾病,及时就诊,接受规范治疗。

(2)向患者解释疾病与健康的问题,鼓励患者表达自己的想法。对病程长、迁延不愈的患者,给予关心和耐心解说,告知疾病的过程及防治措施;对病理检查发现子宫颈上皮有异常增生的患者,告知其通过密切监测、坚持治疗,可阻断癌变途径,以缓解焦虑心理,增加治疗的信心。

(3)与家属沟通,让其多关心患者、支持患者,让患者坚持治疗,促进其康复。

四、健康指导

(一)讲解疾病知识

向患者讲解子宫颈炎的疾病知识,告知及时就诊和规范治疗的重要性。

(二)个人卫生指导

嘱患者保持外阴清洁,每天清洗外阴 2 次,养成良好的卫生习惯,尤其是经期、孕产期及产褥期卫生,避免感染发生。

(三)随访指导

告知患者物理治疗后有分泌物增多,甚至有多量水样排液,在术后 1～2 周脱痂时可有少量出血,是创面愈合的过程,不必应诊;如出血量多于月经量则需到医院就诊处理;在物理治疗后 2 个月内禁止性生活、盆浴和阴道冲洗;治疗后经过 2 个月经周期,于月经干净后 3～7 天来院复查,评价治疗效果,效果欠佳者可进行第二次治疗。

(四)体检指导

坚持每 1～2 年做 1 次体检,及早发现异常,及早治疗。

五、注意事项

(1)治疗前应常规做宫颈刮片行细胞学检查。

(2)在急性生殖器炎症期不做物理治疗。

(3)治疗时间应选在月经干净后 3～7 天内进行。

(4)物理治疗后可出现阴道分泌物增多,甚至有大量水样排液,在术后 1～2 周脱痂时可有少许出血。

(5)应告知患者,创面完全愈合时间为 4～8 周,期间禁盆浴、性交和阴道冲洗。

(6)物理治疗有引起术后出血、子宫颈管狭窄、感染的可能,应定期复查,观察创面愈合情况直到痊愈,同时检查有无子宫颈管狭窄。

（吕延媛）

第六节　子宫内膜异位症

子宫内膜异位症是指具有生长功能的子宫内膜生长在子宫腔内壁以外引起的症状和体征。异位的子宫内膜绝大多数局限在盆腔内的生殖器官和邻近器官的腹膜面,故临床上称为盆腔子宫内膜异位症。当子宫内膜生长在子宫肌层内称子宫腺肌病,部分患者两者可合并存在。

子宫内膜异位症的发病率近年来明显增高,是目前常见的妇科病之一。多见于 30～40 岁的妇女。本病为良性病变,但有远距离转移和种植能力。初潮前无发病者,绝经后异位的子宫内膜组织可逐渐萎缩吸收,妊娠或使用性激素抑制卵巢功能可暂时阻止本病的发展,因此,子宫内膜的发病与卵巢的周期性变化有关。也可发生周期性出血,引起周围组织纤维化、粘连,病变局部形成紫蓝色硬结或包块。卵巢的子宫内膜异位症最为常见,卵巢内的异位内膜因反复出血而形成多个囊肿,但以单个多见,故又称为卵巢子宫内膜异位囊肿。囊肿内含暗褐色黏稠的陈旧血,状似巧克力液体,故又称为卵巢巧克力囊肿。

一、护理评估

(一)病史

1.月经史

初潮年龄,月经周期、经期、经量是否正常,有无痛经或其他伴随症状。痛经的性质,是否为进行性加重。

2.婚育史

结婚年龄,婚次,夫妻性生活情况,有无经期性交,生育情况,足月产、早产、流产次数,现有子女数等。

3.既往病史

有无先天性生殖道畸形、子宫手术或经期盆腔检查等情况。

（二）身心状态

1.身体状态

(1)痛经:痛经是子宫内膜异位症的典型症状,其特点为继发性和进行性加重。疼痛多位于下腹部和腰骶部,可放射至阴道、会阴、肛门或大腿,常于月经来潮前1～2天开始,经期第一天最为剧烈,以后逐渐减轻,至月经干净时消失。

(2)月经失调:部分患者有经量增多和经期延长,少数出现经前期点滴出血。月经失调可能与卵巢无排卵、黄体功能不足等有关。

(3)性交痛:由于异位的内膜出现在子宫直肠陷凹处或病变导致子宫后倾固定,性交时子宫颈受到碰撞及子宫收缩和向上提升,可引起疼痛。

(4)不孕:占40%左右,其不孕的原因可能与盆腔内器官和组织广泛粘连和输卵管的蠕动减弱,影响卵子的排出、摄取和受精卵的运行有关。

2.心理状态

由于疼痛、不孕造成患者顾虑重重、心理压力大,需要手术的患者会有紧张、恐惧等心理问题。

（三）诊断性检查

1.妇科检查

典型者子宫后倾固定,盆腔检查可扪及盆腔内有触痛性结节或子宫旁有不活动的囊性包块。

2.辅助检查

(1)B超检查:可确定卵巢子宫内膜异位囊肿的位置、大小和形状。

(2)腹腔镜检查:可发现盆腔内器官或子宫直肠陷凹、子宫骶骨韧带等处有紫蓝色结节。

二、护理诊断

（一）焦虑

其与不孕和需要手术有关。

（二）知识缺乏

其与缺乏自我照顾及与手术相关的知识有关。

（三）舒适改变

其与痛经及手术后伤口有关。

三、护理目标

(1)患者能正确认识疾病的性质及发生原因,解除紧张、恐惧的心理,坚定治疗信心。

(2)患者自觉疼痛症状缓解。

四、护理措施

(1)心理护理:许多年轻患者因顽固的痛经、不孕等情况而焦虑。护理人员应多关心和理解患者,说明该病只要坚持用药或采取必要的手术便可改善症状,鼓励患者树立信心,积极配合治疗。对尚未生育的患者应给予指导和帮助,促使其尽早受孕。

(2)做好卫生宣传教育工作,防止经血逆流,如有先天性生殖道畸形或后天性炎性阴道狭窄、宫颈粘连等应及时手术。凡进入宫腔内的经腹手术,应保护腹壁切口和子宫切口,防止子宫内膜种植到腹壁切口或子宫切口。经期应避免盆腔检查和性交。

(3)使用激素治疗的患者,应介绍服药的注意事项及用后可能出现的反应(恶心、食欲缺乏、闭经、乏力或体重增加等),使其解除思想顾虑,提高治疗效果。

(4)用药期间注意有无卵巢子宫内膜异位囊肿破裂的征象,如出现急性腹痛,应及时通知医师,并做好剖腹探查的各项准备。

(5)对需要手术者,应按腹部手术做好术前准备和术后护理。

(6)出院健康教育,加强患者对病程及治疗的认识,指导伤口处理和康复教育,术后6周避免盆浴和性生活,6周后来院复查。

五、评价

(1)患者无焦虑的表现并对治疗充满信心。

(2)患者能按时服药并了解药物的反应。

(3)自觉症状缓解和消失。

(吕延媛)

第七节　子宫腺肌病

子宫腺肌病是指当子宫内膜腺体和间质侵入子宫肌层时,形成弥漫或局限性的病变,是妇科常见病。多发生于30~50岁经产妇;约15%的患者同时合并子宫内膜异位症;约50%的患者合并子宫肌瘤;临床病理切片检查,发现患者中有10%~47%子宫肌层中有子宫内膜组织,但35%无临床症状。

多次妊娠及分娩、人工流产、慢性子宫内膜炎等造成子宫内膜基底层损伤,子宫内膜自基底层侵入子宫肌层内生长,可能是主要原因。此外,由于内膜基底层缺乏黏膜下层的保护,在解剖结构上子宫内膜易于侵入肌层。腺肌病常合并子宫肌瘤和子宫内膜增生,提示高水平雌、孕激素刺激也可能是促进内膜向肌层生长的原因之一。

应视患者症状、年龄、生育要求而定。药物治疗适用于症状较轻、有生育要求和接近绝经期的患者;年轻或希望生育的子宫腺肌瘤患者,可试行病灶挖除术;症状严重、无生育要求或药物治疗无效者,应行全子宫切除术。

一、护理评估

(一)健康史

了解患者年龄、婚姻、月经史、婚育史、生育史、出现典型症状的情况及对患者身心的影响,了解患者既往患病史。子宫腺肌病多发生于生育年龄的经产妇,常合并子宫内膜异位症和子宫肌瘤,有多次妊娠及分娩或过度刮宫史。生殖道阻塞,如单角子宫、宫颈阴道不通畅患者等常同时合并腺肌病。

(二)生理状况

1.症状

询问患者是否有经量过多、经期延长和逐渐加重的进行性痛经。

2.体征

妇科检查时子宫均匀性增大或局限性隆起、质硬且有压痛。

3.辅助检查

阴道B超提示子宫增大,肌层中不规则回声增强;盆腔MRI可协助诊断;宫腔镜下取子宫肌层活检,可确诊。

(三)高危因素

1.年龄

40岁以上的经产妇。

2.子宫损伤

多次妊娠、人工流产、慢性子宫内膜炎等造成子宫内膜基底层损伤。

3.先天不足

生殖道阻塞,如单角子宫、宫颈阴道不通、有子宫无阴道的先天畸形等。

4.卵巢功能失调

高水平雌、孕激素刺激者,如子宫肌瘤、子宫内膜增生患者。

(四)心理-社会因素

了解患者对疾病的认知,是否存在焦虑、恐惧等表现;了解患者家庭关系,是否因不孕或继发不孕影响夫妻、家庭关系;了解患者的经济水平等。

二、护理诊断

(一)焦虑

其与月经改变和痛经有关。

(二)知识缺乏

其与缺乏自我照顾及与手术相关的知识有关。

(三)舒适改变

其与痛经有关。

三、护理目标

(1)患者能正确认识疾病的性质及发生原因,解除紧张、恐惧的心理,坚定治疗信心。

(2)患者自觉疼痛症状缓解。

四、护理措施

(一)症状护理

1.月经改变

经量增多者,指导患者使用透气棉质卫生巾,保留卫生巾称重,以评估月经量;经期延长者,早晚用温开水清洗外阴各1次,以防逆行感染。若合并贫血,需指导患者遵医嘱服用药物,观察贫血的改善情况。

2.痛经

询问患者疼痛部位、性质、疼痛开始时间及持续时间。疼痛轻者,指导患者腹部热敷、卧床休息;疼痛重者,遵医嘱给予前列腺素合成酶抑制剂。

(二)用药护理

1.口服避孕药

其适用于轻度子宫内膜异位症患者,常用低剂量高效孕激素和炔雌醇复合制剂,用法为每天1片,连续服用6～9个月,护士需观察药物疗效,观察有无恶心、呕吐等不良反应。

2.促性腺激素释放激素激动剂

亮丙瑞林 3.75 mg,月经第 1 天皮下注射后,每隔28 天注射 1 次,共 3～6 次。需观察有无潮热、阴道干燥、性欲减退和骨质丢失等不良反应,停药后可消失。连续用药 3 个月以上者,需添加小剂量雌激素和孕激素,以防止骨质丢失。

3.左炔诺孕酮宫内节育器

治疗初期部分患者会出现淋漓出血、下移甚至脱落等,需加强随访。

(三)手术护理

1.保守手术

后再如小病灶挖除术或子宫肌壁楔形切除术,可明显减轻症状并增加妊娠概率。指导其术后6 个月再受孕。

2.子宫切除术

年轻或未绝经的患者可保留卵巢;绝经后或合并严重子宫内膜异位症者,可行双卵巢切除术。

(四)心理护理

(1)痛经、月经改变及贫血影响生活质量时,患者常焦虑烦躁,向患者说明月经时轻度疼痛不适是生理反应,给予舒缓的音乐、舒适的环境,保证足够的休息和睡眠,患者及家属、护士共同制订规律而适度的锻炼计划,家属督促患者适度锻炼,可缓解患者的心理压力。

(2)手术患者担心预后和性生活,向患者说明子宫切除术后症状可基本消失,生活质量会得到改善。此外,子宫是月经来潮和孕育胎儿的器官,切除子宫不会男性化,增加对治疗的信心。

(五)健康指导

(1)指导患者随访:手术患者出院后 3 个月到门诊复查,了解术后康复情况。

(2)保守手术和子宫切除患者,术后休息1～3 个月,3 个月之内避免性生活及阴道冲洗,避免提举重物,防止正在愈合的腹部肌肉用力,并应逐渐加强腹部肌肉的力量。未经医护人员许可,避免从事可增加盆腔充血的活动,如跳舞、久站等。

(3)有生殖道阻塞疾病时,嘱患者积极治疗,实施整形手术。

(4)对实施保守手术治疗的患者,指导其术后 6 个月受孕。

(5)注意高危因素与妇科疾病的相关性,定期做好妇科病普查。

五、评估

(1)医护人员避免过度刮宫,减少内膜碎片进入肌层的机会。

(2)药物治疗过程中如出现严重的绝经期症状,可酌情进行药物治疗以提高雌激素水平,降低相关血管症状和骨质疏松的发生,也可提高患者的顺应性。

(吕延媛)

第十三章

产 科 护 理

第一节 早 产

妊娠满 28 周至不满 37 足周(196～258 天)间分娩者称早产。此时娩出的新生儿称早产儿,出生体重为 1 000～2 499 g,各器官发育尚不够成熟。早产占分娩总数的 5%～15%。常见的原因有母体、胎儿和胎盘 3 个方面的因素。孕妇合并子宫畸形、子宫颈内口松弛、子宫肌瘤、急慢性疾病及妊娠并发症时,易诱发早产;前置胎盘、胎盘早剥、胎儿畸形、胎膜早破、羊水过多、多胎等,也可致早产。

临床表现主要是子宫收缩,最初为不规律宫缩,并常伴有少许阴道流血或血性分泌物,以后可发展为规律宫缩,与足月临产相似。胎膜早破的发生较足月临产多。以往有流产、早产史或本次妊娠期有阴道流血史的孕妇,容易发生早产。诊断并不困难,若子宫收缩较规律,间隔 5～6 分钟,持续 30 秒钟以上,伴以进行性子宫口扩张 2 cm 以上时,可诊断为早产临产。处理原则主要是通过休息和药物治疗控制宫缩,尽量维持妊娠至足月。如早产已不可避免时,则应尽可能地预防新生儿合并症,以提高早产儿的存活率。

一、护理评估

(一)病史

详细评估孕妇的健康史及孕产史,注意孕妇有无可致早产的病因存在,并详细询问、记录孕妇既往出现的症状及接受治疗的经过。

(二)身心状况

妊娠晚期出现子宫收缩,5～10 分钟 1 次,持续 30 秒以上并伴有阴道血性分泌物,子宫颈管缩短及宫口进行性扩张,即可诊断为先兆早产。如子宫口≥4 cm 或胎膜早破,则早产已不可避免。

有的孕妇因不了解先兆早产的临床表现及早产的危害性,即使出现先兆早产征象,也不能及时到医院接受检查和治疗,只是到了早产不可避免时,才匆匆来医院就诊。

由于事发突然,孕妇尚未做好迎接新生命到来的准备,且担心胎儿提早娩出能否存活,往往感到恐惧、焦虑或愧疚,怀疑是否因为自己的过失而造成早产。

(三)诊断检查

通过全身检查及产科检查,核实孕周,评估胎儿体重、胎方位等,监测宫缩的强度及频率,监测胎心音变化,观察产程进展,确定早产的进程。

二、护理诊断

(一)知识缺乏

其与不了解先兆早产的征象和早产对新生儿的危害性有关。

(二)焦虑

其与担心早产儿的预后有关。

(三)有新生儿受伤的危险

其与早产儿发育不成熟有关。

三、护理目标

(1)孕妇能陈述先兆早产的临床表现及早产对新生儿的危害性,出现早产征象能及时就诊。

(2)孕妇自诉焦虑、恐惧感减轻。

(3)早产儿不存在因护理不当而发生的并发症。

四、护理措施

(一)一般护理

取左侧卧位卧床休息,以减少自发性宫缩,提高子宫血流量,改善胎盘功能,增加胎儿营养。多食用粗纤维食物,防止便秘,以免腹压增加而导致早产。同时避免吃不洁或刺激性强的食物,以防发生腹泻,诱发早产。

(二)病情观察

孕妇良好的身心状况可减少早产的发生,突然的精神创伤也可诱发早产。故应随时观察、了解孕妇的精神状态和心理障碍,以便及早对症护理。此外,应注意孕妇有无腹痛或腹痛加重、阴道流血增多或出现阴道流水等,如有异常应及时通知医师,并协助处理。

(三)对症护理

若胎膜早破早产已不可避免,应尽快采用合理的治疗方案,充分估计胎儿的成熟度,避免发生呼吸窘迫综合征,估计短时间内不能分娩者,可选用剖宫产结束分娩。经阴分娩者,应考虑使用产钳和会阴切开术助产,以缩短产程,减少分娩过程中对胎头的压迫,以防早产儿颅内出血。同时充分做好早产儿保暖和复苏的准备,临产后慎用镇静剂,避免发生新生儿呼吸抑制。产程中孕妇应吸氧,新生儿出生后立即结扎脐带,防止过多母血进入新生儿血液循环,造成循环负荷过重。

(四)治疗护理

先兆早产的治疗主要是抑制宫缩,故应熟悉药物的用法、作用及不良反应。常用的抑制宫缩药物有以下几类。

1.β 肾上腺素受体激动剂

其作用为激动子宫平滑肌中的 $β_2$ 受体,抑制子宫平滑肌收缩,减少子宫的活动而延长妊娠期。但其不良反应较多,常使母儿双方的心率增快,孕妇血压下降、恶心、呕吐、血糖增高等,应予以注意。常用药物有利托君、沙丁胺醇等。

2.硫酸镁

其镁离子直接作用于子宫肌细胞,拮抗钙离子对子宫的活性,从而抑制子宫收缩。用药过程中应注意孕妇呼吸(不少于 16 次/分)、膝反射(存在)及尿量(不少于 25 mL/h)等。

3.其他

为避免早产儿发生呼吸窘迫综合征,在分娩前给予孕妇糖皮质激素如地塞米松等。可促进胎肺成熟。

五、评价

为减轻孕妇精神紧张,可安排时间与孕妇进行交谈、聊天,分散孕妇的注意力,也可指导孕妇采用放松疗法,如缓慢的深呼吸、全身肌肉放松,以增加睡意,保证充足的睡眠。加强营养,以增强体质。嘱孕妇避免诱发宫缩的活动,如保持平静的心情,勿抬举重物、性生活等。宫颈内口松弛者应于孕 14～16 周行子宫内口缝合术,防止早产的发生。

(吕延媛)

第二节 流 产

流产是指妊娠在 28 周前终止。分自然流产和人工流产,前者是胚胎或胎儿因某种原因不能健康发育,自然脱离母体而排出体外;后者是因某种原因应用人工方法终止妊娠,本节仅叙述自然流产。自然流产分为早期及晚期,妊娠 12 周以前为早期流产,12～28 周为晚期流产,自然流产的发生率为 10%～18%。是由多种原因造成的,大致分为以下几种原因。①遗传因素:基因异常是自然流产最常见的原因,早期流产因染色体异常者占 50%～60%。②免疫因素:妊娠后由于母儿双方免疫不适应,导致母体排斥胎儿而流产,近年来发现多种与流产有关的抗原、抗体。③母儿血型不合常是引起晚期流产的原因,如 ABO、Rh 血型不合。④外界因素:影响妊娠的外界因素很多,如孕妇接触有毒物质、放射线、创伤、机械性刺激等。⑤母体方面的因素多为全身性疾病,如急、慢性传染病,内分泌疾病,生殖器官疾病等。

一、护理评估

(一)病史
采集有无停经、早孕反应、阴道流血、阴道水样排液、组织物排出和腹痛史等,此为判断流产及识别流产类型的重要依据之一。

(二)身心状况
1.主要评估患者的生命体征

其包括体温、脉搏、呼吸、血压。

2.阴道流血的量及性状

阴道流血是否有血块、组织、量、味道、开始的时间及状况。

3.患者的一般情况

如面色、腹痛的程度、开始出现的时间及患者的心理状态。

(三)诊断检查

1.妇科检查

重点注意宫颈口有无扩张,有无组织物堵塞,子宫大小是否与停经月份相符,子宫质地、有无压痛,双侧附件有无压痛等。

2.实验室检查

(1)尿妊娠试验,血人绒毛膜促性腺激素测定,注意流产后血中人绒毛膜促性腺激素的消失约需 1 个月。

(2)抽血查血常规,以了解红细胞、白细胞、血小板、血细胞比容、血红蛋白。

3.B 超

其用来确定诊断并指导正确处理。

二、护理诊断

(一)有组织灌注量改变的危险

其与流产出血有关。

(二)有感染的危险

其与反复出血、抵抗力下降、宫腔内组织物残留、宫口扩张长时间不闭合、刮宫无菌操作技术不严等有关。

(三)自理能力缺陷

其与先兆流产保胎需绝对卧床休息、静脉输液有关。

(四)焦虑

其与腹痛、流血、担心保胎能否有效或胎儿健康是否受影响有关。

(五)预感性悲伤

其与即将失去胎儿有关。

三、护理目标

(1)经过恰当的医护处理后,患者能维持正常的生命体征。

(2)不出现感染的征象。

(3)患者在卧床期间的生活需要得到满足。

(4)患者情绪稳定,能积极配合治疗和护理。

四、护理措施

(一)一般护理

由于流产的类型不同,所采用的护理措施也不同。但均应卧床休息,禁止性生活,以减少刺激、避免宫缩。给予高蛋白、富含维生素、矿物质的食物,以保证母儿的营养需要。

(二)病情观察

对先兆流产和习惯性流产,要严密观察阴道流血量及腹痛变化,经休息与治疗后阴道流血减少、腹痛消失,经辅助检查证实胎儿存活,说明保胎成功。反之,阴道流血增多、腹痛加重或有组织排出,提示已由先兆流产发展为难免流产。如果阴道流血量很多,应立即阴道检查,以明确诊断,如出现休克,应遵医嘱输血、输液进行抢救,并立即行清宫术、止血,同时要检查有无胎盘、胚胎组织排出。

对稽留流产、感染性流产要注意观察全身症状,如体温升高、脉搏加快、白细胞增高、子宫压痛、阴道分泌物增多且有臭味,应通知医师给予抗感染治疗,防止引起盆腔炎、腹膜炎、败血症等。

(三)对症护理

各种类型的流产孕妇往往情绪紧张,尤其对期盼妊娠和习惯性流产的孕妇,一旦发现有流产先兆,情绪非常紧张、烦躁,甚至伤心。对这类孕妇,护士应关心、同情、给予安慰,使孕妇了解情绪紧张是促使流产的重要因素,调整宽松心情,保持稳定情绪,安心休养,是保胎的重要条件,使其主动配合治疗。

(四)治疗护理

先兆流产除注意休息外,要按医嘱给予药物治疗,对黄体功能不足者可给黄体酮 20 mg 肌内注射,也可给人绒毛膜促性腺激素 1 000 U 肌内注射,以促进黄体的分泌,以及口服维生素 E、叶酸等。对习惯性流产,应根据流产的原因进行治疗。宫颈功能不全者应在妊娠 12～20 周行子宫颈缝合术,术后要注意观察流产先兆,进行保胎治疗。若治疗失败,应及时拆除缝合线,以免造成宫颈裂伤;若手术成功,应提前入院,待分娩发动前拆除缝线。

流产感染,应先用抗生素治疗控制感染后再行清宫术;如阴道流血量多,则应与医师配合,在抗生素治疗的同时用卵圆钳将宫腔内容物夹出止血,但不宜用刮匙搔刮宫腔,以免感染扩散,待感染控制后再行清宫术。

五、评价

流产经治疗成功后要做好孕妇保健,注意适当的休息和营养,定期进行检查,在医师的指导下进行孕期自我监护,以期待胎儿正常发育。经治疗失败者,因失血、身体虚弱,除注意休息与营养外,要注意会阴部清洁,每天以消毒剂洗外阴,在子宫没有复旧前禁止性生活。

(吕延媛)

第三节 异 位 妊 娠

孕卵在子宫腔外着床、生长发育,称异位妊娠,也称宫外孕。异位妊娠包括输卵管妊娠、卵巢妊娠、宫颈妊娠、子宫残角妊娠。其中以输卵管妊娠最为多见,约占异位妊娠的 95%,是妇女常见的急腹症之一。可因输卵管妊娠流产或破裂引起腹腔内急性大出血,导致腹痛甚至休克,处理不及时可危及生命。

一、护理评估

(一)病史

仔细询问月经史以准确推断停经时间,并对不孕、安置宫内节育器、绝育术、输卵管再通术、盆腔炎等与宫外孕妇科病相关的高危因素予以高度重视。

(二)身心状况

详细询问患者出现腹痛的时间、性质、程度及有无伴随症状;阴道流血出现的时间、量的多少、有无流出物等,仔细评估患者的面色、表情、生命体征,详细进行腹部检查和盆腔检查,注意其阳性体征。

评估患者的心理状况。宫外孕破裂或不全流产者病情发展迅速,患者在较短的时间内经历剧烈腹痛、晕厥、休克等,患者和家属对这突如其来的变化难以接受,往往处于极度恐慌之中。患者不仅要面临死亡的威胁,还要面临此次怀孕失败的结局,以及再次妊娠的挫折,自责、悲观、气愤是最常见的情绪反应。

(三)辅助检查

1.后穹隆穿刺

后穹隆穿刺是一种经济、简单、可靠的诊断方法,适用于疑有腹腔内出血的患者。常规消毒后以10 mL或20 mL一次性注射器自后穹隆穿入直肠子宫陷凹,若抽出暗红色不凝固血液则为阳性结果,陈旧性宫外孕时可以抽出小血块或不凝固的陈旧血液。若穿刺针头误入静脉,则血较红,将标本放置10分钟左右,则血凝固。无内出血、内出血量少、血肿位置较高或直肠子宫陷凹有粘连时,可抽不出血液,因而穿刺阴性不能否认存在输卵管妊娠。

2.妊娠试验

异位妊娠患者体内的人绒毛膜促性腺激素水平较正常妊娠时低,正常宫内妊娠时,每48小时定量测定血清 β-HCG值,呈成倍增长,而异位妊娠或宫内妊娠自然流产时,人绒毛膜促性腺激素显著低于此值。尿 β-HCG定性测定是一种简便、快速的方法,适用于急诊患者。β-HCG阴性一般可以排除异位妊娠,β-HCG阳性则需鉴别是宫内妊娠还是异位妊娠。

3.超声诊断

超声检查时如发生下列征象,可怀疑为异位妊娠。

(1)子宫增大而宫腔内空虚无妊娠物。

(2)子宫外见到妊娠囊或胚胎。

(3)附件呈囊性块物,边界不规则。

(4)后陷凹内有囊性突出的块物。

(5)腹腔内存在无回声暗区或直肠子宫陷凹处积液暗区像。

4.腹腔镜检查

在直视下观察腹腔和盆腔内脏器可协助明确诊断,并可经腹腔镜切除未破裂的病灶。腹腔内大量出血或伴有休克者禁作腹腔镜检查。

5.血常规检查

可发现血红蛋白、红细胞、血比容下降,白细胞计数上升。

二、护理诊断

(一)体液不足

其与宫外孕破裂或流产所致的大出血有关。

(二)疼痛

其与宫外孕流产或破裂所致的腹腔内出血、手术创伤有关。

(三)悲伤

其与此次怀孕失败有关。

(四)恐惧

其与生命受到威胁及今后再次妊娠的可能受到阻碍有关。

(五)有感染的危险

其与大出血机体抵抗力降低、术后留置导尿管、皮肤完整性受损等有关。

三、护理目标

(1)患者体液能得到及时补充。

(2)患者能尽早接受手术,尽快解除疼痛。

(3)患者和家属能正确面对现实,尽快渡过悲伤期。

(4)患者心态平稳,能主动、积极配合医疗和护理工作。

(5)患者术后不出现感染征象。

四、护理措施

(一)一般护理

异位妊娠在确定手术治疗以前应绝对卧床休息,避免突然变动体位或增加腹压的动作,以预防继发性出血。应食用高蛋白、维生素丰富和铁质多的食物,以辅助纠正贫血。如为大量出血应禁食,防止急症手术麻醉后呕吐。

(二)病情观察

异位妊娠的主要症状是腹痛,因妊娠的部位不同、出血量不同,临床表现各异,故应严密观察腹痛的部位和严重程度,如有昏厥、休克的表现,应注意生命体征变化。早期输卵管妊娠或胚胎已死亡者,常有不规则、点滴状阴道流血,呈深褐色,不超过月经量,可伴有蜕膜管型或蜕膜碎片从阴道排出,应保留送病理检查,切片中如见绒毛可诊断为宫内妊娠,仅见蜕膜、未见绒毛有助于异位妊娠的诊断。在保守治疗期间,应严密观察腹痛及内出血,如突然腹痛加重、血压下降、脉搏加快,为继发内出血的表现,应立即通知医师,及时输液并作手术前准备,严密观察生命体征变化。

(三)对症护理

异位妊娠多为急腹症,因严重腹痛或休克导致患者心情恐惧,迫切要求手术治疗,故应亲切冷静地安慰患者,讲明本病虽然发病急、症状重,但手术不复杂、效果好,鼓励患者配合医师积极治疗,即可康复。

(四)治疗护理

异位妊娠的治疗分为保守治疗和手术治疗。没有明确诊断以前需行后穹隆穿刺者应配合医师行妇科检查,备阴道检查器械、空针、穿刺针头。已明确诊断确定手术治疗者,应立即做手术前准备。有休克者同时进行抢救,输液、输血、给氧气吸入。保守治疗如用中药,以活血化瘀为主。如采用局部或全身化学药物治疗,常用甲氨蝶呤,可杀死胚芽,经治疗后若血或尿妊娠试验仍为阳性,提示胚胎继续存活,应严密观察是否转为阴性,若病情无改善应确定手术,立即作术前准备。

五、评价

术后应早期活动,6小时后即可于床上翻身,48小时后可起床,以预防内出血及手术刺激而造成肠粘连。注意生活要有规律,可经常散步、增加营养以促进机体康复。嘱 1 个月后复查,以了解恢复情况。有生育要求者,嘱其在身体完全恢复后到医院检查输卵管通畅情况,以利于再孕或继续治疗。

(吕延媛)

第四节　前　置　胎　盘

胎盘正常时附着于子宫体部前壁、后壁或侧壁。当胎盘部分或全部覆盖在子宫下段或子宫颈内口处时,其位置低于胎儿的先露部,称为前置胎盘。根据胎盘边缘与宫颈内口的关系,又分为完全性前置胎盘或中央性前置胎盘、部分性前置胎盘和边缘性前置胎盘。该病是妊娠晚期出血的主要原因之一。发病原因虽尚不明确,但与产褥感染、多产、多次剖宫产等子宫内膜病变有关,主要表现是妊娠晚期无痛性阴道出血,大量流血可导致孕妇贫血、休克、胎儿缺氧、窘迫甚至死亡;诊断除详细询问病史外,主要根据超声检查。

一、护理评估

(一)病史

仔细询问孕妇的健康史、孕产史及此次怀孕的情况:孕妇的年龄、产次;有无剖宫产史、人工流产史、子宫内膜炎及前置胎盘等病史;妊娠周数,胎位是否正常;孕期,特别是孕 28 周以后,是否出现无痛性、无诱因、反复阴道流血的情况,并充分估计出血量。

(二)身心状况

评估患者的一般情况及生命体征。反复多次或大量出血时,患者出现贫血貌,严重者出现休克表现。孕妇及其家属可因突然阴道流血而感到恐惧或担忧,既担心孕妇的健康,更担心胎儿的安危,可能表现为恐慌、紧张、失眠、手足无措等。

(三)诊断检查

1.产科检查

子宫大小与停经月份一致,胎方位清楚,先露高浮,胎心可以正常,也可因孕妇失血过多致胎心异常或消失。前置胎盘位于子宫下段前壁时,可于耻骨联合上方听到胎盘血管杂音。临产后检查宫缩为阵发性,间歇期子宫肌肉可以完全放松。

2.超声波检查

B超断层像可清楚地看到子宫壁、胎头、宫颈和胎盘的位置,胎盘定位准确率达 95%。

3.阴道检查

阴道检查主要用于终止妊娠前为明确诊断、决定分娩方式的患者。阴道检查有扩大前置胎盘剥离面致大出血、危及生命的危险,如能确诊或流血过多则没有必要进行。个别确有必要,必须在输血、输液和做好手术准备的情况下方可进行。怀疑前置胎盘的患者切忌肛查。

4.实验室检查

查血常规,了解血红蛋白、红细胞数目、血细胞比容以评估有无贫血及贫血的程度;了解白细胞计数及分类以评估有无感染征象。测定凝血因子以估计机体的凝血功能。

5.胎儿状况评估

使用外监护仪测胎儿宫内情况、测羊水 L/S 比值等了解胎儿的成熟度,为处理做参考。

6.产后检查胎盘及胎膜

胎盘的前置部分可见陈旧性血块附着,呈黑紫色或暗红色,如这些改变位于胎盘的边缘,而且胎膜破口距胎盘边缘的距离少于 7 cm,则为部分性前置胎盘。

(四)产后评估

重点评估子宫复旧、阴道流血的情况及有无感染征象,如体温、脉搏、呼吸、白细胞计数及分类、宫底高度、子宫收缩、恶露量、性状、气味、伤口愈合情况等。同时评估产妇对手术及分娩经历的生理、心理反应。

二、护理诊断

(一)组织灌注量改变

其与前置胎盘所致的大出血有关。

(二)有感染的危险

其与出血量多、机体抵抗力下降及胎盘剥离面距子宫口近等有关。

(三)恐惧

其与担心本人及胎儿的安危有关。

(四)气体交换受损

其与低血容量及低血氧、胎盘剥离有关。

(五)自理能力缺陷

其与前置胎盘需绝对卧床休息有关。

三、护理目标

(1)患者血压、脉搏稳定,血流动力学指标恢复正常。

(2)住院期间患者未发生感染,体温、白细胞计数及分类正常。

(3)患者情绪稳定,恐惧症状减轻。

(4)尽可能维持胎儿的血氧供应,不发生因护理不当而造成的胎儿缺氧甚至死亡。

(5)患者卧床期间的基本生活需要能得到及时满足。

四、护理措施

(一)一般护理

根据不同的治疗方案采用不同的护理措施,如孕妇出血量少、妊娠周数<37 周、胎儿发育尚未成熟,需采取期待疗法,在保证孕妇安全的前提下,期待胎儿能达到或接近足月,提高胎儿成活率。此类孕妇应住院休息,以避免因活动牵拉子宫颈引起出血,待出血停止后可适当下地活动,给予高蛋白、富含铁剂的食物,以纠正贫血。急性大量出血者应禁食,做好终止妊娠的准备。

(二)病情观察

前置胎盘的主要表现是反复发生无痛性出血,初次出血量较少,随着子宫下段不断伸展,出血量也越来越多,偶尔有第一次出血量很多,尤其夜间孕妇在睡眠中也可能发生大量出血。根据出血的特点,在病情观察中应予以重视,尤其夜间要经常注意观察出血量,发现出血量多时应立即通知医师进行抢救,监护胎心、胎动及产兆。

(三)对症护理

前置胎盘的主要症状是阴道出血,往往因反复阴道流血尤其流血量较多者,表现为情绪紧张,担心母儿的生命安全。针对这种情况应向孕妇介绍病情,消除其顾虑,说明目前的医疗水平完全可以保证母婴安全,但要接受医护人员的指导,与其密切合作才能达到预期目的。

(四)治疗护理

前置胎盘随时可能发生大量阴道出血,如发生大量出血应立即输液、输血,纠正休克。完全性和部分性前置胎盘有70%～90%采用剖宫产,应做剖宫产的术前准备。禁做肛诊,避免因刺激引起更多的出血,如果需阴道检查进一步明确诊断,应首先输液再进行检查。若孕妇阴道大量流血而当地无条件处理,应先输液、输血,常规消毒进行阴道填纱布条、腹部加压、包扎,以暂时压迫止血,迅速转院。

五、评价

部分性或边缘性前置胎盘经阴道分娩者,产后护理与正常分娩的产后保健相同;如是经剖宫产分娩且出血较多者,要注意产后营养、纠正贫血,定期到医院检查,注意是否月经来潮,如长期闭经要认真检查,排除希恩综合征。

(吕延媛)

第五节　胎盘早剥

妊娠20周后或分娩期,正常位置的胎盘在胎儿娩出前部分或全部从子宫壁剥离,称胎盘早期剥离,简称胎盘早剥。其原因尚不明,与以下因素有关:血管病变、妊娠高血压综合征、慢性高血压、机械性因素如外伤、脐带过短、羊水过多、破膜时宫内压骤减、双胎第一胎娩出后或子宫静脉压突然升高等。

一、护理评估

(一)病史

详细询问患者的健康史及孕产史,注意收集与胎盘早剥有关的诱发因素,了解本次妊娠的经过,尤其是阴道出血、腹痛等情况。

(二)身心状况

重点评估阴道流血出现的时间、量、性质,患者目前的情况,是否有少尿、无尿、休克、凝血功能障碍的表现,腹痛的性质、有无伴随症状,子宫的张力、有无压痛、子宫大小与妊娠月份是否相符,宫底有无上升的征象,胎心、胎动情况,并通过详细的全身及腹部检查判断母儿目前的状况。

随着出血的增多、腹痛的加剧和周围医护人员为此所进行的一系列抢救措施,无时不在提示孕妇:其自身特别是腹中胎儿存在生命的威胁,因此,孕妇除表现出紧张、焦虑、烦躁不安、恐慌、哭泣外,更盼望自己及胎儿能通过医护人员的抢救和自身的配合而得到良好的结局。

(三)诊断检查

(1)B超检查：可确定有无胎盘早剥及估计剥离面的大小及胎儿的状况(有无胎动及胎心搏动)。B超可显示胎盘和子宫壁之间出现液性暗区，界限不太清楚；绒毛膜板向羊膜腔凸出；暗区内有时出现光点反射(积血机化)。

(2)除血、尿常规外，还应查血小板计数、出凝血时间、纤维蛋白原等与凝血功能有关的项目。血常规可帮助了解患者的贫血程度及有无感染征象；尿常规可了解肾功能及有无妊娠高血压症；凝血功能检查可了解患者的凝血功能。

二、护理诊断

(一)腹痛

其与胎盘剥离面积有关。若剥离面积＞1/3，孕妇突然发生持续性腹痛、腰酸背痛，疼痛程度与胎盘后积血量成正比。

(二)出血性休克

如果剥离面＞1/2，无论内出血或外出血都多，可致出血性休克，甚至发生凝血机制障碍，出血不止。

(三)有胎儿受伤的危险

其与胎盘功能障碍有关。

(四)焦虑

其与预感到个体健康受到威胁有关，与已经或预感到将要失去胎儿有关。

(五)知识缺乏

其与对胎盘早剥的认识有限有关。

三、护理目标

(1)纠正休克：输新鲜血，输液。

(2)及时终止妊娠：一旦确诊，必须即时终止妊娠。

(3)减轻孕妇的焦虑、恐惧感。

四、护理措施

(一)一般护理

轻型者的护理原则与正常分娩基本相同；重型者应根据孕妇的具体情况，如子宫内出血量较多、有休克表现，应采用平卧位，以利于纠正休克，暂禁食。

(二)病情观察

应严密观察阴道流血量与产程进展，测量子宫底高度，从孕妇入院开始应在子宫底处作一标记，观察子宫底是否升高，如有升高提示内出血量增多，同时要经常听胎心音，有条件的应持续胎心音监护。重型孕妇子宫内隐性出血多见，应严密观察生命体征变化，详细记录，观察阴道出血量，注意有无出血不凝或仅有较软的凝血块，预防弥散性血管内凝血的发生，观察尿量，预防急性肾衰竭。重型孕妇因发病急、症状重，孕妇及家属情绪紧张、恐惧，故应沉着有序地工作，安慰患者，但对其家属应说明危险性及可能发生的并发症。

（三）治疗护理

轻型经阴道分娩者要采取尽量缩短产程的措施，可先行人工破膜，缩减子宫容积，压迫胎盘，使之不继续剥离；破膜后腹部加压沙袋，以腹带包扎腹部，以减少出血，必要时静脉滴注催产素，要注意点滴的速度，开始 15 滴/分，以后根据宫缩强度调节，如需要阴道检查，应准备检查物品、备血、输液后检查。重型者阴道流血量与孕妇贫血不成比例。血液多积聚于胎盘与子宫壁之间，孕妇处于休克状态，应立即抢救休克，输液、输血、氧气吸入，同时做剖宫产的术前准备。

五、评价

再次妊娠要做好孕期保健及宣教，积极防治妊娠高血压症，对合并慢性高血压和慢性肾炎等高危妊娠者应加强管理，妊娠期避免腹部外伤。

（吕延媛）

第六节　胎膜早破

临产前胎膜自然破裂称为胎膜早破。为常见的分娩并发症，其发病率占分娩总数的 2.7%～17%。常发生于宫颈内口松弛、胎膜发育不良、头盆不称、胎位异常致使羊膜腔内压力不均；羊水过多或多胎妊娠使羊膜腔内压力过高；妊娠后期性生活或机械性刺激易致绒毛-羊膜感染。

一、护理评估

（一）健康史

详细询问病史，了解诱发胎膜早破的原因，确定胎膜破裂的时间、妊娠周数，是否有宫缩及感染的征象。

（二）生理状况

1.症状和体征

孕妇主诉突然出现阴道流液或无控制的"漏尿"，少数孕妇仅感觉到外阴较平时湿润，窥阴器检查见混有胎脂的羊水自子宫颈口流出，即可做出诊断。

2.辅助检查

（1）阴道酸碱度测定：正常阴道液 pH 为 4.5～5.5，羊水 pH 为 7.0～7.5。胎膜破裂后，阴道液 pH 升高（pH≥6.5）。pH 诊断胎膜早破的敏感度为 90%，血液、尿液、子宫颈黏液、精液及细菌污染可出现假阳性。

（2）阴道液涂片：取阴道液涂于玻片上，干燥后显微镜下观察，出现羊齿状结晶，用 0.5% 硫酸尼罗蓝染色，显微镜下见橘黄色胎儿上皮细胞，用苏丹Ⅲ染色见黄色脂肪小粒，均可确定为羊水，准确率达 95%。

（3）胎儿纤连蛋白（fFN）测定：胎儿纤连蛋白是胎膜分泌的细胞外基质蛋白。当子宫颈及阴道分泌物内胎儿纤连蛋白含量＞0.05 mg/L 时，胎膜抗张能力下降，易发生胎膜早破。

（4）胰岛素样生长因子结合蛋白-1（IGFBP-1）：检测人羊水中胰岛素样生长因子结合蛋白-1，特异性强，不受血液、精液、尿液和宫颈黏液的影响。

(5)羊膜腔感染检测:①羊水细菌培养。②羊水涂片革兰染色检查细菌。③羊水白细胞介素-6≥7.9 ng/mL,提示羊膜腔感染。④血C反应蛋白＞8 mg/L,提示羊膜腔感染。⑤降钙素原轻度升高表示感染存在。

(6)羊膜镜检查:可直视胎儿先露部,看见头发或其他胎儿部分,看不到前羊膜囊即可诊断为胎膜早破。

(7)B超检查羊水量减少可协助诊断。

(三)高危因素

1.母体因素

反复阴道流血、阴道炎、长期应用糖皮质激素、腹部创伤、腹腔内压力突然增加(剧烈咳嗽、排便困难)、吸烟、药物滥用、营养不良、前次妊娠发生早产胎膜早破史、妊娠晚期性生活频繁等。

2.子宫及胎盘因素

子宫畸形、胎盘早剥、子宫颈功能不全、子宫颈环扎术后、子宫颈锥切术后、子宫颈缩短、先兆早产、子宫过度膨胀(羊水过多、多胎妊娠)、头盆不称、胎位异常(臀位、横位)、绒毛膜羊膜炎、亚临床宫内感染等。

(四)心理-社会因素

孕妇突然发生不可自控的阴道流液,可能惊惶失措,担心会影响胎儿及自身的健康,有些孕妇可能开始设想胎膜早破会带来的种种后果,甚至会产生恐惧心理。

二、护理诊断

(一)焦虑、恐惧

其与不了解早破水的原因与治疗、担心胎儿的安危有关。

(二)有胎儿受伤的危险

其与可能发生的早产、脐带脱垂、胎儿宫内感染有关。

(三)有感染的危险

其与胎膜早破、细菌上行进入宫腔有关。

(四)潜在并发症

胎膜早破的潜在并发症为早产和脐带脱垂。

三、护理目标

(1)减轻孕妇的焦虑、恐惧感。

(2)胎儿的危险性降低。

(3)产妇不发生感染。

(4)不因护理不当而发生早产和脐带脱垂。

四、护理措施

(一)一般护理

胎膜破裂后孕妇应立即住院,绝对卧床休息。及时听胎心,有条件的单位应行胎心率电子监护。若先露部尚未接触,应抬高床尾,以免脐带脱垂;若先露部已入盆,则可取半卧位,禁止灌肠。鼓励孕妇进高蛋白、高热量、富含维生素、易消化的饮食,以增加体力及机体抵抗力。破膜后孕妇一般精神较为紧张,恐惧羊水流出不利于胎儿顺利娩出,尤其不足月孕妇担心能否成活,往往多虑、心绪不佳,鉴于此应消除孕妇的种种顾虑,增加信心,使其积极配合各项治疗,达到顺利分娩的目的。

(二)对症护理

密切监护胎心变化及阴道排液情况,如发现胎心异常、阴道排液浑浊且混有胎粪,应立即给氧,每分钟氧流量为 5 L,50％葡萄糖液 60 mL 加维生素 C 500 mg 静脉注射,并协助医师行阴道检查有无脐带脱垂。若脐带脱垂、宫口未开全,孕妇应立即取膝胸卧位,用脐带还纳器或用纱布包裹脐带缓缓送回宫腔,在阴道内填塞纱布条防止脐带再脱出,应将情况通知家属,待胎心好转后即行剖宫产术。

(三)治疗护理

应保持外阴清洁,每天用 0.1％新洁尔灭擦洗外阴,并用消毒会阴垫。尽量减少肛诊或阴道检查。若胎膜早破发生于妊娠 36 周以上者,超过 24 小时尚未临产,应予针刺引产或静脉滴注催产素引产;若胎膜早破发生于妊娠 36 周以下者,应力争给予保守治疗。胎膜早破常可引起子宫收缩,可应用子宫收缩抑制剂,如 β-肾上腺素能受体兴奋剂,如利托君、硫酸沙丁胺醇或静脉滴注硫酸镁,以抑制子宫收缩。预防和控制感染,对破膜后 12~24 小时内是否加用抗生素有争论,即使加用抗生素也应注意不宜使用过久,以免产生耐药性。每天测体温,如体温升高,白细胞计数≥15×10^9/L,流出的羊水有臭味或子宫有压痛;监测胎心率加快≥160 次/分,羊水细菌培养≥10^8/mL;胎膜早破伴有感染,且有胎儿宫内感染可能,无论足月或不足月均应立即终止妊娠。

五、评价

分娩结束后除进行产褥期护理外,应给予抗生素预防和控制感染。应重视并加强孕期卫生指导,及时矫正异常胎位,孕期避免负重及腹部撞击。妊娠后期禁止性交。骨盆狭窄、胎位不正的孕妇,在预产期前住院待产。

(吕延媛)

第七节 过期妊娠

平时月经周期规则,妊娠达到或超过 42 周(＞294 天)尚未分娩者,称为过期妊娠。其发生率占妊娠总数的 3％~15％。过期妊娠使胎儿窘迫、胎粪吸入综合征、过熟综合征、新生儿窒息、围生儿死亡、巨大儿,以及难产等不良结局发生率增高,并随妊娠期延长而增加。

一、病因

过期妊娠可能与下列因素有关。

(一)雌、孕激素比例失调

内源性前列腺素和雌二醇分泌不足而孕酮水平增高,导致孕激素优势。抑制前列腺素和缩宫素的作用,延迟分娩发动。导致过期妊娠。

（二）头盆不称

部分过期妊娠胎儿较大,导致头盆不称和胎位异常,使胎先露部不能紧贴子宫下段及子宫颈内口,反射性子宫收缩减少,容易发生过期妊娠。

（三）胎儿畸形

如无脑儿,由于无下丘脑,垂体肾上腺轴发育不良或缺如,促肾上腺皮质激素产生不足,胎儿肾上腺皮质萎缩,使雌激素的前身物质 16α-羟基硫酸脱氢表雄酮不足,从而雌激素分泌减少;小而不规则的胎儿不能紧贴子宫下段及宫颈内口诱发宫缩,导致过期妊娠。

（四）遗传因素

某家族、某个体常反复发生过期妊娠,提示过期妊娠可能与遗传因素有关。胎盘硫酸酯酶缺乏症是一种罕见的伴性隐性遗传病,可导致过期妊娠。其发生机制是因胎盘缺乏硫酸酯酶,胎儿肾上腺与肝脏产生的 16α-羟基硫酸脱氢表雄酮不能脱去硫酸根转变为雌二醇及雌三醇,从而使血雌二醇及雌三醇明显减少,降低子宫对缩宫素的敏感性,使分娩难以启动。

二、临床表现

（一）胎盘

过期妊娠的胎盘病理有两种类型:一种是胎盘功能正常,除重量略有增加外。胎盘外观和镜检均与妊娠足月胎盘相似;另一种是胎盘功能减退,肉眼观察胎盘母体面呈片状或多灶性梗死及钙化,胎儿面及胎膜常被胎粪污染,呈黄绿色。

（二）羊水

正常妊娠 38 周后,羊水量随妊娠推延逐渐减少,妊娠 42 周后羊水减少迅速,约 30% 减至300 mL以下;羊水粪染率明显增高,是足月妊娠的 2~3 倍,若同时伴有羊水过少,羊水粪染率达 71%。

（三）胎儿

过期妊娠胎儿生长模式与胎盘功能有关,可分以下 3 种。

1.正常生长及巨大儿

胎盘功能正常者,能维持胎儿继续生长,约 25% 成为巨大儿,其中 1.4% 胎儿出生体重>4 500 g。

2.胎儿成熟障碍

10%~20% 过期妊娠并发胎儿成熟障碍。胎盘功能减退与胎盘血流灌注不足、胎儿缺氧及营养缺乏等有关。由于胎盘合成、代谢、运输及交换等功能障碍,胎儿不易再继续生长发育。临床分为三期:①第 Ⅰ 期为过度成熟期,表现为胎脂消失、皮下脂肪减少、皮肤干燥松弛多皱褶,头发浓密,指（趾）甲长,身体瘦长,容貌似"小老人"。②第 Ⅱ 期为胎儿缺氧期,肛门括约肌松弛,有胎粪排出,羊水及胎儿皮肤黄染,羊膜和脐带绿染,同胎儿患病率及围生儿死亡率最高。③第Ⅲ期为胎儿全身因粪染历时较长广泛黄染,指（趾）甲和皮肤呈黄色,脐带和胎膜呈黄绿色,此期胎儿已经历和渡过第Ⅱ期危险阶段,其预后反较第Ⅱ期好。

3.胎儿生长受限

小样儿可与过期妊娠共存,后者更增加胎儿的危险性,约 1/3 过期妊娠死产儿为生长受限小样儿。

三、处理原则

应根据胎盘功能、胎儿大小、宫颈成熟度综合分析,以确诊过期妊娠,并选择恰当的分娩方式终止妊娠,在产程中密切观察羊水情况、胎心监护,出现胎儿窘迫征象,行剖宫产尽快结束分娩。

四、护理

(一)护理评估

1.病史

准确核实孕周,确定胎盘功能是否正常是关键。诊断过期妊娠之前必须准确核实孕周。

2.身心诊断

平时月经周期规则,妊娠达到或超过42周(>294天)未分娩者,可诊断为过期妊娠。由于孕妇结果的不可预知、恐惧、焦虑、猜测是过期妊娠孕妇常见的情绪反应。

3.诊断检查

实验室检查:①根据B超检查确定孕周,妊娠20周内,B超检查对确定孕周有重要意义。妊娠5~12周以胎儿顶臀径推算孕周较准确,妊娠12~20周以内以胎儿双顶径、股骨长度推算预产期较好。②根据妊娠初期血、尿人绒毛膜促性腺激素增高的时间推算孕周。

(二)可能的护理诊断

1.有新生儿受伤的危险

与过期胎儿生长受限有关。

2.焦虑

与担心分娩方式、过期胎儿预后有关。

(三)预期目标

(1)新生儿不存在因护理不当而产生的并发症。

(2)患者能平静地面对事实,接受治疗和护理。

(四)护理措施

1.预防过期妊娠

(1)加强孕期宣教,使孕妇及家属认识过期妊娠的危害性。

(2)定期进行产前检查,适时结束妊娠。

2.加强监测,判断胎儿在宫内情况

(1)教会孕妇进行胎动计数:妊娠超过40周的孕妇,通过计数胎动进行自我监测尤为重要。胎动计数>30次/12小时为正常,<10次/12小时或逐天下降,超过50%,应视为胎盘功能减退,提示胎儿宫内缺氧。

(2)胎儿电子监护仪检测:无应激试验(NST)每周2次,胎动减少时应增加检测次数;住院后需每天1次监测胎心变化。NST无反应型需进一步做缩宫素激惹试验(OCT),若多次反复相互现胎心晚期减速,提示胎盘功能减退、胎儿明显缺氧。因NST存在较高假阳性率,需结合B超检查,估计胎儿安危。

3.终止妊娠应根据胎盘功能、胎儿大小、宫颈成熟度综合分析,选择恰当的分娩方式

(1)终止妊娠的指征:已确诊过期妊娠,严格掌握终止妊娠的指征。①子宫颈条件成熟;②胎儿体重>4 000 g或胎儿生长受限;③12小时内胎动<10次或NST为无反应型,OCT可疑;④尿E/C比值持续低值;⑤羊水过少(羊水暗区<3 cm)和/或羊水粪染;⑥并发重度子痫前期或子痫。终止妊娠的方法应酌情而定。

(2)引产:宫颈条件成熟、Bishop评分>7分者,应予引产;胎头已衔接者,通常采用人工破膜,破膜时羊水多而清者,可静脉滴注缩宫素。在严密监视下经阴道分娩。对羊水Ⅱ度污染者,

若阴道分娩,要求在胎肩娩出前用负压吸管或吸痰管吸净胎儿鼻咽部黏液。

(3)剖宫产:出现胎盘功能减退或胎儿窘迫征象,不论宫颈条件成熟与否,均应行剖宫产尽快结束分娩。过期妊娠时,胎儿虽有足够储备力,但临产后宫缩应激力的显著增加超过其储备力,出现隐性胎儿窘迫,对此应有足够认识。最好应用胎儿监护仪,及时发现问题,采取应急措施,适时选择剖宫产挽救胎儿。进入产程后。应鼓励产妇左侧卧位、吸氧。产程中最好连续监测胎心,注意羊水性状,必要时取胎儿头皮血测 pH,及早发现胎儿窘迫,并及时处理。过期妊娠时,常伴有胎儿窘迫、羊水粪染,分娩时应做相应准备。胎儿娩出后立即在直接喉镜指引下行气管插管吸出气管内容物,以减少胎粪吸入综合征的发生。过期儿患病率和死亡率均增高,应及时发现和处理新生儿窒息、脱水、低血容量及代谢性酸中毒等并发症。

(五)护理评价

(1)患者能积极配合医护措施。

(2)新生儿未发生窒息。

(吕延嫒)

第八节 妊 娠 剧 吐

妊娠剧吐是指妊娠期恶心,频繁呕吐,不能进食,导致脱水,酸、碱平衡失调及水、电解质紊乱,甚至肝肾功能损害,严重可危及孕妇生命。其发生率为 0.3%～1%。

一、病因

尚未明确,可能与下列因素有关。

(一)人绒毛膜促性腺激素水平增高

因早孕反应的出现和消失的时间与孕妇血清人绒毛膜促性腺激素值上升、下降的时间一致;另外多胎妊娠、葡萄胎患者人绒毛膜促性腺激素值,显著增高,发生妊娠剧吐的比率也增高;而终止妊娠后,呕吐消失。但症状的轻重与血人绒毛膜促性腺激素水平并不一定呈正相关。

(二)精神及社会因素

恐惧妊娠、精神紧张、情绪不稳、经济条件差的孕妇易患妊娠剧吐。

(三)幽门螺杆菌感染

近年来研究发现妊娠剧吐的患者与同孕周无症状孕妇相比,血清抗幽门螺杆菌的 IgG 浓度升高。

(四)其他因素

维生素缺乏,尤其是维生素 B_6 缺乏可导致妊娠剧吐;变态反应;研究发现几种组织胺受体亚型与呕吐有关,临床上抗组胺治疗呕吐有效。

二、病理生理

(1)频繁呕吐导致失水、血容量不足、血液浓缩、细胞外液减少,钾、钠等离子丢失使电解质平衡失调。

(2)不能进食,热量摄入不足,发生负氮平衡,使血浆尿素氮及尿酸升高;由于机体动用脂肪组织供给热量,脂肪氧化不全,导致丙酮、乙酰乙酸及 β-羟丁酸聚集,产生代谢性酸中毒。

(3)由于脱水、缺氧血转氨酶值升高,严重时血胆红素升高。机体血液浓缩及血管通透性增加,另外,钠盐丢失,不仅尿量减少,尿中可出现蛋白及管型。肾脏继发性损害,肾小管有退行性变,部分细胞坏死,肾小管的正常排泄功能减退,终致血浆中非蛋白氮、肌酐、尿酸的浓度迅速增加。肾功能受损和酸中毒使细胞内钾离子较多地移到细胞外,出现高钾血症,严重时心脏停搏。

(4)病程长达数周者,可致严重营养缺乏,由于维生素 C 缺乏,血管脆性增加,可致视网膜出血。

三、临床表现

(一)恶心、呕吐

多见于年轻初孕妇,一般停经 6 周左右出现恶心、呕吐,逐渐加重直至频繁呕吐不能进食。

(二)水电解质紊乱

严重呕吐、不能进食导致失水、电解质紊乱,使氢、钠、钾离子大量丢失,出现低钾血症。营养摄入不足可致负氮平衡,使血浆尿素氮及尿素增高。

(三)酸、碱平衡失调

机体动用脂肪组织供给能量,使脂肪代谢中间产物酮体增多,引起代谢性酸中毒。病情发展,可出现意识模糊。

(四)维生素缺乏

频繁呕吐、不能进食可引起维生素 B_1 缺乏,导致 Wernicke-Korsakoff 综合征。维生素 K 缺乏,可致凝血功能障碍,常伴血浆蛋白及纤维蛋白原减少,增加孕妇出血倾向。

四、辅助检查

(1)尿液检查:患者尿比重增加,尿酮体阳性,肾功能受损时,尿中可出现蛋白和管型。

(2)血液检查:血液浓缩,红细胞计数增多,血细胞比容上升,血红蛋白值增高;血酮体可为阳性,二氧化碳结合力降低;肝、肾功能受损害时胆红素、转氨酶、肌酐和尿素氮升高。

(3)眼底检查:严重者出现眼底出血。

五、诊断及鉴别诊断

根据病史、临床表现及妇科检查,诊断并不困难。可用 B 超检查排除滋养叶细胞疾病,此外尚需与可引起呕吐的疾病,如急性病毒性肝炎、胃肠炎、胰腺炎、胆管疾病、脑膜炎、脑血管意外及脑肿瘤等鉴别。

六、并发症

(一)Wernicke-Korsakoff 综合征

发病率为妊娠剧吐患者的 10%,是由于妊娠剧吐长期不能进食,导致维生素 B_1 缺乏引起的中枢系统疾病,Wernicke 脑病和 Korsakoff 综合征是一个病程中的先后阶段。

维生素 B_1 是糖代谢的重要辅酶,参与糖代谢的氧化脱羧代谢,维生素 B_1 缺乏时,体内丙酮酸及乳酸堆积,发生糖代谢的三羧酸循环障碍,使得主要靠糖代谢供给能量的神经组织、骨骼肌和心肌代谢出现严重障碍。病理变化主要发生在丘脑、下丘脑的脑室旁区域、中脑导水管的周围区灰质、乳头体、第四脑室底部,迷走神经运动背核,可出现不同程度的神经细胞和神经纤维轴索或髓鞘的丧失,伴有星形细胞和小胶质细胞的增生。毛细血管扩张,血管的外膜和内皮细胞明显增生,有散在小出血灶。

Wernicke 脑病表现为眼球震颤、眼肌麻痹等眼部症状,躯干性共济失调及精神障碍,可同时出现,但大多数患者精神症状迟发。Korsakoff 综合征表现为严重的近事记忆障碍,表情呆滞、缺乏主动性,产生虚构与错构。部分伴有周围神经病变。严重时发展为永久性的精神、神经功能障碍,出现神经错乱、昏迷,甚至死亡。

(二)Mallory-Weis 综合征

胃-食管连接处的纵向黏膜撕裂出血,引起呕血和黑粪。严重时,可使食管穿孔,表现为胸痛、剧吐、呕血,需急症手术治疗。

七、护理措施

(一)病情观察

观察患者生命体征、全身营养状况及病情变化。严密观察病情变化,若发现孕妇呕吐物为胆汁,血性或咖啡色样,应通知医师。根据医嘱每天监测生命体征 2～3 次,每天观察孕妇的精神状态、皮肤弹性、巩膜颜色、尿量(每天尿量应在 1 000 mL 以上),准确记录液体出入量,发现异常及时通知医师。通过 B 超检查了解胎儿的发育情况。

(二)心理护理

反复发生孕吐的孕妇,会产生不同的压力及焦虑情绪,应关注其心理状态,关心、体贴孕妇,避免其情绪激动。使其了解妊娠呕吐是一种常见的生理现象,经过治疗和护理是可以缓解的,消除其不必要的思想顾虑,树立妊娠的信心,提高心理舒适度。

(三)生活护理

保持室内整洁、安静,避免异味、异物刺激,每天通风 2 次,每次 30 分钟。保证充足休息睡眠(7～8 h/d),待病情稳定后鼓励孕妇下床活动,促进胃肠蠕动,增加食欲。注意口腔卫生,除早晚刷牙外要经常漱口。

(四)饮食护理

呕吐剧烈时遵医嘱先禁食 2～3 天,给予补液治疗,每天 2 000～3 000 mL,待病情好转后少量进流食,给予清淡、易消化、适合口味、营养丰富的饮食,少量多餐。

(五)健康指导

(1)保持心情舒畅,有充分的休息和睡眠,进餐前有良好的口腔卫生。

(2)饮食宜清淡,易消化,少量多餐,禁食过甜、油炸及味道过浓食物。

(3)指导孕妇起床前,吃一些干食物(饼干),可吃一些咸的食物,或尝试一些冷饮如酸奶、清凉果汁等。

(4)指导孕妇掌握自测脉搏,如活动后脉搏>100 次/分,应停止活动立即休息,活动后如有头晕,应立即蹲下或坐下以防摔伤。

八、预后

绝大多数妊娠剧吐患者预后良好,仅少数患者因病情严重而需终止妊娠。然而对胎儿方面,曾有报道妊娠剧吐发生酮症者,所生后代的智商较低。

(吕延媛)

第九节　胎　儿　窘　迫

胎儿窘迫是指孕妇、胎儿、胎盘等各种原因引起的胎儿宫内缺氧,影响胎儿健康甚至危及生命。胎儿窘迫是一种综合征,主要发生在临产过程,也可发生在妊娠后期。发生在临产过程者,可以是妊娠后期的延续和加重。

一、病因

胎儿窘迫的病因涉及多方面,可归纳为三大类。

(一)母体因素

妊娠妇女患有高血压疾病、慢性肾炎、妊娠高血压综合征、重度贫血、心脏病、肺源性心脏病、高热、吸烟、产前出血性疾病和创伤、急产或子宫不协调性收缩、缩宫素使用不当、产程延长、子宫过度膨胀、胎膜早破等;或者产妇长期仰卧位,镇静药、麻醉药使用不当等。

(二)胎儿因素

胎儿心血管系统功能障碍、胎儿畸形,如严重的先天性心血管疾病、母婴血型不合引起的胎儿溶血、胎儿贫血、胎儿宫内感染等。

(三)脐带、胎盘因素

脐带因素有长度异常、缠绕、打结、扭转、狭窄、血肿、帆状附着;胎盘因素有植入异常、形状异常、发育障碍、循环障碍等。

二、病理生理

胎儿窘迫的基本病理生理变化是缺血、缺氧引起的一系列变化。缺氧早期或者一过性缺氧时。机体主要通过减少胎盘和自身耗氧量代偿,胎儿则通过减少对肾与下肢血供等方式来保证心脑血流量,不产生严重的代偿障碍及器官损害。缺氧严重则可引起严重的并发症。缺氧初期通过自主神经反射兴奋交感神经,使肾上腺儿茶酚胺及皮质醇分泌增多,引起血压上升及心率加快。此时胎儿的大脑、肾上腺、心脏及胎盘血流增加,而肾、肺、消化系统等血流减少,出现羊水减少、胎儿发育迟缓等。若缺氧继续加重,则转为兴奋迷走神经,血管扩张,有效循环血量减少,主要器官的功能由于血流不能保证而受损,于是胎心率减慢。缺氧继续发展下去可引起严重的器官功能损害,尤其可以引起缺血缺氧性脑病甚至胎死宫内。此过程基本是低氧血症至缺氧,然后至代谢性酸中毒,主要表现为胎动减少、羊水少、胎心监护基线变异差、出现晚期减速甚至呼吸抑制。由于缺氧时肠蠕动加快,肛门括约肌松弛引起胎粪排出。此过程可以形成恶性循环,更加重母体及胎儿的危险。不同原因引起的胎儿窘迫表现过程可以不完全一致,所以应加强监护、积极评价、及时发现高危征象并积极处理。

三、临床表现

胎儿窘迫的主要表现为胎心音改变、胎动异常及羊水胎粪污染或羊水过少,严重者胎动消失。根据其临床表现,胎儿窘迫可以分为急性胎儿窘迫和慢性胎儿窘迫。急性胎儿窘迫多发生在分娩期,主要表现为胎心率加快或减慢;CST或者OCT等出现频繁的晚期减速或变异减速;羊水胎粪污染和胎儿头皮血pH下降,出现酸中毒。羊水胎粪污染可以分为三度:①Ⅰ度羊水呈浅绿色;②Ⅱ度羊水呈黄绿色,浑浊;③Ⅲ度羊水呈棕黄色,稠厚。慢性胎儿窘迫发生在妊娠末期,常延续至临产并加重,主要表现为胎动减少或消失、NST基线平直、胎儿发育受限、胎盘功能减退、羊水胎粪污染等。

四、处理原则

急性胎儿窘迫者,应积极寻找原因并给予及时纠正。若宫颈未完全扩张、胎儿窘迫情况不严重者,给予吸氧,嘱产妇左侧卧位,若胎心率变为正常,可继续观察;若宫口开全、胎先露部已达坐骨棘平面以下3 cm者,应尽快助产经阴道娩出胎儿;若因缩宫素使宫缩过强造成胎心率减慢者。应立即停止使用,继续观察,病情紧迫或经上述处理无效者立即剖宫产结束分娩。慢性胎儿窘迫者,应根据妊娠周数、胎儿成熟度和窘迫程度决定处理方案。首先应指导妊娠妇女采取左侧卧位,间断吸氧,积极治疗各种并发症或并发症,密切监护病情变化。若无法改善,则应在促使胎儿成熟后迅速终止妊娠。

五、护理评估

(一)健康史
了解妊娠妇女的年龄、生育史、内科疾病史如高血压疾病、慢性肾炎、心脏病等;本次妊娠经过,如妊娠高血压综合征、胎膜早破、子宫过度膨胀(如羊水过多和多胎妊娠);分娩经过,如产程延长(特别是第二产程延长)、缩宫素使用不当。了解有无胎儿畸形、胎盘功能的情况。

(二)身心状况
胎儿窘迫时,妊娠妇女自感胎动增加或停止。在窘迫的早期可表现为胎动过频(每24小时>20次);若缺氧未纠正或加重,则胎动转弱且次数减少,进而消失。胎儿轻微或慢性缺氧时,胎心率加快(>160次/分);若长时间或严重缺氧。则会使胎心率减慢。若胎心率<100次/分则提示胎儿危险。胎儿窘迫时主要评估羊水量和性状。

孕产妇夫妇因为胎儿的生命遭遇危险而产生焦虑,对需要手术结束分娩产生犹豫、无助感。对于胎儿不幸死亡的孕产妇夫妇,其感情上受到强烈的创伤,通常会经历否认、愤怒、抑郁、接受的过程。

(三)辅助检查
1.胎盘功能检查
出现胎儿窘迫的妊娠妇女一般24小时尿E_3值急骤减少30%～40%,或于妊娠末期连续多次测定在每24小时10 mg以下。

2.胎心监测
胎动时胎心率加速不明显,基线变异率<3次/分,出现晚期减速、变异减速等。

3.胎儿头皮血血气分析
胎儿头皮血pH<7.20。

六、护理诊断/诊断问题

(一)气体交换受损(胎儿)
与胎盘子宫的血流改变、血流中断(脐带受压)或血流速度减慢(子宫-胎盘功能不良)有关。

(二)焦虑
与胎儿宫内窘迫有关。

(三)预期性悲哀
与胎儿可能死亡有关。

七、预期目标

(1)胎儿情况改善,胎心率在 120～160 次/分。

(2)妊娠妇女能运用有效的应对机制控制焦虑。

(3)产妇能够接受胎儿死亡的现实。

八、护理措施

(1)妊娠妇女左侧卧位,间断吸氧。严密监测胎心变化,一般每 15 分钟听 1 次胎心或进行胎心监护,注意胎心变化。

(2)为手术者做好术前准备,如子宫口开全、胎先露部已达坐骨棘平面以下 3 cm 者,应尽快阴道助产娩出胎儿。

(3)做好新生儿抢救和复苏的准备。

(4)心理护理:①向孕产妇提供相关信息,包括医疗措施的目的、操作过程、预期结果及孕产妇需做的配合;将真实情况告知孕产妇,有助于其减轻焦虑,也可帮助产妇面对现实。必要时陪伴产妇,对产妇的疑虑给予适当的解释。②对于胎儿不幸死亡的父母亲,护理人员可安排一个远离其他婴儿和产妇的单人房间,陪伴他们或安排家人陪伴他们,勿让其独处;鼓励其诉说悲伤,接纳其哭泣及抑郁的情绪,陪伴在旁提供支持及关怀;若他们愿意,护理人员可让他们看看死婴并同意他们为死产婴儿做一些事情,包括沐浴、更衣、命名、拍照或举行丧礼,但事先应向他们描述死婴的情况,使之有心理准备。解除"否认"的态度而进入下一个阶段,提供足印卡、床头卡等作为纪念,帮助他们使用适合自己的压力应对技巧和方法。

九、结果评价

(1)胎儿情况改善,胎心率在 120～160 次/分。

(2)妊娠妇女能运用有效的应对机制来控制焦虑,叙述心理和生理上的感受。

(3)产妇能够接受胎儿死亡的现实。

(吕延媛)

第十四章

儿科护理

第一节　上呼吸道感染

上呼吸道感染(简称上感)主要指上部呼吸道的鼻、鼻咽和咽部的黏膜炎症,是儿科最常见的疾病,在气候骤变时尤易发生。约 90％由病毒引起,支原体和细菌较少见,细菌感染往往继发于病毒感染之后。过敏性鼻炎和多种小儿急性传染病早期也有上感症状,必须予以区别,避免误诊。

一、临床特点

(一)症状

1.鼻咽部症状

可出现流清鼻涕、鼻塞、打喷嚏,也可有流泪、咽部不适、干咳或不同程度的发热。

2.婴幼儿

可骤然起病,高热、咳嗽或呕吐、腹泻,甚至发生热性惊厥。

3.年长儿

症状较轻,有低热、咽痛、咽不适等咽部症状或有头痛、腹痛及全身乏力等表现。

(二)体征

可见咽部充血,有时还可见疱疹,或扁桃体肿大伴渗出,颌下淋巴结肿大、触痛。肠道病毒引起的可伴有不同形态皮疹,肺部体征阴性。

(三)两种特殊类型的上感

1.疱疹性咽峡炎

由柯萨奇 A、B 组病毒引起,好发于夏秋季。急起高热、咽痛、咽充血、咽腭弓、悬雍垂、软腭等处有疱疹,周围有红晕,疱疹破溃后形成小溃疡。病程 1 周左右。

2.咽-结合膜热

病原体为腺病毒,常发生于夏季,常在泳池中传播。表现为高热、咽痛、眼刺痛、一侧或双侧眼结膜炎(无分泌物)及颈部或耳后淋巴结肿大。病程 1～2 周。

(四)血常规检查

病毒感染时血白细胞计数正常或偏低,淋巴细胞升高。细菌感染时白细胞计数增高,中性粒细胞增多,有核左移现象。

二、护理评估

(一)健康史

询问发病情况,既往有无反复上呼吸道感染现象;了解患儿生长发育情况及发病前有无流感、麻疹、百日咳等接触史。

(二)症状、体征

检查患儿有无鼻塞、流涕、打喷嚏、咽痛、发热、咳嗽等症状。

(三)社会-心理

评估患儿及家长的心理状态,对疾病的了解程度,家庭环境及经济情况。

(四)辅助检查

了解血常规检查结果。

三、常见护理问题

(一)舒适的改变

与咽痛、鼻塞等有关。

(二)体温过高

与上呼吸道炎症有关。

(三)潜在并发症

惊厥。

四、护理措施

(一)提高患儿的舒适度

(1)各种治疗护理操作尽量集中完成,保证患儿有足够的休息时间。

(2)及时清除鼻腔及咽喉部分泌物,保证呼吸道通畅,如鼻咽分泌物过多,可取侧卧位。

(3)保持室内空气清新,每天定时通风但避免对流,提高病室湿度,以减轻呼吸道症状。

(4)鼻塞的护理:鼻塞严重时用 0.5%麻黄素液滴鼻,每天 2~3 次,每次 1~2 滴,对因鼻塞而妨碍吸吮的婴儿,可在哺乳前 15 分钟滴鼻以保证吸吮。不宜长期使用,鼻塞缓解即应停用。

(5)咽部护理:注意观察咽部充血、水肿、化脓情况,及时发现病情变化。咽部不适时可给予润喉含片,声音嘶哑可用雾化吸入治疗。

(二)高热的护理

(1)密切监测体温变化,体温 38.5 ℃以上时应采用正确、合理的降温措施,按医嘱口服退热剂。

(2)保证患儿摄入充足的水分。

(三)观察病情

(1)注意全身症状,如精神、食欲等。若小儿精神萎靡、多睡或烦躁不安、面色苍白,提示病情加重,应警惕。

(2)观察体温变化,警惕高热抽搐的发生。

(3)经常检查口腔黏膜及皮肤有无皮疹出现,注意咳嗽的性质及神经系统症状,甄别麻疹、猩红热、百日咳、流行性脑脊髓膜炎等急性传染病。

(四)饮食护理

鼓励患儿多饮水,给予易消化、多维生素的清淡饮食,少量多餐,必要时静脉补给,保证充足的营养和水分。

(五)健康教育

(1)向家长讲解小儿易患上呼吸道感染的原因和诱因。

(2)向家长讲解小儿上呼吸道感染常会引发其他的疾病,因此应早期诊治,避免贻误病情。

(3)发热时给易消化的流质或软食,经常变换食物种类以增进食欲,婴儿可适当减少奶量,以免吐泻或消化不良。

(4)告知家长疾病从出现到好转有一个过程,高热也同样,不能太焦急。同时做到及时更换汗湿衣裤,避免对流风。

(5)休息和多饮水是对患儿最好的帮助,多喂温开水,保持口腔及皮肤清洁。

(6)告知家长体温测量的方法及一些发热时的表现,以帮助发现病情变化。

(7)教育患儿咳嗽、打喷嚏时用手帕或纸捂住,不要随地吐痰,以减少病原体感染他人的概率。

五、出院指导

(1)指导家长掌握上呼吸道感染的预防知识,懂得相应的应对技巧,防止交叉感染;气候骤变时适当保护鼻部,以逐渐适应气温的变化;穿衣要适当,避免过热或过冷。

(2)创造良好的生活环境,养成良好的卫生习惯,如住处拥挤、阳光不足、通风不良、家长吸烟等会使呼吸道局部防御能力降低,应避免。经常给小儿洗手漱口,防止"病从口入"。

(3)在集体儿童机构中,应早期隔离患儿,接触患儿后要洗手,如有流行趋势,可用食醋熏蒸法消毒居室,加强房间通风。

(4)反复发生上呼吸道感染的患儿要注意锻炼身体,合理安排户外活动,避免去人多拥挤的场所,对免疫功能低下的小儿可服用免疫增强制剂。

(5)提倡母乳喂养,婴儿饮食以奶制品为主,合理添加辅食。鼓励多饮水,少喝饮料。

(刘　梅)

第二节　急性感染性喉炎

急性感染性喉炎是由病毒或细菌等引起的喉部黏膜的急性炎症,多见于 5 岁以下的儿童,冬、春季发病较多。由于小儿喉腔狭小、黏膜下血管淋巴组织丰富,声门下组织疏松等解剖特点,患儿易出现犬吠样咳嗽、声音嘶哑、吸气性喉鸣伴呼吸困难,严重时出现喉梗阻症状,若处理不及时,可危及生命。

一、临床特点

(一)症状

1.发热

患儿可有不同程度的发热,严重时体温可高达 40 ℃并伴有中毒症状。

2.咳嗽

轻者为刺激性咳嗽,伴有声音嘶哑,较重的有犬吠样咳嗽。

3.喉梗阻症状

呈吸气性喉鸣、三凹症,重者迅速出现烦躁不安、吸气性呼吸困难、青紫、心率加快等缺氧症状。临床将喉梗阻分为四度。

(1)Ⅰ度喉梗阻:安静时如常人,但活动(或受刺激)后可出现喉鸣及吸气性呼吸困难。胸部听诊呼吸音清晰,心率无改变。

(2)Ⅱ度喉梗阻:即使在安静状态下也有喉鸣和吸气性呼吸困难。听诊可闻喉鸣传导或气管呼吸音,呼吸音强度大致正常。心率稍快,一般状况尚好。

(3)Ⅲ度喉梗阻:吸气性呼吸困难严重,除上述表现外,还因缺氧严重而出现明显发绀,患儿常极度不安、躁动、恐惧、大汗、胸廓塌陷,呼吸音明显减低。心率增快,常＞140 次/分,心音低钝。

(4)Ⅳ度喉梗阻:由于呼吸衰竭及逐渐体力耗竭,患儿极度衰竭,呈昏睡状或进入昏迷,三凹征反而不明显,呼吸微弱,呼吸音几乎消失,胸廓塌陷明显,心率或慢或快,心律不齐,心音微弱,面色由发绀变成苍白或灰白。

(二)体征

咽部充血,肺部无湿啰音。直达喉镜检查可见黏膜充血肿胀,声门下黏膜呈梭状肿胀,黏膜表面有时附有黏稠性分泌物。

二、护理评估

(一)健康史

询问发病情况,病前有无上呼吸道感染现象。

(二)症状、体征

检查患儿有无发热、声音嘶哑、咳嗽、气促、三凹征。

(三)社会-心理

评估患儿及家长的心理状态,对疾病的了解程度,家庭环境及经济情况,了解患儿有无住院的经历。

(四)辅助检查

了解病原学及血常规检查结果。

三、常见护理问题

(一)低效性呼吸形态

与喉头水肿有关。

(二)舒适的改变

与咳嗽、呼吸困难有关。

(三)有窒息的危险

与喉梗阻有关。

(四)体温过高

与感染有关。

四、护理措施

(一)改善呼吸功能,保持呼吸道通畅

(1)保持室内空气清新,每天定时通风 2 次,保持室内湿度在 60% 左右,以缓解喉肌痉挛,湿化气道。

(2)适当抬高患儿颈肩部,怀抱小儿使头部稍后仰以保持气道通畅,体位舒适。

(3)Ⅱ度以上喉梗阻患儿应给予吸氧。

(4)吸入用布地奈德混悬液+肾上腺素用生理盐水稀释后雾化吸入,每天 3～4 次。以消除喉水肿,恢复气道通畅。

(5)指导较大患儿进行有效的咳嗽,当患儿剧烈咳嗽时,可嘱患儿深呼吸以抑制咳嗽。

(二)密切观察病情变化

根据患儿三凹征、喉鸣、青紫及烦躁的表现来判断缺氧的程度,及时发现喉梗阻,积极处理,避免窒息。如有喉梗阻先兆,立即通知医师,备好抢救物品,积极配合抢救。

(三)发热护理

监测体温变化,发热时用温水擦浴,解热贴敷前额,必要时按医嘱给予药物降温。

(四)提高患儿的舒适度

卧床休息,减少活动,各种护理操作尽量集中进行,避免哭闹。一般情况下不用镇静剂,若患儿过度烦躁不安,可遵医嘱用地西泮、苯巴比妥肌内注射或 10% 水合氯醛灌肠。因氯丙嗪及吗啡有抑制呼吸的作用,不宜应用。

五、健康教育

(1)向患儿家长讲解疾病的有关知识和护理要点,指导家长耐心细致地喂养,进食易消化的流质或半流质,多饮水,不吃有刺激性的食物,避免患儿进食时发生呛咳。

(2)向家长说明雾化吸入的重要性,鼓励患儿配合治疗。

(3)避免哭闹时间过长,吸入有害气体或进食辛辣食物,刺激损伤喉部。

六、出院指导

(1)注意锻炼身体,合理喂养,增强机体抵抗力。

(2)养成良好卫生生活习惯,饭后漱口,多饮水,保持口腔清洁。

(3)一旦发生痉挛性喉炎(出现呼吸紧促,如犬吠、喉鸣、吸气困难、胸廓塌陷、唇色青紫)应立即送医院治疗,并保持气道通畅(患儿头向后仰,解开衣领)。

（刘　梅）

第三节　先天性心脏病

先天性心脏病简称"先心病",是胎儿时期心脏血管发育异常而致的畸形,是小儿时期最常见的心脏病。根据左右心腔或大血管间有无直接分流和临床有无青紫,可将先心病分为三大类:①左向右分流型(潜伏青紫型),常见有室间隔缺损、房间隔缺损、动脉导管未闭。②右向左分流型(青紫型),常见有法洛四联症和大动脉错位。③无分流型(无青紫型),常见有主动脉缩窄和肺动脉狭窄。

小儿先天性心脏病中最常见的是室间隔缺损、房间隔缺损、动脉导管未闭、肺动脉狭窄、法洛四联症和大动脉错位。

一、临床特点

(一)室间隔缺损

室间隔缺损(ventricular septal defect,VSD)为小儿最常见的先天性心脏病,缺损可单独存在,也可为其他畸形的一部分。按缺损部位可分为室上嵴上方、室上嵴下方、三尖瓣后方、室间隔肌部四种类型。临床症状与缺损大小及肺血管阻力有关。大型 VSD(缺损 1～3 cm 者)可继发肺动脉高压,当肺动脉压超过主动脉压时,造成右向左分流而产生发绀,称为艾森曼格综合征。

1.症状

小型室间隔缺损可无症状;中型室间隔缺损易患呼吸道感染,或在剧烈运动时发生呼吸急促,生长发育多为正常,偶有心力衰竭;大型室间隔缺损在婴幼儿时期由于缺损较大,左向右分流量多超过肺循环量的 50%,使体循环内血量显著减少,而肺循环内明显充血,可于出生后 1～3 个月即发生充血性心力衰竭,平时反复呼吸道感染、肺炎、哭声嘶哑、喂养困难、乏力、多汗等,并有生长发育迟缓。

2.体征

心前区隆起;胸骨左缘 3～4 肋间可闻及Ⅲ～Ⅳ/6 级全收缩期杂音,在心前区广泛传导;肺动脉第二心音显著增强或亢进。

3.辅助检查

(1)X 线检查:肺充血,心脏左心室或左右心室大;肺动脉段突出,主动脉结缩小。

(2)心电图检查:小型室间隔缺损,心电图多数正常;中等大小室间隔缺损示左心室增大或左右心室增大;大型室间隔缺损或有肺动脉高压时,心电图示左右心室增大。

(3)超声心动图检查:室间隔回声中断征象,左右心室增大。

(二)房间隔缺损

房间隔缺损(atrial septal defect,ASD)按病理解剖分为继发孔(第二孔)缺损和原发孔(第一孔)缺损,以继发孔缺损为多见。继发孔缺损为较常见的先天性心脏病之一,以女性较多见,缺损位于房间隔中部卵圆窝处,血流动力学特点为右心室舒张期负荷过重。原发孔缺损位于房间隔下端,是心内膜垫发育障碍未能与第一房间隔融合,常合并二尖瓣裂缺。

1.症状

在初生后及婴儿期大多无症状,偶有暂时性青紫。年龄稍大,症状渐渐明显,患儿发育迟缓,体格瘦小,易反复呼吸道感染,活动耐力减低,有劳累后气促、咳嗽等症状。左胸部常隆起,一般无青紫或杵状指(趾)。

2.体征

胸骨左缘第2~3肋间闻及柔和的喷射性收缩期杂音,肺动脉瓣区第二心音可增强或亢进、固定分裂。

3.辅助检查

(1)X线检查:右心房、右心室扩大,主动脉结缩小,肺动脉段突出,肺血管纹理增多,肺门舞蹈。

(2)心电图检查:电轴右偏,完全性或不完全性右束支传导阻滞,右心房、心室增大;原发孔ASD常见电轴左偏及心室肥大。

(3)超声心动图检查:右心房右心室增大,右心室流出道增宽,室间隔与左心室后壁呈同向运动。二维切面可显示房间隔缺损的位置及大小。

(三)动脉导管未闭

动脉导管未闭(patent ductus arteriosus,PDA)是临床较常见的先天性心脏病,女性多于男性。开放的动脉导管位于肺总动脉分叉与主动脉之间,有管型、漏斗型和窗型,以漏斗型为多见。

1.症状

导管较细时,临床无症状。导管较粗时临床表现为反复呼吸道感染、肺炎,发育迟缓,早期即可发生心力衰竭。重症患者常有呼吸急促、心悸。临床无青紫,但若合并肺动脉高压,即出现青紫。

2.体征

胸骨左缘第2肋间可闻及粗糙、响亮、机器样的连续性杂音,向心前区、颈部及左肩部传导,肺动脉第二音亢进。脉压增宽,出现股动脉枪击音、毛细血管搏动和水冲脉。

3.辅助检查

(1)X线检查:分流量小者,心影正常;分流量大者,多见左心房、左心室增大,主动脉结增宽,可有漏斗征,肺动脉段突出,肺血多,重症患者左右心室均肥大。

(2)心电图检查:左心房、左心室增大或双心室肥大。

(3)超声心动图检查:左心房、左心室大,肺动脉与降主动脉之间有交通。

(四)法洛四联症

法洛四联症(tetralogy of Fallot,TOF)是临床上最常见的发绀型先天性心脏病,病变包括肺动脉狭窄、室间隔缺损、主动脉骑跨及右心室肥大,其中肺动脉狭窄程度是决定病情严重程度的主要因素。主动脉骑跨及室间隔缺损存在使体循环血液中混有静脉血,临床上出现发绀与缺氧,并代偿性引起红细胞计数增多现象。

1.症状

发绀是主要症状,它出现的时间早、晚和程度与肺动脉狭窄程度有关,多见于毛细血管丰富的浅表部位,如唇、指(趾)甲床、球结膜等。患儿活动后有气促、易疲劳、蹲踞等;并常有缺氧发作,表现为呼吸加快、加深,烦躁不安,发绀加重,持续数分钟至数小时,严重者可表现为神志不清、惊厥或偏瘫,死亡。发作多在清晨、哭闹、吸乳或用力后诱发,发绀严重者常有鼻出血和咯血。

2.体征

生长发育落后,全身发绀,眼结膜充血,杵状指(趾);多有行走不远自动蹲踞姿势或膝胸位。胸骨左缘第2～4肋间闻及粗糙收缩期杂音;肺动脉第二心音减弱。

3.辅助检查

(1)X线检查:心影呈靴形,上纵隔增宽,肺动脉段凹陷,心尖上翘,肺纹理减少,右心房、右心室肥厚。

(2)心电图检查:电轴右偏,右心房、右心室肥大。

(3)超声心动图检查:显示主动脉骑跨及室间隔缺损,右心室流出道、肺动脉狭窄,右心室内径增大,左心室内径缩小。

(4)血常规检查:血红细胞增多,一般在$(5.0～9.0)\times10^{12}$/L,血红蛋白170～200 g/L,血细胞比容60%～80%。当有相对性贫血时,血红蛋白低于150 g/L。

二、护理评估

(一)健康史

了解母亲妊娠史,在孕期最初3个月内有无病毒感染、放射线接触和服用过影响胎儿发育的药物,孕母是否有代谢性疾病。患儿出生有无缺氧、心脏杂音,出生后各阶段的生长发育状况。是否有下列常见表现如下:喂养困难,哭声嘶哑,易气促、咳嗽,青紫,蹲踞现象,突发性晕厥。

(二)症状、体征

评估患儿的一般情况,生长发育是否正常,皮肤发绀程度,有无气急、缺氧、杵状指(趾),有无哭声嘶哑,有无蹲踞现象,胸廓有无畸形。听诊心脏杂音位置、性质、程度,尤其要注意肺动脉第二心音的变化。评估有无肺部啰音及心力衰竭的表现。

(三)社会、心理

评估家长对疾病的认知程度和对治疗的信心。

(四)辅助检查

了解并分析X线、心电图、超声心动图、血液等检查结果。较复杂的畸形者还应了解心导管检查和心血管造影的结果。

三、常见护理问题

(一)活动无耐力

与氧的供需失调有关。

(二)有感染的危险

与机体免疫力低下有关。

(三)营养失调

低于机体需要量,与缺氧使胃肠功能障碍、喂养困难有关。

(四)焦虑

与疾病严重,花费大,预后难以估计有关。

(五)合作性问题

脑血栓、脑脓肿、心力衰竭、感染性心内膜炎、晕厥。

四、护理措施

(1)休息:制订适合患儿活动的生活制度,轻症无症状者与正常儿童一样生活,但要避免剧烈活动;有症状患儿应限制活动,避免情绪激动和剧烈哭闹;重症患儿应卧床休息,给予妥善的生活照顾。

(2)饮食护理:给予高蛋白、高热量、高维生素饮食,适当限制食盐摄入,并给予适量的蔬菜类粗纤维食品,以保证大便通畅。重症患儿喂养困难,应有耐心,少量多餐,以免导致呛咳、气促、呼吸困难等,必要时从静脉补充营养。

(3)预防感染:病室空气清新,穿着衣服冷热要适中,防止受凉,应避免与感染性疾病患儿接触。

(4)注意心率、心律、呼吸、血压变化,必要时使用监护仪监测。

(5)防止法洛四联症患儿因哭闹、进食、活动、排便等引起缺氧发作,一旦发生可立即置于胸膝卧位,吸氧,遵医嘱应用普萘洛尔、吗啡和纠正酸中毒。

(6)青紫型先天性心脏病患儿由于血液黏稠度高,暑天、发热、吐泻时体液量减少,加重血液浓缩,易形成血栓,有造成重要器官栓塞的危险,因此应注意多饮水,必要时静脉输液。

(7)合并贫血者可加重缺氧,导致心力衰竭,须及时纠正。

(8)合并心力衰竭者按心力衰竭护理。

(9)做好心理护理关心患儿,建立良好护患关系,充分理解家长及患儿对检查、治疗、预后的期望心理,介绍疾病的有关知识、诊疗计划、检查过程、病室环境,消除恐惧心理。

(10)健康教育:①向家长讲述疾病的相关护理知识和各种检查的必要性,以取得配合。②指导患儿及家长掌握活动种类和强度。③告知家长如何观察病情变化,一旦发现异常(婴儿哭声无力,呕吐,不肯进食,手脚发软,皮肤出现花纹,较大患儿自诉头晕等),应立即呼叫。④向患儿及家长讲述重要药物如地高辛的作用及注意事项。

五、出院指导

(1)饮食宜高营养、易消化,少量多餐。人工喂养儿用奶头孔稍大的奶嘴,每次喂奶时间不宜过长。

(2)休息根据耐受力确立适宜的活动,以不出现乏力、气短为度,重者应卧床休息。

(3)避免感染居室空气新鲜,经常通风,不去公共场所、人群集中的地方。注意气候变化及时添减衣服,预防感冒。按时进行预防接种。

(4)发热、出汗时要给足水分,呕吐、腹泻时应到医院就诊补液,以免血液黏稠而发生脑血栓。

(5)保证休息,避免哭闹,减少外界刺激以预防晕厥的发生。当患儿在吃奶、哭闹或活动后出现气急、青紫加重或年长儿诉头痛、头晕时应立即将患儿取胸膝卧位并送医院。

(刘 梅)

第四节　原发性心肌病

原发性心肌病是指病因不明,病变局限于心肌的一组疾病。依据临床和病理改变可分为扩张型心肌病、肥厚型心肌病、限制型心肌病,以前两类常见。临床上以缓慢进展的心脏增大、心律失常及心功能不全为主要表现,病因尚不清楚,可能与遗传因素、免疫因素及感染因素有关,个别柯萨奇病毒所致心肌炎可转化为心肌病。本病预后不良,常并发心力衰竭而死亡。

一、临床特点

(一)扩张型心肌病

扩张型心肌病(dilated cardiomyopathy,DCM)又称充血型心肌病(congestive cardio myopathy,CCM),主要表现为慢性充血性心力衰竭。

1.症状与体征

较大儿童表现为乏力、食欲减退、不爱活动、腹痛,活动后呼吸困难及心动过速,尿少、水肿。婴儿出现喂养困难、体重不增、吮奶时呼吸困难、多汗、烦躁不安、食量减少。约10%患儿会发生晕厥。体检时心率、呼吸加快,脉搏细弱,血压正常或偏低,有的可有奔马律,可闻及Ⅱ～Ⅲ/6级收缩期杂音,肝脏增大,下肢水肿。

2.辅助检查

(1)X线检查:心脏增大,并以左心室为主或普遍性增大,呈球形。心搏减弱,肺淤血明显。

(2)心电图检查:左心肥厚,各种心律失常及非特异性 ST-T 改变。

(3)超声心电图检查:左心房、左心室明显扩大,左心室流出道增宽,心室壁活动减弱。

(二)肥厚型心肌病

肥厚型心肌病(hypertrophic cardiomyopathy,HCM)是一种遗传性疾病,其特征为心室肥厚,心腔无扩大。临床表现具有多变性。

1.症状与体征

婴儿常见症状有呼吸困难,心动过速,喂养困难。较重者发生心力衰竭,伴随青紫。儿童多无明显症状,常因心脏杂音而首次就诊。少数儿童有呼吸加快、乏力、心绞痛、晕厥,并可于活动后发生猝死。体检有的可听到奔马律,有的在胸骨左缘下端及心尖部可听到Ⅰ～Ⅲ/6级收缩期杂音。

2.辅助检查

(1)X线检查:左心室轻到中度增大。

(2)心电图检查:左心室肥厚伴劳损,可有 ST-T 改变及病理性 Q 波及各种心律失常。

(3)超声心动图检查:室间隔非对称性肥厚,室间隔厚度与左心室后壁厚度之比≥1.3。左心室流出道狭窄。

(三)限制型心肌病

限制型心肌病(restrictive cardiomyopathy,RCM)又称闭塞性心肌病,常见于儿童及青少年,预后不良。

1.症状与体征

起病缓慢,表现为原因不明的心力衰竭。右心病变主要表现为静脉压升高、颈静脉曲张、肝大、腹水及下肢水肿,很像缩窄性心包炎。左心病变有呼吸困难、咳嗽、咯血、胸痛,有时伴有肺动脉高压的表现。

2.辅助检查

(1)X 线检查:心影扩大,肺血减少。

(2)心电图检查:心房肥大、房性期前收缩、心房颤动、ST-T 改变、P-R 间期延长及低电压。

(3)超声心动图检查:左右心房明显扩大(左心房尤为明显)、左右心室腔正常或变小。

二、护理评估

(一)健康史

询问患儿发病前有无感染的病史及其家族史。

(二)症状、体征

测量生命体征,评估心率、心律、呼吸、血压、心功能。

(三)社会、心理

了解患儿及其家长对疾病的性质、预后的认识程度和心理需求。

(四)辅助检查

了解分析 X 线、心电图、超声等各种检查结果。

三、常见护理问题

(一)心排血量减少

与心室扩大、肥厚致心肌收缩力减弱有关。

(二)体液过多

与肾灌注量减少、水钠潴留、尿量排出减少有关。

(三)有感染的危险

与机体抵抗力降低有关。

(四)合作性问题

猝死。

四、护理措施

(一)限制活动

卧床休息,让患儿保持稳定、愉悦的心情。

(二)饮食护理

低盐饮食,增加维生素、蛋白质、微量元素的摄入,对服用利尿剂者应鼓励多进食含钾丰富的食物,如香蕉、橘子等。

(三)供氧

根据缺氧程度可给予鼻导管或面罩吸氧。

(四)密切观察病情

监测患儿血压、脉搏、呼吸、心律、尿量及意识状态。注意观察心力衰竭的早期表现,有无心律失常及栓塞症状。

（五）用药护理

应用强心药、利尿剂、扩血管药物时要观察其疗效及不良反应，尤其是扩张型心肌病因其对洋地黄耐受性差，故应警惕发生中毒。

（六）预防诱因

心力衰竭者应避免过度劳累。饮食清淡，忌暴饮暴食，预防便秘，以免用力大便诱发心力衰竭。控制输液速度，保持病室安静、整洁、舒适，保证充足睡眠，保持室内空气新鲜和温度适宜，防止呼吸道感染。

（七）健康教育

（1）向家长解释该病病程长及本病预后等情况，需要长期调整生活及精神状况。

（2）合理安排活动与休息时间。

（3）当患儿出现心悸、呼吸困难时应立即停止活动，并取平卧位，必要时予以吸氧。

五、出院指导

（1）调整情绪，促进身心健康。

（2）饮食要易消化、低盐、高维生素、少量多餐。

（3）扩张型心肌病患儿应避免劳累，宜长期卧床休息，减轻与延缓心脏扩大，促进心功能的恢复；肥厚型心肌病患儿要避免剧烈运动，情绪激动，突然用力或提取重物致猝死。

（4）本病进展缓慢，应定期复查及指导合理用药。

（5）避免感染居室空气清新，经常通风，不去人群集中的公共场所，注意气候变化，及时增减衣服，避免受凉而引发感冒。

（刘　梅）

第五节　病毒性心肌炎

一、概述

病毒性心肌炎是由多种病毒侵犯心脏，引起局灶性或弥漫性心肌间质炎性渗出和心肌纤维变性、坏死或溶解的疾病，有的可伴有心包或心内膜炎症改变。可导致心肌损伤、心功能障碍、心律失常和周身症状。可发生于任何年龄，近年来发生率有增多的趋势，是儿科常见的心脏疾病之一。

（一）病因

近年来由于病毒学及免疫病理学的迅速发展，通过大量动物实验及临床观察，证明多种病毒皆可引起心肌炎。其中柯萨奇病毒 B6（1～6 型）最常见，其他（如柯萨奇病毒 A、ECHO 病毒、脊髓灰质炎病毒、流感及副流感病毒、腮腺炎病毒、水痘病毒、单纯疱疹病毒、带状疱疹病毒及肝炎病毒等）也可能致病。由于柯萨奇病毒具有高度亲心肌性和流行性，据报道在很多原因不明的心肌炎和心包炎中，约 39% 是由柯萨奇病毒 B 所致。

尽管罹患病毒感染的机会很多,但多数不发生心肌炎,在一定条件下才发病。例如,当机体由于继发细菌感染(特别是链球菌感染)、发热、缺氧、营养不良、接受类固醇或放射治疗等,而抵抗力低下时,可诱发发病。

病毒性心肌炎的发病原理至今未完全了解,目前提出病毒学说、免疫学说、生化机制等几种学说。

(二)病理

病毒性心肌炎病理改变轻重不等。轻者常以局灶性病变为主,而重者则多呈弥漫性病变。局灶性病变的心肌外观正常,而弥漫性者则心肌苍白、松软,心脏呈不同程度的扩大、增重。镜检可见病变部位的心肌纤维变性或断裂,心肌细胞溶解、水肿、坏死。间质有不同程度水肿及淋巴细胞、单核细胞和少数多核细胞浸润。病变以左心室及室间隔最显著,可波及心包、心内膜及传导系统。

慢性患者心脏扩大,心肌间质炎症浸润及心肌纤维化并有瘢痕组织形成,心内膜呈弥漫性或局限性增厚,血管内皮肿胀等变化。

二、临床表现

病情轻重悬殊。轻症可无明显自觉症状,仅有心电图改变。重型可出现严重的心律失常、充血性心力衰竭、心源性休克,甚至个别患者因此而死亡。有1/3以上患者在发病前1～3周或发病同时呼吸道或消化道病毒感染,同时伴有发热、咳嗽、咽痛、周身不适、腹泻、皮疹等症状,继而出现心脏症状如年长儿常诉心悸、气短、胸部及心前区不适或疼痛、疲乏感等。发病初期常有腹痛、食欲缺乏、恶心、呕吐、头晕、头痛等表现。3个月以内婴儿有拒乳、苍白、发绀、四肢凉、两眼凝视等症状。心力衰竭者,呼吸急促、突然腹痛、发绀、水肿等;心源性休克者,烦躁不安、面色苍白、皮肤发花、四肢厥冷或末梢发绀等;发生窦性停搏或心室纤颤时可突然死亡;高度房室传导阻滞在心室自身节律未建立前,由于脑缺氧而引起抽搐、昏迷称心脑综合征。如病情拖延至慢性期。常表现为进行性充血心力衰竭、全心扩大,可伴有各种心律失常。

体格检查:多数心尖区第一音低钝。一般无器质性杂音,仅在胸前或心尖区闻及Ⅰ～Ⅱ级吹风样收缩期杂音。有时可闻及奔马律或心包摩擦音。心律失常多见如阵发性心动过速、异位搏动、心房纤颤、心室扑动、停搏等。严重者心脏扩大,脉细数,颈静脉曲张,肝大和压痛,肺部啰音等;或面色苍白、四肢厥冷、皮肤发花、指(趾)发绀、血压下降等。

三、辅助检查

(一)实验室检查

(1)白细胞计数$(10.0～20.0)×10^9/L$,中性粒细胞偏高。血沉、抗链"O"大多数正常。

(2)血清肌酸磷酸激酶、乳酸脱氢酶及其同工酶、谷草转氨酶在病程早期可增高。超氧化歧化酶急性期降低。

(3)若从心包、心肌或心内膜分离到病毒,或用免疫荧光抗体检查找到心肌中有特异的病毒抗原,电镜检查心肌发现有病毒颗粒,可以确定诊断;咽洗液、粪便、血液、心包液中分离出病毒,同时结合恢复期血清中同型病毒中和抗体滴度较第1份血清升高或下降4倍以上,则有助于病原诊断。

(4)补体结合抗体的测定及用分子杂交法或聚合酶链反应检测心肌细胞内的病毒核酸也有助于病原诊断。部分病毒性心肌炎患者可有抗心肌抗体出现,一般于短期内恢复,如持续提高,表示心肌炎病变处于活动期。

(二)心电图检查

心电图在急性期有多变与易变的特点,对可疑患者应反复检查,以助诊断。其主要变化为ST-T改变,各种心律失常和传导阻滞。恢复期以各种类型的期前收缩为多见。少数为慢性期病儿可有房室肥厚的改变。

(三)X线检查

心影正常或不同程度的增大,多数为轻度增大。若反复迁延不愈或合并心力衰竭,心脏扩大明显。后者可见心搏动减弱,伴肺淤血、肺水肿或胸腔少量积液。有心包炎时,有积液征。

(四)心内膜心肌活检

心导管法心内膜心肌活检,在成人患者中早已开展,小儿患者仅是近年才有报道,为心肌炎诊断提供了病理学依据。据报道:原因不明的心律失常、充血性心力衰竭患者,经心内膜心肌活检证明约40%为心肌炎;临床表现和组织学相关性较差。原因是EMB取材很小且局限,以及取材时不一定是最佳机会;心内膜心肌活检本身可导致心肌细胞收缩,而出现一些病理性伪迹。因此,对于心内膜心肌活检病理无心肌炎表现者不一定代表心脏无心肌炎,此时临床医师不能忽视临床诊断。此项检查一般医院尚难开展,不作为常规检查项目。

四、诊断要点

(一)病原学诊断依据

1.确诊指标

患儿进行心内膜、心肌、心包(活检、病理)或心包穿刺液检查,发现以下之一者可确诊心肌炎由病毒引起:①分离到病毒。②用病毒核酸探针查到病毒核酸。③特异性病毒抗体阳性。

2.参考依据

有以下之一者结合临床表现可考虑心肌炎是因病毒引起:①自患儿粪便、咽拭子或血液中分离到病毒,且恢复期血清同抗体滴度较第一份血清升高或降低4倍以上。②病程早期患儿血中特异性IgM抗体阳性。③用病毒核酸探针自患儿血中查到病毒核酸。

(二)临床诊断依据

(1)心功能不全、心源性休克或心脑综合征。

(2)心脏扩大(X线、超声心动图检查具有表现之一)。

(3)心电图改变以R波为主的2个或2个以上主要导联(Ⅰ、Ⅱ、aVF、V₅)的ST-T改变持续4天以上伴动态变化,窦房传导阻滞,房室传导阻滞,完全性右或左束支阻滞,成联律、多形、多源、成对或并行性期前收缩,非房室结及房室折返引起的异位性心动过速,低电压(新生儿除外)及异常Q波。

(4)CK-MB升高或心肌肌钙蛋白(cTnI或cTnT)阳性。

(三)确诊依据

(1)具备临床诊断依据2项,可临床诊断为心肌炎。发病同时或发病前1~3周有病毒感染的证据支持诊断者。

(2)同时具备病原学确诊依据之一,可确诊为病毒性心肌炎,具备病原学参考依据之一,可临床诊断为病毒性心肌炎。

(3)凡不具备确诊依据,应给予必要的治疗或随诊,根据病情变化,确诊或排除心肌炎。

（4）应除外风湿性心肌炎、中毒性心肌炎、先天性心脏病、结缔组织病及代谢性疾病的心肌损害、甲状腺功能亢进症、原发性心肌病、原发性心内膜弹力纤维增生症、先天性房室传导阻滞、心脏自主神经功能异常、β受体功能亢进及药物引起的心电图改变。

（四）临床分期

1.急性期

新发病，症状及检查阳性发现明显且多变，一般病程在半年以内。

2.迁延期

临床症状反复出现，客观检查指标迁延不愈，病程多在半年以上。

3.慢性期

进行性心脏增大，反复心力衰竭或心律失常，病情时轻时重，病程在1年以上。

五、治疗

本症尚无特殊治疗。应结合患儿病情采取有效的综合措施，可使大部患儿痊愈或好转。

（一）一般治疗

1.休息

急性期应卧床休息至热退3～4周，有心功能不全或心脏扩大者，更应强调绝对卧床休息，以减轻心脏负荷及减少心肌耗氧量。

2.抗生素

虽对引起心肌炎的病毒无直接作用，但因细菌感染是病毒性心肌炎的重要条件因子，故在开始治疗时，均主张适当使用抗生素。一般应用青霉素肌内注射1～2周，以清除链球菌和其他敏感细菌。

3.保护心肌

大剂量维生素C，具有增加冠状血管血流量、心肌糖原、心肌收缩力、改善心功能、清除自由基、修复心肌损伤的作用。剂量为100～200 mg/(kg·d)，溶于10%～25%葡萄糖液10～30 mL内静脉注射，每天1次，15～30天为1个疗程；抢救心源性休克时，第一天可用3～4次。

至于极化液、能量合剂及ATP等均因难进入心肌细胞内，故疗效差，近年来多推荐：①辅酶Q_{10} 1 mg/(kg·d)，口服，可连用1～3个月。②1,6-二磷酸果糖0.7～1.6 mL/kg静脉注射，最大量不超过2.5 mL/kg(75 mg/mL)，静脉注射速度10 mL/min，每天1次，10～15天为1个疗程。

（二）激素治疗

肾上腺皮质激素可用于抢救危重患者及其他治疗无效的患者。口服泼尼松1～1.5 mg/(kg·d)，用3～4周，症状缓解后逐渐减量停药。对反复发作或病情迁延者，依据近年来对本病发病机制研究的进展，可考虑较长期的激素治疗，疗程不少于半年，对于危重抢救的患者可采用大剂量，如地塞米松0.3～0.6 mg/(kg·d)，或氢化可的松15～20 mg/(kg·d)，静脉滴注。

（三）免疫治疗

动物及临床研究均发现丙种球蛋白对心肌有保护作用。从1990年开始，在美国波士顿及洛杉矶儿童医院已将静脉注射丙种球蛋白作为病毒性心肌炎治疗的常规用药。

（四）抗病毒治疗

动物试验中联合应用利巴韦林和干扰素可提高生存率，目前欧洲正在进行干扰素治疗心肌炎的临床试验，其疗效尚待确定。环孢霉素A、环磷酰胺目前尚无确切疗效。

(五)控制心力衰竭

心肌炎患者对洋地黄耐受性差,易出现中毒而发生心律失常,故应选用快速作用的洋地黄制剂,如毛花苷 C(西地兰)或地高辛。病重者用地高辛静脉滴注,一般患者用地高辛口服,饱和量用常规的 1/2～2/3 量,心力衰竭不重,发展不快者,可用每天口服维持量法。利尿剂应早用和少用,同时注意补钾,否则易导致心律失常。注意供氧,保持安静。若烦躁不安,可给镇静剂。发生急性左心功能不全时,除短期内并用毛花苷 C(西地兰)、利尿剂、镇静剂、氧气吸入外,应给予血管扩张剂,如酚妥拉明 0.5～1 mg/kg 加到 10％葡萄糖液 50～100 mL 内快速静脉滴注。紧急情况下,可先用半量以 10％葡萄糖液稀释静脉缓慢注射,然后将其余半量静脉滴注。

(六)抢救心源性休克

镇静、吸氧、大剂量维生素 C、扩容、激素、升压药、改善心功能及心肌代谢等。

近年来,应用血管扩张剂硝普钠取得良好疗效,常用剂量 5～10 mg,溶于 5％葡萄糖 100 mL 中,开始 0.2 μg/(kg·min)滴注,以后每隔 5 分钟增加 0.1 μg/kg,直到获得疗效或血压降低,最大剂量不超过每分钟 4～5 μg/kg。

(七)纠正严重心律失常

心律失常的纠正在于心肌病变的吸收或修复。一般轻度心律失常,如期前收缩、一度房室传导阻滞等,多不用药物纠正,而主要是针对心肌炎本身进行综合治疗。若发生严重心律失常,如快速心律失常、严重传导阻滞都应迅速及时纠正,否则威胁生命。

六、护理

(一)护理诊断

1.活动无耐力

与心肌功能受损,组织器官供血不足有关。

2.舒适的改变

胸闷,与心肌炎症有关。

3.潜在并发症

心力衰竭、心律失常、心源性休克。

(二)护理目标

(1)患儿活动量得到适当控制休息得到保证。

(2)患儿胸闷缓解或消失。

(3)患儿无并发症发生或有并发症时能被及时发现和适当处理。

(三)护理措施

1.休息

(1)急性期卧床休息至热退后 3～4 周,以后根据心功能恢复情况逐渐增加活动量。

(2)有心功能不全者或心脏扩大者应绝对卧床休息。

(3)总的休息时间 3～6 个月。

(4)创造良好的休息环境,合理安排患儿的休息时间。保证患儿的睡眠时间。

(5)主动提供服务,满足患儿的生活需要。

2.胸闷的观察与护理

(1)观察患儿的胸闷情况,注意诱发和缓解因素,必要时给予吸氧。

（2）遵医嘱给予心肌营养药,促进心肌恢复正常。

（3）保证休息,减少活动。

（4）控制输液速度和输液总量,减轻心肌负担。

3.并发症的观察与护理

（1）密切注意心率、心律、呼吸、血压和面色改变,有心力衰竭时给予吸氧、镇静、强心等处理,应用洋地黄制剂时要密切观察患儿有无洋地黄中毒表现,如出现新的心律失常、心动过缓等。

（2）注意有无心律失常的发生,警惕危险性心律失常的发生,如频发室早、多源室早、二度以上房室传导阻滞房颤、室颤等。一旦发生,需及时通知医师并给予相应处理。如高度房室传导阻滞者给异丙肾上腺素和阿托品提升心率。

（3）警惕心源性休克,注意血压、脉搏、尿量、面色等变化,一旦出现心源性休克,立即取平卧位,配合医师给予大剂量维生素C或肾上腺皮质激素治疗。

（四）康复与健康指导

（1）讲解病毒性心肌炎的病因、病理、发病机制、临床特点及诊断、治疗措施。

（2）强调休息的重要性,指导患儿控制活动量,建立合理的休息制度。

（3）讲解本病的预防知识,如预防上呼吸道感染和肠道感染等。

（4）有高度房室传导阻滞者讲解安装心脏起搏器的必要性。

七、展望

近年来,由于对心肌炎的病原学进一步了解和诊断方法的改进,心肌炎已成为常见心脏病之一,对人类健康构成了不同程度的威胁,因而对此病的诊治研究也正日益受到重视。其中,胸闷、心悸常可提示心脏波及,心脏扩大、心律失常或心力衰竭为心脏明显受损的表现,心电图 ST-T 改变与异位心律或传导阻滞反映心肌病变的存在。但对于怀疑为病毒性心肌炎的患者,提倡进行心脏活检以行病理学检查。

但分离病毒检查或特异性荧光抗体检查存在以下几个问题。①患者不宜接受。②炎性组织在心肌中呈灶状分布,由于活检标本小而致病灶标本不一定取到。③提取 RNA 的质量和检测方法的敏感性不同。④心脏上有病毒存在,而血液中不一定有抗原或抗体检出;心脏上无病毒存在,而心脏中有抗原或抗体检出;即使二者构成阳性反应也不足以证实有病毒性心肌炎存在;只有当感染某种病毒并引起相应的心脏损害时,心脏和血液检查呈阳性反应才有意义。在检查血液中抗原或抗体时,也会因检测试剂、检查方法、操作技术的不同而使结果迥异。

因此,病毒性心肌炎的确诊相当困难。由于抗病毒药物的疗效不显著,目前建议采用中西医结合疗法。有人用黄芪、牛磺酸及一般抗心律失常等药物为主的中西医结合方法治疗病毒感染性心肌炎,取得了比较满意的效果,如中药黄芪除具有抗病毒、调节免疫、保护心肌的作用外,还可拮抗病毒感染心肌细胞对L型钙通道的增加,抑制内向钠钙交换电流,改善部分心电活动,清除氧自由基,而广泛应用于临床。牛磺酸是心肌游离氨基酸的重要成分,也可通过抑制病毒复制,抑制病毒感染心肌细胞引起的钙电流增加,使受感染而降低的最大钙电流膜电压及外向钾电流趋于正常,使心肌细胞钙内流减少,在病毒性心肌炎动物模型及临床病毒性心肌炎患者中,具有保护心肌、改善临床症状等作用。

（鲍琳琳）

第六节 胃食管反流病

胃食管反流病(gastroesophageal reflux disease,GERD)是指胃、十二指肠胃内容物反流进入食管并引起临床表现和病理变化的一种疾病。分生理性和病理性两种,后者主要是由于食管下端括约肌本身功能障碍和/或与其功能有关的组织结构异常而导致压力低下出现的反流。本病可引起一系列症状和严重并发症。

一、临床特点

(一)消化道症状

1.呕吐

呕吐是小婴儿 GERD 的主要临床表现。可为溢乳或呈喷射状,多发生在进食后及夜间。并发食管炎时呕吐物可为血性或咖啡样物。

2.反胃

反胃是年长儿 GERD 的主要症状。空腹时反胃为酸性胃液反流,称为"反酸"。发生在睡眠时反胃,常不被患儿察觉,醒来可见枕上遗有胃液或胆汁痕迹。

3.胃灼热

胃灼热是年长儿最常见的症状。多为上腹部或胸骨后的一种温热感或烧灼感,多出现于饭后 1～2 小时。

4.胸痛

见于年长儿。疼痛位于胸骨后、剑突下或上腹部。

5.吞咽困难

早期间歇性发作,情绪波动可致症状加重。婴儿可表现为烦躁、拒食。

(二)消化道外症状

1.呼吸系统的症状

GERD 可引起反复呼吸道感染,慢性咳嗽,吸入性肺炎,哮喘,窒息,早产儿呼吸暂停,喉喘鸣等呼吸系统疾病。

2.咽喉部症状

反流物损伤咽喉部,产生咽部异物感、咽痛、咳嗽、发声困难、声音嘶哑等。

3.口腔症状

反复口腔溃疡、龋齿、多涎。

4.全身症状

多为贫血、营养不良。

(三)辅助检查

(1)食管钡餐造影:能观察到钡剂自胃反流入食管。

(2)食管动态 pH 监测:综合评分＞11.99,定义为异常胃酸反流。

(3)食管动力功能检查:食管下端括约肌压力低下,食管蠕动波压力过高。

(4)食管内镜检查及黏膜活检:引起食管炎者可有相应的病理改变及其病变程度。

二、护理评估

(一)健康史

询问患儿的喂养史、饮食习惯及生长发育情况。发病以来呕吐的次数、量、呕吐物的性质及伴随症状。

(二)症状、体征

评估患儿有无消化道及消化道以外的症状,黏膜、皮肤弹性,精神状态,测量体重、身长及皮下脂肪的厚度。

(三)社会-心理

了解家长及较大患儿对疾病的认识和焦虑程度。

(四)辅助检查

了解血气分析结果,评估有无水、电解质、酸碱失衡情况。了解食管钡餐造影,食管动态 pH 监测等检查结果。

三、常见护理问题

(一)体液不足

与呕吐、摄入不足有关。

(二)营养失调:低于机体需要量

与呕吐、喂养困难有关。

(三)有窒息的危险

与呕吐物吸入有关。

(四)合作性问题

上消化道出血。

四、护理措施

(1)饮食管理:婴儿用稠厚饮食喂养,儿童给予低脂、高碳水化合物饮食。少量多餐。小婴儿喂奶后予侧卧位或头偏向一侧,必要时给予半卧位以免反流物吸入。年长儿睡前 2 小时不宜进食。

(2)喂养困难或呕吐频繁者按医嘱正确给予静脉营养。

(3)注意观察呕吐的次数、性状、量、颜色并做记录,评估有无脱水症状。严密监测血压、心率、尿量、末梢循环情况,及时发现消化道出血。

(4)保持口腔清洁,呕吐后及时清洁口腔、更换衣物。

(5)24 小时食管 pH 检查时妥善固定导管,受检时照常进食,忌酸性食物和饮料。指导家长正确记录,多安抚患儿,分散其注意力,减少因插管引起的不适感。

(6)健康教育:①向家长介绍本病的基本知识,如疾病的病因、相关检查、一般护理知识等,减轻家长及年长儿的紧张情绪,增加对医护人员的信任,积极配合治疗。②各项辅助检查前,认真介绍检查前的准备以得到家长的配合。③解释各种用药的目的和注意事项。④对小婴儿家长要告知本病可能引起窒息、呼吸暂停,故喂奶后患儿应侧卧或头偏向一侧或半卧位,以免反流物吸入。

五、出院指导

(1)饮食指导:以稠厚饮食为主,少量多餐。婴儿可增加喂奶次数,缩短喂奶时间,人工喂养儿可在牛奶中加入米粉。避免食用增加胃酸分泌的食物,如酸性饮料、咖啡、巧克力、辛辣食品和高脂饮食。睡前2小时不予进食,保持胃处于非充盈状态,以防反流。

(2)体位:小婴儿喂奶后排出胃内空气,给予前倾俯卧位即上身抬高30°。年长儿在清醒状态下可采取直立位或坐位,睡眠时可予右侧卧位,将床头抬高15°~20°,以促进胃排空,减少反流频率及反流物吸入。

(3)按时服用药物,注意药物服用方法,如奥美拉唑宜清晨空腹服用,雷尼替丁宜在餐后及睡前服用。

(4)鼓励患儿进行适当的户外活动,避免情绪过度紧张。

(5)如患儿呕吐物有血性或咖啡色样物及时就诊。

(刘　梅)

第七节　肠　套　叠

肠套叠是指肠管的一部分及其相邻的肠系膜套入邻近肠腔内的一种肠梗阻。以4月龄至2岁以内小儿多见,冬春季发病率较高。

一、临床特点

(一)腹痛

表现为阵发性哭闹,20~30分钟发作1次,发作时脸色发白、拒奶、手足乱动、呈异常痛苦的表情。

(二)呕吐

在阵发性哭闹开始不久,即出现呕吐,开始时呕吐物为奶汁或其他食物,呕吐次数增多后可含有胆汁。

(三)血便

血便是肠套叠的重要症状,一般多在套叠后8~12小时排血便,多为果酱色黏液血便。

(四)腹部肿块

在右侧腹或右上腹季肋下可触及一腊肠样肿块,但腹胀明显时肿块不明显。

(五)右下腹空虚感

右下腹空虚感是因回盲部套叠使结肠上移,故右下腹较左侧空虚,不饱满。

(六)肛门指诊

指套上染有果酱样血便,若套叠在直肠,可触到子宫颈样套叠头部。

(七)其他

晚期患儿一般情况差,精神萎靡,反应迟钝,嗜睡甚至休克。若伴有肠穿孔则情况更差,腹胀明显,有压痛、肠鸣音减弱,腹壁水肿,发红。

(八)辅助检查

(1)空气灌肠:对高度怀疑肠套者,可选此检查,确诊后,可直接行空气灌肠整复。

(2)腹部B超:套叠肠管肿块的横切面似靶心样同心圆。

(3)腹部立位片:腹部见多个液平面的肠梗阻征象。

二、护理评估

(一)健康史

了解患儿发病前有无感冒、突然饮食改变及腹泻、高热等症状。询问以前有无肠套史。

(二)症状、体征

询问腹痛性质、程度、时间、发作规律和伴随症状及诱发因素,有无腹部肿块及血便。评估呕吐情况,有无发热及脱水症状。

(三)社会-心理

评估家长对小儿喂养的认知水平和对疾病的了解程度,以及对预后是否担心。

(四)辅助检查

分析辅助检查结果,了解腹部B超、腹部X线立位片等结果。

三、常见护理问题

(一)体温过高

与肠道内毒素吸收有关。

(二)体液不足

与呕吐、禁食、胃肠减压、高热、术中失血失液有关。

(三)舒适的改变

与腹痛、腹胀有关。

(四)合作性问题

肠坏死、切口感染、粘连性肠梗阻。

四、护理措施

(一)术前

(1)监测生命体征,严密观察患儿精神、意识状态、有无脱水症状及腹痛性质、部位、程度,观察呕吐次数、量及性质。呕吐时头侧向一边,防止窒息,及时清除呕吐物。

(2)开放静脉通路,遵医嘱使用抗生素,纠正水、电解质紊乱。

(3)术前做好禁食、备皮、皮试等准备,禁用止痛剂,以免掩盖病情。

(二)术后

(1)术后患儿回病房,去枕平卧4~6小时,头侧向一边,保持呼吸道通畅,麻醉清醒后可取平卧位或半卧位。

(2)监测血压、心率、尿量,评估皮肤弹性和黏膜湿润情况。

(3)监测体温变化,由于肠套整复后毒素的吸收,应特别注意高热的发生,观察热型及伴随症状,及早控制体温,防止高热惊厥。出汗过多时,及时更换衣服,以免受凉。发热患儿每4小时

1 次监测体温,给予物理降温或药物降温,并观察降温效果,保持室内通风。

(4)观察肠套整复术后有无阵发性哭闹、呕吐、便血,以防再次肠套。

(5)禁食期间,做好口腔护理,根据医嘱补充水分和电解质溶液。

(6)密切观察腹部症状,有无呕吐、腹胀、肛门排气,观察排便情况并记录、保持胃肠减压引流通畅,观察引流液量、颜色、性质。

(7)肠蠕动恢复后,饮食以少量多餐为宜,逐步过渡,避免进食产气、胀气的食物,并观察进食后有无恶心、呕吐、腹胀情况。

(8)观察伤口有无渗血、渗液、红肿,保持伤口敷料清洁、干燥,防止大小便污染伤口。

(9)指导家长多安抚患儿、分散注意力,避免哭闹。

(三)健康教育

(1)陌生的环境,对疾病相关知识的缺乏及担心手术预后,患儿及家长易产生恐惧、焦虑,护理人员应热情、耐心介绍疾病的发生、发展过程及主要的治疗方法、手术目的及必要性,排除顾虑,给予心理支持,使其积极配合治疗。

(2)认真做好各项术前准备,向患儿及家长讲解备皮、禁食、皮试、术前用药的目的及注意事项,取得家长的理解和配合。

(3)术后康复过程中,指导家长加强饮食管理,防止再次发生肠套叠。

五、出院指导

(1)饮食:合理喂养,添加辅食应由稀到稠,从少量到多量,从一种到多种,循序渐进。注意饮食卫生,预防腹泻,以免再次发生肠套叠。

(2)伤口护理:保持伤口清洁、干燥,勤换内衣,伤口未愈合前禁止沐浴,忌用手抓伤口。

(3)适当活动,避免上下举逗孩子。

(4)如患儿出现阵发性哭闹、呕吐、便血或腹痛、腹胀,伤口红肿等情况及时去医院就诊。

(鲍琳琳)

第八节　先天性巨结肠

先天性巨结肠又称赫希施普龙病,是一种较为多见的肠道发育畸形。主要是因结肠的肌层、黏膜下层神经丛内神经节细胞缺如,引起该肠段平滑肌持续收缩,呈痉挛状态,形成功能性肠梗阻。而近端正常肠段因粪便滞积,剧烈蠕动而逐渐代偿性扩张、肥厚形成巨大的扩张段。

一、临床特点

(1)新生儿首次排胎粪时间延迟,一般于出生后 48～72 小时才开始排便,或需扩肛、开塞露通便后才能排便。

(2)顽固性便秘:大便几天一次,甚至每次都需开塞露塞肛或灌肠后才能排便。

(3)呕吐、腹胀:由于是低位性、不全性、功能性肠梗阻,故呕吐、腹胀出现较迟,腹部逐渐膨隆呈蛙腹状,一般为中度腹胀,可见肠型、肠鸣音亢进,儿童巨结肠左下腹有时可触及粪石块。

（4）全身营养状况：病程长者可见消瘦、贫血貌。

（5）直肠指检：直肠壶腹部空虚感，在新生儿期，拔出手指后有暴发性肛门排气、排便。

（6）辅助检查。①钡剂灌肠造影：显示狭窄的直肠、乙状结肠、扩张的近端结肠、若肠腔内呈鱼刺或边缘呈锯齿状，表明伴有小肠结肠炎。②腹部 X 线立位平片：结肠低位肠梗阻征象，近端结肠扩张。③直肠黏膜活检：切取一小块直肠黏膜及肌层做活检，先天性巨结肠者神经节细胞缺如，异常增生的胆碱能神经纤维增多、增粗。④肛管直肠测压法或下消化道动力测定：当直肠壶腹内括约肌处受压后正常小儿和功能性便秘小儿，其内括约肌会立即出现松弛反应。但巨结肠患儿未见松弛反应，甚至可见压力增高，但对两周内的新生儿此法可出现假阴性结果。

二、护理评估

（一）健康史

了解患儿出现便秘腹胀的时间、进展情况及家长对患儿排便异常的应对措施。评估患儿生长发育有无落后，询问家族中有无类似疾病发生。

（二）症状、体征

询问有无胎便延迟排出，顽固性便秘时间；有无呕吐及呕吐的时间、性质、量；腹胀程度，有无消瘦、贫血貌。

（三）社会、心理

评估较大患儿是否有自卑心理、有无因住院和手术而感到恐惧，了解家长对疾病知识的认识程度和经济支持能力，了解家长对患儿的关爱程度和对手术效果的认知水平。

（四）辅助检查

直肠黏膜活检神经节细胞缺如支持本病诊断。了解钡剂灌肠造影、腹部立位 X 线平片、肛管直肠测压、下消化道动力测定结果。

三、常见护理问题

（1）舒适的改变：与腹胀、便秘有关。

（2）营养失调：低于机体需要量，与食欲缺乏、肠道吸收功能障碍有关。

（3）有感染的危险：与手术切口、机体抵抗力下降有关。

（4）体液不足：与术中失血失液、禁食、胃肠减压有关。

（5）合作性问题：巨结肠危象。

四、护理措施

（一）术前

（1）给予高热量、高蛋白质、高维生素和易消化的无渣饮食，禁食有渣的水果及食物，以利于灌肠。

（2）巨结肠灌肠的护理：彻底灌净肠道积聚的粪便，为手术做好准备。在灌肠过程中，操作应轻柔、肛管应插过痉挛段，同时注意观察患儿的反应，洗出液的颜色，保持出入液量平衡，灌流量每次 100 mL/kg 左右。

（3）肠道准备：术晨灌肠排出液必须无粪渣。术前日、术晨予甲硝唑口服或保留灌肠。

（4）做好术前禁食、备皮、皮试、用药等术前准备。

(二)术后

(1)患儿回病房后,去枕平卧 4～6 小时,头侧向一边,保持呼吸道通畅,防止术后呕吐或舌后坠引起窒息。

(2)监测心率、血压、尿量,评估黏膜和皮肤弹性,根据医嘱补充水分和电解质溶液。

(3)让患儿取仰卧位,两大腿分开略外展,向家长讲明肛门夹钳固定的重要性,必要时用约束带约束四肢,使之基本制动,防止肛门夹钳戳伤肠管或过早脱落。

(4)术后需禁食 3～5 天和胃肠减压,禁食期间,做好口腔护理,每天 2 次,并保持胃肠减压引流通畅,观察引流液的量、颜色和性质,待肠蠕动恢复后可进流质并逐步过渡为半流质饮食,限制粗糙食物,饮食宜少量多餐。

(5)观察腹部体征变化,注意有无腹胀、呕吐、伤口有无渗出,肛周有无渗血、渗液,随时用无菌生理盐水棉球清洁肛周及肛门夹钳,动作应轻柔。清洁用具需每天更换。

(6)指导家长如何保持患儿肛门夹钳的正确位置,使夹钳位置悬空、平衡。更换尿布时要轻抬臀部,避免牵拉夹钳。

(7)肛门夹钳常在术后 7～10 天自然脱落,脱落时观察钳子上夹带的坏死组织是否完整,局部有无出血。

(8)对留置肛管者,及时清除从肛管内流出的粪便,保护好臀部皮肤,防止破损。

(9)观察患儿排便情况,肛门狭窄时指导家长定时扩肛。

(10)观察有无夹钳提早或延迟脱落、有无结肠小肠炎,闸门综合征等并发症的发生。

(三)健康教育

(1)耐心介绍疾病的发生、发展过程,手术的必要性及预后等,以排除患儿及家长的顾虑。

(2)向患儿及家长讲解各项术前准备(备皮、禁食、皮试、术前用药)的目的和注意事项,以取得患儿及家长的配合。

(3)向患儿及家长讲解巨结肠灌肠的目的,灌肠时间及注意事项,以及进食无渣饮食的目的。

(4)解释术后注意保持肛管和肛门夹钳位置固定的重要性,随时清除粪便,保持肛门区清洁及各引流管引流通畅,以促使患儿早日康复。

(四)出院指导

(1)饮食适当增加营养,3～6 个月给予高蛋白、高热量、低脂、低纤维、易消化的饮食,以促进患儿的康复。限制粗糙食物。

(2)伤口护理保持伤口清洁,敷料干燥。小婴儿忌用手抓伤口。如发现伤口红肿及时就诊。

(3)出院后密切观察排便情况,若出现果酱样伴恶臭大便,则提示可能发生小肠结肠炎,应及时去医院诊治。

(4)肛门狭窄者要定时扩肛,教会家长正确的扩肛方法,并定期到医院复查。

(李　艳)

第九节　溃疡性结肠炎

溃疡性结肠炎(ulcerative colitis,UC)是一种病因不明的,与自身免疫有关的直肠和结肠慢性疾病,属非特异性炎性肠病,病变主要限于结肠的黏膜和黏膜下层,且以溃疡为主。临床主要表现为腹泻、黏液脓血便、腹痛等。溃疡性结肠炎是儿童和青少年主要的慢性肠道病变。

一、临床特点

(一)消化道症状

腹泻、黏液脓血便,病变局限于直肠,则其鲜血附于粪便表面,伴里急后重;病变范围广泛,则血、黏液与粪便混合。轻型者,稀便、黏液便<10 次/天;重型者,大便次数达 20～30 次/天,呈血水样便,伴脱水、电解质紊乱及酸碱失衡。年长儿腹部体征较明显,左下腹有触痛,肌紧张,可触及管状结肠。

(二)全身症状

发热、厌食、乏力、贫血、低蛋白血症,体重不增或减轻,生长发育迟缓。也可见有关节痛、关节炎、结节性红斑、慢性活动性肝炎等。

(三)辅助检查

1.粪检

镜下大量红细胞,白细胞,但多次大便细菌培养阴性。

2.血常规

外周血白细胞计数增高,血红蛋白降低,血沉加快。

3.X 线征象

气钡双重造影显示肠黏膜细小病变,肠管边缘模糊。典型患者黏膜毛刷状,呈锯齿状改变,溃疡大小不一,呈小龛影。慢性持续型,结肠袋消失,肠管僵硬,缩短呈管状,肠腔狭窄。

4.肠镜检查

急性期黏膜充血水肿,粗糙呈细颗粒状,脆性增高,易出血,溃疡浅,大小不一,肠腔内有脓性分泌物。晚期见到肠壁纤维组织增生、僵硬及假性息肉等。

二、护理评估

(一)健康史

详细询问患儿既往史及其他家庭成员的健康史,有无患同类疾病的病史;了解患儿的饮食习惯,有无饮食过敏史。

(二)症状、体征

了解大便的性质、量、次数、颜色;评估患儿的生长发育情况。

(三)社会-心理

评估患儿与家长的心理状况和情绪反应,评估家长对疾病相关知识的了解程度。

(四)辅助检查

了解大便常规、培养、隐血试验、血生化、X 线钡灌肠及肠镜检查结果。

三、常见护理问题

(一)排便异常

与结肠、直肠黏膜非特异性炎症有关。

（二）营养失调：低于机体需要量

与长期腹泻、便血、食欲缺乏有关。

（三）焦虑

与疾病病因不明、病程长、易复发等有关。

（四）皮肤完整性受损危险

与大便对臀部皮肤反复刺激有关。

（五）潜在并发症

中毒性巨结肠、肠穿孔、大出血、肠梗阻、恶变。

四、护理措施

（一）观察病情

观察大便的次数、量、性状、颜色并做记录，便血者要监测 T、P、R、BP 的变化，观察患儿的意识、面色及肢端皮肤温湿度，及时发现早期休克。

（二）药物治疗

根据医嘱给予正确的药物治疗，密切观察药物不良反应。

（1）柳氮磺胺嘧啶（SASP）：SASP 是减少 UC 复发唯一有效药物，用药期间注意观察药物的疗效与不良反应，常见的不良反应有恶心、呕吐、皮疹、血小板计数减少、叶酸吸收降低，可适当补充叶酸制剂。

（2）肾上腺糖皮质激素：做到送药到口，避免漏服，服药期间注意有无消化道出血、水肿、眼压升高、血压升高等情况发生，及时补钙，防止骨质疏松。

（3）免疫抑制剂：较少应用，适用于对激素治疗无效或激素依赖型患儿。观察有无继发性高血压和高血压脑病发生，定期监测肝肾功能和免疫抑制剂的血药浓度。

（三）药物保留灌肠

药物保留灌肠是治疗 UC 常用的护理措施之一，利用肠黏膜直接吸收药物来达到治疗目的，常用的灌肠药物有：蒙脱石散、琥珀氢化可的松、甲硝唑等。

（1）灌肠前药物完全碾碎、混匀、加热至合适温度 34～36 ℃，灌肠前嘱患儿排空大便，选择在睡眠前保留灌肠，利于延长保留时间。

（2）患儿取左侧卧位或平卧位，抬高臀部 10 cm 左右，肛管要用液状石蜡润滑，插管时动作轻柔，插入深度为 15～20 cm（也可根据肠镜检查结果确定插入深度）。缓慢灌入药物，尽可能减少对肠黏膜的损伤。在灌肠过程中随时注意观察病情，发现脉速、面色苍白、出冷汗、剧烈腹痛、心慌气急，应立即停止灌肠，并与医师联系，及时处理。

（3）灌肠后嘱患儿卧床 2 小时以上，尽量延长药物保留时间。

（四）饮食指导

发作期给予无渣流质、半流质饮食，必要时禁食。发作期过后给予易消化、质软、低脂肪、高蛋白质、高热量、低纤维素食物。

（五）评估患儿的营养状况

评估患儿的营养状况，给予支持疗法，必要时予以静脉营养以维持儿童正常的生长发育。

（六）心理护理

由于此病病因未明，病程长，预后欠佳，患儿及家长大多较敏感，顾虑重重。护士多与患儿沟通,向家长介绍治疗的进展,帮助家长和患儿树立战胜疾病的信心,促进患儿主动配合治疗。

(七)基础护理

保护肛门及周围皮肤清洁干燥,每次便后用温水冲洗干净,减少排泄物与皮肤的接触,减少局部刺激与不适。

(八)健康教育

(1)向患儿及家长通俗易懂地介绍本病的基础知识,如疾病的病因、一般护理知识,向家长做好各种治疗、用药的宣教及可以采取的应对措施等。

(2)向患儿讲解肠镜、钡灌肠检查的基本过程,注意事项,取得患儿及家长配合。

五、出院指导

(一)饮食指导

少量多餐,避免食用刺激性食物,禁食生冷食物。给予易消化的切成丝状或肉末的纯瘦肉,蔬菜宜选用含纤维素较少的瓜果、茄类。

(二)养成有规律的生活习惯

指导家长合理安排患儿休息,避免参加剧烈体育运动,避免责骂孩子,以减轻小儿心理压力。

(三)指导患儿正确用药

由于病程长,用药疗程长,须把药物的性能,每天服用剂量、用法、药物的不良反应等向患儿及家长讲解清楚,确保出院后用药正确。

(四)定期复查

每年至少做一次肠镜检查以监测疾病进展情况,及早发现恶变。

(李　艳)

第十节　腹股沟斜疝

腹股沟疝均是斜疝,几乎没有直疝,在腹股沟或阴囊有一可复性肿块,它与腹膜鞘状突未完全闭合或腹股沟解剖结构薄弱有关,而腹内压增高是其诱发因素,如剧烈哭闹、长期咳嗽、便秘和排尿困难。可发生在任何年龄,右侧多于左侧。

一、临床特点

(1)腹股沟部有弹性的可复性不肿痛物,哭闹或用力排便时明显,安静平卧或轻轻挤压肿块能消失,随着腹压的增大,肿块增大并逐渐坠入阴囊。

(2)斜疝嵌顿时,肿块变硬、疼痛,伴呕吐、哭闹不安,无肛门排气排便。晚期则有发热、肿块表皮红肿、便血及触痛加剧。

(3)局部无肿块时指检可感皮下环宽松,可触到增粗的精索,咳嗽时手指可在内环感到冲动感。

(4)辅助检查。①B超:可鉴别腹股沟肿块为肠管或液体。②骨盆部立位 X 线片:阴囊部肿块有气体或液平面可诊断为斜疝,在鉴别嵌顿疝时有诊断价值。

二、护理评估

(一)健康史

了解腹股沟部第一次出现肿块的时间、肿块的性状及与腹内压增高的关系,询问出现肿块的频率,有无疝嵌顿史。

(二)症状、体征

评估腹股沟部有无肿块,肿块的大小及导致肿块改变的相关因素。观察肿块表皮有无红肿、触痛。评估有否疝嵌顿的表现。

(三)社会-心理

评估较大患儿是否因手术而感到情绪紧张,评估家长对此疾病知识和治疗的了解程度和心理反应。

(四)辅助检查

了解 B 超和骨盆部 X 线立位片的检查结果。

三、常见护理问题

(一)焦虑

与环境改变、害怕手术有关。

(二)疼痛

与疝嵌顿、腹部切口有关。

(三)合作性问题

阴囊血肿或水肿。

(四)知识缺乏

缺乏本病相关知识。

四、护理措施

(一)术前

(1)避免哭闹和剧烈咳嗽,哭闹或剧烈咳嗽时可抬高臀部。保持大便通畅,防止斜疝嵌顿。

(2)注意冷暖及饮食卫生,防止感冒及腹泻。

(3)做好禁食、备皮、皮试等术前准备。

(二)术后

(1)术后去枕平卧 4～6 小时,头侧向一边,防止呕吐引起窒息。

(2)监测生命体征,保持呼吸道通畅。

(3)给予高蛋白、高热量、高维生素、适当纤维素、易消化饮食,保持大便通畅。

(4)观察切口有无渗血、渗液、红肿、保持切口敷料清洁干燥,防止婴儿大小便污染。注意观察腹股沟、阴囊有无血肿、水肿及其消退情况。

(5)指导家长多安抚小患儿,分散其注意力,避免哭闹。

(三)健康教育

(1)对陌生的环境,疾病相关知识的缺乏及担心,患儿及家长易产生恐惧、焦虑心理,护理人员应耐心介绍疾病的发展过程、治疗方法和手术的目的及重要性,以排除顾虑,给予心理支持,使其积极配合。

(2)认真做好各项术前准备,向患儿及家长讲解备皮、禁食、皮试、术前用药的目的及注意事项,以取得理解和配合。

(3)避免哭闹和剧烈咳嗽,保持大便通畅,避免增加腹压,防止术侧斜疝复发嵌顿。单侧斜疝术后需注意另一侧腹股沟有无斜疝发生。

五、出院指导

(1)饮食:适当增加营养,给易消化的饮食,多吃新鲜水果蔬菜。

(2)伤口护理:保持伤口的清洁、干燥,小婴儿的双手用干净的手套套住或予以约束,伤口痒时切忌用手抓伤口,以防伤口发炎,伤口未愈合前忌过早浸水洗浴。

(3)注意观察腹股沟、阴囊红肿消退情况,观察腹股沟有无肿物突出。

(李 艳)

第十一节 先天性肥厚性幽门狭窄

先天性肥厚性幽门狭窄是由于幽门环肌增生肥厚使幽门管腔狭窄从而引起的不全梗阻,一般在出生后 2～4 周发病。

一、临床特点

(一)呕吐

呕吐是该病早期的主要症状,每次喂奶后数分钟即有喷射性呕吐,呈进行性加重。呕吐物常有奶凝块,不含有胆汁,少数患儿因呕吐频繁致胃黏膜渗血而使呕吐物呈咖啡色。呕吐后即有饥饿感。

(二)进行性消瘦

因呕吐、摄入量少和脱水,患儿消瘦,出现老人貌、皮肤松弛、体重下降。

(三)上腹部膨隆

偶可见上腹部膨隆,有自左向右移动的胃蠕动波,右上腹可触及橄榄样肿块,是幽门狭窄的特有体征。

(四)辅助检查

(1)X 线钡餐检查:透视下可见胃扩张,胃蠕动波亢进,钡剂经过幽门排出时间延长,胃排空时间也延长,幽门前区呈鸟嘴状。

(2)B 超检查:幽门环肌增厚,>4 mm。

(3)血气分析及电解质测定:可表现为低氯、低钾性碱中毒。晚期脱水加重,可表现代谢性酸中毒。

二、护理评估

(一)健康史

了解患儿呕吐出现时间、呕吐的程度及进展情况。评估患儿的营养状况及生长发育情况,了解家族中有无类似疾病发生。

(二)症状、体征

了解呕吐的次数、性质、量,大小便次数、量。评估营养状况,有无脱水及其程度。

(三)社会-心理

了解家长对患儿手术的认识水平及对治疗护理的需求。

(四)辅助检查

了解 X 线钡餐检查及 B 超检查结果,了解血气分析及电解质测定结果。

三、常见的护理问题

(1)有窒息的危险:与呕吐有关。

(2)营养失调:低于机体需要量:与频繁呕吐,摄入量少有关。

(3)体液不足:与呕吐、禁食、术中失血失液、胃肠减压有关。

(4)组织完整性受损:与手术切口、营养状态差有关。

(5)合作性问题:切口感染、裂开或延期愈合。

四、护理措施

(一)术前

(1)监测生命体征变化,观察呕吐的情况,了解呕吐方式、呕吐物性质和量,并及时清除呕吐物。

(2)喂奶应少量多餐,喂奶后应竖抱并轻拍婴儿背部,促使胃内的空气排出,待打嗝后再平抱,以预防和减少呕吐的发生。睡眠时应尽量右侧卧,防止呕吐物误吸引起窒息。

(3)做好禁食、备皮、皮试等术前准备。

(二)术后

(1)术后应去枕平卧位,头偏向一侧,保持呼吸道通畅,监测血氧饱和度,清醒后可取侧卧位。

(2)监测体温变化,如体温不升,需采取保暖措施。

(3)监测血压、心率、尿量,评估黏膜和皮肤弹性。

(4)术后大多数患儿呕吐还可持续数天才能逐渐好转,评估呕吐的量、性质、颜色,及时清除呕吐物,防止误吸。

(5)进腹的幽门环肌切开术一般需禁食 24～48 小时、胃肠减压、做好口腔护理,并保持胃管引流通畅,观察引流液的量、颜色及性质。腹腔镜下幽门环肌切开术 6 小时后即可进食。奶量应由少到多,耐心喂养。

(6)保持伤口敷料清洁干燥,观察伤口有无红肿、渗血、渗液,避免剧烈哭闹,防止切口裂开。

(三)健康教育

(1)应该热情接待,耐心向家长介绍疾病发生、发展过程和手术治疗的必要性等。讲解该疾病的近、远期治疗效果是良好的,不会影响孩子的生长发育。

(2)向患儿家长仔细讲解术前准备的主要内容、注意事项、用药目的,充分与其沟通,取得家长积极配合。

(3)对家长进行喂奶的技术指导,注意喂乳方法,预防和减少呕吐的发生,防止窒息。

五、出院指导

(1)饮食指导：少量多餐,合理喂养。介绍母乳喂养的优点,提倡母乳喂养。4 个月后可逐渐添加辅食。

(2)伤口护理：保持伤口敷料清洁,切口未愈合时禁止浸水沐浴,小婴儿的双手要套上干净的手套,避免用手抓伤口导致发炎。如发现伤口红肿及时去医院诊治。

(3)按医嘱定期复查。

(李　艳)

第十二节　急性白血病

急性白血病是造血组织中某一系造血细胞滞留于某一分化阶段并克隆性扩增的恶性增生性疾病。主要临床表现为贫血、出血、反复感染及白血病细胞浸润各组织、器官引起的相应症状。根据白血病细胞的形态及组织化学染色表现,可分为急性淋巴细胞性白血病和急性非淋巴细胞性白血病两大类。小儿以急性淋巴细胞性白血病为主(占 75%)。病因及发病机制尚不完全清楚,可能与病毒感染、电离辐射、化学因素、遗传因素等引起免疫功能紊乱有关。

一、临床特点

(一)症状与体征
主要表现为乏力、苍白、发热、贫血、出血,白血病细胞浸润表现为肝、脾、淋巴结肿大、骨关节疼痛。白血病细胞侵犯脑膜时可出现头痛及中枢神经系统体征。

(二)辅助检查
1.血常规

白细胞计数明显增高或不高甚至降低,原始细胞比例增加,白细胞计数正常或减少者可无幼稚细胞,血红蛋白和血小板计数常降低。

2.骨髓常规

细胞增生明显或极度活跃,原始及幼稚细胞占有核细胞总数的 30% 以上。红细胞系及巨核细胞系极度减少。

3.脑脊液

脑膜白血病时脑脊液压力 >1.96 kPa(200 mmH$_2$O),白细胞计数 $>10\times10^6$/L,蛋白 >450 mg/L,涂片找到原始或幼稚细胞。

二、护理评估

(一)健康史
询问患儿乏力、面色苍白出现的时间及体温波动情况。询问家族史,了解患儿接触的环境、家庭装修情况、既往感染史、所服的药物及饮食习惯。

(二)症状、体征

评估全身出血的部位、程度和相关伴随症状,有无头痛及恶心、呕吐,有无骨关节疼痛尤其是胸骨疼痛情况。评估患儿生命体征、脸色。

(三)社会、心理

评估家长对本病的了解程度及心理承受能力,评估患儿的理解力及战胜疾病的信心,评估家庭经济状况及社会支持系统情况。

(四)辅助检查

了解血常规、骨髓检查及脑脊液化验结果。

三、常见护理问题

(1)活动无耐力:与骨髓造血功能紊乱、贫血有关。

(2)疼痛:与白血病细胞浸润有关。

(3)营养失调:低于机体需要量,与疾病及化疗致食欲下降、营养消耗过多有关。

(4)有出血的危险:与血小板计数减少有关。

(5)有全身感染的危险:与中性粒细胞减少,机体抵抗力差有关。

(6)焦虑:与疾病预后有关。

(7)知识缺乏:缺乏白血病相关知识。

四、护理措施

(1)病情较轻或经治疗缓解者,可适当下床活动;严重贫血、高热及有出血倾向者,应绝对卧床休息。

(2)根据患者病情和生活自理能力为患者提供生活护理,如洗脸、剪指甲、洗头、床上擦浴、洗脚、剃胡子等。

(3)给予高蛋白、高热量、高维生素、易消化的饮食。化疗期间饮食应清淡,鼓励患者多饮水。

(4)正确执行医嘱,密切观察各种药物疗效和不良反应。

(5)观察有无感染发生,监测体温,有无口腔溃疡、咽部及肺部感染的体征。

(6)保持口腔清洁卫生,进食后漱口,预防口腔黏膜溃疡。若化疗后出现口腔炎,可给予口腔护理及局部用溃疡散。

(7)保持大便通畅,必要时便后用 1∶5 000 的高锰酸钾溶液坐浴,防止发生肛裂及肛周感染。

(8)观察有无出血倾向,皮肤有无出血点,观察有无呕血、便血及颅内出血表现等。

(9)使用化疗药物时注意观察药物的不良反应,注意保护静脉。

(10)保持病室空气清新,每天定时开窗通风。严格限制探视和陪护人员,若患儿白细胞计数低于 $1.0 \times 10^9 / L$,应实施保护性隔离。

(11)做好心理疏导,引导患者积极配合治疗与护理。

(李　艳)

第十三节　单纯性肥胖症

单纯性肥胖症是指全身脂肪组织异常增加,主要是由于营养过剩造成的。一般以体重超过同年龄、同身高小儿正常标准的 20%,或超过同年龄、同性别健康儿童平均体重 2 个标准差称为肥胖。小儿时期的肥胖症是成人肥胖症、冠心病、高血压、糖尿病等的先驱症,故应引起社会和家庭的重视,及早加以预防。

一、临床特点

单纯性肥胖在任何年龄的小儿均可发生,尤以婴儿期、5～6 岁及青春期最为常见。肥胖儿体重超过正常,平时食欲旺盛、皮下脂肪厚、少动(与肥胖形成恶性循环)。

(一)症状

外表和同龄儿比较,高大、肥胖,皮下脂肪分布均匀,面颊、乳部、肩部、四肢肥大,尤以上臂和腹部特别明显。男童因外阴部脂肪堆积,将外生殖器遮盖,显得阴茎短小,常被误认为外生殖器发育不良,腹部皮肤可见粉红色或紫色线纹。

(二)体征

胸廓与膈肌运动受损,可致呼吸浅快,肺泡换气量减少,少数严重患者可有低氧血症、红细胞增多症,甚至心脏增大,充血性心力衰竭。

(三)社会-心理

由于外形肥胖不好动,性情孤僻,有自卑感。

(四)辅助检查

血清甘油三酯、胆固醇增高,血尿酸水平增高,男孩雄激素水平下降,女孩雌激素水平增高,血生长激素水平下降。

二、护理评估

(一)健康史

询问患儿每天进食状况,食物种类、数量、烹饪方式,主食是什么;家族成员中有无肥胖或糖尿病史;生活习惯。

(二)症状、体征

测量小儿的身高与体重、皮下脂肪的厚度,评估体重超标情况,有无活动后感到胸闷、气促、面色发绀等情况。

(三)社会-心理

评估家长和小儿对疾病、减肥的认知程度。

(四)辅助检查

了解血生化中脂肪代谢,如胆固醇、甘油三酯、血细胞比容等结果。

三、常见护理问题

(一)营养失调:高于机体需要量

与过量进食或消耗减少使皮下脂肪过多积聚有关。

(二)自我形象紊乱

与体态异常有关。

(三)焦虑

与控制饮食困难有关。

(四)知识缺乏

家长对合理营养的认识不足。

四、护理措施

(一)限制饮食,缓慢减轻体重

改变不良的饮食习惯,供给低热量膳食,避免过度过快进食。少进食糖类、软饮料及快餐,避免暴饮暴食。为使食后有饱满感,不使小儿短时间内产生饥饿,可多食蔬菜、水果。少吃油炸食品,尽量少食动物脂肪。培养良好的饮食习惯,提倡少量多餐,杜绝过饱,不吃夜宵和零食。鼓励患儿坚持饮食疗法。

(二)增加活动量

肥胖小儿平时少动,应鼓励小儿坚持长期锻炼,通过运动增加机体热量消耗,如饭后散步,小跑走或竞走,也可跳绳、爬楼梯、游泳、踢球等。每天坚持运动 1 小时,运动量根据患儿耐受力而定,以运动后感轻松愉快、不感到疲劳为原则,如运动后出现疲惫不堪、心慌、气促,以及食欲大增,提示活动过度。

(三)消除顾虑,改变心理状态

让患儿多参加集体活动,改变孤僻、怕羞的心理状态,避免因家长对子女的肥胖过分忧虑而到处求医,对患儿进食的习惯经常指责而引起患儿精神紧张。让患儿积极参与制定饮食控制和运动计划,提高坚持控制饮食和运动锻炼的兴趣,帮助患儿对自身形象建立信心,达到身心健康的发展。

(四)健康教育

(1)告知家长小儿肥胖治疗以限制饮食、体格锻炼为主,儿童期肥胖不主张服用减肥食品、减肥饮品,从小要养成良好的进食习惯,细嚼慢咽,不要过分偏食糖类、高脂、高热量食物,体重减轻需要一个较长的过程,要不断鼓励运动。

(2)让家长知道过度肥胖不仅影响小儿外形,而且与成人期的肥胖症、高血压、糖尿病息息相关,使家长认识到肥胖不是富有的体现。

五、出院指导

(1)小儿出院以后应每天监测体重,3～6 个月复查肝功能、血脂。

(2)继续做好饮食控制,使体重逐渐降低,当体重达到正常范围 10% 左右时,则给小儿正常饮食。给予低热量、高容积的食品,如西红柿、黄瓜、萝卜、芹菜等,主食以粗杂粮替代,如红豆粥、燕麦片、玉米等,改变食物的制作及烹调方法,以炸、煎改为蒸、煮、凉拌等,减少热量的摄入。

(3)坚持运动锻炼,制订合理的运动方案,从运动兴趣效果着手,如骑自行车、散步、慢跑、游泳。也可以让小儿做一些合适的家务劳动。运动应循序渐进,家长共同参与,以达到运动持之以恒的效果。

(李　艳)

第十四节　锌缺乏症

锌缺乏症是由于各种原因引起体内必需微量元素锌缺乏所致的疾病。近年来经调查发现,锌缺乏症在某些地区小儿中发病率有增高,越来越受到人们重视。锌为人体必需微量元素之一,在体内参与 90 多种酶的合成,与 200 多种酶活性有关,在核酸与蛋白质代谢中发挥重要作用。锌缺乏症主要表现为食欲下降、生长发育迟缓、免疫功能低下、性成熟延迟等。造成锌缺乏的主要原因是摄入不足,需要量增加,体内吸收障碍、机体丢失增多所致。

一、临床特点

(一)机体多种生理功能紊乱

患儿常有食欲减退、味觉异常、异食癖、毛发易脱落、怠倦、精神抑郁、暗适应力减低。由于锌缺乏可影响核酸及蛋白质的合成,使脑垂体生长激素分泌减低,引起发育停滞,骨骼发育障碍,第二性征发育不全,致使患儿身材矮小。锌缺乏时,肠腺、脾脏萎缩,免疫功能减低,易发生各种感染,尤其是呼吸道感染。此外,患儿伤口愈合延迟,常出现口腔溃疡。少数患儿有抗维生素 A 夜盲症。

(二)辅助检查

血清锌<11.47 $\mu mol/L$(75 $\mu g/dL$)提示锌缺乏。毛发锌测定干扰因素多,结果波动大,仅作为过去体内锌营养状况的参考,一般不为个体锌缺乏的诊断依据。

二、护理评估

(一)健康史

注意询问患儿出生史,有无早产、双胎、小样儿等情况,喂养史中有无动物性食物缺乏史。年长儿有无偏食、挑食等不良饮食习惯,有无慢性腹泻、多汗、反复失血等疾病史。

(二)症状、体征

评估小儿有无生长发育延迟,毛发有无枯黄脱落,智能发育与第二性征发育情况;评估食欲、味觉、免疫情况、创伤愈后情况,有无口腔溃疡及暗适应情况的改变。

(三)社会-心理

评估家长对喂养知识及本病预后的了解程度,有无焦虑心理,有条件还应了解居住地是否为锌缺乏地区。

(四)辅助检查

及时了解血锌检查结果。

三、常见护理问题

(一)营养失调:低于机体需要量

与锌摄入不足或疾病影响有关。

(二)有感染的危险

与免疫力低下有关。

(三)知识缺乏

家长缺乏喂养知识及不了解本病。

四、护理措施

(一)饮食护理

鼓励患儿多进食含锌丰富的食物,如鱼、肝脏、肉类、蛋黄、牡蛎、花生、豆类、面筋等,在缺锌地区可在生长发育迅速时期给予锌强化乳制品。

(二)按医嘱补锌剂

补给量每天按元素锌计算,为 $0.5\sim1$ mg/kg(相当于葡萄糖酸锌 $3.5\sim7$ mg/kg),常用葡萄糖酸锌,也可用硫酸锌、醋酸锌等,疗程一般为 $2\sim3$ 个月,注意勿长期过量使用。

(三)健康教育

(1)介绍喂养知识,提倡母乳喂养,尤其是初乳不要随意丢弃。合理添加辅食,注意培养小儿良好的饮食习惯,为小儿提供平衡饮食,多吃富含锌的食品。

(2)介绍锌剂服用的剂量,防止过量使用引起中毒症状,如恶心、呕吐、腹泻、腹痛等消化道症状,脱水、电解质紊乱、急性肾衰竭等表现。

五、出院指导

(1)让家长了解导致患儿缺锌的原因,以配合治疗,防止复发。

(2)由于锌缺乏使患儿免疫功能受损而易发生感染,故应保持居室空气清新,注意口腔护理,告知家长少带患儿去拥挤的公共场所,积极参加户外活动,坚持合理喂养,合理安排膳食,并养成良好的饮食习惯。

(李　艳)

第十五节　传　染　病

由于小儿免疫功能低下,传染病发病率较成人高,且起病急,发展快,症状重,易发生并发症。因此,护士必须掌握传染病的有关知识,积极预防和控制传染病。

一、小儿传染病的护理管理

(一)传染过程

传染是病原体进入人体后,与人体相互作用、相互斗争的过程,产生 5 种不同的结局。

1.病原体被清除

病原体侵入人体后,被人体的非特异性免疫或特异性免疫消灭或排出体外,不引起病理变化和临床症状。

2.隐性感染

又称亚临床感染,指病原体侵入人体后,机体仅发生特异性免疫应答和轻微组织损伤,不出现临床症状、体征,只有免疫学检查才发现异常。隐性感染后可获得对该病的特异性免疫力,其结局多数为病原体被清除,部分成为病原携带状态。

3.显性感染

又称临床感染,指病原体侵入人体后,引起机体免疫应答,导致组织损伤和病理改变,出现临床表现。显性感染后可获得特异性免疫力,其结局大多数为病原体被清除,仅部分成为病原携带状态。

4.病原携带状态

病原携带状态包括带菌、带病毒和带虫的状态,病原体在人体内生长繁殖,但不出现疾病的临床表现。由于携带者向外排出病原体,成为传染病的重要传染源。

5.潜在性感染

病原体侵入人体后寄生于机体某个部位,机体的免疫功能使病原体局限而不发病,但不能清除病原体,病原体潜伏在体内。只有当机体防御功能减低时,病原体趁机繁殖,引起发病。

(二)传染病的特点

1.传染病的基本特征

传染病的基本特征如下:①有病原体。②有传染性。③有流行性、季节性、地方性、周期性。④有免疫性。

2.传染病的临床特点

病程发展有阶段性,分为以下几种情况。①潜伏期:病原体侵入人体至出现临床症状之前。②前驱期:起病至出现明显症状为止。③症状明显期:前驱期后出现该传染病特有的症状和体征。④恢复期:患儿症状和体征基本消失,多为痊愈而终结,少数可留有后遗症。

3.传染病的流行环节

传染病的传播必须具备 3 个基本环节:①传染源,指体内带有病原体,并不断向体外排出病原体的人和动物,包括患者、隐性感染者、病原体携带者、受感染的动物。②传播途径,指病原体离开传染源后到达另一个易感者所经历的途径。有呼吸道传播、消化道传播、虫媒传播、接触传播、血液传播等方式。③人群易感性,指人群对某种传染病病原体的易感程度或免疫水平。人群易感性越高,传染病越易发生、传播和流行。

(三)影响流行过程的因素

1.自然因素

自然因素包括地理、气候、温度、湿度因素。大部分虫媒传染病和某些自然疫源性传染病,有地区性和季节性。寒冷季节易发生呼吸道传染病,夏秋季易发生消化道传染病。

2.社会因素

社会因素包括社会制度、经济和生活条件、文化水平等,对传染病流行过程有决定性的影响。我国建立了各级卫生防疫机构,颁布了《传染病防治法》,制定各项卫生管理法,实行计划免疫等,有效控制了传染病的流行。

(四)传染病的预防

1.控制传染源

对传染病患者、病原携带者管理应做到"五早":早发现、早诊断、早报告、早隔离、早治疗;对传染病接触者应进行检疫,检疫期限为接触日至该病的最长潜伏期。

2.切断传播途径

不同传染病传播途径不同,采取的措施也不一样。如消化道传染病,应注意管理水源、饮食、粪便,灭苍蝇、蟑螂,环境消毒;呼吸道传染病,应注意空气消毒、通风换气、戴口罩;虫媒传染病,应注意杀虫防虫。

3.保护易感人群

保护易感人群包括增强易感人群的非特异性和特异性免疫力、药物预防,其中预防接种是预防传染病的最有力武器。

(五)小儿传染病的护理管理

1.传染病的隔离

分为 A 系统和 B 系统两类,A 系统以类别特点分类,B 系统以疾病分类。目前我国大多数医院实行 A 系统隔离法。

(1)呼吸道隔离(蓝色标志):适用于经空气传播的呼吸道传染病。

(2)消化道隔离(棕色标志):适用于消化道传染病。

(3)严密隔离(黄色标志):适用于有高度传染性及致死性传染病。

(4)接触隔离(橙色标志):适用于预防高度传染性及有重要流行病学意义的感染。

(5)血液(体液)隔离(红色标志):适用于因直接或间接接触感染的血液及体液引起的传染病。

(6)脓汁(分泌物)隔离(绿色标志):适用于因直接或间接接触感染部位的脓液或分泌物引起的感染。

(7)结核菌隔离(灰色标志):适用于肺结核痰涂片阳性者或 X 线检查为活动性肺结核者。

2.传染病的消毒

(1)消毒种类:包括预防性消毒和疫源地消毒,前者指未发现传染源,对可能受病原体污染的场所、物品和人体进行的消毒;后者指对目前存在或曾经存在传染源的地方进行消毒,可分为随时消毒(对传染源的泄物、分泌物及被污染的物品和场所随时行的消毒)和终末消毒(传染病患者出院、转科或死亡后,对患者、病室及用物进行一次彻底的消毒)。

(2)消毒方法包括物理消毒和化学消毒。前者是利用机械、热、光、微波、辐射等方法将病原体消除或杀灭;后者是应用 2.5% 碘酊、戊二醛、过氧乙酸、酒精等化学消毒剂使病原体的蛋白质凝固变性或失去活性。

3.小儿传染病的一般护理

(1)建立预诊制度:门诊预诊能及早发现传染病患儿,避免和减少交叉感染。

(2)严格执行隔离消毒制度:隔离与消毒是防止传染病弥散的重要措施。应根据具体情况采取相应的隔离消毒措施,控制传染源、切断传播途径、保护易感人群。

(3)及时报告疫情:护士是传染病的法定报告人之一,发现传染病后应及时填写"传染病疫情报告卡",并按国家规定的时间向防疫部门报告,以便采取措施进行疫源地消毒,防止弥散。

(4)密切观察病情:传染病病情重、进展快,护理人员应仔细观察患儿病情变化、服药反应、治疗效果、有无并发症等。正确做出护理诊断,采取有效护理措施,做好各种抢救的准备工作。

(5)指导休息,做好生活护理:急性期应绝对卧床休息,症状减轻后可逐渐增加下床活动;小儿生活自理能力差,应做好日常生活护理。

(6)保证营养供给:供给患儿营养丰富易消化的流质、半流质饮食,鼓励患儿多饮水,维持水、电解质平衡和促进体内毒素排泄。不能进食者可鼻饲或静脉补液。

(7)加强心理护理:传染病患儿需要单独隔离,易产生孤独、紧张、恐惧心理,护理人员应多给予关心。鼓励患儿适量活动,保持良好情绪,促进疾病康复。

(8)开展健康教育:卫生宣教是传染病护理的重要环节。护理人员应向患儿及家属宣讲传染病的防治知识,使其认真配合医院的隔离消毒工作,控制院内交叉感染。

二、麻疹

麻疹是由麻疹病毒引起的一种急性出疹性呼吸道传染病,临床以发热、咳嗽、流涕、结膜炎、口腔麻疹黏膜斑及全身斑丘疹为主要表现。

(一)病原学及流行病学

几种常见传染病病原学及流行病学特点比较见表 14-1。

表 14-1　几种常见传染病病原学及流行病学特点比较

比较项	麻疹	水痘	猩红热	流行性腮腺炎	中毒型细菌性痢疾
好发季节	冬春季	冬春季	冬春季	冬春季	夏秋季
病原体	麻疹病毒	水痘-带状疱疹病毒	A组β溶血性链球菌	腮腺炎病毒	痢疾杆菌(我国以福氏志贺菌多见)
传染源	麻疹患者	水痘患者	患者及带菌者	患者及隐形感染者	患者及带菌者
传染期及隔离期	潜伏期末至出疹后5天;并发肺炎者至出疹后10天	出疹前1～2天至疱疹结痂	隔离至症状消失后一周,咽拭子培养3次阴性	腮腺肿大前1天至消肿后3天	隔离至症状消失后1周或大便培养3次阴性
传播途径(主要)	呼吸道	呼吸道及接触传播	呼吸道	呼吸道	消化道
易感人群	6月～5岁小儿	婴幼儿、学龄前儿童	3～7岁小儿	5～14岁小儿	3～5岁体格健壮儿童
病后免疫力	持久免疫	持久免疫	获得同一菌型抗菌免疫和同一外毒素抗毒素免疫	持久免疫	病后免疫力短暂,不同菌群与血清型间无交叉免疫

(二)临床表现

1.典型麻疹

(1)潜伏期:一般为 6～18 天,可有低热及全身不适。

(2)前驱期,一般为 3～4 天,主要表现如下。①中度以上发热。②上呼吸道炎:咳嗽、流涕、打喷嚏、咽部充血。③眼结膜炎:结膜充血、畏光流泪、眼睑水肿。④麻疹黏膜斑:为下磨牙相对应的颊黏膜上出现的直径为 0.5~1 mm 大小的白色斑点,周围有红晕,出疹前 1~2 天出现,出疹后 1~2 天迅速消失。

(3)出疹期:一般为 3~5 天。皮疹先出现于耳后发际,渐延及额面部和颈部,再自上而下至躯干、四肢,乃至手掌足底。皮疹初为淡红色斑丘疹,直径为 2~4 mm,略高出皮面,压之褪色,疹间皮肤正常,继之转为暗红色,可融合成片。发热、呼吸道症状达高峰,肺部可闻及湿啰音,伴有全身浅表淋巴结及肝脾大。

(4)恢复期:一般为 3~5 天。皮疹按出疹顺序消退,疹退处有米糠样脱屑及褐色色素沉着。体温下降,全身症状明显好转。

2.非典型麻疹

少数患者呈非典型。有一定免疫力者呈轻型麻疹,症状轻,无黏膜斑,皮疹稀且色淡,疹退后无脱屑和色素沉着;体弱、有严重继发感染者呈重型麻疹,持续高热,中毒症状重,皮疹密集融合,有并发症或皮疹骤退、四肢冰冷、血压下降等循环衰竭表现;注射过麻疹减毒活疫苗的患儿可出现皮疹不典型的异性麻疹。

3.并发症

肺炎为最常见并发症,其次为喉炎、心肌炎、脑炎等。

(三)辅助检查

1.血常规

白细胞计数减少,淋巴细胞相对增多;若白细胞计数及中性粒细胞增多,提示继发细菌感染。

2.病原学检查

从呼吸道分泌物中分离或检测到麻疹病毒可做出特异性诊断。

3.血清学检查

用酶联免疫吸附试验检测血清中特异性 IgM 抗体,有早期诊断价值。

(四)治疗原则

1.一般治疗

卧床休息,保持眼、鼻及口腔清洁,避光,补充维生素 A 和维生素 D。

2.对症治疗

降温,止咳祛痰,镇静止惊,维持水、电解质及酸碱平衡。

3.并发症治疗

有并发症者给予相应治疗。

(五)护理诊断及合作性问题

(1)体温过高:与病毒血症及继发感染有关。

(2)有皮肤完整性受损的危险:与皮疹有关。

(3)营养失调,低于机体需要量:与消化吸收功能下降、高热消耗增多有关。

(4)潜在并发症:肺炎、喉炎、心肌炎、脑炎等。

(5)有传播感染的危险:与患儿排出有传染性的病毒有关。

(六)护理措施

1.维持正常体温

(1)卧床休息至皮疹消退、体温正常;出汗后及时更换衣被,保持干燥。

（2）监测体温，观察热型；处理高热时要兼顾透疹，不宜用药物或物理方法强行降温，忌用冷敷及酒精擦浴，以免影响透疹；体温＞40 ℃时可用小剂量退热剂或温水擦浴，以免发生惊厥。

2.保持皮肤黏膜的完整性

（1）加强皮肤护理：保持床单位整洁干燥和皮肤清洁，每天温水擦浴更衣 1 次；勤剪指甲，避免抓伤皮肤继发感染；如出疹不畅，可用中药或鲜芫荽煎水服用并涂抹身体，帮助透疹。

（2）加强五官护理：用生理盐水清洗双眼，滴抗生素眼药水或涂眼膏，并加服鱼肝油预防眼干燥症；防止眼泪及呕吐物流入外耳道，引起中耳炎；及时清除鼻痂，保持鼻腔通畅；多喂开水，用生理盐水或 2％硼酸溶液含漱，保持口腔清洁。

3.保证营养供给

给予清淡易消化的流质、半流质饮食，少量多餐；多喂开水及热汤，利于排毒、退热、透疹；恢复期应添加高蛋白、高热量、高维生素食物。

4.密切观察病情，及早发现并发症

出疹期如出现持续高热不退、咳嗽加剧、发绀、呼吸困难、肺部湿啰音增多等表现；出现声嘶、气促、吸气性呼吸困难、三凹征等为喉炎的表现；出现嗜睡、昏迷、惊厥、前囟饱满等为脑炎表现。出现上述表现应给予相应处理。

5.预防感染的传播

（1）控制传染源：隔离患儿至出疹后 5 天，并发肺炎者延至出疹后 10 天。密切接触的易感儿隔离观察 3 周。

（2）切断传播途径：病室通风换气并用紫外线照射；患儿衣被及玩具暴晒 2 小时，减少不必要的探视，预防继发感染。

（3）保护易感人群：流行期间不带易感儿童去公共场所；8 个月以上未患过麻疹者应接种麻疹减毒活疫苗，7 岁时复种；对未接种过疫苗的体弱及婴幼儿接触麻疹后，应尽早注射人血丙种球蛋白，可预防发病或减轻症状。

6.健康教育

向家长宣传控制传染源的知识，说明患儿隔离的时间；指导切断传播途径的方法，如通风换气、定期消毒、用物暴晒等；指导家长对患儿进行皮肤护理、饮食护理及病情观察。

三、水痘

水痘是由水痘-带状疱疹病毒引起的急性出疹性传染病，临床以皮肤黏膜相继出现和同时存在斑疹、丘疹、疱疹及结痂为特征。

（一）临床表现

1.潜伏期

一般为 2 周左右。

2.前驱期

一般为 1～2 天。婴幼儿多无明显前驱症状，年长儿可有低热、头痛、不适、食欲缺乏等。

3.出疹期

皮疹先出现于躯干和头部，后波及面部和四肢。其特点有以下几点。

（1）皮疹分批出现，可见斑疹、丘疹、疱疹及结痂同时存在，为水痘皮疹的重要特征。开始为红色斑疹，数小时变为丘疹，再数小时发展成椭圆形水疱疹，疱液先清亮后浑浊，周围有红晕。疱疹易破溃,1～2天后开始干枯、结痂,脱痂后一般不留瘢痕,常伴瘙痒使患儿烦躁不安。

(2)皮疹呈向心性分布,主要位于躯干,其次头面部,四肢较少,为水痘皮疹的另一特征。

(3)黏膜疱疹可出现在口腔、咽、结膜、生殖器等处,易破溃形成溃疡。

4.并发症

以皮肤继发细菌感染常见,少数为血小板计数减少、肺炎、脑炎、心肌炎等。

水痘多为自限性疾病,10天左右自愈。除上述典型水痘外,可有疱疹内出血的出血型重症水痘,多发生于免疫功能低下者,常因并发血小板计数减少或弥散性血管内凝血而危及生命,病死率高;此外,孕母患水痘可感染胎儿,导致先天性水痘。

(二)辅助检查

1.血常规

白细胞计数正常或稍低,继发细菌感染时可增高。

2.疱疹刮片

可发现多核巨细胞和核内包涵体。

3.血清学检查

补体结合抗体高滴度或双份血清抗体滴度4倍以上升高可明确病原。

(三)治疗原则

1.抗病毒治疗

首选阿昔洛韦,但需在水痘发病后24小时内应用效果更佳。此外,也可用更昔洛韦及干扰素。

2.对症治疗

高热时用退热剂,皮疹瘙痒时可局部用炉甘石洗剂清洗或口服抗组胺药,疱疹溃破后可涂1%甲紫或抗生素软膏,有并发症时进行相应的对症治疗。水痘患儿忌用肾上腺皮质激素。

(四)护理诊断及合作性问题

(1)体温过高:与病毒血症及继发细菌感染有关。

(2)皮肤完整性受损:与水痘病毒引起的皮疹及继发细菌感染有关。

(3)潜在并发症:皮肤继发细菌感染、脑炎、肺炎等。

(4)有传播感染的危险:与患儿排出有传染性的病毒有关。

(五)护理措施

1.维持正常体温

(1)卧床休息至热退,症状减轻;出汗后及时更换衣服,保持干燥。

(2)监测体温,观察热型;高热时可用物理降温或退热剂,但忌用酒精擦浴、口服阿司匹林(以免增加瑞氏综合征的危险);鼓励患儿多饮水。

2.促进皮肤完整性恢复

(1)室温适宜,衣被不宜过厚,以免增加痒感。

(2)勤换内衣,保持皮肤清洁,防止继发感染。

(3)剪短指甲,婴幼儿可戴并指手套,以免抓伤皮肤。

(4)皮肤瘙痒时,可温水洗浴,口服抗组胺药物;疱疹无溃破者,涂炉甘石洗剂或5%碳酸氢钠溶液;疱疹溃破者涂1%甲紫或抗生素软膏防止继发感染,必要时给予抗生素。

3.病情观察

注意观察疱疹溃破处皮肤、精神、体温、食欲,有无咳嗽、气促、头痛、呕吐等,及早发现并发症,予以相应的治疗及护理。

4.预防感染的传播

(1)控制传染源:患儿应隔离至疱疹全部结痂或出疹后 7 天;密切接触的易感儿隔离观察 3 周。

(2)切断传播途径:保持室内空气新鲜,托幼机构应做好晨间检查和空气消毒。

(3)保护易感人群:避免易感者接触,对体弱、免疫功能低下及应用大剂量激素者尤应加强保护,应在接触水痘后 72 小时内肌内注射水痘-带状疱疹免疫球蛋白,可起到预防或减轻症状的作用。

5.健康教育

向家长宣传控制传染源的知识,说明患儿隔离的时间;指导切断传播途径的方法,如通风换气、定期消毒、用物暴晒;指导家长对患儿进行皮肤护理,防止继发感染;加强预防知识教育,流行期间避免易感儿去公共场所。

四、猩红热

猩红热是由 A 组 β 溶血性链球菌引起的急性呼吸道传染病,临床以发热、咽峡炎、杨梅舌、全身弥漫性红色皮疹及疹退后皮肤脱屑为特征。多见于 3～7 岁小儿,少数患儿在病后 2～3 周可发生风湿热或急性肾小球肾炎。

(一)临床表现

1.潜伏期

一般为 2～3 天,外科型 1～2 天。

2.前驱期

起病急,有畏寒、高热、头痛、咽痛、恶心、呕吐等。咽部及扁桃体充血,颈及颌下淋巴结肿大、压痛。

3.出疹期

(1)出疹顺序:发病后 1～2 天出疹,先耳后、颈部、腋下和腹股沟,然后迅速蔓延至躯干及上肢,最后至下肢,24 小时波及全身。

(2)皮疹形态:为弥漫性针尖大小、密集的点状红色皮疹,压之褪色,有砂纸感,疹间无正常皮肤,伴瘙痒。

(3)贫血性皮肤划痕:疹间皮肤以手按压红色可暂时消退数秒钟,出现苍白的手印,为猩红热特征之一。

(4)帕氏线:肘窝、腋窝、腹股沟等皮肤皱褶处,皮疹密集成线压之不退,为猩红热特征之二。

(5)杨梅舌:病初舌面有灰白苔,边缘充血水肿,2～3 天后白苔脱落,舌面呈牛肉样深红色,舌乳头红肿突起,称杨梅舌,为猩红热特征之三。

(6)环口苍白圈:口周皮肤与面颊部发红的皮肤比较相对苍白。

4.恢复期

一周后皮疹按出疹顺序开始脱皮,脱屑程度与皮疹轻重一致,轻者呈糠屑样,重者呈大片状脱皮,手、脚呈"手套""袜套"状。

5.并发症

急性肾小球肾炎、风湿热。

除上述普通型外,还可出现中毒型、脓毒型、外科型猩红热。

(二)辅助检查

1.血常规

白细胞计数增高,中性粒细胞可达80％,严重者可有中毒颗粒。

2.细菌培养

鼻咽拭子培养出A组β溶血性链球菌为诊断的"金标准"。

3.抗链球菌溶血素"O"

滴度明显增高提示A组链球菌近期感染。

(三)治疗原则

1.一般治疗

卧床休息,供给充分的水分及营养;保持皮肤清洁,防止继发感染;高热者给予物理降温或退热剂。

2.抗生素治疗

首选青霉素,剂量每天5万U/kg,分2次肌内注射,严重感染者10万～20万U/kg静脉滴注,疗程7～10天。如青霉素过敏,可选用红霉素、头孢菌素等药物。

(四)护理诊断及合作性问题

(1)体温过高:与细菌感染及外毒素血症有关。

(2)皮肤完整性受损:与皮疹脱皮有关。

(3)潜在并发症:急性肾小球肾炎、风湿热。

(4)有传播感染的危险:与患儿排出有传染性的病原菌有关。

(五)护理措施

1.维持正常体温

(1)卧床休息2～3周,出汗后及时更换衣服,保持干燥。

(2)高热时给予物理降温或退热剂,鼓励患儿多饮水,并用生理盐水漱口。

(3)给予营养丰富,易消化的流质、半流质饮食。

(4)遵医嘱使用青霉素抗感染。

2.病情观察

密切观察病情变化,若出现眼睑水肿、少尿、血尿、高血压等,则提示并发急性肾炎;若出现心率增快、心脏杂音、游走性关节肿痛、舞蹈病等,则提示风湿热,均应及时进行相应处理。

3.预防感染的传播

(1)控制传染源:呼吸道隔离至症状消失后1周,咽拭子培养连续3次呈阴性。有化脓性并发症者应隔离至治愈为止。

(2)切断传播途径:通风换气,并用紫外线消毒,鼻咽分泌物须以2％～3％氯胺或漂白粉澄清液消毒,患者分泌物所污染的物品,可采用消毒液浸泡、擦拭、蒸煮或日光暴晒等。

(3)保护易感人群:接触者观察7天,用青霉素或磺胺类药物预防。

4.健康教育

向其家长宣传控制传染源的知识,说明患儿隔离的时间,不需住院者指导在家隔离治疗;指导切断传播途径的方法,如通风换气、定期消毒、用物暴晒;加强预防知识教育,流行期间避免易感儿去公共场所,托幼机构加强晨间检查。

五、流行性腮腺炎

流行性腮腺炎是由腮腺炎病毒引起的急性呼吸道传染病,临床以腮腺非化脓性肿胀、疼痛为特征,大多有发热、咀嚼受限,并可累及其他腺体及脏器,预后良好。

(一)临床表现

1.潜伏期

一般为 14～25 天,平均 18 天。

2.前驱期

此期可无或很短,一般为数小时至 1～2 天。可有发热、头痛、乏力、食欲缺乏、恶心、呕吐等症状。

3.腮腺肿胀期

通常一侧腮腺先肿大,2～4 天累及对侧,也可双侧同时肿大或始终局限于一侧。腮腺肿大以耳垂为中心,向前、后、下发展,边缘表面热而不红,触之有弹性感,伴有疼痛及压痛,张口、咀嚼、食酸性食物时胀痛加剧。腮腺管口可有红肿,但压之无如液流出。腮腺肿大 1～3 天达高峰,一周左右消退。颌下腺、舌下腺可同时受累。

4.并发症

脑膜脑炎、睾丸炎及卵巢炎、急性胰腺炎、心肌炎等。

(二)辅助检查

1.血常规检查

白细胞计数正常或稍高,淋巴细胞相对增多。

2.血清及尿淀粉酶测定

90％的患儿发病早期血清及尿淀粉酶增高,常与腮腺肿胀程度平行。血脂肪酶增高有助于胰腺炎的诊断。

3.血清学检查

血清特异性 IgM 抗体阳性提示近期感染。

4.病毒分离

患儿唾液、脑脊液、血及尿中可分离出病毒。

(三)治疗原则

主要为对症处理。急性期注意休息,补充水分和营养,避免摄入酸性食物;高热者给予物理降温或退热剂;腮腺肿痛严重时可酌情应用止痛药;并发睾丸炎者局部给予冷敷,并将阴囊托起以减轻疼痛;并发重症脑膜脑炎、睾丸炎或心肌炎者可用中等剂量的糖皮质激素治疗 3～7 天。此外,也可采用中药内外兼治。

(四)护理诊断及合作性问题

1.疼痛

疼痛与腮腺非化脓性炎症有关。

2.体温过高

体温过高与病毒感染有关。

3.潜在并发症

脑膜脑炎、睾丸炎、胰腺炎等。

4.有传播感染的危险

有传播感染的危险与患儿排出有传染性的病毒有关。

(五)护理措施

1.减轻疼痛

(1)饮食护理:给予富营养、易消化的半流质或软食,忌酸、辣、干、硬食物,以免因唾液分泌增多及咀嚼食物使疼痛加剧。

(2)减轻腮腺肿痛:局部冷敷收缩血管,以减轻炎症充血及疼痛;也可用中药,如意金黄散、青黛散调食醋局部涂敷;或采用氦氖激光局部照射。

(3)口腔护理:用温盐水漱口,多饮水,以保持口腔清洁,防止继发感染。

2.降温

监测体温,高热者给予冷敷、温水擦浴等物理降温或服用适量退热剂;发热伴有并发症者应卧床休息至热退;在发热早期遵医嘱给予利巴韦林、干扰素或板蓝根颗粒等抗病毒治疗;鼓励患儿多饮温开水以利汗液蒸发散热。

3.密切观察病情,及时发现和处理并发症

(1)若患儿出现高热、头痛、呕吐、颈强直、抽搐、昏迷等,则提示已发生脑膜脑炎,应立即行脑脊液检查,并给予降低颅内压、止惊等处理。

(2)若患儿出现睾丸肿胀疼痛,提示并发睾丸炎,可用丁字带托起阴囊消肿,局部冰袋冷敷止痛。

(3)若患儿出现上腹痛、发热、寒战、呕吐、腹胀、腹泻等,则提示并发胰腺炎,应给予禁食、胃肠减压等处理。

4.预防感染的传播

(1)控制传染源:呼吸道隔离至腮腺肿大消退后3天;密切接触的易感儿隔离观察3周;流行期间应加强托幼机构的晨检。

(2)切断传播途径:居室应空气流通,对患儿呼吸道分泌物及其污染物应进行消毒。

(3)保护易感人群:易感儿接种减毒腮腺炎活疫苗。

5.健康教育

向其家长宣传控制传染源的知识,说明患儿隔离的时间,不需住院者指导在家隔离治疗。指导切断传播途径的方法,如通风换气、定期消毒、用物暴晒;加强预防知识教育,流行期间避免易感儿去公共场所,托幼机构加强晨间检查;指导患儿家长学会观察病情,有并发症时应即时就诊,并介绍减轻疼痛的方法。

六、中毒型细菌性痢疾

中毒型细菌性痢疾是急性细菌性痢疾的危重型,是由志贺菌属引起的肠道传染病,起病急骤,临床以突然高热、反复惊厥、嗜睡、迅速发生休克和昏迷等为特征,病死率高,必须积极抢救。

(一)临床表现

潜伏期多为数小时至1~2天。起病急骤,数小时内即可出现严重中毒症状,如高热(可达40 ℃)、惊厥、休克、昏迷等,腹泻、解黏液脓血便、里急后重等肠道症状往往在数小时或十几小时后出现,故常被误诊为其他热性疾病。根据其临床表现分为以下四型。

1.休克型(皮肤内脏微循环障碍型)

主要表现为感染性休克。患儿出现精神萎靡、面色苍白或发灰、四肢厥冷、脉搏细速、皮肤花纹、血压下降、心音低钝、少尿或无尿等。

2.脑型(脑微循环障碍型)

主要表现为颅内压增高、脑水肿和脑疝。患儿出现头痛、呕吐、嗜睡、血压增高、反复惊厥、昏迷等;严重者出现脑疝,表现为两侧瞳孔大小不等、对光反射迟钝或消失,呼吸节律不齐,甚至呼吸停止。此型较重,病死率高。

3.肺型(肺微循环障碍型)

主要表现为呼吸窘迫综合征。以肺微循环障碍为主,此型少见,常由休克型或脑型发展而来,病情危重,病死率高。

4.混合型

上述两型或三型同时或先后出现,最为凶险,病死率更高。

(二)辅助检查

1.血常规

白细胞计数及中性粒细胞量增高,可见核左移。有弥散性血管内凝血时,血小板计数减少。

2.大便常规

有黏液脓血便者,镜检可见大量脓细胞、红细胞和吞噬细胞。尚无腹泻的早期患者,可用生理盐水灌肠后做大便检查。

3.大便培养

分离出志贺菌属痢疾杆菌,有助于确诊。

4.免疫学检测

可用免疫荧光抗体等方法检测大便得细菌抗原,有助于早期诊断,但应注意假阳性。

5.血清电解质及二氧化碳结合力

测定血钠、血钾及二氧化碳结合力等多偏低。

(三)治疗原则

1.对症治疗

高热时用物理、药物或亚冬眠疗法降温;惊厥者给予地西泮、苯巴比妥钠、10%水合氯醛等止惊。

2.控制感染

选用两种痢疾杆菌敏感的抗生素静脉滴注。常用阿米卡星、头孢哌酮、头孢噻肟钠、头孢曲松钠等。

3.抗休克治疗

扩充血容量,纠正酸中毒,维持水、电解质及酸碱平衡;在充分扩容基础上应用多巴胺、酚妥拉明等血管活性药物改善微循环;及早应用地塞米松静脉滴注。

4.降低颅内压,防治脑水肿及脑疝

首选20%甘露醇,每次 0.5～1 g/kg,每 6～8 小时 1 次,必要时应与利尿剂交替使用。呼吸衰竭时应保持呼吸道通畅,给予吸氧及呼吸兴奋剂,使用人工呼吸器。

(四)护理诊断及合作性问题

1.体温过高

这与痢疾杆菌感染及内毒素血症有关。

2.组织灌注量改变

这与机体高敏状态和毒血症致微循环障碍有关。

3.潜在并发症

颅内压增高。

4.有皮肤完整性受损的危险

这与腹泻时大便刺激臀部皮肤有关。

5.有传播感染的危险

这与患儿排出有传染性的细菌有关。

(五)护理措施

1.降低体温

保持室内通风,卧床休息;监测体温变化,高热时给予物理降温或药物降温,持续高热不退甚至惊厥者采用亚冬眠疗法,控制体温在 37 ℃左右;遵医嘱给予敏感抗生素,控制感染;供给富营养、易消化流质或半流质饮食,多饮水,促进毒素排出。

2.维持有效的血液循环

每 15～30 分钟监测生命体征 1 次,观察神志、面色、肢端肤色、尿量等;休克患儿应迅速建立静脉通道,遵医嘱用 2∶1 等张含钠液、右旋糖酐-40 等扩充血容量,给予抗休克治疗,并保证输液通畅,维持水、电解质及酸碱平衡;患儿取平卧位,适当保暖,以改善周围循环。

3.降低颅内压、控制惊厥,防治脑水肿及脑疝

(1)遵医嘱用 20％甘露醇降低颅内压,必要时配合使用呋塞米及肾上腺皮质激素,以减轻脑水肿、防止脑疝发生。

(2)遵医嘱用地西泮、苯巴比妥钠、10％水合氯醛等止惊,并注意防止外伤和窒息。

(3)密切观察病情变化,当出现两侧瞳孔不等大、对光反射迟钝或消失,呼吸节律不规则、甚至呼吸停止时,应考虑脑疝及呼吸衰竭的存在,立即用脱水剂快速降颅内压,同时保持呼吸道通畅,给予吸氧和呼吸兴奋剂,使用呼吸机维持呼吸。

4.预防疾病的传播

(1)控制传染源:患儿应消化道隔离至症状消失后 1 周或大便培养 3 次阴性;密切接触者应隔离观察 7 天;对饮食行业及托幼机构的工作人员应定期做大便培养,及早发现带菌者并积极治疗。

(2)切断传播途径:加强对饮食、饮水、粪便的管理及消灭苍蝇;加强卫生教育,注意个人卫生和饮食卫生,如饭前便后洗手、不喝生水、不吃变质及不洁食品。

(3)保护易感人群:痢疾流行期间口服痢疾减毒活菌苗。

5.健康教育

向其家长宣传控制传染源的知识,说明患儿隔离的时间;指导切断传播途径的方法,对患儿的排泄物及污染物进行消毒;加强预防知识教育,注意饮食卫生,不吃生冷及不洁食品,养成饭前便后洗手的良好卫生习惯。

(李　艳)

第十五章

门 诊 护 理

第一节 妇产科门诊的护理

一、门诊护理工作常规

(一)妇科门诊工作要求

(1)详细询问病史,了解发病经过及症状。进行妇科检查前,均应排空膀胱(需化验小便者可先安排小便化验后检查)。未婚妇女一般行肛门检查,禁行阴道检查,必要时应征得患者本人及其家属的同意。

(2)男性医师为女患者进行阴道检查时,必须有一位女性工作人员在场。

(3)月经期不做阴道检查,有原因不明的阴道流血需行阴道检查时,检查前应消毒外阴。每次检查后需更换臀部垫单,防止交叉感染。

(4)白带量多或异常者,应取白带做滴虫及真菌检查。

(5)初诊妇女(未婚者除外)都应作宫颈涂片或刮片防癌普查,如有可疑症状做子宫颈活体组织检查。

(6)在门诊进行有关妇科手术时,应严格按无菌操作进行,术前应检查有无发热或感染等手术禁忌证。

(7)危重患者或年老体弱者来门诊时需提前就诊,诊断不明时应立即请上级医师复查,必要时紧急会诊,需住院时,由专人护送入院。

(8)凡需住院治疗的患者,由医师填写住院证,在住院前应完成有关必要的化验及检查。

(9)开展计划生育的宣传及指导。

(二)产科门诊工作要求

1.产前检查

(1)产前检查时间:确定早孕后,一般应在孕 12 周内进行妇科检查,如测量血压、血糖、血常规、肝功能、尿常规并检查心肺等。正常情况下,孕 28 周以前,每月检查一次,28 周以后每 2 周检查一次,36 周以后每周检查一次。如有异常应增加检查次数。

(2)孕妇保健卡:实行统一的孕妇围产期保健卡。

(3)病史:除询问一般内、外科疾病及手术史、家族史及有无遗传性疾病外,应着重询问产科情况,如月经史、末次月经、预产期、分娩史,有无难产史,并注意本次妊娠情况,如有特殊情况应详细记录。

(4)体格检查:包括全身体检与产科检查。初孕产妇或经产妇有难产史者,应测量骨盆外径。每次产前检查应测量血压、体重、子宫底高度、腹围、胎位、胎心次数、先露部与骨盆的关系等,以及测定尿蛋白、尿糖等。

(5)初诊完毕:产科怀孕 28～37 周及 38 周至住院前分别评分一次。如发现危险因素,应及时评分,并按高危孕妇要求处理或转各专科门诊处理。

(6)孕期指导:定期向孕妇宣传妊娠生理、孕期卫生及临产的征兆等知识,如饮食、休息、衣着,妊娠晚期不能坐浴、忌性交等。结合具体情况做计划生育宣传和指导。

(7)检查预约名单:每次门诊结束时,应检查预约来诊名单,发现未按时来院检查者,根据情况电话通知或进行家访。

(8)产前卡整理:按预产期月份做好产前卡的整理工作。

(9)专人护送临产孕妇。

2.产后检查

产后 42 天左右,嘱产妇携带婴儿来院检查。

(1)产妇检查:询问产程经过;检查一般情况,如体重、血压、尿蛋白(限于妊娠期高血压疾病)、乳房、乳头、手术瘢痕检查;妇科检查包括外阴伤口愈合情况、阴道分泌物性状、宫颈有无糜烂、子宫大小及位置,如有异常者及时给予治疗或矫正;做好计划生育宣教工作,落实避孕措施;宣传婴儿喂养、卫生及预防接种等知识。

(2)婴儿方面:了解喂养方法及大小便情况;一般情况检查包括体重、营养发育、皮肤、反射、五官(注意舌系带有无过短);检查心肺、脐带、臀部。

二、妇科检查

(一)概述

妇科疾病与全身营养和健康、内分泌疾病关系密切。因此,也需要了解内分泌腺,如甲状腺、肾上腺的功能,注意乳房发育情况及有无体态异常(如肥胖、消瘦、侏儒等)。

(二)全身体格检查

常规测量体温、脉搏、呼吸、血压、身高、体重,其他检查项目包括患者神志、精神状态、面容、体态、全身发育及毛发分布情况、皮肤、淋巴结、头部器官、颈、乳房、心、肺、肝、脾、脊柱、四肢等。

妇科检查包括腹部检查及盆腔检查。

1.腹部检查

有系统地进行视、触、叩、听诊,注意腹部形状,有无妊娠、肿块或腹水。腹部检查是妇科体格检查的重要部分,应在盆腔检查前进行。

(1)视诊:腹壁有无瘢痕、静脉曲张、妊娠纹、腹壁疝,腹部是否隆起或不对称。

(2)触诊:腹壁厚度,肝、肾有无增大和压痛,其他部位有无压痛、反跳痛或肌紧张;如触到肿块,能否确定其部位、大小、形状、硬度、活动度及表面性状,肿块是否有压痛。

(3)叩诊:鼓音和浊音的分布,有无移动性浊音等。

(4)听诊:如为妊娠,除检查胎位、胎动情况,还应听胎心音(心律和心率)。听诊还要了解肠鸣音。

2.外阴部检查

(1)目的:观察外阴发育及阴毛多少和分布情况,有无畸形、水肿、皮炎、溃疡或肿块;皮肤黏膜色泽及质地变化,有无增厚、变薄和萎缩等。

(2)方法:用一手的拇指和示指(戴一次性手套或指套)分开小阴唇,暴露并观察前庭及尿道、阴道开口及处女膜;未婚者处女膜多完整未破,中间有孔,勉强可容示指;已婚者阴道口可容两指通过;经产妇处女膜仅余残痕或会阴有侧切瘢痕。然后再让患者用力向下屏气,观察有无阴道前壁或后壁膨出、子宫脱垂或尿失禁等。

3.阴道窥器检查

(1)目的。①检查子宫颈:观察子宫颈的大小、颜色、外口形状,有无糜烂、撕裂、外翻、腺囊肿、息肉、肿块,子宫颈管内有无出血或分泌物,子宫颈和子宫颈管分泌物涂片和培养的标本均应于此时采集。②检查阴道:观察阴道前、后侧壁黏膜颜色、皱襞多少,有无阴道隔、双阴道等先天畸形或出血、溃疡、肿块等;有无分泌物及分泌物的量、性状、颜色、气味等。白带异常者应作涂片或培养寻找滴虫、念珠菌、淋菌及线索细胞等。

(2)方法:根据需要选择大小合适的窥器。具体操作方法如下:①放置窥器前选用左手示指和拇指分开双侧小阴唇,暴露阴道口,右手持预先备好的阴道窥器,避开敏感的尿道周围区,直接沿阴道侧后壁缓慢插入阴道内,然后向上向后推进,边推进边将两叶转平,并逐渐张开两叶,直至完全暴露宫颈为止,旋紧窥器侧部螺丝,使窥器固定在阴道内。②如患者阴道壁松弛,子宫颈多难以暴露,有可能将窥器两叶前方松弛而鼓出的阴道前、后壁误认为子宫颈前后唇。此时应调整窥器中部螺丝,以使其两叶能张开达最大限度,或改换大窥器进行检查。同时还应注意防止窥器两叶顶端直接碰伤子宫颈以致子宫颈出血。

3.双合诊

双合诊是妇科特有的检查方法,也是盆腔检查中最重要的项目。

(1)目的:扪触阴道、宫颈、子宫、附件,在双手配合下查清子宫的位置、形状、大小、硬度、活动度、性状,有无压痛及其异常。

(2)方法:检查者戴手套蘸以肥皂水,用示、中两指伸入阴道,另一手放在腹部配合检查。

4.三合诊

腹部、阴道、直肠联合检查。

(1)目的:弥补双合诊的不足,进一步了解骨盆后部及子宫直肠陷凹,通过三合诊可扪清后倾或后屈子宫的大小,发现子宫后壁、直肠子宫陷凹、宫骶韧带或双侧盆腔后部及直肠周围的病变情况。

(2)方法:检查者一手示指放入阴道,中指放入直肠,另一手在腹部进行检查。

5.直肠-腹部诊

(1)目的:临床应用于未婚、阴道闭锁或经期不宜做阴道检查者。

(2)方法:检查者一手示指伸入直肠,另一手在腹部配合检查。

(三)护理配合

1.患者的配合

(1)指导患者检查前排便或排尿,必要时导尿或灌肠后检查。

(2)指导并协助患者上妇科检查台,患者臀部置于台缘,头略抬高,两手平放于身旁,以使腹肌松弛;危重患者不宜搬动时,可在病床上检查。

（3）指导并协助患者脱衣裤(冬天注意调节室温)。

（4）一般患者取膀胱截石位,尿瘘者取膝胸位。

（5）指导患者于检查(三合诊)时,用力向下屏气,使肛门括约肌自动放松,以减轻疼痛和不适。

2.用物准备的配合

用物准备齐全,定位放置,使用中才能得心应手。

（1）设备:诊床、妇科检查台。

（2）器材:应备高压消毒的阴道窥器、手套、宫颈钳、鼠齿钳、子宫探针、宫颈活检钳、子宫内膜吸取器、小刮匙、宫颈刮板、止血钳、剪刀、镊子、导尿管、器械盒及冲洗壶(杯、瓶)、干燥的玻片、标本瓶、血压计、听诊器等。

（3）敷料:棉拭子、棉球、棉签、纱布、甘油纱布、消毒纸垫或布垫、治疗巾、丁字带、绷带等。

（4）药品(外用药):聚维酮碘、0.05%氯己定、2%汞溴红、75%乙醇、2%硝酸银、10%甲醛、95%乙醇、0.5%普鲁卡因、生理盐水、无菌液状石蜡等。

（5）其他用物:吊桶架、立灯、橡胶单、污物桶、屏风或拉帘、洗手设备等。

3.心理护理的配合

妇科患者的主要特点是所患疾病在生殖系统,害羞心理强;因生殖系统疾病直接关系到婚姻、家庭、生育等,患者思想顾虑多;对妇科疾病知识缺乏了解,表现为迷惘,不知所措。因此,护理人员应热情接待、关心体贴患者、理解患者的心情,做到语言亲切、解释耐心,主动向患者讲述有关妇科检查的目的、方法、注意事项、检查中的配合等,使患者解除思想顾虑,配合检查;同时如患者紧张、害怕,护理人员还可以抚摸患者,握住她的手并指导患者使用放松技术,如缓慢地深呼吸、全身肌肉放松等。男性医师对未婚者进行检查时,需要有女性医护人员在场,以减轻患者紧张心理和避免发生不必要的误会。

4.一般护理配合

（1）保持检查室清洁整齐,空气流通,光线充足,寒冷季节注意保暖,室温在16～25 ℃。

（2）及时为医师递送检查用的器具、药品、敷料,标本采集后立即送检。

（3）遵医嘱进行注射及更换敷料等。

（4）使用窥器检查,遇冬天气温低时,先将窥器前端置入40～45 ℃肥皂液中预先加温;如做子宫颈刮片或阴道上1/3段涂片细胞学检查,则不宜用润滑剂(可用生理盐水润滑),以免影响检查结果。

（5）检查或处理完毕,擦净外阴部,协助患者下检查台并穿好衣裤。

5.注意事项

（1）避免于经期做妇科检查,如因异常出血而必须检查时,检查前应先消毒外阴,严格操作规程,以防发生感染。

（2）对未婚患者禁做双合诊及窥器检查,应限于用示指放于直肠内行直肠-腹部诊;若确有检查必要时,应先征得其本人及家属同意后,方可以示指缓慢放入阴道扪诊。

6.消毒隔离

（1）每次检查用过的窥器采用消－洗－消程序处理(先浸泡在1∶200的84消毒液中,30分钟后取出再清洗,然后高压灭菌备用)。

（2）检查传染病或癌症患者的器具,用后应另行处理(按感染器械浸泡)。

(3)每检查一人,应及时更换置于臀部下面的垫单或纸单,以防交叉感染。

三、妇科特殊检查

(一)基础体温测定

1.概述

基础体温是指每天睡眠 6～8 小时,醒后尚未进行任何活动之前所测得的体温,能反映静息状态下的能量代谢水平。一般月经前半期体温稍低,因雌激素可使血中乙酰胆碱量增加,副交感神经兴奋,血管扩张、散热,故排卵前及排卵时体温更低。排卵后由于孕激素的致热作用,通过中枢神经系统可使基础体温轻度上升,月经来潮前 1～2 天或月经第一天孕激素下降,体温也即下降。故正常月经周期,如体温呈双相曲线,表示排卵,单相曲线表示无排卵。临床常用此法了解有无排卵及黄体功能状况。

2.护理配合

(1)向患者说明其检查目的、方法、要求,以取得合作。

(2)指导患者每天临睡前将体温计水银柱甩至 36 ℃以下,放于床旁桌或枕下便于取用。

(3)嘱患者清晨睡醒后(未起床、未说话、未做任何活动时),用体温计置口腔舌下测温 5 分钟。每天清晨固定时间测量较为准确。

(4)起床后,将所测体温记录于基础体温表上,逐天进行,最后画成曲线。

(5)指导患者将有关性生活、月经期、失眠、感冒等可能影响体温的因素及所用的治疗随时记录在基础体温单上,以便做参考。

(6)嘱患者连续测量 3 个月经周期以上,不要中途停顿,应持之以恒。否则不能准确反映卵巢功能。

(二)子宫颈黏液检查

1.概述

子宫颈内膜腺体的分泌功能受卵巢激素影响。因此,子宫颈黏液在量、性状(主要是黏稠度)及结晶类型方面,随着月经周期而变化,观察这些变化,可以了解卵巢功能;在雌激素影响下,子宫颈黏液含水量增加,排卵期子宫颈黏液清澈透明,延展性增高,黏液拉丝可长达 10 cm;在孕激素影响下,子宫颈黏液黏稠浑浊,延展性降低,拉丝长度仅为 1～2 cm。临床上据此鉴别闭经原因及判断有无排卵,了解卵巢功能。

2.方法

放入窥器,用灭菌、干燥的长吸管或注射器,从子宫颈内吸取黏液,置于玻片上,用另一玻片蘸取黏液,拉成丝状,观察其最大长度。然后涂抹于玻片上,干燥后镜检有无羊齿叶状结晶及结晶程度。

3.黏液结晶判断标准

(1)典型羊齿叶状结晶,主枝粗硬,分枝密而长,表示雌激素"＋＋＋＋"。

(2)弯曲而较粗的羊齿叶状结晶,似树枝着雪后,分枝少而短,表示雌激素"＋＋＋"。

(3)干枝细小结晶,分枝少,金鱼草样者,表示雌激素"＋＋"。

(4)结晶呈枝杆细小而稀疏,比较模糊,背景黑,主杆及分枝皆清晰,表示雌激素"＋"。

(5)主要为椭圆体或梭状体,长轴顺一个方向排列,比中性粒细胞大 2～3 倍,表示雌激素存在。

4.护理配合

(1)用物准备:窥器、手套、注射器、长吸管、玻片、镊子、棉球。

(2)患者准备:指导患者根据月经周期决定检查日期,并于检查日早晨做好检查前准备,如排便或导尿,外阴擦洗。

(3)护理指导:①向患者解释其检查目的,解除其紧张、害羞心理,使其主动配合。②注意屏风遮挡或拉门帘。③告诉患者检查后应注意局部卫生,尤其是患有宫颈糜烂时,可能有出血。④检查完毕,严格用物的隔离消毒。

(三)激素测定

1.概述

妇科常以雌激素试验、孕激素试验、促性腺激素刺激试验和垂体兴奋试验的联合应用,来检查下丘脑-垂体-卵巢轴的病变部位。临床上常用于闭经的诊断。

2.方法

(1)孕激素刺激试验:用孕激素如黄体酮每天一次 10 mg 肌内注射,连续注射 5 天;或用甲羟孕酮每天一次口服 10 mg,连续口服 5 天,用药后 2~7 天内观察有无撤退出血。有阴道流血者为阳性,表示生殖道发育正常,雌激素分泌正常,子宫内膜功能正常,为第 1 度闭经(下丘脑性闭经);无阴道流血者为阴性,不能排除子宫及生殖道异常。

(2)雌、孕激素刺激试验:对孕激素刺激试验阴性者施行。先用雌激素,如己烯雌酚,口服 1 mg,每天一次,连续服用 20 天;或用炔雌醇口服 0.05 mg,每天一次,连续服用 20 天,自服药第 16 天开始加用孕激素(用法用量与前述相同),用药 2~7 天观察有无撤退出血。阳性者表示患者子宫内膜功能正常,但体内雌激素不足,为第 2 度闭经;阴性者表示病变在子宫(子宫性闭经)。

(3)促性腺激素试验:对雌、孕激素刺激试验阳性者施行。用尿促性素及人绒毛膜促性腺激素天后,检查子宫颈黏液量及尿中雌激素总量。如果数值上升并有排卵则表明卵巢有排卵反应,功能正常;如结果相反,则可判断为卵巢性闭经,应进行卵巢活组织检查。

(4)垂体兴奋试验:即促性腺激素释放激素刺激试验(LH-RH 试验)对促性腺激素刺激试验中有卵巢反应者施行。快速静脉注射戈那瑞林 $100\sim200~\mu g$,于 15 分钟、30 分钟、45 分钟、60 分钟、120 分钟分别检查血中卵泡刺激素及促黄体生成素含量。迅速上升者,表明垂体功能正常,对外源性 LH-RH 有反应,病变在下丘脑或其以上部位;不上升者,表明病变在垂体。

3.护理配合

向患者说明其检查方法的目的,使之能很好地按要求配合服药或注射并观察用药后的反应。必要时及时来医院复查。

(四)子宫颈活组织检查

1.概述

在子宫颈刮片或其他检查可疑为子宫颈癌时,需取子宫颈活组织作病理学检查以确诊恶性肿瘤。子宫颈活组织检查是确诊子宫颈癌或其他子宫颈病变的常用方法。

(1)钳取法:阴道窥器暴露子宫颈,用棉签拭去表面的分泌物,用聚维酮碘棉球消毒子宫颈后确定活检部位,以乙醇消毒,再用子宫颈活组织钳先抵住拟钳取部位,然后钳取,所取组织不宜太少太浅,应含足够间质。局部改变明显者,可用碘试验协助,在不着色区采取 4~6 点组织,将钳取组织放入盛有 10% 甲醛溶液的瓶内固定,送病理检查。钳取组织后,阴道内可填塞纱布卷或带线的纱布以压迫止血,卷端或线端应露出阴道口,或用胶布固定于一侧大腿内侧,嘱患者

24 小时后自行取出。

(2)锥形切除法:暴露子宫颈及消毒方法与钳取法同。用子宫颈钳夹持宫颈前唇,用刀在子宫颈范围内并深入子宫颈管约 2 cm 做锥形切除,残端止血;区分并标记好切除标本之前、后部位,固定后送检;用纱布卷压迫创面止血,如定于次天切除子宫,可将子宫颈前、后唇缝合以封闭创面,并用抗生素预防感染。

2.护理配合

(1)用物准备:阴道窥器、子宫颈钳、活检钳、小钝刮匙、10％甲醛溶液、聚维酮碘、纱布条、棉球、镊子。

(2)患者准备:通常于月经干净后一周进行,此时出血量少。

(3)护理指导:向患者或家属说明活检目的、方法和时间,以取得患者合作。解除患者的紧张、害怕心理。操作中注意与患者交谈,分散患者的注意力,减少患者的疼痛感。指导患者术后 24 小时自行取出填塞的纱布卷,并注意观察术后有无出血,必要时立即来医院复查,给予止血等处理。嘱患者术后静养 24 小时,避免劳动和剧烈活动。嘱患者入浴、性生活等按医师指导进行。

3.注意事项

(1)所取组织标本应立即固定,做好标志,填写送检单,避免放置过久发生组织自溶、丢失或混淆。

(2)标本须用 10％甲醛或 95％乙醇溶液固定,溶液应盖过整个标本,立即送检。

(五)诊断性刮宫

1.概述

诊断性刮宫简称诊刮,是诊断宫腔疾病采用的诊断方法之一。其目的是刮取子宫内膜做病理检查,了解子宫内膜的变化是否同月经周期相一致,了解子宫内膜组织是否有其他病变。不论对老龄期、绝经期、绝经后,甚至青春期患者均是极为重要的诊断方法。常用于诊断月经失调、子宫内膜结核、不孕症、子宫内膜癌等疾病。

2.方法

一般不需麻醉,对敏感者或宫颈内口较紧者,酌情使用镇痛剂、局麻或静脉麻醉。

(1)常规消毒,铺巾,做双合诊,了解子宫大小及方向。用阴道窥器暴露子宫颈,清除分泌物,再次消毒子宫颈与子宫颈管,用子宫颈钳固定子宫颈前唇,用子宫探针顺子宫腔深度测子宫腔长度。子宫口松者不需扩张,如子宫口较紧,用子宫颈扩张器扩张至能进入小号刮匙即可。

(2)取盐水纱布一块垫于阴道后穹隆处,用小刮匙按顺序刮取宫腔四周、宫底、两宫角内膜组织,置于纱布上,取纱布上内膜送检。

(3)凡疑有子宫颈内病变或子宫腔病变累及子宫颈管时,应做分段诊刮。先刮子宫颈管后刮宫腔,分瓶置刮出物送检。

(4)取出子宫颈钳,如有出血,可用纱布压迫止血,详细记录,并告诉患者及时取出纱布。

3.护理配合

(1)用物准备:窥阴器、子宫探针、子宫颈管扩张器、小号刮匙或子宫内膜吸引器、10％甲醛溶液等。

(2)患者准备:排尿后取膀胱截石位。

(3)护理指导:向患者说明检查目的和方法,消除其紧张和顾虑;告诉患者检查后可伴有的症状,如腹痛、阴道分泌物等。术前采集血标本,定血型,交叉配血;做好静脉输液的准备工作。指导患者于检查后使用卫生垫,如出血多,应及时报告医师,给予处理。嘱患者静养,避免劳动,术后休息 1～3 天。怀疑有子宫穿孔时,一定留诊观察约 48 小时,防止贻误病情;如稍感下腹痛,可遵医嘱使用镇痛药。

预防感染的发生:①术前控制感染。②术中严格无菌操作。③术后遵医嘱使用抗生素。

4.注意事项

(1)如疑为子宫内膜结核,应特别注意在双侧宫角刮取组织,该处阳性率高。

(2)因不孕症进行诊刮,应选择月经前或月经来潮 12 小时内,以便判断有无排卵。术前不可用任何性激素药物。

(3)如患急性生殖道炎症,应在控制感染后再行诊刮。

(4)疑癌变者,若内膜肉眼观察高度疑为癌组织,不必全刮,取内膜活检已足够,防止出血、子宫穿孔、癌组织扩散。

(5)若为双子宫或双角子宫,应将两处的子宫内膜全部刮除,以免漏诊与术后淋漓出血。

(6)2 周内禁盆浴及性生活。

(六)阴道分泌物悬滴检查

1.概述

用于检查阴道内有无滴虫或假丝酵母。

2.方法

患者取膀胱截石位,用窥阴器扩张暴露宫颈(未婚者不用),用无菌长棉签取后穹隆少许白带,放入盛有 1 mL 生理盐水的试管内混匀,显微镜下检查,找活动的滴虫。如检查假丝酵母,取玻片滴上 10％氢氧化钠作悬液,染色后镜检,找假丝酵母的孢子和菌丝。

3.护理配合

(1)用物准备:小玻璃试管、清洁干燥玻片、生理盐水、10％氢氧化钠及其他妇科检查用具。

(2)患者准备:排尿后取膀胱截石位。

(3)护理指导:向患者说明检查目的、方法,解除紧张及思想顾虑,预约复诊日期。教导患者注意局部清洁卫生,如行检查后出现异常情况应及时来院复查。玻片上应写好患者姓名。滴虫离体后易死亡,故需及时送检立即检查。冬天应注意保温,以提高检出率。

(七)脱落细胞检查

1.概述

检查阴道、子宫腔脱落细胞可反映体内性激素水平,间接了解卵巢功能及胎盘功能,更可协助诊断生殖系统不同部位的恶性肿瘤及判断治疗效果,而且又是最简便、经济实用的检查方法。

2.方法

(1)阴道涂片:主要目的是了解卵巢功能。常用的标本采取方法包括阴道侧壁采取法和后穹隆吸取法两种。①阴道侧壁采取法:用阴道窥器扩张后,在直视下用刮板或被生理盐水浸湿的棉棒在阴道侧壁上 1/3 处轻轻刮取或蘸取分泌物少许(切勿用力,以免将深层细胞混入),薄而均匀地涂于玻片上,置于 95％乙醇精内固定,以免细胞质变质而染色不良。②后穹隆吸取法:用阴道窥器暴露后穹隆部,捏紧长玻璃吸管的橡皮球(排出气体),送至后穹隆部吸取分泌物,薄而均匀地涂于玻片上。

(2)子宫颈刮片:为早期发现子宫颈癌的重要方法,简便易行,结果可靠。一般在子宫颈癌好发部位即子宫颈外口鳞状和柱状上皮交界处,以子宫颈外口为圆心,用木制刮片轻轻刮取一周,不要过分用力,以免损伤组织,引起出血。若白带过多,应先用无菌干棉球轻轻拭去,再刮取标本。

(3)子宫颈管涂片:绝经后,妇女子宫颈的鳞状和柱状上皮交界处上升到子宫颈管内。用生理盐水浸泡的棉签插入子宫颈管,轻轻旋转2~3周后取出作涂片,也可用附有橡皮球的玻璃吸管插入子宫颈管吸取分泌物作涂片。

(4)子宫腔吸取标本:疑有子宫腔内恶性病变者,可从子宫腔内吸取标本进行检查。先做阴道检查,确定子宫大小及方位,然后严格消毒阴道及子宫颈。将塑料管轻轻放入宫底部,上下左右移动吸取标本,但不要超出子宫颈内口。取出吸管时,须注意停止抽吸,以免将子宫颈管内容物吸入,造成混淆。

(5)内膜冲洗法:将前端有小孔的套管插入子宫腔后,注入生理盐水,然后回收做成涂片。

通过以上各种方法采取标本制成的涂片,常用的是巴氏染色法,该法既可用于检查雌激素水平,又可查找癌细胞。

3.护理配合

(1)用物准备:木制刮板、棉棒、橡皮球玻璃吸管、金属吸管、前端有小孔的套管、玻片、窥器、固定溶液、生理盐水及其他妇科检查用具。

(2)患者准备:排尿后取膀胱截石位。

(3)护理指导:①向患者说明检查目的、方法,解除紧张及思想顾虑,预约复诊日期。②教导患者注意局部清洁卫生,如行检查后出现异常情况应及时来院复查。③做涂片检查时,玻片上应写好患者姓名;采自不同部位标本的涂片,要写上编号以便区分。④涂片做成后,立即投入固定液中固定,及时送检。

4.注意事项

嘱患者在检查前24小时禁止性生活,禁止阴道灌洗及上药。

(八)输卵管通液检查

1.概述

输卵管通液检查是测定输卵管是否通畅的方法,主要用于了解女性不孕症、患者输卵管是否阻塞,或用于验证为不孕症患者做的输卵管再通术是否通畅。由于进行检查时需要加压通液,有可能使原有的轻微粘连的输卵管腔被疏通开,故输卵管通液检查不仅是一种辅助诊断输卵管是否阻塞的方法,在一定程度上又有治疗作用,故临床上较常应用。

2.方法

(1)常规消毒外阴后,铺无菌巾。

(2)双合诊复查子宫位置后,用阴道窥器扩张阴道显露子宫颈,以子宫颈钳夹住子宫颈前唇后稍向外牵拉并固定,聚维酮碘消毒子宫颈及阴道穹隆后,将专用于输卵管通液检查的导管顺子宫腔方向插入子宫颈管内,必须使导管上的橡皮塞压紧子宫颈外口,防止液体外溢。

(3)接上20 mL的注射器(无菌生理盐水内加庆大霉素8万U),向宫腔内缓慢注入药液。边注边询问患者的感觉。因正常子宫腔容量仅为5 mL左右,若注入药液5 mL时患者自述下腹部有明显胀痛感,且操作者感到继续注入药液出现阻力,则应停止再灌注药液。当注射器停止加压后,可见已注入至子宫腔内的液体又逆流至注射器中,则表示双侧输卵管均阻塞;若加压注入药液时感到有一定阻力,但经加压后药液能缓慢注入宫腔,表示输卵管有轻微粘连可能已被分离开;若注入药液时所用的压力并不大,且无任何阻力感觉,患者也无明显不适感,则表示双侧输卵管均通畅。

(4)检查结果确定后,取出导管,再次用聚维酮碘棉球消毒子宫颈及阴道,取下宫颈钳及阴道窥器。

3.护理配合

(1)用物准备:阴道窥器、输卵管通液装置、20～30 mL注射器、生理盐水、庆大霉素8万U、棉球、纱布、聚维酮碘。

(2)患者准备:嘱患者排尿,取平卧截石位。

(3)护理指导:①指导患者于月经干净后3～7天为最佳检查时间,如选择时间过早,可使子宫腔内残存的月经血逆流至腹腔的危险;选择时间过晚,则会因子宫内膜过厚,有可能遮挡输卵管入口,影响液体进入输卵管,造成结果判断上的错误,易发生子宫内膜出血。②检查中严格无菌操作,术后指导患者遵医嘱使用抗生素预防感染。③对精神紧张者,可于术前20分钟注射阿托品0.5 mg,以防术中输卵管痉挛。④通液完毕后,应观察半小时。嘱患者1周内禁止性生活。

(九)子宫输卵管碘油造影

1.概述

为诊断某些妇科疾病并了解输卵管是否通畅,由子宫口注入碘造影剂,检查子宫腔、输卵管及骨盆腔的状态。

2.方法

(1)常规消毒外阴、阴道,铺无菌巾。

(2)双合诊明确子宫位置后,用阴道窥器暴露子宫颈,用聚维酮碘消毒子宫颈及阴道穹隆部。

(3)用子宫颈钳固定子宫颈前唇,将子宫颈导管顺子宫腔方向伸入子宫颈管,使导管前端圆锥形橡皮头与子宫颈紧密相贴,缓慢注入碘化油,压力不宜过大,注入5 mL摄片一张,24小时再在该部位摄片一张。使用水溶性造影剂时,30分钟后摄影。

(4)X线摄影后,取出用物,消毒后填塞纱布条。

(5)记录宫腔充满时的注入量及左、右输卵管显影时的注入量。

3.护理配合

(1)用物准备:造影剂、气囊、导管、阴道窥器、子宫颈钳、子宫探针、注射器、造影剂。

(2)患者准备。①碘过敏试验:油性制剂吸收缓慢,无不良反应。水溶性制剂可引起碘疹、无尿、血尿、休克等急性中毒症状。②检查前禁食,并测量血压、脉搏、体温等,检查前排尿。

(3)护理指导:①指导患者于月经干净后第3～7天为检查日期。②操作中严格无菌操作,指导患者服用抗生素,预防上行感染及潜在性炎症的恶化。③指导患者取出填塞纱布条的时间(一般于2～3小时后)和方法。④嘱患者当天静养,禁止入浴,禁止性生活1周。⑤说明可能有混入造影剂的少量出血或因造影剂而产生的不良反应。

4.注意事项

(1)油性制剂吸收缓慢,因油滴的刺激可发生肉芽肿而形成粘连。注入的量大、压力强时,可发生肺栓塞或脑栓塞。

(2)注碘油时勿用力过大、过速,以防输卵管破裂。术中如发现患者刺激性咳嗽、胸痛等,应立即停止注射,并严密观察。

(3)附件炎、月经期、妊娠、碘过敏者禁用此法。

(十)超声检查

1.概述

超声检查是一种利用向人体内部发射超声波,并观察分析其回声信号所显示的波形(回声图)、图像(声像图)及信号音(多普勒)来检查、诊断盆腔疾病和了解妊娠情况的方法。由于超声波诊断对人体无损,尤其对孕妇与胎儿安全,可以重复检查,诊断也较准确、迅速。

2.方法

妇产科临床上常用的方法及诊断仪有 A 型超声波诊断仪、B 超波诊断仪、多普勒超声波诊断仪。

(1)检查前要了解妇科检查,腹部触诊了解病灶的部位、大小及活动度。

(2)腹部表面涂以液状石蜡乳剂,使探头与皮肤很好接触。将探头置于所测部位做垂直探查或水平探查,根据需要适当移动探头观察并拍片。

3.护理配合

(1)预约:检查日期,做好登记。

(2)患者准备:使用 A 超诊断仪检查前应嘱患者排尿后取平卧位;B 超显像仪检查时应嘱患者保持膀胱充盈;早孕、前置胎盘等需膀胱充盈作为透声窗。因此,嘱患者检查前1~2 小时不解小便,必要时再饮水 500~600 mL。

(3)护理指导:①向患者说明其检查目的。如观察盆腔脏器同膀胱位置的关系,膀胱必须充盈。②有尿意后,进入 B 超室检查。③检查后协助擦净腹壁凝胶,嘱患者排尿。

(十一)盆腔动脉造影

1.概述

检查诊断子宫、卵巢的肿瘤及前置胎盘、异位妊娠等。

2.方法

从股动脉插入导管,到主动脉分支部(检查恶性卵巢肿瘤可插到肾动脉分支部),注入造影剂后连续摄影,以观察盆腔内动脉的血流状态。

3.护理配合

(1)用物准备:纱布、敷料、血管造影用接头、有齿镊、持针器、注射器、棉球、不锈钢碗、塞氏针、导管、平皿。

(2)患者准备:检查前当天禁食、排便、排尿。

(3)护理指导:①将检查目的、方法、注意事项简明易懂地向患者说明,以取得合作。②以腹股沟为中心,将下腹部、大腿上部剃毛后入浴或擦洗。③填写血管造影检查单,做碘过敏试验。④检查前给予高压盐水灌肠,排便后护送到放射科检查(同时持病历等有关资料)。⑤根据需要协助患者取平卧位。⑥平车护送患者回病室,检查侧腹股沟用沙袋压迫固定,髋关节伸直,嘱患者 24 小时安静卧床,协助患者床上大小便。⑦连续观察生命体征 3~4 小时。注意下肢有无麻木感、冷感,皮肤颜色,足背动脉搏动左、右有无不同及有无压痛;穿刺部位有无内、外出血,发现异常应立即通知医师及时处理。⑧如患者无恶心,可于 30 分钟后饮水,2 小时后可进食。⑨遵医嘱使用抗生素预防感染。

四、妇产科内镜检查患者的护理

(一)阴道镜检查

1.概述

阴道镜检查是利用阴道镜将子宫颈表面上皮细胞和子宫颈阴道部放大 10~40 倍,观察肉眼看不到的子宫颈表面层较微小的病变。因此,可用于发现子宫颈部与癌变有关的异型上皮、异型血管及早期癌变的所在,以便准确地选择可疑部位做活组织检查。对子宫颈癌及癌前病变的早期发现、早期诊断具有一定价值。阴道镜对外阴、阴道部位病变的诊断也有重要价值。尤其是脱落细胞检查,对肉眼观察难以确定的可疑病变区域及活检部位,可大大提高阳性检出率。

2.适应证

(1)阴道脱落细胞学涂片检查结果在巴氏三级以上。

(2)细胞学检查虽是阴性,但肉眼观察到可疑癌变。

(3)长期按子宫颈炎治疗,但效果不佳者。

(4)肉眼观察难以确定病变的细微外形结构,需在阴道镜下放大数倍观察病变。

(5)子宫颈癌手术前,需在阴道镜下确定病变波及的部位,指导手术应切除的范围。

3.禁忌证

(1)下生殖道有急性、亚急性感染,应查明原因控制炎症后再检查。

(2)下生殖道有伤口或挫伤,待上皮组织修复后再检查。

(3)有活动性出血时,止血后再查。

4.方法

在检查前 24 小时内,不应有涉及阴道的操作(包括冲洗、检查、性交等)。

(1)用阴道窥器充分暴露子宫颈阴道部(不蘸润滑剂,避免影响观察),生理盐水棉球轻轻拭净宫颈分泌物,不可用力涂搽,以免引起出血,妨碍观察。

(2)调整好阴道镜焦距,先用 10 倍放大镜观察全貌,然后用 3%醋酸棉棒涂子宫口及子宫颈阴道部,使柱状上皮与鳞状上皮易于鉴别(如重点观察血管,最好不用醋酸涂抹)。然后用放大 20～40 倍镜检查上皮及血管。在检查中发现可疑部位即取活组织送病理检查。必要时,安装照相机摄影,然后填塞纱布条,取出窥器。

5.护理配合

(1)用物准备:窥阴器、子宫颈钳、活检钳、小钝刮匙、10%甲醛溶液、聚维酮碘、纱布条、棉球、镊子。

(2)患者准备:排尿后取膀胱截石位。

(3)护理指导:①向患者或家属说明活检目的、方法和时间,以取得患者合作。②解除患者的紧张、害怕心理。操作中注意与患者交谈,分散患者的注意力,减少患者的疼痛感。③指导患者术后 24 小时自行取出填塞的纱布卷,并注意观察术后有无出血,必要时立即来医院复查,给予止血等处理。④嘱患者术后静养 24 小时,避免劳动和剧烈活动。⑤嘱患者入浴、性生活等按医师指导进行。

6.并发症的护理

(1)预防出血的护理:如术野渗血,少于月经量,常规给予纱球或碘仿纱布填塞宫颈止血。术后结痂脱落出血,创面血管活动性出血,多于月经量,予收入院后行碘仿纱布填塞压迫创面后止血。

(2)预防感染的护理:操作时应严格无菌操作,器械物品除了绝缘阴道扩张器外,其他均为一次性使用。绝缘阴道扩张器应用环氧乙烷灭菌以防止交叉感染。患急性阴道炎、急性宫颈炎时禁止手术。检查前一晚有过性生活也应暂停手术。术后在手术创面喷洒呋喃西林粉以防感染。告知患者严格执行健康宣教中的内容,以防感染。

7.注意事项

(1)所取组织标本应立即固定,做好标志,填写送检单,避免放置过久发生组织自溶、丢失或混淆。

(2)标本须用 10%甲醛或 95%乙醇溶液固定,溶液应盖过整个标本,立即送检。

（二）宫腔镜检查

1.概述

对用肉眼观察子宫腔,探查原因不明的异常子宫出血,定位和夹取宫腔内异物,检查鉴别子宫颈内赘生物的性质,诊断黏膜下肌瘤、子宫内膜息肉,处理残留的胚胎组织、行输卵管粘堵绝育术和直视下输卵管通液及镜检下治疗等,可发挥很好的作用。

2.方法

（1）外阴及阴道常规消毒。

（2）阴道窥器暴露子宫颈,常规消毒后用子宫颈钳牵持,探针探查子宫腔屈度及深度。

（3）用 Hegari 扩张器扩张子宫口到 7 号,再以生理盐水冲洗子宫腔至冲洗液清亮。继而缓慢滴注葡萄糖液,待子宫腔充分扩展（一般用 50～100 mL）,子宫内壁清晰可见时移动镜管,按顺序检视宫腔内各部,最后检视子宫颈管,再徐徐退出镜管。

3.护理配合

（1）用物准备:宫腔镜用 2% 戊二醛消毒液浸泡 30 分钟,操作前用生理盐水或蒸馏水冲洗备用。

（2）患者准备:术前排空膀胱,取膀胱截石位。

（3）检查前的准备:应询问病史,重点行腹部检查与妇科检查,常规行子宫颈刮片与阴道分泌物检查,决定是否适于子宫镜检查。

（4）护理指导:①向患者说明检查目的,解除紧张及思想顾虑,并指导患者于月经干净后 5～10 天内操作为宜,因此期间为子宫内膜增生早期,较薄且不易出血,黏液分泌少,子宫腔内病变易显露。②嘱患者于检查后卧床休息 1～2 小时,注意局部清洁卫生,2 周内禁房事。③交代患者于检查后 2～7 天内可能有少量阴道流血。如出现异常情况及时来院复查。

4.并发症的护理

（1）预防子宫穿孔:严重的子宫腔粘连、瘢痕子宫、子宫过度前倾或后屈、子宫颈手术后、萎缩子宫、哺乳期子宫均易发生子宫穿孔,必要时超声监护下行宫腔镜检查。一旦发生穿孔,应停止操作,退出器械,估计穿孔的情况,仔细观察腹痛及阴道流血。

（2）预防出血:宫腔镜检术后一般有少量的阴道流血,多在一周内干净。宫腔镜手术可因切割过深、宫缩不良或术中止血不彻底导致出血多,可用电凝器止血,也可用 Foley 导管压迫 6～8 小时止血。

（3）预防感染:术前和术后适当应用抗生素,严格消毒器械,可避免感染的发生。患急性阴道炎、急性宫颈炎时禁止手术。检查前一晚有过性生活也应暂停手术。

（4）预防膨宫液过度吸收:膨宫液过度吸收是膨宫时常见的并发症,多发生于宫腔镜手术,与膨宫压力过高、子宫内膜损伤面积较大有关,膨宫时维持合适的压力及缩短手术时间可避免。如手术超过 30 分钟,予以呋塞米静脉推注并检测电解质。

5.注意事项

（1）加强消毒隔离措施,严格执行消毒清洗程序（先消毒水浸泡→清水冲洗→戊二醛浸泡或高压灭菌）,防止用物消毒不严造成盆腔感染。

（2）操作中动作轻、稳、准,防止操作不当造成损伤,如子宫颈内口出血、子宫内膜出血、宫颈裂伤或子宫穿孔。

（3）备好急救药,防止扩张子宫颈时,迷走神经反应。

(三)腹腔镜检查

1.概述

腹腔镜检查是将腹腔镜自腹壁脐下插入腹腔内(妇科主要为盆腔),肉眼观察盆腔内脏器,直视病变部位以协助诊断,必要时取活检组织。

2.方法

(1)套管针穿刺:①腹部皮肤常规消毒。脐窝处应反复擦洗,因该部位皮肤薄,以防感染。②麻醉:以往多采用插管吸入麻醉,近年来则采用局麻加静脉麻醉。③在脐轮下(脐下或脐上1 cm)做一小切口约1.5 cm,刺入套管后,拔出套管芯,将腹腔镜自套管插入盆腔。

(2)人工气腹:为避免损伤腹腔脏器及便于自腹壁送入腹腔镜与观察,须先行人工气腹。可在局麻下进行,缓慢充气,以 CO_2 最好。注入压力不超过 2.94 kPa(30 cmH_2O),充气总量可为 2 000～3 000 mL。穿刺针暂保留,以便检查中调节气量。

(3)由腔镜观察,随需要移动镜头,寻找发生于子宫、输卵管、卵巢、直肠子宫陷凹或盆腹腔内其他部位的病灶,观察其性状、部位,必要时可嘱台下助手自阴道上推宫颈或移动宫体(或术前自宫颈插入操纵管与宫颈钳固定在一起,术者可自己手持钳柄移动宫体),观察与病灶的关系,借以判断。必要时取活检送病理检查。

(4)检查无出血及脏器损伤,取出腹腔镜。排气后再拔除套管,缝合切口,盖上无菌纱布,胶布固定。

3.护理配合

(1)用物准备:纤维腹腔镜、套管针、活检钳等置于2%戊二醛溶液中浸泡30分钟,使用前取出,生理盐水或蒸馏水冲洗后备用。

(2)患者准备:①嘱患者术前吃少量半流质饮食,当天早晨(午前检查者)或中午(午后检查者)禁饮食;术前晚及早晨行清洁灌肠,冲洗并消毒外阴及阴道,必要时导尿,留置导尿管。②嘱其检查时取膀胱截石位,行剖腹探查术时取平卧位。

(3)护理指导:①向患者说明其目的,以解除紧张、恐惧心理。②术后4小时内应密切观察脉搏、呼吸、血压,如有异常情况及时报告医师。③告诉患者于检查后有可能出现的问题。如检查后虽排气,仍可能因腹腔残留气体而感肩痛及上腹部不适,不需做处理。如上述症状得不到缓解或症状加重即来医院复查。

4.并发症的护理

(1)气腹:腹膜外注气是由于 Verem 针没有进入腹腔内进行充气而造成的。常发生于腹壁的前方,如皮下、腹膜前、大网膜,也可能由于针进入过深发生于腹膜后。因此,充气前,洗手护士要再次检查气腹针是否有堵塞的情况,应用抽取试验、悬滴法、腹内压读数等方法,确保气腹针顺利到达腹腔。

(2)周围脏器损伤:熟悉解剖结构,动作轻柔,当粘连致密或组织层次不清楚时最好用锐性而不用钝性剥离。腹腔镜检查前应常规导尿和留置导尿管,术后注意观察患者的尿色、量,避免膀胱损伤。术前灌肠,术后观察患者排气排便情况及腹痛情况,避免胃肠道损伤。

5.注意事项

(1)腹腔镜检查前须行人工气腹,检查时又须取头低臀高体位,如有心肺功能疾病或膈疝,禁行此项检查。

(2)结核性腹膜炎、腹壁广泛粘连及其他原因所致的腹腔粘连,忌行腹腔镜检查,以免造成脏器损伤。

(吕洪清)

第二节 眼科门诊的护理

一、门诊护理工作常规

(一)预检分诊

预检分诊由临床经验丰富的护士担任。应主动热情接待来院就诊的患者,对初诊患者要简单扼要询问病史,观察病情后做出判断,给予合理的分诊指导,做到先预检分诊,后挂号与就诊。眼科门诊患者挂号后要先检查视力再安排候诊与就诊。如患者视力差,要协助患者填写病历卡或门诊病历上的姓名、性别、年龄、职业、住址、电话等。指导患者到视力检查室检查视力。凡属急诊患者,应马上安排就诊,如化学伤患者应立即到治疗室做初步处理。

(二)视力检查

视力检查是指检查中心视力,了解双眼视功能的方法之一,在眼病的诊断和处理上都有着重要的意义。因此,初诊患者首先由护士进行视力检查。护士进行此项检查前,必须向患者耐心说明,尤其采用2.5 m平面反光镜法,更需解释清楚,便于患者合作,使检查准确迅速。检查毕,把患者的视力分左、右眼准确地记录在病历本上。在检查视力的同时,应进行初步预诊,如属急诊患者,应按急诊处理,以免延误病情。

(三)开诊前的准备工作

开诊前,护士应做好一切诊疗、器械和物品的准备工作,检查和补充诊室、暗室、治疗室的药品、用物。按挂号指定时间排列好病历,指导门诊患者按顺序来候诊室就座。候诊室和诊室是患者比较集中的地方,由于往来活动频繁,吵嚷声音也较大,往往影响医护人员的工作。为了保证诊室的安静,使医师集中精力进行检查和诊治工作,并缩短候诊时间,护士需经常注意维持诊室及候诊室的秩序,防止拥挤及争先恐后的现象,按挂号顺序和病情的轻、重、缓、急安排患者就诊,并指导患者就诊后需要办理特殊检查、治疗、取药、交费、化验等手续。巡视诊室、协助医师向患者做必要的解释工作。对行动不便、年老体弱、啼哭的小儿等患者,可酌情先安排就诊。

(四)服务台工作

有的患者需要做进一步的特殊检查,有的患者需要手术治疗或住院治疗,服务台负责安排以上各项的预约登记工作及答复、解释患者有关的询问。门诊服务台的护士应按病情的轻、重、缓、急合理安排住院床位的登记、通知患者入院、介绍办理入院的准备事项,以及办理门诊手术和特殊检查的预约。

(五)治疗室工作

门诊治疗室应根据医嘱进行眼科各种医疗护理技术操作,包括测量眼压、眼部冲洗、泪道冲洗、泪道探通、结膜下注射、球后注射、角膜异物剔除、睑腺炎切开排脓、电解倒睫等。治疗室护士应按就诊先后有秩序地工作,必须严格执行"三查""七对"的查对制度,并向患者做必要的治疗前解释工作,以取得患者合作。治疗中必须注意患者的病情有无特殊变化,有时在治疗后需要留患者观察一些时间,以防发生意外情况。治疗或检查后应由护士在病历上详细记录结果并签名,送交医师再诊,或向患者交代复诊或再次治疗时间及注意事项。每次治疗操作完毕后应洗净双手,防止交叉感染。

(六)换药室工作

门诊换药室为门诊手术患者术后换药的地方。因此,要求医护人员有严格的无菌观念。换药室的护士应按无菌操作规程进行操作,防止伤口感染。换药时应该协助医师详细询问患者术后情况,细致观察术后反应及术后效果并做好记录。换药后向患者交代下次换药及复诊时间和注意事项。

二、眼科常见急诊护理

(一)急性眼眶部炎症

1.急性泪囊炎

本病常发生在慢性泪囊炎基础上,也可以无泪道阻塞史而突然发生。临床上大多为鼻泪管下端阻塞,泪囊内有分泌物潴留,葡萄球菌或肺炎双球菌等致病微生物感染而引起急性泪囊炎。

(1)病情观察与判断:①泪囊部高度红肿、发热、剧痛和压痛。②严重者患侧耳前及颌下淋巴结肿痛,体温升高。③泪囊部脓肿自行破溃后,可形成囊瘘。④轻压泪囊部可见脓液由泪小点回流(不宜重压,以免感染扩散)。

(2)治疗原则:①炎症早期,应用抗生素控制感染,常用青霉素 80 万 U,链霉素 0.5 g,肌内注射,各为每天2次,或庆大霉素 8 万 U,肌内注射,每天 2 次。②患处湿热敷,每天 2~4 次,每次 15~30 分钟。③泪囊部脓肿形成后,必要时应在脓头处沿皮纹切开排脓,并放置橡皮引流条,至脓液引流干净后拔出。④对于反复发作的急性泪囊炎或瘘管形成不愈者,应在炎症静止期将泪囊及瘘管摘除,可在切除瘘管的同时行泪囊鼻腔吻合术。

2.眼眶蜂窝织炎

眼眶蜂窝织炎为一种相当严重的眼眶部急性炎症,常累及整个眼眶内软组织,不仅并发症多,其危害性也相当大。

(1)病情观察与判断:①起病急,来势较凶。主要表现为局部显著疼痛及眶内软组织肿胀,眼睑皮肤高度红肿。②眼球突出,眼运动障碍,而呈现固视状态。同时伴有球结膜水肿,常突出于睑裂之外,睑裂增大,眼睑不能闭合,视力严重受损。③除局部症状之外,全身症状也相当明显,如头痛、恶心、呕吐、脑神经症状及体温上升等。

(2)治疗原则:①抗感染,早期全身性应用大剂量抗生素,也可应用广谱抗生素。必要时加用皮质激素控制炎症。②脓肿形成后,选择距脓肿最近的皮肤切开排脓,并放引流条。③预防并发症,保护角膜。早期请有关科室会诊,如神经内科,以及早发现海绵窦血栓及化脓性脑膜炎,共同抢救其生命。④支持疗法,让患者卧床休息,多饮水。早做全身性检查及细菌培养、药物敏感试验,警惕真菌感染的可能。

3.海绵窦栓塞

海绵窦栓塞为一种极严重的眼眶深部或颅底部急性炎症性病变,如处置不及时或不当,常可导致生命危险。

(1)病情观察与判断:①面部或邻近组织有急性化脓性感染史。②迅速发展的眼部红肿,眼球突出,眼球运动障碍。③眶尖部炎症引起的神经征

(2)治疗原则:①组织急救,一旦明确诊断,立即请神经内外科、耳鼻喉科会诊,制订急救措施。②抗感染,用大剂量抗生素,应以静脉滴注为主,如氨苄西林等,同时给予皮质激素以增加抗

炎的效果。③加强病程监护,观察病情的发展,直至脱离危险才能转为一般治疗。

(二)急性眼睑炎症

1.眼睑丹毒

丹毒是由链球菌感染所致的皮肤和皮下组织的急性炎症。眼睑丹毒大多从颜面部蔓延而来,可因眼睑皮肤擦伤及小伤口感染链球菌所引起,其中以 A 族溶血性链球菌感染为常见。

(1)病情观察与判断:①局部烧灼感、剧烈疼痛及压痛、肿胀、质硬,有时伴小疱。眼睑因肿胀而不能睁眼。②耳前及颌下淋巴结肿大。发病时往往有寒战、高热,白细胞计数及中性粒细胞增多。③严重者皮肤渐呈暗红色,最终大部分坏疽,且往往蔓延至深部,甚至形成眼内。化脓性眶蜂窝织炎、视神经炎及海绵窦血栓,以致发生脑膜炎而致命。

(2)治疗原则:①早期应用抗生素,直至病愈为止。同时注射多价链球菌血清或抗丹毒疫苗。若出现神志昏迷、谵妄,可加用紫雪丹吞服。②患处可选用 1％利凡诺、30％黄柏或 50％硫酸镁温盐水热敷,每天 4～6 次,每次 30 分钟,并涂红霉素或制霉菌素眼膏。③旋转磁疗对患处红肿的消退也有效。

2.眼睑带状疱疹

眼睑带状疱疹是由疱疹病毒感染所致,多发生于老年人及体弱者。

(1)病情观察与判断:起病急,上、下眼睑均可发生,以下睑较为常见。典型表现为眼睑红肿,眼睑或睑缘部出现成簇的透明小水疱,互相融合变成一片多房性水疱。早期疱内液发黄,随后吸收干燥成为黄痂。病程 6～8 天,部分患者可合并眼睑球结膜充血及角膜炎、虹膜睫状体炎等。

(2)治疗原则:①尽早使用抗毒素药。①35％～40％疱疹净或二甲基氧化硫棉片患处湿敷,连用 3～4 天。②1％阿糖胞苷膏涂眼睑皮肤,每天 2～3 次。③0.5％利巴韦林溶液患处湿敷,每天 1～2 次。病情较重者可给阿昔洛韦口服或静脉滴注。②病情严重者可予丙种球蛋白或干扰素肌内注射。对皮肤丘疹、水疱及红斑可用炉甘石洗剂止痒。

3.急性睑腺炎

急性睑腺炎也称为睑腺炎,是化脓性细菌(如葡萄球菌)侵入睑内的腺体而引起的一种急性炎症,有内、外睑腺炎之分。外睑腺炎为蔡氏腺(Zeis 腺)的急性化脓性炎症,俗称“针眼”。内睑腺炎为睑板腺急性化脓性炎症。

(1)病情观察与判断:①睑皮肤呈局限性红、肿、热、痛,近睑缘部出现硬结和压痛,球结膜水肿。②3～5 天后形成脓肿,出现黄色脓头,可自行穿破皮肤,排出脓液,然后红肿迅速消退,症状缓解。发生在睫毛根部皮脂腺者,表现在睑结膜面,称内睑腺炎。③重者伴有耳前、颌下淋巴结肿大及压痛,畏寒,发热等。

(2)治疗原则:①早期患眼湿热敷,每次 3 分钟,每天 3～4 次。局部滴抗生素(如庆大霉素、氯霉素等)眼液或涂眼膏。②病情较重者,可予抗生素(如先锋霉素等)口服或肌内注射。③脓肿形成后,切开排脓,外睑腺炎切口应与睑缘平行,内睑腺炎切口应与睑缘垂直。④严禁挤压,以免引起炎症扩散。

(三)急性结膜炎症

1.急性卡他性结膜炎

急性卡他性结膜炎为较常见的流行病,属急性细菌性结膜炎中的一种。一年四季均可发生,以夏秋季多见,可以散发,也可以成群发生,具有传染性。

(1)病情观察与判断:①起病急,常在感染后数小时至 1 天内发病。单眼或双眼同时发病。

②眼部有异物感、烧灼感,刺痛或畏光。分泌物多,先为黏液性,后呈脓性。睡眠后分泌物常将睫毛粘住,而使眼睑难以张开。③结膜充血,球结膜及眼睑水肿。除上述症状外,常有结膜下点状出血,渗出物可形成假膜。整个病程5～10天。

(2)治疗原则:①清除结膜囊内的分泌物,用生理盐水冲洗结膜囊。畏光者可戴太阳镜。②患眼频滴抗生素眼液,如0.5%庆大霉素、0.25%氯霉素、0.1%利福平或氯地眼液,每0.5～1小时1次。临睡前局部涂四环素可的松眼膏或0.5%红霉素眼膏。症状消退后,巩固治疗2～3天。

(3)护理重点:①控制传染途径,患者用过的一切物品都应每天煮沸消毒30分钟以上,并在太阳下晒干。②患者的一切日常用品应与正常人分开,他人勿用患者的洗脸用品。③禁止患者进入游泳池或公共浴池。④禁止热敷和包扎。

2.流行性急性结膜炎

流行性急性结膜炎也称为"红眼病",多发生于夏秋季节,由病毒引起,传染性极强,常呈暴发性流行。由于常伴结膜充血,故也称流行性出血性结膜炎。

(1)病情观察与判断:①起病急,感染后2～24小时发病,在一个家庭或集体内暴发性流行。②临床症状较其他结膜炎要重,起初为一眼,很快传至另一眼。眼睑明显红肿,睑球结膜充血,分泌物多呈黏液水样,也可呈肉汤样,这是结膜下出血的缘故,严重患者结膜下大片出血。可见耳前淋巴结肿大和疼痛。③常有怕光、流泪及异物感,角膜上皮点状浸润。病程多为7～10天,角膜荧光素染色着色者,病程较长。

(2)治疗原则:①抗病毒治疗。可用0.1%阿昔洛韦眼液滴眼,每半小时或1小时1次,睡前涂3%阿昔洛韦眼膏,也可选用其他抗病毒眼膏。②预防继发性感染。选用抗生素眼液,如0.25%氯霉素眼液,与抗病毒眼液联合应用。

(3)护理重点:同急性卡他性结膜炎。

(四)急性视力下降

1.急性视网膜坏死

急性视网膜坏死也曾被命名为桐泽型葡萄膜炎,临床上比较少见,主要以广泛性急性葡萄膜炎症、视网膜动脉周围炎和视网膜坏死为临床特征。

(1)病情观察与判断:①起病急,病程进展较有规律,可发生于任何年龄。②眶周围疼痛,弥漫性巩膜浅层充血及虹膜睫状体炎,睫状充血。角膜后有细小灰白色沉着物或羊脂状沉着物。数天后,常发生视力减退,玻璃体炎性浑浊,视网膜动脉炎及坏死性网膜炎。视盘若发炎,视力则会突然下降。③后期出现视网膜脱离。葡萄膜炎及视网膜炎发生在2～3个月内,尤其炎症高峰时可发生渗出性视网膜脱离,视网膜周边部出现多处裂孔。④荧光素眼底造影视盘可呈强荧光,视网膜动脉渗漏,小动脉、毛细血管及小静脉闭塞,有时见脉络膜呈不规则斑片状渗出。

(2)治疗原则:①用阿昔洛韦1 500 mg/(m² · d),静脉注射,每天3次。γ干扰素肌内注射,每周2～3次。给予抗凝剂预防视网膜动脉阻塞,首选肝素,治疗10～15天。当视网膜炎开始消退时,可用地塞米松2.5～5 mg结膜下注射,每天或隔天1次,地塞米松10～15 mg,静脉滴注,每天1次(10天为1个疗程),以减少玻璃体炎症反应。②待炎症控制后,对视网膜脱离者应施行手术。

2.视神经盘炎

视神经盘炎的受累部位,可在眼内段或眶内段前端。其病因同球后视神经炎。

(1)病情观察与判断:①视力急剧减退,数天内可完全失明,多为单侧,偶为双侧。视力若完全丧失,瞳孔散大,直接对光反射消失,间接对光反射存在。如果视力部分存在,瞳孔对光反射迟钝或有不持久现象(即瞳孔震颤)。②眼底检查可见,急性期视盘充血、肿胀、边缘模糊。继而发展为视盘水肿,神经纤维间浆液性或成形性渗出。③视野检查出现中心暗点,生理盲点扩大。也可以出现象限性视野缺损。

(2)治疗原则:①抗感染,大剂量的青霉素静脉滴注,局部可用0.25%氯霉素眼液滴眼。②地塞米松5~15 mg溶于5%葡萄糖溶液500~1 000 mL中静脉滴注,每天1次。地塞米松5 mg球后注射,必要时酌情隔天或每周1次。③应用妥拉苏林、类酸、山莨菪碱及丹参等血管扩张药,除全身性应用外,也可予妥拉苏林25 mg球后注射。

3.前房积血

外伤或血液性疾病及血管病变引起虹膜、睫状体血管破裂,血液流入房水中而形成浑浊,房水弥漫性变红或出现血液平面,即称为前房积血。

(1)病情观察与判断:①有眼外伤史,尤其眼球挫伤或眼部手术史。②眼球刺痛,视力下降。③前房内出现积血液平面。出血量与受挫伤的程度有关,常分为三级:一级前房积血,积血液平面低于前房的1/3;二级前房积血,积血液平面占前房的1/3~1/2;三级前房积血,积血液平面超过前房1/2。④部分患者可伴随眼压升高。

(2)治疗原则:①双眼包扎,取半卧位休息,其目的是防止眼球运动,降低眶内静脉压,以促进血液吸收,防止再出血。②止血。常用酚磺乙胺500 mg肌内注射,每天1次,也可口服云南白药0.5 g,每天2次。③50%葡萄糖溶液40 mL与维生素C 500 mg静脉注射,每天1次,对促进前房积血的吸收有较好的效果。④前房积血持续3~5天无吸收好转者或前房积血量超过前房的1/2者,可行手术治疗,迅速排出前房积血,减少并发症的发生。

4.视网膜脱离

视网膜神经上皮层与色素上皮层之间存在一个由胚胎发育而来的潜在性间隙,视网膜脱离是指视网膜内外两层由于种种原因发生分离,多见于高度近视。

(1)病情观察与判断:①眼前突然有漂浮物或黑点、火花与闪光等感觉,这与玻璃体浑浊及视细胞受机械性刺激有关。视物变形或有水波样幻觉。与视网膜脱离部分相应的视野发生缺损,自觉黑幕遮挡一方视野,且逐渐加重。脱离累及黄斑区时视功能严重丧失。②查眼底可见玻璃体浑浊,脱离的视网膜呈灰色隆起,其上血管变暗且随着视网膜的起伏呈波纹状弯曲,在视网膜周边部常可发现视网膜裂孔。

(2)治疗原则:①卧床安静休息,限制剧烈活动及大声谈笑。②患眼滴散瞳剂,如5%新福林眼液每天1次,1%阿托品眼液每天3次。③手术治疗。

5.急性球后视神经炎

炎症开始于球后视神经段,眼底看不到明显变化的为球后视神经炎。若及时治疗,多可恢复一定视力,甚至视力完全恢复正常。否则,常导致视神经萎缩。

(1)病情观察与判断:①视力急剧下降,可在数小时或数天内成为全盲。②眼球转动和受压时有牵引性疼痛,急性期眼底大致正常。③视野检查出现中心暗点、环中心暗点或哑铃状暗点。严重者中央视野可完全丧失。④视力完全丧失,瞳孔直接对光反射减弱。

(2)治疗原则:①对可疑病灶及其病因进行相应治疗。②应用大量皮质激素类药物,如地塞米松5~15 mg溶于5%葡萄糖溶液500~1 000 mL中静脉滴注。地塞米松5 mg球后注射。

③应用妥拉苏林、烟酸、山莨菪碱及丹参等血管扩张药,除全身性应用外,也可予妥拉苏林 25 mg 球后注射。④应用足量的维生素,补充大量的维生素 B。

6.视网膜中央静脉阻塞

视网膜中央静脉阻塞为一种急性血液回流受阻性病变,多由视网膜中央静脉的主干或分支的血栓引起。其临床特征为视网膜血流淤滞,导致出血、渗出与水肿,出现急性视力下降。

(1)病情观察与判断:①急性视力下降,大多数患者为较严重的视力下降。②有全身性血管病变如高血压、动脉硬化、糖尿病及眼部外伤等。③眼底检查存在视神经盘淤血、水肿,视网膜静脉迂曲扩张,广泛性视网膜出血及水肿。

(2)治疗原则:①应用抗凝剂,以消除静脉内血栓梗阻。常用肝素 1 万 U 深部肌内注射,每 8~12 小时 1 次球结膜下注射,375 U/mL,每天 1 次,每次 0.5 mL。用药期间,每天复查凝血时间,以免引起颅内及肠道内出血。②口服维生素 C 0.2~0.5 g,路丁 40 mg。妥拉苏林 25 mg 患眼球后注射,每天或隔天 1 次。丹参或丹川碘注射液 2 mL 肌内注射,每天 1~2 次,10 天为 1 个疗程。③激光治疗,用激光治疗视网膜静脉分支阻塞,以减少视网膜出血及促进水肿吸收。

7.视网膜中央动脉阻塞

视网膜中央动脉阻塞为一种严重的急性视网膜缺血性病变。由于动脉痉挛,血栓形成或脂肪栓子、细菌栓子、空气栓子、肿瘤栓子、心瓣膜上赘生物脱落或其他原因,视网膜中央动脉发生阻塞。视网膜中央动脉一旦阻塞,视网膜立即缺氧、变性、甚至坏死,可导致视功能严重损害。

(1)病情观察与判断本病发病急,多见于单眼,偶可见于双眼,其特点如下:①视力突然下降,甚至无光感。若有视网膜睫状动脉者,可保持部分视力。②患眼瞳孔散大,直接对光反射消失。③视盘色泽苍白。④若是视网膜中央动脉分支阻塞,可有相应的视野缺损。⑤视盘色调变淡,视网膜呈广泛性白色水肿,有棉絮状渗出斑,动脉、静脉均变细。黄斑部出现特性的樱桃红区,或出现舌状红色区域。

(2)治疗原则:①立即吸入亚硝酸异戊酯 0.2 mL,舌下含化三硝酸甘油酯 0.3~0.6 mg。②盐酸妥拉苏林 12.5~25 mg 患眼球后注射。③盐酸罂粟碱 30~120 mg 静脉缓慢推注或肌内注射、静脉滴注。④反复间歇按摩患眼,以使视网膜动脉扩张,利于栓子向前移行。⑤95% O_2 与 5% CO_2 混合后吸入,每次 10 分钟,每 4 小时 1 次,48 小时后停止吸入。⑥10%低分子右旋糖酐溶液 500 mL,加入丹参注射液 30~40 mL 或 10%川芎注射液 30~40 mL 静脉滴注,每天 1 次,10 次为 1 个疗程。⑦高压氧治疗,每天 1 次,10 次为 1 个疗程。⑧烟酸 100 mg、维生素 C 500 mg、维生素 B 20 mg 及维生素 E 100 mg,各每天 3 次。

8.急性虹膜睫状体炎

急性虹膜睫状体炎是因免疫反应、微生物感染或外伤所致,也称为前葡萄膜炎。

(1)病情观察与判断:①发病急。眼痛、睫状部压痛及反射性畏光,严重者伴同侧头痛。视力减退。②睫状充血或混合充血,色调暗红。睫状体表面明显压痛,患者往往拒绝按压眼球。③角膜后沉着物为灰白色小点或呈白色羊脂状,呈尖向上、底向下的三角形排列。有时前房可见絮状渗出物。④虹膜纹理不清,光泽消失。瞳孔缩小,对光反射迟钝或消失,虹膜粘连。

(2)治疗原则:①立即用 1%阿托品液滴患眼,每天 2~3 次;或用阿托品眼膏涂眼,每天 2 次。若对阿托品过敏可改用 0.5%东莨菪碱液滴眼,每天 3 次。如果上述药无效,可用散瞳合剂 0.2~0.3 mL 做球结膜下注射,凡有严重心血管疾病者忌用。②0.5%可的松或氯地眼液滴眼,每天 4~6 次;临睡前涂四环素可的松眼膏。地塞米松 2.5 mg 球结膜下注射,隔天 1 次。③患眼可行湿热敷,每次 30 分钟,每天 2～4 次。

9.急性闭角青光眼

虹膜周边部堵塞前房角,房水的外流途径被阻断,导致眼压急骤升高及相应的临床征象,称为急性闭角青光眼。

(1)病情观察及判断:①本病多见于情绪易波动的中年及老年人,女性多于男性。常有家族史。多为双侧性,可先后发病。②急性发作前常感头及眶周胀痛,恶心、呕吐,虹视、雾视及视力急剧下降,严重者视力降至眼前指数或仅存光感。③眼压骤然升高,常在 6.7 kPa(50 mmHg)以上,个别患者可超过10.7 kPa(80 mmHg)。眼球坚硬如石。④角膜水肿,呈雾状浑浊。眼睑及球结膜水肿,睫状充血,巩膜表面血管曲张。⑤前房浅,前房角闭锁。虹膜充血、水肿。房水浑浊,严重者前房可有积血。瞳孔散大,对光反射消失。⑥可见视盘充血及边界模糊,视网膜中央动脉搏动及中央静脉曲张。

(2)治疗原则:本病属危急症。应立即缩小瞳孔,使前房角开放,降低眼压,解除症状,以保护视功能。待眼压降至正常及症状缓解后择期手术。①缩瞳。立即用 1％～2％毛果芸香碱眼液,每 5～10 分钟 1 次,连续 1～3 小时,并用 0.5％噻吗洛尔眼液,每天 2 次。待瞳孔缩小或眼压恢复正常后,1％～2％毛果芸香碱眼液改为每 1～2 小时滴眼 1 次。②抑制房水产生,使房水量减少从而降低眼压力,口服醋氮肥酰胺250 mg或双氯非那胺 50 mg,首次加倍,6 小时 1 次,同时口服氯化钾 250 mg,6 小时 1 次。快速静脉滴注 20％甘露醇溶液 2～4 g/kg,1 次输入 500 mL,30～45 分钟滴完。经上述治疗后眼压仍高,可口服 50％甘油生理盐水 23 mL/kg,每天 2 次。

(3)护理重点:①安慰患者,讲明疾病与情绪的关系,生活上关心照顾,设法解除患者的忧虑、恐惧和担忧。②密切观察眼压的变化,发现异常及时报告医师。③在用药过程中应密切注意不同药物反应。严禁缩瞳药与阿托品混放,切不可用错要按时点药,确保抢救及时。

(五)眼外伤

眼外伤可分为机械性和非机械性两大类。机械性眼外伤是指固体物刺入眼部组织或高压液体或气流造成的眼外伤。由于损伤情况不同,机械性眼外伤又分为挫伤或穿通伤。非机械性眼外伤是指眼化学伤、烫伤、热灼伤和辐射伤,多由职业原因所引起,故又称职业性眼病。

1.角膜异物

细小碎屑刺入并存留于角膜称为角膜异物。角膜受伤后大多有明显的痛苦,且会使角膜透明度减低、弯曲度失常或感染,故应及时治疗。

(1)病情观察与判断大多数异物存留在角膜浅层,也可刺入角膜深层。异物可为一个、数个或众多。其症状为眼异物感、刺痛、眼睑疼挛、畏光及流泪。异物遮挡瞳孔可引起视力障碍。含铁异物常引起角膜浸润及其周围锈环。烧灼碎屑常使角膜异物的周围烧伤和形成炭环。角膜异物可引起感染,致角膜溃疡。

(2)治疗原则:①患眼滴 1％丁卡因(或 4％可卡因)液 2～3 次后,用异物剔除针(也可用消毒注射针头)将角膜异物剔除;若角膜异物细小,可借助放大镜或裂隙灯显微镜将其剔出;若为角膜深层异物,可借助电磁铁将其取出。剔除异物后涂 0.5％红霉素眼膏(或 0.5％金霉素眼膏)外敷纱布包扎。②必要时可在球结膜下注射庆大霉素 2 万 U。角膜异物剔除术后,用 0.5％庆大霉素(或其他抗生素)滴眼液滴眼,每 1～2 小时 1 次,并于翌日复诊。由异物或其他原因导致的角膜擦伤,治疗方法同异物剔除术。

2.眼球穿孔

眼球穿孔是由锐利的或高速飞溅的物体穿破眼球壁所致,可因眼内容物脱出、感染,眼内异物及愈合过程中瘢痕收缩而致失明。

(1)病情观察与判断:①有锐利器伤史。②视力突然减退,并有疼痛及刺激症状。③眼压低。④角膜或角膜缘处穿破者,该处有伤痕。前房可变浅或消失,裂口处可见眼内组织脱出,瞳孔变形或移位。巩膜创口小者体征不明显,较大者常伴有眼内出血,眼内容物脱出,球结膜出血或在球结膜下可见呈暗紫色的葡萄膜组织。⑤若伤及晶状体,可引起外伤性白内障,甚至晶状体囊膜破裂、皮质脱出。⑥X线摄片或B超检查,必要时CT检查,以明确眼内有无异物存留。

(2)治疗原则:①止血、止痛,封闭伤口及预防感染。尽量减少不必要的局部检查和治疗操作。当检查与治疗时,先让伤者自行睁眼,不能睁开时应小心轻轻地拉开眼睑。初步了解受伤部位及伤口情况之后,先以生理盐水棉球清洁眼睑及周围皮肤,不宜冲洗和涂眼膏,可滴抗生素眼药水或结膜下注射庆大霉素2万~4万U,每天或隔天1次。为预防眼内或伤口的感染,选用抗生素肌内或静脉注射,肌内注射破伤风抗毒素,以消毒纱布覆盖伤眼、包扎双眼。静卧,转送时避免头部震动,必要时两侧放沙袋固定头部。②伤口处理。伤口较小(一般不超过3 mm),如无眼内组织嵌顿,则不必缝合。角膜和巩膜的伤口较大者,应尽早缝合。③眼内异物的处理。确定眼内异物存留者,应做好眼内异物定位,尽早取出异物。④预防并发症。给予止血剂,以防出血。局部用1%阿托品眼液或眼膏扩瞳,防止虹膜睫状体炎,防止角膜边缘穿孔。应谨慎用扩瞳药物。密切观察以防交感性眼炎的发生。

3.眼酸碱性化学伤

眼酸碱性化学伤是指因酸性或碱性化学物质与眼接触所造成的组织损伤。其对眼部损害的程度,取决于化学物的毒性、浓度和量,以及与组织接触时间的长短、接触面积的大小等。酸性化学伤中,常见为无机酸损伤,如硫酸、盐酸、硝酸及冰醋酸等损伤。碱性化学伤中,常见为氢氧化钾、氢氧化钠、石灰和氨水等损伤。这些物质可为固体、液体和气体。酸性烧伤立即引起组织蛋白凝固坏死而形成膜状物。因此,有阻止酸性物质向深部组织渗透的作用。碱性物质对组织中的类脂质起溶解作用并继续向深部渗透和扩散,其破坏性强而持久。

(1)病情观察与判断:酸、碱性烧伤均可有眼部刺激症状和视力的损害,如畏光、流泪、疼痛、眼睑痉挛及视力减退等。①轻型。眼睑皮肤潮红,结膜充血及轻度水肿,角膜上皮脱落、轻度浑浊。②重型。眼睑高度肿胀,甚至糜烂坏死;结膜苍白凝结,有如煮熟的蛋白,或呈棕褐色坏死、结痂、脱落,血管消失;角膜白色浑浊,看不见瞳孔及虹膜,视力显著下降,甚至仅存光感。严重的碱性伤可引起角膜组织逐渐坏死甚至穿孔。

(2)治疗原则:①一旦发生眼化学烧伤,应争分夺秒抢救。立即充分冲洗,可用自来水、井水、清洁河水、凉开水等充分冲洗患眼约15分钟,检查上下穹隆部结膜有无存留的固体化学物质,如有应立即取出,彻底清除后涂抗生素眼膏。②中和冲洗。酸性化学伤,用2%~3%碳酸氢钠液冲洗。碱性化学伤,用2%~3%硼酸液或1%醋酸液冲洗;其中石灰烧伤,用0.37%依他酸二钠液冲洗。③中和剂注射。酸性化学伤可用20%磺胺嘧啶钠液1 mL做结膜下注射。碱性化学伤用维生素C 1 mL做结膜下注射,并应用10%维生素C液滴眼,每小时1次;对伤情严重者,将维生素C 2~4 g加到5%葡萄糖溶液500 mL中静脉注射,每天1次。④自血疗法。从患者自身静脉抽1.5 mL血液,立即注入患眼球结膜下0.5~1 mL,隔天1次。为防止虹膜后粘连,用0.5%~1%阿托品液或眼膏扩瞳。⑤预防感染和睑球粘连。局部用大量抗生素眼膏并全身性应用抗生素。凡化学伤有结膜坏死者,应用玻璃棒加抗生素眼膏机械分离睑球粘连处,每天 1～2 次,并嘱患者经常转动眼球。

4.光照性眼炎

光照性眼炎又称紫外线性眼炎,是由短波紫外线(波长 295～360 nm)照射引起的眼球表面组织反应。多发生于电焊工未戴防护面罩或由注视紫外线灭菌灯而引起。太阳灯照射或高原、雪地、沙漠行军及海洋工作者被反射也可发生。大量的紫外线被角膜吸收后产生光电性反应,抑制上皮细胞生长,并使上皮细胞坏死、脱落,一般不留永久性损伤。

(1)病情观察与判断:紫外线照射后一般潜伏期为 6～8 小时,最短为 1 小时内即可发病。①双眼突然发生烧灼感和剧痛,伴畏光、流泪、异物感,眼睑痉挛。②检查可见睑裂部位结膜充血、水肿,睑裂部角膜上皮层微细点状剥脱,荧光素染色阳性。有时眼睑及面部皮肤潮红有灼痛感。症状通常 1～2 天消失。③多次重复照射或照射时间较久,可引起慢性睑缘炎和结膜炎,甚至角膜变性,影响视力。暴露于雪地较久,可发生弱视及中心暗点。

(2)治疗原则:①电光灵(是由丁卡因加抗生素调配而成)眼液滴眼,每天 2～4 小时 1 次,8 小时后停用。此药可解除疼痛和眼睑痉挛。②0.5%庆大霉素眼液(或 0.25%氯霉素眼液)10 mL内加 3～4 滴0.1%肾上腺素滴眼,同时涂 0.5%红霉素或其他抗生素眼膏,每天 3 次。③为避免光线刺激,应戴墨镜或变色镜。

(吕洪清)

第三节　心理门诊的护理

一、情感性精神障碍

(一)疾病概述

情感性精神障碍又称心境障碍,既往称为情感性精神疾病,是以情感或心境异常改变为主要临床特征的一组精神障碍,伴有与异常心境相应的认知、行为、心理生理学及人际关系方面的改变或紊乱。过去称为情感障碍,现在更倾向于心境障碍,指的是一种持久的内在的情绪状态,而不仅仅是当前情绪状态的外在(情感)表现。心境障碍常表现为一组症状和体征、持续几周或几个月,导致患者生活和社会功能改变,容易呈周期性或循环性方式复发,因此目前倾向于将心境障碍看作是一种综合征(而非独立疾病)。心境异常在此仅指躁狂或抑郁的心境,典型表现为心境高涨、思维奔逸、行为增多的“三高”症状,或表现为心境低落、思维迟缓、行为减少的“三低”症状。在有心境异常表现的同时,躯体生理异常的症状也很常见,甚至可掩盖心境症状。情感障碍的表现具有很大程度上的变异,轻者可以是对某些负性事件的异常情绪反应,社会功能损害轻,重者则可以成为一种严重的复发性甚至慢性功能致残性的精神障碍。

1.概述

心境障碍是以显著而持久的情感或心境改变为主要特征的一组精神障碍,临床上主要表现为情感高涨或低落,伴有相应的认知和行为改变,可有精神疾病性症状,如幻觉、妄想。大部分患者有反复发作的倾向,间歇期完全缓解,部分可有残留症状或转为慢性。

近来由于调查方法和调查工具的不同,报道的患病率相差很大。据 1982 年在国内 12 个地区开展的精神疾病的流行病学调查,情感障碍终身患病率为 0.76‰(29/38 136),时点患病率为 0.37‰(14/38 136)。1992 年对上述的部分地区(7 地区)进行复查,发现情感障碍的终身患病率为 0.83‰(16/19 223),时点患病率为 0.52‰(10/19 223),较十年前有所增长。2004 年 Alonso 等使用 DSM-IV 中重型抑郁的诊断标准进行调查,结果显示重型抑郁的年发病率为 2%～5%,平均起病年龄约为 27 岁;不同文化背景下,女性发病率约为男性的 2 倍,低社会阶层比高社会阶层患重症抑郁的危险高2倍;在失业和离异人群中患病率较高。也有学者发现经历可能危及生命的生活事件后 6 个月内,抑郁症发病危险系数增加 6 倍,认为生活事件在抑郁症发病中起"扳机作用",其中丧偶是与抑郁症关系最密切的应激源。重性抑郁与其他障碍的共病率很高,尤其是与焦虑障碍和物质滥用的共病。双相障碍在欧美 20 世纪 70～80 年代的流行病学调查显示,终身患病率为 3.0%～3.4%,20 世纪 90 年代上升到5.5%～7.8%(Angst),且有慢性化的特点;男性和女性的患病率相同;平均起病年龄为 21 岁;双相障碍与其他障碍也有很高的共病率,特别是与焦虑障碍和物质滥用。恶劣心境的终身患病风险约在 4%(Alonso 等);恶劣心境的患病率在女性和离异者中较高。

此类疾病往往被患者及家人所忽视,从而未能及时就医,采取措施进行干预或治疗,因而往往产生比较严重的后果。

2.临床常见类型

根据《中国精神疾病分类及诊断标准》(CCMD-3),情感性精神障碍包括躁狂发作、抑郁发作、双相情感障碍和持续性心境障碍等几种类型,持续性心境障碍包括环性心境和恶劣心境。双相情感障碍具有躁狂和抑郁交替发作的临床特征,既往称躁狂抑郁性精神疾病。临床上单相躁狂较少见,现已不再使用单相躁狂这个名词,而是将所有躁狂患者归入双相障碍中,因为几乎所有有过躁狂发作的患者最终都会经历抑郁发作。美国精神障碍诊断与统计手册 DSM-IV 规定,只要有躁狂或轻躁狂发作就是双相障碍,根据是躁狂发作还是轻躁狂发作将双相障碍分为双相Ⅰ型和双相Ⅱ型。单相与双相抑郁时,症状表现几乎并无差异,被归入单相抑郁的患者以后可能会出现躁狂发作。换言之,单相患者中不可避免地包括一些尚未被发现的双相障碍患者。

3.临床表现

情感障碍的基本表现为抑郁发作和躁狂发作两种完全相反的临床状态。而抑郁发作和躁狂发作的症状学诊断也就构成了作出情感障碍疾病分类学诊断的主要依据。

(1)躁狂发作:躁狂发作是以出现心境显著而持久的高涨为基本临床表现,伴有相应的思维和行为改变,有反复发作的倾向,间歇期完全缓解。患者心境高涨,与所处的境遇不相称。严重者可出现与心境协调的妄想、幻觉等精神疾病性症状。躁狂发作的典型临床症状是情感高涨、思维奔逸和活动增多,即所谓"三高"症状。

1)情感高涨且易激惹:情感高涨且易激惹常表现轻松、乐观、洋洋自得、兴高采烈。情感反应生动鲜明,与内心体验和周围环境协调一致,具有一定的感染力。有的患者可以以易激惹情绪为主,尤其在有人指责他的狂妄自大或不切实际的想法时。表现为听不得一点反对意见,因些许小事而大怒,严重者甚至出现破坏或攻击行为,但常常很快转怒为喜或赔礼道歉。

2)思维奔逸:思维奔逸指思维联想速度的加快。患者感到自己的说话跟不上思维速度,口若悬河、高谈阔论,可出现音联或意联,如"敲木鱼、哚、哚、哚、多发财、财气冲天、才华出众"。注意力不集中,常随境转移。表现自负,言谈多是对自己评价过高,感到自己聪明异常、能力无比、自我感觉良好。可有夸大、关系或被害观念,甚至妄想。

3)活动增多:意志行为增强,即协调性精神运动性兴奋。忙碌不停,爱管闲事,好打抱不平,爱热闹,兴趣广泛但无定性。喜逗乐,主动与人交往,乐于助人但往往有始无终。行为轻率不顾后果,如有时狂购乱买,处事欠深思熟虑,行为具有冒险性。

4)伴随症状。①由于活动增多,可明显影响睡眠。睡眠需要量减少,睡眠减少但精力充沛。②食欲改变:体力消耗过多,饮食可明显增加,有的患者饮食无节,暴食或贪食,一般没有明显的体重增加。有时因活动过度,无法正常饮水、进食和睡眠而消瘦明显,甚至导致虚脱、衰竭。③性欲增强:因患者性行为的兴趣和需求增加,导致性行为轻浮,有时则可在不适当的场合与人过分亲热、拥抱、接吻且不顾他人的感受。④装饰过度:患者仪表常浓妆艳抹,尤喜色彩鲜明的服饰,打扮妖艳,招引周围人的注意。重症者却不整洁,不注意打扮。⑤精神疾病性症状:有的患者会出现精神疾病性症状,如夸大妄想、关系妄想、被害妄想、幻听等。妄想的内容与情绪状态一致,患者往往自我评价过高,一般为夸大妄想和关系妄想,有时可在夸大基础上产生被害体验或妄想,但其内容一般并不荒谬,持续时间也较短暂。听幻觉的内容常为对患者的肯定或让患者感到兴奋。

5)自知力:多数患者在疾病的早期即丧失了自知力。

6)其他症状:有的患者会出现自主神经功能紊乱的各种表现,个别患者也可出现短暂的情感抑郁或焦虑。在发作极为严重的患者,除精神运动性兴奋外,还可出现意识不清、定向障碍,同时有错觉、幻觉及思维不连贯,情绪紧张害怕,大汗淋漓,脉速,瞳孔散大,体温升高等症状,此时称为谵妄性躁狂,如不及时治疗可因衰竭而致命。

临床表现较轻者称为轻躁狂。患者可存在持续至少数天的情感高涨、精力充沛、活动增多,显著的自我感觉良好,注意力不集中,轻度挥霍,社交活动增多,性欲增强,睡眠需要减少,社会功能轻度受损。部分患者的病情有时达不到影响社会功能的程度,故一般常不易被觉察。但常自负、自傲,自我评价过高,指手画脚,行为鲁莽,易激惹。

老年躁狂的患者表现为典型的心境高涨的较少,主要表现为易激惹,狂妄自大,有夸大观念及妄想,言语增多,可有攻击行为,但意念飘忽和性欲亢进等症状较为少见,病程较为迁延。

(2)抑郁发作:抑郁发作是以情感低落、思维迟缓、意志活动减退和躯体症状为主要表现。起病缓慢,往往先有失眠、乏力、食欲缺乏、工作效率低和内感性不适。

1)情绪低落、兴趣缺乏及乐趣丧失:抑郁情绪是核心症状。一般将抑郁情绪定义为悲伤、痛苦或沮丧。这种情绪非常痛苦和压抑,无明显原因所致。情绪的基调是低沉、灰暗的。常表现愁眉不展、忧心忡忡。对前途悲观失望,生活索然无味,甚至有强烈的自杀欲望。患者有时可表现心烦意乱、焦虑不安,惶惶不可终日,或紧张激越。患者缺乏兴趣和快感,失去享受快乐的能力。快感丧失的人即使是在有高兴的事情发生时仍然不能体验到快乐,他们不会为好天气、受到表扬、游戏获胜或意外的横财而高兴,也享受不到与朋友在一起和从事自己所爱好活动时的快乐。患者对平日喜爱的活动不再有兴趣,如体育、文娱活动,业余爱好等。典型患者对任何事物无论好坏都缺乏兴趣,对生活没有热情,无法从生活中体验到乐趣,会经常回避社交活动,离群索居,不愿见人。

患者情绪的波动很常见。50%患者的情绪变化有节律性,其中大多数患者上午情绪最差,但也有的患者在下午三四点钟或晚上情绪最为低落,这种情绪的节律变化是抑郁发作的典型特征。女患者的情绪变化通常也与月经周期有关。

2)思维障碍:思维明显缓慢,对问话反应迟钝,注意力集中困难,记忆力减退,自感脑子迟钝,联想困难。语言少、声音低。患者常在悲观失望的基础上产生孤立无援的感觉,伴有自责自罪,严重时可出现无价值妄想、罪恶妄想。也可在躯体不适的基础上产生疑病妄想,怀疑自己身患绝症。还可能出现被害、关系妄想等。部分患者也可出现幻觉,以幻听较常见,如嘲弄性、谴责性的幻听或没有情感色彩的幻听。但这些妄想、幻觉一般不具有精神分裂症的特征,如原发性、荒谬性等。

3)精神运动性迟滞或激越:精神运动性迟滞在抑郁发作者中很常见,患者活动减少,终日独坐一处不与他人交往,语言缓慢、犹豫,显得有气无力,回答问题之前有很长时间的延迟,每句话都很简短,谈话中的停顿可能长得让人难以忍受。在严重的患者中,患者走路做事都会很慢,往往疏于操持家务,连吃、喝、个人卫生都不顾,甚至不语、不食、不动,对周围环境没有任何反应,成为抑郁性木僵。也有患者表现为激越。患者感觉到不能放松,脑中反复思考一些没有目的的事情,大脑持续处于紧张状态。患者感到焦虑、烦躁不安,自述不能安静下来,但又不知道自己因何烦躁。他们可能不停地咬手指,或慌乱地找一件物品,或不断地变换位置,严重时完全不能坐下来,不停地踱步,或不断地扯自己的衣服。

4)躯体症状群:抑郁发作患者躯体症状很常见,主要有睡眠障碍、食欲减退、体重下降、性功能减退、便秘、乏力、非特异性躯体症状(如身体任何部位的疼痛、周身不适、自主神经功能紊乱等)。①睡眠障碍:80%的抑郁障碍患者有不同形式的睡眠障碍,其中以早段失眠最为多见,而以末段失眠(早醒)最具有特征性。有时可出现睡眠时间增长(睡眠增多)或睡眠节律紊乱,即白天睡眠多。有些患者的主诉与观察到的睡眠障碍不一致,提示患者病情较重、过分夸大,或具有疑病、虚无等思维内容障碍。②食欲改变:患者一般都对饮食缺乏兴趣,偶尔出现食欲增强或发作性的饥饿感和暴食。食欲可以很快的变化,食欲下降的程度也各有差异,轻者不想进食,严重者完全拒绝进食。③体重改变:体重下降最常见的原因是食欲减退,而非节食或躯体疾病所致。确定体重下降的标准是1个月内体重下降大于5%。典型抑郁症的体重下降特点是在急剧下降之后保持稳定不变。约10%的抑郁发作出现明显的体重增加,同时伴有睡眠增多的症状。④性功能障碍:抑郁症患者的性欲下降主要表现为性交频率的减少、男性阳痿、女性性乐缺乏等,严重抑郁症可并发闭经。也有极少数患者性欲增强。睡眠障碍、食欲改变、体重改变、性欲改变和抑郁情绪的昼重夜轻被称为抑郁障碍的生物学指标。⑤便秘:也是常见主诉,可能因肠道运动功能减退、进食减少或抗抑郁剂的不良反应所致,也可能是患者歪曲的疑病性认知的表现。⑥精力丧失:表现为无精打采,疲乏无力,懒惰,不愿见人。有时与精神运动性迟滞相伴。⑦非特异性躯体症状:患者有时以此类症状为主诉。患者经常诉说这类症状,希望得到相应的治疗,但并未因此而产生牢固的疑病联想。这类非特异性症状包括头痛或全身疼痛,口干、恶心、呕吐、消化不良、胃肠功能紊乱,心悸、胸闷、憋气乃至胸前区痛,出汗,尿频等,可涉及各个脏器,常在综合医院被诊断为各种自主神经功能紊乱。

5)自知力:大部分这类患者自知力完整,但存在明显自杀倾向的患者自知力可能有所扭曲,甚至缺乏对自己当前状态的清醒认识。伴有精神疾病性症状者自知力不完整甚至完全丧失的比例较高。

6)其他症状:抑郁发作时也可出现人格解体、现实解体及强迫症状。人格解体虽然不是抑郁发作的常见症状,但一旦出现则往往较为严重。患者感到自己不真实,觉得自己在演戏或是一个机器人。现实解体是另外一种较少见但具有明显特征的症状。轻度的现实解体症状为患者感到周围环境缺乏色彩,感到周围的人和生物好像都在故意隐瞒他们的感情。较严重的现实解体症状表现为患者感到周围的任何事物均是人造的和不真实的,像演员的舞台布景一样。强迫症状通常是抑郁发作前的前驱症状,有的患者在抑郁发作过程中出现强迫症状,抑郁症状恢复后强迫症状仍不能缓解。

幻觉在抑郁发作患者中较为少见,一旦出现,则多为听幻觉,多是第二人称性的,通常是与抑郁情绪相关的诸如犯罪、死亡、个人缺陷、疾病、被否定或受惩罚等内容的幻觉。患者也可有视觉歪曲症状,所产生的视幻觉内容多与自杀有关。当患者看到一个清晰的套索影像,会认为这是暗示自己应该上吊自杀。嗅幻觉偶有出现,如闻到房中或自己的身体发出腐烂物质的恶臭。

老年抑郁患者除有抑郁心境外,多数患者有严重的焦虑烦躁情绪,有时也可表现为易激惹和敌意。精神运动性迟缓和躯体不适主诉较年轻患者更为明显。因思维联想明显迟缓及记忆力减退,可出现较明显的类似痴呆(抑郁性假性痴呆)表现的认知功能损害症状,如计算力、记忆力、理解和判断能力下降。躯体不适主诉以消化道症状较为常见,如食欲减退、腹胀、便秘等。常常纠缠于某一躯体主诉,易使患者产生疑病观念,进而发展为疑病、虚无和罪恶妄想。老年抑郁患者的病程较冗长,易发展成为慢性。

(3)双相情感障碍:双相情感障碍又称双相障碍,其临床特点是反复(至少两次)出现心境和活动水平明显紊乱的发作,有时表现为心境高涨、精力充沛和活动增加(躁狂或轻躁狂),有时表现为心境低落、精力减退和活动减少(抑郁)。发作间期通常以完全缓解为特征。与其他心境障碍相比,本病在男女性中的发病率较为接近。

有些双相情感障碍有规律地间隔数周或数月发作1次。现在通常将频繁发生情绪障碍的双相障碍患者称为快速循环型障碍者。这反复发作可能是抑郁、躁狂或它们的混合状态。其主要特征是在过去一年内,至少有4次明显的发作,每两次发作之间有缓解期,或是一相转向另一相的发作,不管发作形式如何,但符合轻躁狂或躁狂发作、抑郁发作或混合性发作标准。快速循环型常见于女性,伴发甲状腺功能低下的现象很常见,可由抗抑郁药物治疗所诱发,相对而言锂盐治疗效果差。

混合性发作是双相障碍的亚型,指躁狂症状和抑郁症状在一次发作中同时出现,临床上较为少见。通常是在躁狂与抑郁快速转相时发生,如一个躁狂发作的患者突然转为抑郁,几小时后又再复躁狂,使人得到"混合"的印象。患者既有躁狂,又有抑郁的表现,如一个活动明显增多,讲话滔滔不绝的患者,同时有严重的消极想法;又如有抑郁心境的患者可有言语和动作的增多。但这种混合状态一般持续时间较短,多数较快转入躁狂相或抑郁相。混合发作时临床上躁狂症状和抑郁症状均不典型,容易误诊为分裂情感障碍或精神分裂症。

某些患者反复在每年的同一时期出现抑郁发作,通常为秋季或冬季。季节性情感障碍被认为可能与季节的变化有关,如日照时间的长短。尽管季节性情感障碍的主要特点在于其发生的时间,但也发现它的某些症状比其他情感障碍更为多见,包括多睡、食欲增加和喜食碳水化合物。季节性情感障碍最常见的形式是起病于秋季或冬季,在春季或夏季缓解,故被称为"冬季抑郁"。有些患者在夏季有轻躁狂或躁狂的表现,提示他们患有季节性双相障碍。日照的缩短对冬季抑郁的病理生理学起着重要的作用,治疗方法包括在日照较少时让患者暴露于人工光照下数小时。

(4)持续性心境障碍。

1)恶劣心境障碍:恶劣心境障碍指一种以持久的心境低落状态为主的轻度抑郁,从不出现躁狂。常伴有焦虑、躯体不适感和睡眠障碍,患者有治疗要求,但无明显的精神运动性抑制或精神疾病性症状,生活不受严重影响。在世界卫生组织精神与行为障碍分类 ICD-10 和中国精神障碍分类与诊断标准 DSM-IV 中,称为 dysthymia,在中国精神障碍分类与诊断标准 CCMD-3 中,恶劣心境障碍已列为心境障碍的一个亚型。

患者在大多数时间里,感到心情沉重、沮丧,看事物犹如戴了一副墨镜,周围一片暗淡;对工作无兴趣,无热情,缺乏信心,对未来悲观失望,常感到精神不振、疲乏、能力降低等。抑郁程度加重时也会有轻生念头。但患者的工作、学习和社会功能无明显受损,常有自知力,自己知道心情不好,主动要求治疗。患者抑郁常持续 2 年以上,期间无长时间的完全缓解,如有缓解,一般不超过 2 个月。此类抑郁发作与生活事件和性格都有较大关系,也有人称为"神经症性抑郁"。焦虑情绪是常伴随的症状,也可有强迫症状出现。

躯体主诉也较常见。睡眠障碍以入睡困难、噩梦、睡眠较浅为特点,常伴有头痛、背痛、四肢痛等慢性疼痛症状,有自主神经功能失调症状,如胃部不适、腹泻或便秘等。但无明显早醒、昼夜节律改变及体重减轻等生物学方面改变的症状。

恶劣心境多在青春期或成年早期起病,并导致患者出现明显的痛苦和功能损害,且常有其他类型的抑郁障碍的家族聚集性,女性发病率高于男性,离异者的发病率也较高。

2)环性心境障碍:指情感高涨与低落反复交替出现,但程度较轻,且均不符合躁狂或抑郁发作时的诊断标准。轻度躁狂发作时表现为十分愉悦、活跃和积极,且在社会生活中会做出一些承诺;但转变为抑郁时,不再乐观自信,而成为痛苦的"失败者"。随后,可能回到情绪相对正常的时期,或者又转变为轻度的情绪高涨。一般心境相对正常的间歇期可长达数月,其主要特征是持续性心境不稳定。这种心境的波动与生活应激无明显关系,与患者的人格特征有密切关系,过去曾被称为"环性人格"。

环性心境发病年龄较早,慢性病程,无性别差异,常有单相和双相障碍的家族聚集性,有的可能发展为双相障碍。患者还常伴有精神活性物质滥用。

4.实验室及其他检查

该类疾病的诊断主要依靠精神检查,运用心理学方法,通过观察和晤谈来发现精神状态的变化,尚不能通过理化等辅助检查方法来测定,故实验室检查及躯体和神经系统检查一般无阳性发现。脑影像学、脑电生理检查和神经生化检查结果可供参考。家族史调查可发现,家族中特别是一级亲属有较高的同类疾病的阳性家族史。

无论是精神科门诊或住院患者,一些常规的实验室检查都有必要进行,如血、尿、粪三大常规,血液生化指标(如肝功能、肾功能、电解质、血糖测定等),胸片、心电图和脑电图等功能检查也应列为常规检查,除此之外还应根据病史、查体情况给予针对性检查。这些检查有利于判断患者的一般躯体状况,为鉴别诊断提供依据,也为选择治疗方案、判断病情演变、排除药物不良反应等提供参考。

地塞米松抑制试验(DST)被认为有助于判断抑郁症的严重程度,有助于估计预后。正常人口服地塞米松可抑制可的松的分泌,而不少研究发现抑郁患者口服地塞米松后可的松的分泌未被抑制,即地塞米松抑制试验阳性。抑郁症患者中 DST 试验阳性率为40%~70%,症状好转而DST 试验持续阳性者复发风险较高。

各种心理测验和评定量表的使用为辅助诊断、评估治疗效果和科学研究等提供了较好的方法。应用较广泛的量表有 Hamilton 抑郁量表(HAMD)、Hamilton 焦虑量表(HAMA)、自评抑郁量表(SDS)、自评焦虑量表(SAS)、明尼苏达多相个性调查表(MMPI)的"D"(抑郁)和"Ma"

(躁狂症)分量表、贝克-拉范森躁狂量表(BRMS)。

5.诊断要点

情感障碍的诊断主要根据病史、临床症状、病程及体格检查和实验室检查,典型的患者一般诊断不困难。密切的临床观察,把握疾病横截面的主要症状及纵向病程的特点,进行科学分析是临床诊断的可靠基础。为了提高诊断的一致性,国内外都制定了诊断标准供参照,如世界卫生组织精神与行为障碍分类 ICD-10、中国精神障碍分类与诊断标准 CCMD-3、中国精神障碍分类与诊断标准 DSM-IV。

(1)躁狂发作。

1)临床特征:①躁狂发作时,在情感高涨的背景下,伴有思维奔逸及意志活动的增多。大多数患者的思维和行为异常与高涨的心境相协调。②可伴有躯体不适症状。躁狂发作时常伴有食欲增加、性欲亢进、睡眠需要减少。

2)病程特点:大多都具有发作性病程,且至少已持续 1 周,在发作间歇期精神状态可恢复病前水平。可存在某些分裂性症状,若同时符合分裂症的症状标准,在分裂症状缓解后,满足躁狂发作标准至少 1 周。既往有类似发作,或病程中出现躁狂与抑郁的交替发作,对诊断均有参考价值。

3)常规检查:家族中特别是一级亲属有较高的同类疾病的阳性家族史,躯体和神经系统检查及实验室检查一般无阳性发现,脑影像学、脑电生理检查和神经生化检查结果可供参考。

(2)抑郁发作。

1)临床特征:①抑郁症是以显著而持久的心境低落为主要表现。抑郁发作时,在情感低落的背景上,伴有思维迟缓和意志活动减少。大多数患者的思维和行为异常与低落的心境相协调。②可伴有躯体不适症状。抑郁发作时,躯体症状多见,若出现早醒、食欲减退、体重下降、性欲减退及抑郁心境表现为晨重暮轻的节律改变,有助于诊断。

2)病程特点:大多都具有发作性病程,且至少已持续 2 周,在发作间歇期精神状态可恢复病前水平。可存在某些分裂性症状,若同时符合分裂症的症状标准,在分裂症状缓解后,满足抑郁发作标准至少 2 周。既往有类似发作,或病程中出现躁狂与抑郁的交替发作,对诊断均有参考价值。

3)常规检查:家族中特别是一级亲属有较高的同类疾病的阳性家族史,躯体和神经系统检查及实验室检查一般无阳性发现,脑影像学、脑电生理检查和神经生化检查结果可供参考。

(3)双相情感障碍。

1)临床特征:①目前发作符合某一型躁狂或抑郁标准,以前有相反的临床相或混合性发作。②躁狂发作和抑郁发作分别是以显著而持久的心境高涨或低落为主要表现。躁狂发作时,在情感高涨的背景下,伴有思维奔逸及意志活动的增多。抑郁发作时,在情感低落的背景上,伴有思维迟缓和意志活动减少。大多数患者的思维和行为异常与高涨或低落的心境相协调。③可伴有躯体不适症状。躁狂发作时常伴有食欲增加、性欲亢进、睡眠需要减少;抑郁发作时,躯体症状更为多见,若出现早醒、食欲减退、体重下降、性欲减退及抑郁心境表现为晨重暮轻的节律改变,有助于诊断。

2)病程特点:出现躁狂与抑郁的交替发作,而在发作间歇期精神状态可恢复病前水平。

3)常规检查:家族中特别是一级亲属有较多同类疾病的阳性家族史,躯体和神经系统检查及实验室检查一般无阳性发现,脑影像学、脑电生理检查和神经生化检查结果可供参考。

（4）持续性心境障碍。

1）恶劣心境障碍：①持续存在心境低落，但不符合任何一型抑郁的症状标准。②无躁狂症状。③病程至少已2年，其间很少有持续2个月的心境正常间歇期。④社会功能受损较轻，自知力完整或较完整。⑤心境变化并非躯体病（如甲状腺功能亢进症），或精神活性物质导致的直接后果，也非分裂症及其他精神疾病性障碍的附加症状。⑥排除各型抑郁（包括慢性抑郁或环性情感障碍），一旦符合相应的其他类型情感障碍标准，则应做出相应的其他类型诊断。⑦排除抑郁性人格障碍。

2）环性心境障碍：①反复出现心境高涨或低落，但不符合躁狂或抑郁发作症状标准。②社会功能受损较轻。③病程至少已2年，但这2年中，可有数月心境正常间歇期。④心境变化并非躯体病或精神活性物质导致的直接后果，也非分裂症及其他精神疾病性障碍的附加症状。⑤排除躁狂或抑郁发作，一旦符合相应标准即诊断为其他类型情感障碍。

1.治疗要点

（1）治疗原则。

1）目前还无法根治情感性精神障碍，但治疗能减轻或缓解病症，并减少其他疾病的患病率及死亡率。治疗目标是降低发病的频率、严重性及心理社会性不良后果，并增强发作间歇期的心理社会功能。

2）加强对情感性精神障碍的心理社会因素的了解和调整。识别疾病的促发或延续因素，提倡早期发现，早期治疗。全面了解患者的需要、内在心理冲突、心理防御机制、应对方式及能力等，了解其生物、心理、社会等各方面的影响因素。恰当用药、心理治疗、心理社会康复等。需要指出，心理治疗和社会干预应贯穿整个治疗过程。目的在于减少应激性生活事件，使患者消除不必要的顾虑、恐惧及悲观情绪，主动配合治疗。

3）确定药物及其他治疗，制订全面的综合性治疗计划，既要考虑横截面（如目前临床状态）问题，也要考虑纵向性（如疾病发展情况、治疗方法及效果）问题，并根据病情不断调整综合性的治疗护理。

4）治疗应努力取得患者及其家属的配合，增强患者执行治疗计划的依从性。

5）建立和维持治疗性协作关系，精神科医护人员除直接治疗患者，还常作为合作伙伴或指导者，以团队工作方式与其他人员一起根据患者的需要，提供包括精神科、全科医疗、康复及社会的系列性服务，以最大程度地改善社会功能和提高生活质量。

6）以适合患者的方式提供健康教育，并应贯穿整个治疗过程。

（2）药物治疗：药物用于前驱期的早期治疗，急性发病的治疗，先兆发作的预防，以及改善发作间歇期的症状。抗躁狂药（如锂盐）是躁狂患者的主要治疗药；抗抑郁药（包括经典抗抑郁药，如阿米替林、氯米帕明、丙米嗪、马普替林等。新型抗抑郁药种类较多，如选择性5-羟色胺再摄取阻滞剂氟西汀、帕罗西汀、氯伏胺、舍曲林、西酞普兰；选择性去甲肾上腺素再摄取阻滞剂瑞波西汀；选择性去甲肾上腺素和5-羟色胺再摄取阻滞剂米氮平；单胺氧化酶抑制剂吗氯贝胺等）都是抑郁症的治疗药物。此外，抗焦虑药、抗精神疾病药和其他附加药也可用于若干亚型患者。药物的近期效果一般指6～12周后的疗效；长期效果指治疗多年过程中的复发恶化率或再住院率。同时应注意药物不良反应及治疗中的其他问题，包括实验室或其他监测措施的评估等。

（3）电抽搐治疗：对抑郁症疗效较显著尤其适用于重症抑郁症、有顽固自杀企图和木僵状态患者，为首选疗法。也适用于高度兴奋的躁狂症。一般隔天一次，6～10次为1个疗程。电抽搐治疗后仍需用药物维持治疗。

（4）心理治疗：支持性心理治疗是躁狂发作治疗的重要部分，治疗对象包括患者的配偶和家庭，因为他们在患者躁狂发作期经常承受着巨大的压力。所有抑郁患者，不管他们接受了何种其他治疗，一般都需要心理治疗，不论在病期中或恢复期都要进行。对有明显心理社会因素作用的抑郁发作患者，心理治疗尤为重要。要随时注意有自杀企图的动向，以便做好预防措施。

（二）护理评估

对情感性精神障碍患者进行评估时，除了从现病史、既往史、个人发育史、家族史等方面进行评估外，更应从生理功能、心理功能和社会功能等多方面去了解和评估患者病前个性特点、病前生活事件、患者应对挫折和压力的心理行为方式和效果；患者所面临的困境和出现的问题，对治疗的态度；还应对患者的家庭、生活环境、可利用的社会支持系统等情况进行全面分析，特别是对患者的危险行为（如自杀、伤人等）要重点评估。对患者的精神状况进行评估时，除了要进行详细的精神检查外，还可以使用心理测量工具来评估躁狂、抑郁、焦虑等情绪的严重程度，如HAMD、HAMA、BRMS等。

1.躁狂发作的护理评估

（1）健康史。①个人史：母孕期是否正常，患者是否足月顺产，成长及发育情况，学习及智力状况等。②既往史：患者以往健康状况，有无慢性疾病史，患病的经过、诊断及治疗效果情况等。③疾病史：患者以往精神障碍病史，患病的经过、诊断及治疗效果情况等。④家族史：患者家族中有无患精神疾病的亲属，与患者的密切程度，具体发病情况等。⑤生活习惯：患者的饮食量，进餐次数，进餐时间，有无特殊饮食嗜好；生活自理能力情况，能否自行洗漱、进餐、整理个人卫生，按时起居等。

（2）生理功能方面：患者的意识状态、生命体征；患者的睡眠情况，有无入睡困难、早醒、多梦、睡眠减少等情况；患者的二便情况，有无便秘、尿潴留等情况；患者的营养状况，有无营养失调，食欲旺盛等情况；患者有无躯体外伤；患者个人卫生，衣着是否有奇装异服等情况。

（3）心理功能方面。①病前个性特点：患者病前性格特点如何，兴趣爱好有哪些，学习、工作、生活能力如何等。②病前生活事件：患者在近期（6个月内）有无重大生活事件发生，如至亲的死亡、工作变化、离婚及患者的反应程度怎样等。③应付悲伤/压力：患者是如何应对挫折和压力，具体的应付方式是什么，效果如何等。④对住院的态度：患者对住院、治疗的合作程度，是否配合治疗和检查，对医护人员的态度怎样等。

（4）社会功能方面。①社会参与能力：患者病前的社会参与情况如何，如积极、独处、退缩等。②人际关系：患者的人际关系如何，有无特别亲密或异常的关系，包括家属、男/女朋友、同事、同学、其他等。③支持系统：患者的社会支持系统怎样，患病后单位同事、同学、亲属与患者的关系有无改变，家庭成员对患者的关心程度、照顾的方式，婚姻状况有无改变等。

（5）精神状况：对患者的情感、认知及行为反应等方面进行全面评估。①情感情绪：患者有无情绪高涨、易激惹、兴奋、情绪不稳等表现。②认知：患者有无幻觉、错觉、注意力随境转移，患者思维障碍的表现形式怎样，如思维奔逸、夸大妄想等。③行为与活动：患者有无冲动；患者的行为与周围环境是否适切；患者语言有无增多、夸大、好提意见；患者活动有无增多、精力充沛、爱管闲事、行为鲁莽、有冒险性等情况；兴趣广泛而无定性等情况。④自知力：患者是否承认自己有病，是否有治疗的要求等。

（6）药物不良反应：患者有无手震颤、恶心呕吐、运动失调等表现，有无药物过敏史等。

2.抑郁发作的护理评估

(1)健康史同躁狂发作的评估。

(2)生理功能方面:患者的意识状态、生命体征;患者睡眠情况,有无入睡困难、早醒、多梦、醒后难于入睡等情况;患者的二便情况,有无便秘、尿潴留等情况;患者的营养状况,有无营养失调,食欲减退等情况;患者有无躯体外伤;患者个人卫生,衣着是否整洁,生活是否自理等情况。

(3)心理功能方面:同躁狂发作的护理评估。

(4)社会功能方面:同躁狂发作的护理评估。

(5)精神状况:对患者的情感、认知及行为反应等方面进行全面评估。①情感情绪:患者有无情绪不稳、情绪低落、焦虑、抑郁、无助、无用、罪恶感、沮丧,尤其是有无自杀意念等表现。②认知:患者有无认知范围变小,过分注意自己,忽视外界环境;患者有无幻觉、错觉;患者思维障碍的表现形式怎样,如缓慢、自责、自罪等情况。③行为与活动:患者有无自伤、自杀、哭泣等行为反应;患者的行为与周围环境是否适切;患者有无语言活动减少、不食不动,抑郁性木僵的表现。④自知力:患者是否承认自己有病,是否有治疗的要求。

(6)药物不良反应:患者有无直立性低血压、头晕、排尿困难及有无药物过敏史等。

(三)常用护理诊断/问题

1.躁狂发作的护理诊断

(1)有暴力行为的危险:与情感控制力下降、激惹状态、挑衅滋事、意识障碍所致谵妄和错乱等有关。

(2)有外走的危险:与情绪控制力下降、缺乏自知力有关。

(3)营养失调:低于机体需要量,与极度兴奋、活动过多,消耗增加、摄入不足等有关。

(4)睡眠形态紊乱:入睡困难、睡眠需求减少,与精神运动性兴奋有关。

(5)思维过程障碍:与躁狂所致的思维联想过程和思维内容障碍有关。

(6)个人应对不良:与好管闲事、情绪不稳定、易激惹有关。

(7)自知力不全或缺乏:与疾病所致精神症状有关。

2.抑郁发作的护理诊断

(1)有自伤(自杀)的危险:与抑郁、悲观情绪、自责自罪观念、自我评价低、无价值感等有关。

(2)焦虑:与情绪抑郁、无价值感、罪恶感、内疚、自责、疑病等因素有关。

(3)营养失调:营养摄入低于机体需要量,与抑郁所致食欲下降,自罪、木僵状态等所致摄入量不足有关。

(4)睡眠形态紊乱:早醒、入睡困难,与情绪低落等因素有关。

(5)思维过程障碍:与认知障碍、思维联想受抑制有关。

(6)个人应对无效:与情绪抑郁、无助感、精力不足、疑病等因素有关。

(7)自知力不全或缺乏:与精神疾病症状有关。

(8)自我防护能力改变:与精神运动抑制、行为反应迟缓有关。

(四)其他护理诊断/问题

1.躁狂发作的护理诊断

(1)生活自理能力下降:与极度兴奋有关。

(2)便秘:与生活起居无规律、饮水量不足等有关。

(3)感知改变:与躁狂的感知改变有关。

(4)不合作:与自知力缺乏有关。

(5)社交障碍:与极度兴奋、易激惹有关。

(6)医护合作性问题。①药物不良反应:恶心呕吐、疲乏、思睡、共济失调、震颤等。②电痉挛治疗的并发症:骨折、脱臼、误吸、呼吸暂停等。

2.抑郁发作的护理诊断

(1)生活自理能力下降(缺失):与精神运动迟滞、兴趣减低、无力照顾自己有关。

(2)便秘与尿潴留:与日常活动减少、胃肠蠕动减慢、药物不良反应有关。

(3)情境性自我贬低:与抑郁情绪、自我评价过低、无价值感等有关。

(4)不合作:与自知力缺乏有关。

(5)社交孤立:与抑郁悲观情绪、社会行为不被接受、社会价值不被接受等有关。

(6)绝望:与严重的抑郁情绪、认知功能障碍等有关。

(7)医护合作性问题。①药物不良反应:口干、恶心、视物模糊、步态不稳、运动失调、震颤、体重增加等。②电痉挛治疗的并发症:骨折、脱臼、误吸、呼吸暂停等。

(五)护理目标

1.躁狂发作的护理目标

(1)生活起居有规律,饮水充足,便秘缓解或消失,睡眠恢复正常。

(2)患者过多的活动量减少,机体消耗与营养供给达到基本平衡。

(3)情绪高涨、思维奔逸等症状得到基本控制。

(4)在护理人员的帮助下,患者能控制自己的情绪,学会用恰当的方式表达愤怒,不发生伤害他人或自杀的行为。

(5)建立良好的护患关系并协助患者建立良好的人际关系。

(6)患者了解躁狂发作的相关知识,能恰当表达自己的需求。

(7)在护理人员的协助下,患者的生活自理能力显著改善。

2.抑郁发作的护理目标

(1)患者摄入营养均衡的食物,体重未下降。

(2)患者在不服用药物时,每晚有 6~8 小时的睡眠时间,对睡眠有自我满足。

(3)尽早发现便秘与尿潴留的征兆,患者对腹胀、粪便干结、排尿困难等不适能及时叙说。

(4)患者抑郁情绪得到缓解,对治疗有信心。

(5)患者住院期间不伤害自己。

(6)患者能用语言表达对于自我、过去和未来的正向观点,出院前自我评价增强。

(7)患者个人日常生活能自理,能保持床单位的清洁。

(8)患者能愿意并适当与他人交往。

(9)患者能叙述疾病相关知识,用适当的方式宣泄内心的抑郁与愤怒,恰当地表达个人需要,有适当的应对方式。

(六)护理措施

情感性精神障碍患者都是独特的个体,尽管他们的医学诊断相同、护理诊断也可能相同,但每一个患者的护理措施却不尽相同。为了更有效地帮助患者,护理措施必须遵循个体化的原则。以下介绍的内容虽有普遍意义,但选用时应考虑患者的个体特点。

1.躁狂发作的护理措施

(1)生活护理:躁狂患者因过度忙碌于自认为有意义的"伟大"的事情,而忽视了最基本的生理需要,因此补充水和营养,加强个人卫生,保证充分休息是非常必要的。①病室环境:提供一个安静的病室环境,空间宽大,室内物品力求简单,注意室内物品颜色淡雅、整洁,可帮助患者安定情绪。冲动或易激惹的患者应分开活动与居住。②维持足够的营养和水分:因为躁狂患者活动多、话多,体力消耗大,容易造成水分和营养的不足。所以应提供患者高热量、高营养、易消化的食物,定时、定量提供水分和水果,保证水、电解质的平衡。进餐时最好在单独房间,以防止周围环境、人群对患者的影响。患者如果处于极度兴奋状态,可在数人协助或保护下耐心喂食。选择合适的时机向患者讲解饮食无规律、无节制的危害,引导患者能自行控制过度活动和正常进食饮水。③睡眠护理:提供良好睡眠环境;减少日间卧床时间;睡前提供热牛奶,用热水泡脚;教会患者2~3种应对失眠和早醒的方法,如深呼吸、听轻音乐等;遵医嘱运用药物,在药物的帮助下,保证患者足够的睡眠。④个人仪表与服饰:指导患者料理个人卫生和保持服饰整洁,婉转地指正患者异常的打扮和修饰,耐心教育患者,使其服饰符合个人的身份和年龄。

(2)患者的特殊护理:躁狂发作者往往有用不完的精力,加上活动增多,急躁不安,易出现破坏行为,不仅使自身体力衰竭,也可伤害到别人或周围的物品,因此做好安全的护理,引导患者朝建设性方向消耗过剩的精力是护理人员很重要的工作。①教育患者自觉遵守和执行安全管理和检查制度。门窗、门锁有损坏及时修理,凡是有患者活动的场所都应有护士看护。对患者及其家属进行安全知识的宣传和教育。②护士态度和蔼,不用刺激性的语言,对患者过激言论不辩论,但不轻易迁就,对其打抱不平的行为必须婉言谢绝。在沟通、治疗和护理中,与患者发生躯体接触时应谨慎,必要时要有他人陪同。③教给患者控制和发泄情绪的技巧,如焦虑时从1数到10,冲动时可做操、跑步、撕纸片等。④护理人员可根据患者病情及医院场地设施等,安排既需要体能又不需要竞争的活动项目,如健身运动、跑步等。引导患者参与他喜爱的活动,如打球、唱歌、跳舞、小手工制作、参与病室卫生的打扫等活动。也可鼓励患者把自己的生活经历"写"或"画"出来,这类静态活动既减少了活动量,又可发泄内心感受。护理人员对患者完成的每一项活动,应及时予以鼓励和肯定,以增加患者的自尊和自信心,使过剩的精力得以发泄,避免破坏性事件的发生。⑤预防患者的兴奋冲动行为。部分躁狂症患者以愤怒、易激惹、敌意为特征,动辄暴跳如雷、怒不可遏,甚至可出现破坏和攻击行为。护理人员需及时了解每个患者既往发生兴奋冲动行为的原因,评估这些原因是否仍然存在;或是否有新的诱发因素出现,设法消除或减少这些因素。此外,护理人员还需善于早期发现冲动行为的先兆,如情绪激动、挑剔、质问、无理要求增多、有意违背正常秩序、出现辱骂性语言、动作多而快等,以便及时采取预防措施,设法稳定患者情绪,避免冲动行为的发生。对处在疾病急性阶段的患者,应尽可能地满足其大部分要求;对于不合理、无法满足的要求也应尽量避免采用简单、直接的方法拒绝,以避免激惹患者。鼓励患者以可控制和可接受的方式表达与宣泄激动和愤怒情绪。当确定患者有明显的冲动行为先兆时,应立刻按照冲动行为的防范措施处理。一旦患者出现兴奋冲动行为,应安置在安静的隔离房间,加强巡视,班班交接,禁止单人活动,必要时约束于床,认真执行保护约束护理常规。对周围人群做好有针对性的防范措施,对于易受冲动行为损害的人(如抑郁、木僵、痴呆等患者)加以保护。妥善处理受冲动损害的患者。⑥解除隔离或约束后,解释进行隔离或约束的必要性,鼓励患者评价约束前后的感觉,并做出行为约定,让其承诺用其他方式表达内心的冲动。

(3)心理护理:帮助患者正确认识自我,正确评价自己的能力,协助患者了解挑衅滋事、操纵行为、破坏行为在社会交往中带来的不良影响。为患者创造条件和机会,学习和训练社交技巧,如病区生活会、娱乐活动等场所,使患者建立新型的人际关系,学会关心其他患者,助人为乐。

(4)药物疗效的观察及护理:遵医嘱给予药物治疗,保证药物治疗的顺利实施,在用药的过程中,护理人员应密切观察患者的合作性、药物的耐受性,注意观察药物疗效与不良反应。护士应教育患者坚持服用药物,说明服药的重要性和必要性,强化服药意识。对药物不良反应应密切观察,特别是服用锂盐的患者,应注意血锂浓度的监测;早期发现不良反应,教会患者及家属如何识别不良反应的早期征象;鼓励患者多喝一些淡盐水,增加钠的摄入,有利于肾脏对锂的排泄,保证用药的安全。

2.抑郁发作的护理措施

(1)生活护理:满足患者的生理需求,维持适当的营养、排泄、睡眠、休息活动与个人生活上的照顾。

1)热情接待新患者:主动介绍病室的医护人员和生活环境,消除其陌生感;以亲切友善的态度关心患者,耐心帮助患者,使患者产生安全感和信任感。

2)病室环境:病室光线明亮,空气流通,整洁舒适,色彩明快,可提高患者的情绪,增强生活信心。

3)日常生活护理:协助患者制订和安排每天的生活卫生作息表,内容包括起居、梳理、洗漱、沐浴,鼓励患者在自己能力范围内独立完成每天的卫生洗漱及服饰整理。抑郁患者经常诉说疲劳、无力,最基本的穿衣、叠被等基本生活也感到吃力,整日卧床,生活懒散。护理人员应改变患者的消极态度,与患者共同制订计划并协助完成,绝对不能完全包办代替。取得进步及时给予肯定,对独立完成给予称赞,如"你做得很好""你的进步真大"等,通过语言和表情给患者予以支持,帮助患者逐步树立起生活的信心。对木僵患者必须做好基本的生活护理,包括皮肤护理、口腔护理、大小便护理等,防止出现并发症。

4)保证营养的供给:抑郁常导致食欲缺乏,自责自罪常导致拒食,因此患者常常营养不良及消瘦。首先必须了解患者不愿进食或拒绝进食的原因,护理人员即可根据不同情况,制订出相应的对策,以保证患者的营养摄入。应选择患者平时较喜欢的食物,可陪伴患者用餐或少食多餐。若患者自罪,认为进食是浪费,可让患者从事一些为别人服务的活动而后进餐,或将饭菜搅拌在一起,让其认为是剩饭以促进患者接受食物等。若患者坚持不肯进食,则必须采取另外的措施,如喂食、鼻饲、静脉输液等。

5)解除便秘:食物应富含纤维素,鼓励其饮水,多活动,如仍未解决,可给予缓泻剂或灌肠。

6)改善睡眠:抑郁患者最值得关注的睡眠障碍为早醒,比平时至少提前1小时醒来,提前2小时以上醒来称为严重早醒。早醒会加剧患者的情绪低落,此时患者的情绪为一天中最悲观抑郁的时候,自杀的发生率最高。因此保证患者的睡眠是非常重要的。护理人员应鼓励并陪伴患者白天参加多次、短暂的文娱活动;晚上入睡前喝热牛奶、热水泡脚、热水洗澡、不会客、不谈病情等,创造安静的睡眠环境;对入睡困难和半夜醒来不能再入睡者,可报告医师,遵医嘱使用镇静催眠药物,帮助患者入睡,以减轻患者的紧张和焦虑;还可以教患者一些自我放松的技术,如深呼吸、肌肉的放松活动等;清晨应加强护理巡视,对早醒者应予以安抚,使其延长睡眠时间。或者督促患者起床,并做一些活动,避免患者陷入极度悲观失望之中。

(2)患者的特殊护理:自杀观念和行为是抑郁症患者最严重的情况,可出现在疾病的发展期,也可出现在早期和好转期。

1)能早期识别自杀的先兆:通过患者的情感变化、行为、语言和书写的内容等,早期辨认自杀的意图及可能采取的方式,及时采取有效的措施,防止意外发生。

2)病室设施安全:加强安全检查,谨慎地安排患者生活和居住的环境,使其不具有自伤的工具。严加管理危险品,如药品、器械、玻璃品、锐利品等,要定位、加锁、交接班,患者入院后、会客后、假出院返回等,均需做好安全检查,严防危险品进入病房。每天整理床铺时注意检查。

3)重点防护:有自杀、自伤危险的患者安置于重点房间,加强巡视,其活动范围不离开护士的视线,禁止单独活动,禁止在危险场所停留,外出一定有人陪同。

4)一旦出现自杀、自伤等危险,应立即隔离患者,与医师合作进行抢救。

5)对自杀后患者应做好心理护理,了解其心理变化,便于制订针对性防范措施。

6)对有罪恶妄想等思维障碍的患者,应在适当时机,对其病态提出合理解释,并注意反应。

(3)心理护理。①护理人员相对固定:尽可能固定一位护士照顾患者,以建立信任感,从一对一的人际关系开始。避免竞争性活动。为患者创造机会,改善患者被动消极的交往方式,让患者掌握交往技巧,建立正常的人际关系,主动在病房与病友和工作人员相处。②建立良好的护患关系:护理人员在照顾抑郁患者时,首先要具备温和、接受的态度,要有耐心和信心。抑郁患者往往情绪低落,对任何事物都失去兴趣,甚至有自责、自罪感,意志活动减退等症状,因此护理人员在与患者相处时会备感困难,甚至可能会为自己的无效交流而感到无能为力、沮丧、害怕、生气或愤怒。这就要求护理人员以平常心态接受患者,必须有耐心并相信患者有可能改变这些行为。由于抑郁患者消极被动,不愿意说话,沉默呆坐,护士很难与其交流,注意应用沟通技巧:热情接待新患者,主动介绍病室的医护人员和生活环境,消除其陌生感。以亲切友善的态度关心患者,耐心帮助患者,使患者产生安全感和信任感。加强心理疏导,每天同患者谈话不少于2次,每次不少于10分钟,即使患者不说话,也要陪他一会儿。说话尽量用简单、具体、形象的词语,但应避免使用简单生硬的语言,更要避免使用训斥性的语言,以免加重患者的自卑感。鼓励患者抒发自身的感受,专心倾听患者的述说。患者往往因思维迟钝而言语减少和语速缓慢,应允许患者有足够反应和思考的时间,并耐心倾听,使患者感到工作人员在关心和理解他/她。不要表现出不耐烦、不关心,甚至嫌弃的表情和行为。鼓励患者的情绪表达或疏泄其心理痛苦或逆境,分担患者的痛苦。也不要过分认同患者的悲观感受,避免强化患者的抑郁情绪。交谈中应选择患者感兴趣的或较为关心的话题,鼓励和引导他们回忆以往愉快的经历和体验,用讨论的方式抒发和激励他们对美好生活的向往。对患者的生活自理或某些功能的恢复,给予肯定和支持,促进患者认识到"知足者常乐"的道理。对缄默不语的患者,护理人员常只能静静地陪伴,以非语言的方式(如眼神、手势、轻轻地抚摸、沉默等)或简单、中性、缓慢的语言传递,表达对患者的关怀和支持,通过这些活动慢慢引导患者注意外界,逐渐表达其自身的感受。非语言沟通技巧可起到意想不到的安抚作用。③增加正性的思考:抑郁症患者常不自觉地对自己或事物保持否定的看法(负性思考),认为"自己不如别人""生活没有希望"等,护理人员必须协助患者确认这些负性思考,然后设法打断这种负性循环,使患者从负面情绪中摆脱出来。护理人员可同患者共同回顾他的优点、长处和成就,取代其负性思考,增加患者对自身或外界的正向认识,培养正性的认知方式;根据患者的兴趣爱好,鼓励其参与有益的活动,使其从负性情感中解脱出来,使其认识到自身存在的价值。教会患者放松技术。引导患者多关注周围及外界的事物。对患者的进步及时表扬鼓励。④建立新的应对技巧:护理人员要训练患者学习新的心理应对方式。在护理过程中,应积极地为患者营造和利用一切个人或团体的人际交往机会,帮助患者改善以往消极被动的交往方式,逐步建立积极健康的人际交往方式,增强社交技巧,逐步建立积极的交往能力。另外,还应改善患者处处需要别人关照和协助的心理,并通过学习和行为矫正训练的方式,改变患者的病态应对方式,建立新的应对技巧,为患者今后重新融入社会,独立处理各种事务创造良好基础。⑤运用正性的感染力:抑郁患者具有一定的"感染力",要防止抑郁患者之间的交往,医护人员应以饱满的精神去感染患者。

(4)保证有效的药物治疗及观察药物不良反应:护士应确保患者每次将药物全部服下,对发现有藏药、吐药意图的患者,应用合适的方法检查其口腔和药杯,服后注意观察其行为。治疗药物的不良反应是患者不能坚持服药的原因,护士应将常见的不良反应告诉患者,让其有心理准备,护士应采取适当措施最大限度地降低药物的不良反应对患者造成的不良影响。

(七)护理评价

对情感性精神障碍患者的护理评价应从以下一些方面进行。

(1)患者的基本生理需要,如营养、水分、排泄和卫生等是否得到满足,是否能自行料理日常生活。

(2)患者的睡眠是否改善,能在 30 分钟内入睡。

(3)患者异常的情绪反应是否得到改善。

(4)患者是否发生了冲动、伤人、自伤、自杀等意外行为,是否造成自身或他人躯体或周围物品的损害。

(5)患者是否学会控制和疏泄自己高涨或抑郁的情绪。

(6)患者自知力恢复情况如何,是否能认识和分析自己的病态行为,对自己的行为负责。

(7)患者是否了解疾病的相关知识,能否正确面对今后的生活、学习和工作。

(8)患者能否正确评价自我,对新的应对方式的接受能力如何,人际交往方式,沟通交流能力是否得到改善。

(9)患者家属是否对疾病的相关知识及如何应对疾病有所了解,掌握一定的照顾患者的方法。

二、网络成瘾症

(一)疾病概述

网络成瘾症是由于反复使用网络,不断刺激中枢神经系统,引起神经内分泌紊乱,以精神症状、躯体症状、心理障碍为主要临床表现,从而导致社会功能活动受损的一组症候群,并产生耐受性和戒断反应。多发于青少年。男性多于女性,多发生在初次上网的 1 年以内,以聊天和网络游戏为主。网络成瘾对个体、家庭和社会产生一定负面影响。

1.危害

(1)生理方面的危害。

1)电磁辐射的危害:世界卫生组织通过大量的实证研究表明,电磁辐射有可能诱导细胞产生变异。生物体是细胞构成的,其遗传物质是 DNA。母细胞复制子细胞就是 DNA 的复制传递及表达过程。因而细胞变异会导致神经系统、内分泌系统、免疫系统的失调及各功能器官的损害。

2)对视力的危害:医学研究证实眼睛长时间的注视电脑屏幕,视网膜上的感光物质视红质消耗过多,若未能补充其合成物质维生素 A 和相关蛋白质,会导致视力下降、近视、眼睛疼痛、怕光、暗适应能力降低等眼疾,过度疲劳还会引起房水运行受阻,导致青光眼。干眼症,甚至失明等。

3)对神经内分泌系统的损害:神经系统是人类思维、认知交流、情感传递的主要通道。网络成瘾不仅会对神经系统产生不良的刺激,而且会引起神经系统功能的异化。由于上网时间过长,会使大脑神经中枢持续处于高度兴奋状态,引起肾上腺素水平异常增高,交感神经过度兴奋,血压升高,体内神经递质分泌紊乱。这些改变可以引起一系列复杂的生理生化的变化,尤其是自主神经功能紊乱(如紧张、神经衰弱),体内激素水平失衡,机体免疫功能降低,可能导致个体生长发育迟缓,还可能引发心血管疾病、胃肠神经性疾病、紧张性头痛、焦虑症、抑郁症等,甚至可导致猝死。

4)对身体功能的损害:长时间的上网,而缺乏必要的锻炼会使人们进入一个亚健康状态。①电脑操作时所累及的主要部位是腰、颈、肩、肘、腕等,长时间的操作电脑而缺乏锻炼,容易导致脊椎增生,出现脊椎畸形、颈椎病、腰椎间盘突出、腕关节综合征、关节无菌性炎症等慢性疾病。②长时间的使用网络会引发依赖骨骼肌收缩,回流的下肢静脉的压力增高,而长时间的静脉管腔扩张会引起静脉瓣功能性关闭不全,最终发展为器质性功能不全。③由于操作电脑时总是保持相对固定的身体姿势和重复、机械的运动,强迫体位的比重越来越大,极易突发肌肉和骨骼系统的疾病,出现重力性脂肪分布异常,产生肥胖症。有些甚至出现视屏晕厥现象,伴有恶心、呕吐、大脑兴奋过度,严重者还会造成睡眠节律紊乱。④电脑发出的气体可以危害人体的呼吸系统,导致肺部疾病的发生。

(2)心理方面的危害。

1)认知发展受阻:青春期时逻辑能力、空间能力及发散性创造思维能力高度发展的关键时期,青少年本来应该有着活跃的思维和丰富的想象力,但是过度使用网络却让他们失去了平衡和多元化发展思维的关键时期。由于网络活动信息交流途径的单一,认知方式的刻板导致神经系统突触链接的次数减少或停止,产生神经回路失用性现象,这将直接影响青少年认知思维的全面发展,更甚者会产生信息焦虑综合征和物理时间知觉错乱。

2)反应功能失调:网络成瘾的患者整天把自己的思想情感沉浸于媒介内容之中,视野狭窄,对未来漠不关心,极端自我内化。久而久之,会造成抑郁焦虑的心理,甚至发展成抑郁等各类神经症。使得情感反应功能发生严重倒错,甚至出现"零度情感"现象。

3)人格异化:患者长期生活在这种虚拟的环境中,必然使现实生活中形成的人格特质发生变化。他们会按照网络虚拟行为模式去组织生活方式,规范行为,最终导致心理层面的模式化和网络人格的变异,如分裂型、癔症型、强迫型、自恋型、偏执型、依赖型、反社会型、表演型等人格。

4)此外,网络成瘾会导致患者学业荒废、工作无序、人际关系淡漠产生亲子冲突、情绪低落、思维迟缓、甚至产生自残和攻击的意念和行为,使人的社会性功能受到严重的损害。

(3)公共社会方面的危害。

1)网络成瘾引发信任危机:网络空间是一个虚拟的数字社会,它很难形成像现实世界那样的社会规范,有很多行为也难以受到法律的明确约束。他们都以化名的形式上网,放纵自己的言行,忘却自己的社会责任,有的甚至任意说谎,伤害他人,从而丧失了道德感和责任感。久而久之,会使他们在现实生活中缺失真诚性而造成现实社会人际交往的混乱。

2)网络成瘾引发网络犯罪:网络交往具有弱社会性和弱规范性的特征,他们自由自在、无所不为的网上行为特征使网络安全与犯罪问题凸显。

3)网络成瘾引发道德沦丧:如因"网恋"而引发的婚外情,导致的家庭破裂和重组,有些网恋的双方在网上互相调情,后来证实是父女或是母子等。

4)网络成瘾引发暴力犯罪:大多数网络成瘾的青少年没有经济来源,但因迷恋网络,又无法支付上网的费用,为弄钱上网而走上犯罪的道路。有关专家指出,目前网络成瘾症正在成为诱发青少年犯罪的重要因素。

据此,网络成瘾,或者网络病态,已成为一个世界性的社会问题,成千上万的人因此不能有正常的生活,成千上万的家庭也因此不能有正常的功能。因此,救治网络成瘾患者不仅是在拯救个人,也是在拯救社会。

2.临床类型

网络成瘾症的类型可分为网络游戏成瘾、网络关系成瘾、网络色情成瘾、网络信息成瘾、网络交易成瘾等。其临床表现形式也多种多样,初期患者只是表现为对网络的精神依赖,之后就很容易发展成为躯体依赖。羞耻和隐瞒、回避是网瘾的根本特征。主要表现如下。

(1)患者随着反复使用网络,感觉阈限增高,对原有的上网行为不敏感,为了获得满足不断增加上网的时间和投入程度,即表现为耐受性增强。

(2)上网占据了患者整个思想与行为,表现为强烈的心理渴求与依赖。

(3)患者一旦停止或减少上网就会产生消极的情绪,表现出坐立不安、情绪波动、失眠、焦虑、双手颤抖、烦躁、食欲下降、注意力不集中、神情呆滞等症状,体现了戒断反应。

(4)对他人隐瞒迷恋网络的程度或因使用网络而放弃其他活动和爱好。

(5)在生理症状上,由于患者上网时间过长,会使大脑神经中枢持续处于高度兴奋状态,引起肾上腺素水平异常增高,交感神经过度兴奋,血压升高,体内神经递质分紊乱。

(6)精神症状与心理障碍认知的改变,思维迟缓,注意力不集中,自知力不完整。情感反应及行为活动的异常;包括淡漠僵化和情绪极不稳定,表现冲动、毁物等行为,甚至萌生自杀或攻击性意念和行为。

(7)社会功能的缺失孤僻、不合群、胆小沉默、不爱交往,社会活动兴趣减弱、进取心缺乏、意志薄弱等,甚至引发亲子冲突、人际交往受阻等。

以上症状并不单一存在,病情严重者可以继发或伴有焦虑、抑郁、强迫、恐惧、人格改变及精神分裂症样的症状。

3.辅助检查

首先完善其他病因的检查,然后进一步完善实验室及其他检查实验室检查,对网络成瘾症并发症的诊断有着重要意义,根据疾病诊断的需要,进行必要的检查,如血、尿、大便、脑脊液等的检查,心电图、脑电图、超声波、核素及放射影像学检查等,心理测验和诊断量表也有一定的帮助。

4.诊断要点

如果根据患者病史提示诊断该疾病并不困难,但是也需要排除其他疾病所致相同症状。

(1)诊断标准,目前国际上没有明确统一的诊断标准,但是每个国家诊断的核心依据大致相同,国内较为认可的是师建国提出的网络瘾诊断标准如下。①自己诉说具有难以控制的强烈上网欲望,虽然努力自控,但还是欲罢不能。②戒断症状,如果有一段时间减少或停止上网后就会明显地焦躁不安。③每周上网至少5天以上,每次至少4小时以上。④专注于思考或想象上网行为或有关情景。⑤由于上网社会功能明显受损。⑥上网的时间越来越长。⑦企图缩短上网时间的努力总以失败告终。

如果在过去12个月内表现出以上3条相符就可以确诊为网络瘾。

(2)中国网瘾评测标准。①前提条件:上网给青少年的学习、工作或现实中的人际交往带来不良影响。②补充选项:总是想着去上网;每当网络的线路被掐断或由于其他原因不能上网时会感到烦躁不安、情绪低落或无所适从;觉得在网上比在现实生活中更快乐或更能实现自我。

在满足前提条件的基础上必须至少满足补充选项中的任意一个,才能判定该网民属于网瘾,这是目前国内常用的网瘾测评标准。

(3)网瘾临床病症分级:①偶尔上网,对正常生活与学习基本没有什么负面影响。②时间比第一项稍长,但基本上自己可以控制。③自己有些控制不住,但在家长的提醒下可得以控制,对学习已经产生一定影响。④开始对家长的限制有反感,逐步对学习失去兴趣。⑤有时瞒着家属上网,并且用说谎的方式为自己掩饰,开始厌学。⑥已产生对网络的依赖,一天不上网就不舒服。⑦与父母有公开的冲突,亲子关系紧张,上网成了生活的主要目的。⑧对父母的强烈厌倦,经常逃学,连续上网,通宵不归。并有其他很不理智的行为:如开始在家有暴力行为,敲打或毁坏东西等。⑨不顾一切也要上网,若父母干涉,非打即骂,不但毫无亲情,甚至伤害亲人、逼父母分居或离婚。⑩为了上网不惜走上犯罪的道路。

(4)网瘾诊断量表,目前网络瘾的诊断也可以通过量表进行测量,常用的量表有网络成瘾倾向的检测量表、网络瘾的诊断量表、网络瘾严重程度的测定量表。

本病主要通过鉴别致瘾源与其他成瘾行为进行鉴别。

5.治疗要点

网络成瘾症的治疗是需要多种治疗相结合的系统治疗,包括药物治疗、饮食治疗、物理治疗、心理治疗等。

(1)药物治疗:在临床实践中,发现相当一部分网络成瘾的患者会伴有体内微量元素含量的异常及精神症状,如抑躁症状、焦虑症状、强迫症状、睡眠障碍等生理、心理问题。故患者可通过有效的药物使用来纠正患者神经内分泌紊乱和排出体内重金属物质的蓄积,改善所伴有的精神症状,中医补气、补血,调整体内的阴阳失衡,也可使患者恢复正常的身体状况。

(2)饮食治疗:经过对人类的大脑的深入研究,人的精神行为除了与遗传因素和环境因素有关外,饮食结构对精神行为也有一定的影响。如体内维生素 C 缺乏可引起抑郁症、孤僻、性格改变等精神障碍。因此针对网络成瘾患者调配适合他们营养状态的饮食,如牛奶、动物肝脏、玉米、绿叶蔬菜、鱼类、水果等。如香蕉可以更好地补充因上网带来的营养物质的缺乏及造成的精神行为的改变。此外多饮绿茶可以抵抗电脑的射线。

(3)物理治疗:利用物理治疗仪参照中医穴位针灸刺激治疗,以及运用中医理论给予经络针灸给氧疗法。提高血氧含量,调节大脑供血等来缓解患者的自主神经功能紊乱症状。

(4)心理治疗:心理治疗在网络成瘾症患者的治疗中很重要,但大多数患者是在家长的要求下,被迫接受治疗的。其对心理治疗的接受、顺从或抵触程度也各有不相同,缺乏治疗的积极动机,对治疗的过程和目标也缺乏认识;对言语性的治疗不感兴趣,部分存在的或完全不存在的自知力等是他们所共有的特性。因此,他们需要专业的心理治疗师根据他们各自不同的情况给予制定各自不同的治疗方案,并给予足够的耐心去解决他们各自的问题。

(5)其他治疗:①家庭治疗,孩子戒除网瘾,父母也得改错。必须打破原来一味地打骂埋怨或者放纵溺爱,应该学会转移孩子的兴趣。②内观疗法是日本吉本伊信先生于 1937 年提出的一种源于东方文化的独特心理疗法。内观疗法的三个主题:"他人为我所做的""我给他人的回报"和"我给他人带来的麻烦"。内观者围绕这三个主题,把自己的一生分成若干年龄段进行回顾,对自己人生中的基本人际关系进行验证,从而彻底洞察自己的人际关系,改变自我中心意识。这种治疗方法有一定的效果。③此外,临床心理学家奥尔扎克认为:网瘾治疗方案与治疗赌博和酗酒的方法类似,但是网络瘾患者面临着一大挑战,就是电脑已经成为日常生活的一部分,诱惑依然存在。他们必须学会有节制地使用电脑,就像饮食失调症患者必须学会为了生存而进食一样。

(二)护理

网络成瘾患者的护理对护理人员的要求较高,它涉及多门学科,专业知识面广,患者心理依赖突出,应实行整体护理,另外还需配合医师和专业心理治疗师进行有针对性的护理干预,以提高网络成瘾患者在住院期间的康复护理质量。

1.护理评估

进行生理、心理和社会状态评估的主要方法是客观检查、心理测评、访谈及心理和行为观察。

(1)生理方面:①患者的营养发育是否正常,有无躯体疾病,以及健康史。②患者的生活习惯,有无特殊嗜好,生活自理能力,个人卫生等。③患者的生理功能方面,睡眠情况,二便情况等。④患者的自主神经功能状态。

(2)心理方面:①患者对住院的态度及合作程度。②患者以前的应激水平,正常的应激能力的高低。③患者对疾病的理解程度。④患者的精神状态焦虑、抑郁、认知状态、情感反应等。⑤患者对网络的认识程度。

(3)社会功能方面:①患者的一般社会情况与同伴、家人的关系及社会适应能力。②患者文化程度的高低、家属的文化程度,以及对患者的关心程度、教育方式等。③患者网络成瘾后主要的心理社会问题。

2.护理诊断

(1)幻觉妄想、焦虑抑郁、自卑:与网络依赖引起的认知改变、情感反应变化有关。

(2)潜在或现存的冲动行为:与网络依赖引起的认知改变、焦虑等情感反应有关。

(3)自知力不全或缺乏:与网络依赖引起的认知改变有关。

(4)潜在或现存的自伤自杀行为:与网络依赖引起羞耻和隐瞒、回避症状等有关。

(5)社会功能障碍:与网络依赖引起认知改变、情感反应变化、自知力不全或缺乏有关。

(6)有外走的危险:与网络依赖引起认知改变、情感反应变化有关。

(7)不合作:与网络依赖引起认知改变、自知力不全或缺乏有关。

(8)应激能力减退:与网络依赖引起的认知改变、焦虑等情感反应有关。

(9)网络依赖:与反复使用网络,所产生的精神依赖与躯体依赖有关。

3.护理问题

(1)患者潜在或现存的营养不足,少食、偏食。

(2)睡眠障碍,失眠。

(3)生活自理能力下降或丧失。

(4)知识缺乏。

4.护理目标

(1)患者能够摄入足够的营养,保证水、电解质的平衡。

(2)患者的睡眠状况改善。

(3)患者没有受伤,并能述说如何预防受伤。

(4)患者未因感知、思维过程改变出现意外,并能正确应对。

(5)患者能对疾病有恰当的认识和评价,适应环境的改变,焦虑和恐惧情绪减轻。

（6）患者生活应激能力逐步提高。

（7）患者维护健康的能力和信心得到提高。

（8）患者对网络的依赖程度下降。

5.护理措施

（1）生活安全护理：①提供良好的病房环境,安全、安静、卫生。②做好日常生活护理,注意态度,建立良好的护患关系。③注意对患者的安全教育,争取病友、家属的理解和支持。④遵医嘱给予相关的治疗,并观察药物的治疗作用与不良反应。

（2）心理护理：①患者心理依赖突出,应予整体认知治疗护理。②年龄跨度大,护理措施应予个性化实施。③大部分患者是被动入院,抵触情绪较大,环境的改变也会加重患者的焦虑程度,是心理活动复杂化,应积极与患者进行语言或非语言的沟通。④积极开展心理治疗与护理,协助患者根据个人能力和以往的经验培养其解决问题的能力。⑤重视非语言性的沟通,因其对思想,情感交流有重要作用。⑥经常深入地接触患者,了解病情的动态变化和心理活动。针对不同病情的患者采取不同的心理护理方法。

（3）特殊护理：①大多数患者思想活跃,反应灵敏,但自律能力差,缺乏自理能力,因此应予进行社会行为技能的训练,包括生活、学习、工作能力与社交能力等方面,主要培养患者生活自理能力,建立个人卫生技能量表,如洗漱、洗衣、饮食、整理内务等活动。要求整理房间规范、整齐、培养患者的自立、责任感。②通过工娱治疗和适当的健身训练,鼓励网瘾患者积极参与群体活动,扩大交往接触面,达到提高生活情趣、促进身心健康的目的。如听音乐、看电视、庆祝节日等,以及带有学习和竞技的参与性活动,如健身、球类、书画等,通过大量的体能训练过剩的能量得到宣泄释放,恢复健康的心理状态。③组织其观看优秀的青春励志影片,共同探讨积极的话题,引导患者从积极的方面去思考和解决生活中的实际问题。④网络成瘾的患者一旦脱离网络会产生不同程度的戒断反应,甚至伴有精神症状和冲动行为,必要时应予保护性约束和隔离,因病情具有突发性和暴发性。应避免强光、声音等刺激,经常巡视病房,预防自伤、自残、毁物等意外情况的发生。应避免患者接触可能产生伤害的刀叉,玻璃等锐利工具。外出活动应予患者适当的活动指导,防止肌肉拉伤。⑤尽可能地创造一个社会性的体验学习环境,提高其应对现实问题的能力。

6.护理评价

（1）患者的饮食生活规律。

（2）患者的独立生活能力增强。

（3）患者的精神状态,情感活动正常。

（4）患者未发生冲动行为。

（5）患者对网络的依赖性减弱或消失。

7.健康指导

（1）指导患者以理智的态度严格控制网络使用时间。网上娱乐一天不要超过2小时,通常连续操作电脑1小时应休息5～10分钟,父母与患者共同签订一个协议,并使他们懂得人生的任何游戏也像网络游戏一样,是有规则的,遵守规则才能继续,从而达到预防网络成瘾的目的。

（2）以健全的心态进入网络。强化自我防范意识,增强抵御网上不良诱惑的心理免疫力。随时提醒自己上网的目的,在面对网络上纷繁复杂的信息时,有一个清醒的辨识。

（3）鼓励患者积极参加社会活动,逐步建立信任的、和谐的、支持的人际关系。保持正常而规律的生活,娱乐有度,不过于痴迷。每天应抽出时间与同学、同事、家人交流,感受亲情、友情。

(4)如果发现自己无法控制上网的冲动,要尽快借助周围的力量监督自己,从而获得支持和帮助,培养自己对家庭和社会的责任心。

(5)应对家属和患者同时进行指导,对患者作出行为界定,并与家属和患者达成共识。

(三)预后及预防

1.预后

网络成瘾症经过一段时间的系统治疗后,一般可以完全康复,但是需要家庭、社会、学校对患者的关注,加强警戒教育,并指导其正确的使用网络,避免再次成瘾。

2.预防

青少年网络成瘾症的预防要以个人-家庭-社会总动员的模式:第一,自己要培养成熟的心理品质、积极自我的认知,培养自己的自尊自信及有效的压力管理能力,培养自己的沟通技巧及有效的时间管理能力;第二,对于家庭来说,良好的亲子沟通对于预防网瘾有着举足轻重的作用,根据他们的身心特征调整教养方式,和孩子有效的沟通帮助其规划人生,了解网络知识并言传身教,正确使用网络;第三,对于学校来说,应该构建多维的评价体系,丰富学校的主题活动,建立良好的师生关系,开展网络实践活动,正确的利用网络提高青少年的学习兴趣;而对于社会,我们应该建立完善的网络法规和监管制度,努力净化网络环境。总之,建立科学有效的预防策略已是迫在眉睫的首要任务。

(李万洋)

第十六章

介 入 护 理

第一节 肝血管瘤的介入护理

一、概述

肝血管瘤是肝最常见的良性肿瘤,肝血管瘤可分为海绵状血管瘤、硬化性血管瘤、血管内皮细胞瘤和毛细血管瘤 4 种类型,其中以肝海绵状血管瘤最为常见,约占良性肿瘤的 74%,好发于 30～50 岁,女性较为多见,男女比例为 1:(5～7),病灶大多为单发,也可多发。肝血管瘤瘤体大小不一,小者在显微镜下才能确诊,大者重达十余千克。

二、病理解剖

海绵状血管瘤病灶与正常组织接壤区并非规则,瘤周肝组织内肝细胞索萎缩或消失,血窦明显扩张淤血,并可见一些非正常分布的腔大壁薄的血管。海绵状血管瘤畸形血窦连接于肝动脉、门静脉和肝静脉之间,其血供完全来自肝动脉,部分来自动静脉瘘。海绵状血管瘤瘤体质地柔软。

三、临床表现

本病的临床表现随肿瘤部位、大小、增长速度及肝实质受累程度不同而异。小者无症状,大者可压迫胃肠肌、胆道而引起腹痛、黄疸或消化不良症状。少数因肿瘤自发性破裂、瘤蒂扭转或者外伤撞击而呈急腹症表现。

国内外学者根据肝血管瘤瘤体直径大小将其进行分类。直径<5 cm 称为小血管瘤,直径为 5～10 cm 称为大血管瘤,直径为 10～15 cm 称为巨大血管瘤。此分类方法可对肝血管瘤治疗方案起到参考和指导意义。

四、影像学诊断

因肝血管瘤缺乏特异性临床表现,其诊断主要依靠影像学检查,包括 B 超、CT、MRI、肝动脉造影等。超声检查敏感性很高,表现为均质、强回声、边缘清晰及后壁声增强的肝内回声区。

彩色多普勒超声可显示病灶内血管、血流,其敏感性和特异性较高。CT 或 MRI 增强检查早期表现为病灶边缘强化,随时间延长,强化区逐渐向病灶中心推进。

肝动脉造影,选择性肝动脉造影诊断敏感可靠,主要是动脉早期肝内动脉末端有充盈造影剂的血窦,随着时间延长,血窦充盈越明显,轮廓和范围逐渐清楚。血窦大小不一,局部分布构成"棉花球状"表现。并且造影剂在血窦内持续停留 10 秒以上,到实质期和静脉期血窦仍十分明显,这种特征性表现称之为"早出晚归"。

五、适应证和禁忌证

(一)适应证
(1)肝血管瘤直径>5 cm,有明显不适者。
(2)血管瘤在短期内明显增大者。
(3)肝血管瘤有破裂可能或破裂出血者。

(二)禁忌证
(1)肝、肾衰竭者。
(2)碘过敏者。
(3)有严重出血倾向者。

六、术前护理

(一)心理护理
(1)热情接待患者,及时介绍病区环境和床位医师及责任护士。
(2)耐心向患者及家属做好解释工作,介绍疾病相关知识和介入治疗的优点、目的、方法、术中配合及术后注意事项,以消除患者的顾虑,积极配合治疗。

(二)完善术前准备
(1)术前检查肝、肾功能,监测甲胎蛋白、血常规及出凝血时间等。
(2)术前 1 天做好碘过敏试验,并做好记录。
(3)穿刺部位皮肤准备。
(4)术前根据医嘱交代患者禁食及手术中使用的药物。
(5)训练患者穿刺时呼吸配合。

七、术中护理配合

(1)患者平卧于手术床上,双下肢分开并外展。护理配合:热情接待患者入室,做好心理疏导,稳定患者情绪。核对患者姓名、性别、科室、床号、住院号、诊断及造影剂过敏试验结果。协助患者采取适当的体位:平卧位,双下肢分开略外展连接心电、血压及指脉氧监测。建立静脉通路。准备手术物品并备好器械台。协助医师完成手消毒、穿手术衣、戴无菌手套。

(2)皮肤消毒:腹股沟区域,消毒范围上至脐部,下至大腿中部;右季肋区,穿刺点及其外10 cm以上范围。护理配合:聚维酮碘消毒剂消毒手术部位皮肤,并协助铺单。协助抽取造影剂。

(3)经动脉途径。①经股动脉插管,行肝动脉造影检查:递送穿刺针、4F 穿刺鞘、0.035 in 导丝(150 cm)、4F 肝弯导管。②行肝动脉超选择性造影检查:递送微导管、微导丝。③行肝血管瘤供血动脉栓塞术:递送各种栓塞剂。④行肝动脉造影复查:递送 4F 肝弯导管。

(4)经皮经肝穿刺途径。①B超、CT引导下,经皮经肝穿刺肝血管瘤:递送21G活检针。②平阳霉素注射硬化治疗:递送平阳霉素。③拔管,复查肝区CT,观察有无出血。术中常规病情观察:严密监测患者心率、血压、脉搏、呼吸等生命体征的变化,做好抢救准备,发现异常及时报告医师处理;观察患者面色,倾听其主诉并给予心理支持,行肝动脉栓塞治疗或经皮肝穿刺时,如主诉疼痛可暂缓操作并肌内注射吗啡等镇痛药;递送纱布置于穿刺处,按压穿刺点10~15分钟,然后用3M高强度外科胶带加压包扎。

(5)拔除鞘管,妥善包扎穿刺部位,护送患者安返病房。

八、术后护理

(一)体位护理

患者介入术后返回病房,护士应将患者平稳安置到病床上,穿刺侧下肢伸直制动8~12小时,卧床24小时。选用选择性肝动脉栓塞的患者,穿刺点加压包扎4~6小时。

(二)加强巡视,密切观察

观察右腹股沟及右上腹穿刺点有无出血、血肿;穿刺侧肢体皮肤温度、感觉、知觉是否正常;观察患者有无腹痛、腹胀,若患者出现面色苍白、出冷汗、脉细弱、腹痛等出血症状,立即测量血压,报告医师,及时处理。

(三)饮食护理

栓塞治疗1~2天,患者食欲逐渐恢复,鼓励患者进食富营养、低脂易消化饮食,多吃水果及蔬菜,保证有足够的热量,每天热量12 552 kJ,以降低肝糖原分解,减轻肝负担。

(四)栓塞综合征的观察及护理

(1)恶心、呕吐:观察呕吐物的颜色和量,耐心给患者解释恶心、呕吐的原因,安慰患者,并根据医嘱予以止吐药物。患者呕吐时,应及时清理呕吐物,协助漱口,安慰患者,教会放松技巧,如深呼吸等,提高其心理耐受力。

(2)疼痛:栓塞后患者出现不同程度的腹痛,应密切观察疼痛的部位、程度及持续时间,腹部有无压痛、反跳痛及肌紧张,必要时根据医嘱予以镇痛药物。同时教会患者转移注意力。

(3)发热:治疗后患者均有不同程度的发热,与肝动脉栓塞后坏死组织吸收有关。一般体温为37.5~38.5 ℃,多在1周内恢复正常,一般不需要特殊处理。如体温超过38.5 ℃,应予以物理降温或药物降温;出汗较多时应及时擦干汗液并更换衣服,嘱患者多饮水,保证液体入量,防止发生脱水;同时做好口腔及皮肤护理。

(五)并发症的观察及护理

1.肝功能损害

因栓塞物的浸润和异物分布致邻近组织肝损伤,一般栓塞后3天内转氨酶均有一定程度的升高。术后应注意观察小便颜色,观察皮肤巩膜有无黄染及腹围变化,同时注意观察神志情况,警惕肝性脑病发生。抽血检查肝功能情况,并根据医嘱予以保肝支持治疗。保证足够的热量,降低肝糖原分解,减轻肝负担。有肝功能损害的患者,应嘱其卧床休息,保证充足的睡眠。

2.胆囊损伤

常因术中导管未超越胆囊动脉或灌注栓塞剂及硬化剂时压力过大反流入胆囊动脉使胆囊动脉硬化所致,一般有胆区疼痛,成持续性,可间歇性缓解。术后应注意观察疼痛的部位、性质及持续时间,并根据医嘱予消炎、利胆及镇痛治疗。

3.胃和十二指肠损伤

因硬化剂及栓塞剂反流入胃十二指肠或胃右动脉引起胃和十二指肠球部损伤,甚至有穿孔的危险。术后应观察患者有无腹胀、胃痛等症状,并根据医嘱予以保护胃黏膜治疗,同时饮食宜软易消化。

4.胰腺炎

硬化剂及栓塞剂反流到胰腺供血动脉引起胰腺坏死和炎症,表现为术后上腹背部剧痛,严重者可引起急腹症。轻者对症处理,严重患者按急性胰腺炎处理,必要时外科手术治疗。

九、健康教育

(1)保持情绪稳定,正确对待各种事情,解除忧虑、紧张情绪,避免情志内伤,保持大便通畅,防止发生便秘。

(2)饮食宜清淡易消化,高热量,不宜过饱,忌食油腻食物、烈酒及辛辣食物。

(3)患者出院后3个月避免过重的体力劳动,半年至1年后来院复诊,视病灶消失情况,个别情况下患者必要时行第2疗程治疗。

(宋明月)

第二节 肺癌的介入护理

一、概述

(一)疾病概述

原发性支气管肺癌简称肺癌,是当前最常见的恶性肿瘤之一。肺癌的肿瘤细胞源于支气管黏膜和腺体,常有区域性淋巴结转移和血行播散,早期常有刺激性咳嗽、痰中带血等呼吸道症状,病情进展速度与细胞生物特性有关。发病率一般自50岁后迅速上升,在70岁达到高峰。

(二)临床表现

肺癌早期症状常较轻微,甚至可无任何不适。中央型肺癌症状出现早且重,周围型肺癌症状出现晚且较轻,甚至无症状,常在体检时被发现。

1.咳嗽

咳嗽为常见的早期症状,以咳嗽为首发症状者占35%~75%。肺癌所致的咳嗽可能与支气管黏液分泌的改变、阻塞性、胸膜侵犯、肺不张及其他胸内合并症有关。典型的表现为阵发性刺激性干咳,一般止咳药常不易控制。对于吸烟或患慢支气管炎的患者,如咳嗽程度加重,次数变频,咳嗽性质改变如呈高音调金属音时,尤其在老年人,要高度警惕肺癌的可能性。

2.痰中带血或咯血

痰中带血或咯血也是肺癌的常见症状,以此为首发症状者约占30%。由于肿瘤组织血供丰富,质地脆,剧咳时血管破裂而致出血,咯血也可能由肿瘤局部坏死或血管炎引起。

3.胸痛

以胸痛为首发症状者约占25%。常表现为胸部不规则的隐痛或钝痛。大多数情况下,周围型肺癌侵犯壁层胸膜或胸壁,可引起尖锐而断续的胸膜性疼痛,若继续发展,则演变为恒定的钻痛。持续尖锐剧烈、不易为药物所控制的胸痛,则常提示已有广泛的胸膜或胸壁侵犯。肩部或胸背部持续性疼痛提示肺叶内侧近纵隔部位有肿瘤外侵可能。

4.胸闷、气急

约有 10％的患者以此为首发症状,多见于中央型肺癌,特别是肺功能较差的患者。

5.声音嘶哑

有 5％～18％的肺癌患者以声嘶为第一主诉,通常伴随有咳嗽。声嘶一般提示直接的纵隔侵犯或淋巴结长大累及同侧喉返神经而致左侧声带麻痹。

6.体重下降

消瘦为肿瘤的常见症状之一,肿瘤发展到晚期,患者可表现为消瘦和恶病质。

7.发热

肿瘤坏死可引起发热,多为低热。

(三)治疗方法

1.气管动脉灌注化疗药物(BAI)

肺癌主要由支气管动脉供血,即使是肺转移瘤,主要供血动脉仍是支气管动脉。动脉灌注其基本原理是以较小的药物剂量在局部靶器官获得较高的药物浓度,从而提高疗效、减少药物不良反应,减少正常组织损伤及肿瘤耐药性的形成,达到抑制肿瘤生长、延长患者生存期及改善患者生存质量的目的。

2.气管动脉化疗栓塞术(BACE)

BACE 可以阻断肿瘤的血液供应,使处于分裂期、静止期的肿瘤细胞缺血坏死,同时混于碘油内的化疗药物缓慢释放,大大延长化疗药物与肿瘤的接触时间,提高对局部转移病灶的作用。

3.肺动脉灌注化疗术(PAI)及经支气管动脉和肺动脉双重灌注化疗术(DAI)

根据肺癌双重供血理论,通过供血动脉直接灌注化疗药物达到肿瘤局部高浓度化疗作用,同时可减少抗癌药物与血浆蛋白结合,增加游离药物浓度,提高化疗药物的细胞毒性作用,与选择性支气管动脉灌注比较,具有总用药量少,全身不良反应少,见效快等特点。PAI 不仅直接作用于肿瘤局部,也可达到肺门和纵隔等处的淋巴结。

二、适应证

(1)各种类型的肺癌,以中晚期不能手术者为主。

(2)有外科禁忌证和拒绝手术者。

(3)作为手术切除前的局部化疗,以提高手术的成功率,降低转移发生率和复发率。

(4)手术切除后预防性治疗,以降低复发率。

(5)手术切除后胸内复发或转移者。

三、禁忌证

(1)出现恶病质或有心、肺、肝、肾衰竭者。

(2)有高热、感染迹象及白细胞计数少于 $4×10^9/L$。

(3)有严重的出血倾向和碘过敏造影禁忌者。

(4)支气管动脉与脊髓动脉共干或吻合交通者相对禁忌证。

四、护理

(一)术前护理

1.减轻焦虑

患者常因不了解介入治疗的方法、因害怕疼痛、担心手术失败或因经济方面的原因而显得焦虑不安。因此,护士应理解同情患者的感受,耐心倾听患者的诉说,鼓励其说出所担心的问题,对患者提出的问题,应给予明确、有效、积极的解释。耐心地向患者介绍手术目的、方法、大致过程、配合要点及注意事项、可能发生的并发症,说明介入手术的重要性、优越性和安全性,并动员亲属给患者以心理和经济方面的全力支持,使患者减少顾虑,能积极配合治疗。

2.改善肺泡的通气与换气功能,预防术后感染

(1)戒烟:指导并劝告患者戒烟,因为吸烟会刺激肺、气管和支气管,使气管、支气管分泌物增加,妨碍纤毛的活动和清洁功能,不利于痰液排出,容易引起肺部感染。

(2)维持呼吸道通畅:及时清除分泌物,鼓励患者进行有效咳嗽,以利于排痰。对久病体弱、无力咳嗽者,以手自上而下、由内向外轻拍患者背部协助排痰。若痰液黏稠不易咳出,可行超声雾化,并注意观察痰液的量、颜色、黏稠度、气味、是否带血,遵医嘱给予抗炎祛痰药物,以改善呼吸状况。

(3)咯血的护理:遵医嘱给予吸氧,静脉滴注止血药物;协助患者取半坐卧位,减少疲劳,并有利于呼吸;大咯血时给予头低脚高俯卧位,及时清除口腔内的血块,改善通气,以防窒息;护士应陪伴在床旁,关心体贴患者,减轻恐惧,必要时给予镇静剂;同时做好气管插管、气管切开等抢救准备;咯血不止时不宜搬动患者。

3.改善营养状况

应给予高蛋白、高热量、高维生素、易消化的饮食,注意食物的色香味,保持口腔清洁,并提供洁净清新的进餐环境,增进食欲,必要时静脉输注营养药物。

(二)术后护理

(1)体位:为防止穿刺动脉出血,患者需卧床休息24小时,穿刺侧肢体平伸制动12小时,12小时后可在床上轻微活动,24小时后可下床活动,但应避免下蹲、增加腹压的动作。肢体制动期间指导患者在床上翻身,以减轻患者的不适。

(2)术后4~6小时严密观察体温、脉搏、呼吸、血压,直至生命体征稳定。

(3)穿刺部位的观察与护理:穿刺处绷带加压包扎24小时或沙袋压迫6小时,观察穿刺部位有无渗血、出血,有无血肿形成,如有出血应立即用双手压迫,并通知医师进行处理。

(4)下肢血液循环的监测:严密观察双下肢皮肤颜色、温度、感觉、肌力及足背动脉搏动情况,警惕动脉血栓形成或动脉栓塞的发生,若出现皮肤颜色苍白、皮温下降、感觉异常、肌力减退等现象,应及时报告医师,遵医嘱使用血管扩张剂及神经营养药物,并配合物理治疗。

(5)并发症的观察与护理。①脊髓损伤:是支气管动脉栓塞术及灌注化疗术较常见且最严重的并发症,其发生原因一般认为是由于支气管动脉与脊髓动脉共干,高浓度的对比剂或药物流入脊髓动脉,造成脊髓细胞损伤或脊髓血供被阻断,致脊髓缺血所引起。表现为术后数小时开始出现横断性脊髓损伤症状,损伤平面高时可影响呼吸,2~3天内发展到高峰,发生率约15%。因此,护士应密切观察患者双下肢运动、感觉、肌力及有无尿潴留的发生。一旦有上述情况发生,应及时通知医师采取措施。可用生理盐水作脑脊液换洗,每5分钟置换10 mL,共200 mL。遵医嘱使用血管扩张剂,如烟酰胺、罂粟碱、低分子右旋糖酐、丹参等改善脊髓循环,应用地塞米松或甘露醇脱水治疗以减轻脊髓水肿,中医针刺治疗等有助于恢复或减轻病情的发展。②栓塞后综合征:是支气管动脉栓塞化疗术治疗后常见的并发症。是由于动脉被栓塞后器官缺血、水肿和肿瘤坏死所致。主要表现为发热、胸闷、胸骨后烧灼感等,体温一般不超过 38 ℃,多在一周内缓解。严重者可有高热,体温高于 40 ℃,若高热持续不缓解,伴胸痛、咳脓性痰,应警惕有肺脓肿的发生,该并发症较少见。确诊者遵医嘱应用敏感的抗生素及退热药,嘱患者注意休息,给予高蛋白、高热量、高维生素、营养丰富易消化的饮食,多饮水,出汗后及时更换被服,避免着凉,同时做好患者的心理护理,减轻焦虑。③肋间皮肤坏死和支气管大面积坏死:支气管动脉不仅是支气管、肺、脏层胸膜、肺动静脉的营养血管,它还供血于气管、食管、纵隔淋巴结等组织,而且约有 2/3 的人右支气管动脉与右肋间动脉共干,因此,支气管动脉栓塞术后,护士应注意观察患者有无咳嗽、咽下疼痛、胸痛、咯血、肋间痛及胸部皮肤有无感觉异常、皮温及颜色的改变。如有上述情况应及时报告医师,遵医嘱应用扩血管药物,咯血者遵医嘱应用止血药和血管升压素,同时做好咯血患者的护理,咽下疼痛者宜进软食和流质。④误栓:肺动脉栓塞术后容易发生,且常易引起脑栓塞,发生率约 10%,所以应注意观察患者有无脑栓塞的症状,如失语、偏瘫等,如有应及时通知医师处理,必要时手术取出栓子。⑤化疗药物的不良反应:与术后常见并发症化疗药不良反应的护理相同。

五、护理评价

(1)患者的心理状况如何,能否正确面对疾病,是否主动参与治疗与护理。

(2)患者是否维持正常的呼吸形态。

(3)患者是否发生窒息,窒息后能否得到及时解除。

(4)营养状况是否得到改善,体重是否增加或维持平衡。

(5)患者的疼痛症状是否得到缓解或减轻,对止痛方法表示满意的程度。

(6)对介入治疗方法、术后并发症的了解程度,是否掌握术后注意事项及康复知识。

(7)患者有否并发症,并发症发生后发现和处理是否及时和正确。

六、健康教育

(1)积极治疗原发病:如支气管扩张、肺脓肿、肺结核及霉菌感染等,以及某些寄生虫病(肺阿米巴病、肺吸虫病、肺棘球蚴病)和急性传染病(肾综合征出血热、肺出血型钩端螺旋体病)等。

(2)早期诊断:40 岁以上者应定期进行胸部 X 线普查,中年以上、久咳不愈并出现阵发性、刺激性干咳或出现血痰,应警惕肿瘤的发生,做进一步检查,争取早发现、早诊断、早治疗。

(3)让患者了解吸烟的危害,劝其戒烟。

(4)加强营养,合理休息,增强体质,劝其戒酒。

(5)避免出入公共场所或与上呼吸道感染者接近,避免居住或工作于布满灰尘、烟雾及化学刺激的环境。

(6)支气管动脉栓塞化疗、灌注化疗的患者,在治疗过程中应注意血常规的变化,定期返院复查血细胞和肝肾功能,如有咯血、呼吸困难、高热等症状出现,应及时就诊。

(7)动静脉瘘介入治疗:术后的患者要注意休息、减少活动,遵医嘱应用止咳药,以免剧咳导致血管破裂出血。遵医嘱定期复查,如再次出现咯血和缺氧症状或异位栓塞时应及时就诊。

(宋明月)

第三节　肾癌的介入护理

一、疾病概述

肾为腹膜外器官,贴附于脊柱两侧的腹后壁。第 12 肋以下,则有肋下血管神经、腰大肌等,肾周围炎或脓肿时,腰大肌可受到刺激发生痉挛,引起患侧下肢屈曲。两肾前面的毗邻位置不同:右肾前上部是肝右叶,下部有结肠右曲,内临十二指肠降部。

由于肾的毗邻位,一旦感染,刺激神经引起下肢屈曲。由于肾毗邻十二指肠,如果栓塞剂误入十二指肠血管,易引起十二指肠坏死。

二、治疗方法

在此不再叙述。

三、适应证和禁忌证

(一)适应证

(1)不适合开放性手术。

(2)需尽可能保留肾单位功能者。

(3)肾功能不全者。

(4)有低侵袭治疗需求者。

(二)禁忌证

(1)肝功能损害严重,谷丙转氨酶明显增高,有明显腹水、黄疸。

(2)有凝血机制障碍、出血倾向者。

(3)严重的器质性疾病,如心、肺、肝功能不全者。

(4)严重的代谢性疾病,如糖尿病,或严重的代谢紊乱,如低钠血症未予控制者。

(5)碘过敏、解剖变异,无法完成选择性肝动脉插管者。

(6)重度感染者。

四、护理

(一)术前护理

1.心理护理

责任护士术前需主动与患者沟通,鼓励其诉说心里的感受,加以疏导,观察患者的情绪变化,及时提供相应的帮助。根据患者的文化背景和信息接受能力提供疾病相关信息,介绍国内外肾癌介入治疗效果、方法,并向患者介绍手术及麻醉方式、术中、术后可能出现的不适及配合要点,也可以介绍手术成功案例帮助患者建立战胜疾病的信心,以真诚热情的态度关心患者,消除患者及家人的心理顾虑,使其能更好地配合手术治疗。

2.术前指导

向患者和家人讲解肾癌介入治疗相关知识,术后可能出现的不良反应及配合要点。对于老年人或合并有肺部疾病患者进行术前呼吸功能训练尤为重要。该训练可以使肺部最大限度地扩张,改善肺功能,有助于保持较好的血氧饱和度并可预防术后肺部并发症的发生。方法为平静呼吸时深吸一口气,停止呼吸 10～15 秒,然后缓缓呼出,为术中减影做准备,也可用吹气球法进行练习。指导患者做床上练习大、小便;教会患者术后翻身的技巧,下肢运动的方法,包括髋、膝关节及足部旋转运动,预防静脉血栓发生。术前4小时禁食、2小时禁水。触摸并记录双侧足背动脉搏动情况,便于术中、术后进行对照。进手术室前排空膀胱。

3.术区准备

指导患者及家属清洁手术区域皮肤的方法,根据循证护理指南,术区皮肤的准备并不能降低感染,相反不仅会给患者带来痛苦和形象的改变,而且会增加感染的风险。故不推荐术区皮肤的准备。

4.其他准备

完善心电图实验室系列检查、CT/MRI、DSA、X 线等相关检查;明确患者的肝、肾功能;积极治疗患者原有合并症,如高血压、冠心病等疾病。高血糖患者应做好血糖的监测工作,由于术前需禁食 4 小时,应警惕低血糖的发生。对于术前高度紧张的患者,除了常规术前心理护理外,必要时术前 30 分钟遵医嘱给予镇静剂。

(二)术中护理

1.患者准备

协助患者取仰卧体位,接上心电监护仪,备好动脉导管、注射器、碘化油、吸收性明胶海绵和化疗药物等。协助铺巾和注射化疗药物及栓塞剂。

2.术中配合

采用 seldiner 技术行股动脉穿刺,成功后采用 5F Cobra 导管,注入造影剂在数字减影血管造影(DSA)监视下行肾动脉造影,了解肿瘤的生长部位,大小,侵犯范围,确定肿瘤的供血动脉及其分支,注意是否存在动静脉瘘等情况。先用吡柔比星 30～60 mg,氟尿嘧啶 0.75～1.00 g 灌注,然后用无水酒精加碘化油(3∶1)进行肾动脉栓塞,加用钢圈,再次造影证实靶血管完全闭塞。

3.病情观察

密切观察患者的血压、心率、呼吸和血氧饱和度等变化,及时询问患者有无不适。注意观察患者反应,询问患者感受,必要时轻握其手或鼓励患者,及时告知患者手术进展,让其精神上得到支持,心理上得到放松,积极配合治疗。

4.导管拔后

协助医师用股动脉压迫止血带对股动脉穿刺处进行加压包扎。

(三)术后护理

1.局麻后护理常规

患者回病室后,应由 4 人协助搬运患者,密切关注手术穿刺部位,减少切口张力,避免压迫手术部位。如有引流,注意保护和固定引流管,勿使其牵拉或滑脱。同时立即给予持续心电监护 4 小时,遵医嘱吸氧,密切观察患者生命体征、意识、瞳孔及肢体情况。同时进行肾功能监测,严密观察并记录尿量、颜色及性状。嘱患者多饮水,保持尿量每小时＞500 mL,并给予口腔护理。

2.术区护理

告知患者及家属穿刺部位肢体需制动 24 小时,穿刺部位弹力绷带加压包扎 6～8 小时,保持敷料干燥,无污染。护士应观察穿刺点有无出血、血肿;穿刺肢体皮肤颜色、温度、知觉是否正常及足背动脉搏动情况。如有穿刺肢体皮肤颜色变紫或苍白、温度下降、麻木感、足背动脉搏动消失,提示穿刺点包扎过紧或者可能有血栓形成,应立即通知医师,给予处置。

3.疼痛护理

由于肾肿瘤栓塞后缺血或痉挛导致患者出现腰部疼痛症状,栓塞开始即可出现,持续 6～12 小时,疼痛程度与栓塞程度成正比。因此,责任护士应立即评估患者疼痛情况,观察并记录疼痛性质、程度、发作规律等,动态观察疼痛的变化并根据疼痛程度给予镇痛措施,必要时遵医嘱给予镇痛药。

4.卧位护理

术后患者采取平卧位,如有呕吐者,将头偏向一侧,预防窒息。术后 24 小时可下床活动,下床活动前,可慢慢起身,在床上静坐 30 分钟,再缓慢下床,先沿床边缓慢走动,逐渐离床活动。

5.饮食护理

术后如无恶心、呕吐症状即可进食,鼓励患者进高蛋白、高热量、高维生素、清淡易消化半流质软食,多食水果及蔬菜,同时忌油腻、过冷、过硬及辛辣、刺激食物。鼓励患者多饮水,减轻化学药物对肾脏的损害。如有恶心、呕吐者可暂缓进食。对于不能进食或禁食患者可以遵医嘱给予静脉营养治疗。

6.预防压疮

患者术后平卧位,穿刺肢体制动 24 小时,受压部位极易产生压疮的危险,应保持床单位清洁、干燥、平整,责任护士每 2 小时协助患者按摩受压部位,如肩部、背部、骶尾部、臀部、足跟等,移动患者时避免拖拽、推拉。患者营养状况较差者,适当应用预防压疮用品如透明敷贴、气垫床等。

五、康复指导

(1)因肾动脉栓塞后,坏死肿瘤细胞吸收导致患者出现发热症状,护士应耐心解释原因,教会患者掌握应对技巧。如体温超过 38.5 ℃遵医嘱予以物理降温或药物治疗。协助患者做好生活护理,预防感冒。

(2)及时为患者复查血常规,必要时作细菌培养,排除继发感染。嘱患者多饮水,减轻对比剂的毒性作用。给予患者心理疏导,加强功能锻炼,提高患者出院后的生活自理能力。

(3)远期效应:观察患者出院后,遵医嘱定时复查或随访。一般术后一个月复查,如有不适及时就诊。

(4)功能锻炼:如患者出院则按照出院前医师指导的方法进行功能锻炼,每次活动不超过 30 分钟,循序渐进。保证足够的休息和睡眠,促进机体康复。

(5)活动、休息与饮食:患者应生活规律,避免情绪激动,每天保证充足的睡眠,可做适当运动,每次活动不超过 30 分钟。饮食方面鼓励进高热量、高蛋白、高维生素、清淡、易消化软食,如鸡蛋、豆制品、肉、鱼、面条等。多吃新鲜蔬菜、水果,不吃或少吃烘、煎、炸、熏制食品,避免食用辛辣刺激性食物。

(6)服药指导:出院后仍需服药者,服药时要遵医嘱定时、定量,用药期间如出现不良反应,应立即停药,与医师取得联系,不可擅自更换药物,以免加重病情。

(于　爽)

参考文献

[1] 张晓霞,于丽丽.外科护理[M].济南:山东人民出版社,2021.

[2] 刘楠楠.内科护理[M].北京:人民卫生出版社,2021.

[3] 刘爱杰,张芙蓉,景莉,等.实用常见疾病护理[M].青岛:中国海洋大学出版社,2021.

[4] 王伟,梁津喜,杨明福.骨科临床诊断与护理[M].长春:吉林科学技术出版社,2020.

[5] 高淑平.专科护理技术操作规范[M].北京:中国纺织出版社,2021.

[6] 张俊英.精编临床常见疾病护理[M].青岛:中国海洋大学出版社,2021.

[7] 张翠华,张婷,王静,等.现代常见疾病护理精要[M].青岛:中国海洋大学出版社,2021.

[8] 徐明明.现代护理管理与临床护理实践[M].北京:科学技术文献出版社,2021.

[9] 张薇薇.基础护理技术与各科护理实践[M].开封:河南大学出版社,2021.

[10] 吴雯婷.实用临床护理技术与护理管理[M].北京:中国纺织出版社,2021.

[11] 王秀琴,肖靖琼,王芃.护理技能综合实训[M].武汉:华中科技大学出版社,2021.

[12] 李峰.护理综合实训教程[M].济南:山东大学出版社,2021.

[13] 黄涛,王丹凤.新编护理教育[M].郑州:郑州大学出版社,2021.

[14] 丁明星,彭兰,姚水洪.基础医学与护理[M].北京:高等教育出版社,2021.

[15] 姜雪.基础护理技术操作[M].西安:西北大学出版社,2021.

[16] 张秀花.护理院康复技术[M].北京:科学出版社,2021.

[17] 刘国成,罗毅平.产科危重症临床与护理实践[M].广州:暨南大学出版社,2021.

[18] 郭莉.手术室护理实践指南(2021版)[M].北京:人民卫生出版社,2021.

[19] 张春梅,闵小彦.重症血液净化护理[M].北京:科学出版社,2021.

[20] 高正春.护理综合技术[M].武汉:华中科技大学出版社,2021.

[21] 吴旭友,王奋红,武烈.临床护理实践指引[M].济南:山东科学技术出版社,2021.

[22] 关再凤,孙永梅.常见疾病护理技术[M].合肥:中国科学技术大学出版社,2021.

[23] 周霞.护理教学与临床实践[M].北京:中国纺织出版社,2021.

[24] 周红梅.实用临床综合护理[M].汕头:汕头大学出版社,2021.

[25] 陈素清.现代实用护理技术[M].青岛:中国海洋大学出版社,2021.

[26] 王岩.护理基础与临床实践[M].北京:化学工业出版社,2021.

[27] 奖争艳.外科护理技术[M].上海:同济大学出版社,2021.

[28] 孙爱针.现代内科护理与检验[M].汕头:汕头大学出版社,2021.

［29］涂英.基础护理技能训练与应用［M］.北京:科学出版社,2021.

［30］雷颖.基础护理技术与专科护理实践［M］.开封:河南大学出版社,2020.

［31］章志霞.现代临床常见疾病护理［M］.北京:中国纺织出版社,2021.

［32］窦榕榕.实用乳腺疾病护理实践［M］.北京:科学技术文献出版社,2021.

［33］迟玉春.现代急危重症护理［M］.北京:科学技术文献出版社,2021.

［34］于红,刘英,徐惠丽,等.临床护理技术与专科实践［M］.成都:四川科学技术出版社,2021.

［35］万霞.现代专科护理及护理实践［M］.开封:河南大学出版社,2020.

［36］杨慧.护理敏感指标在剖宫产患者护理质量和满意度中的应用［J］.中国药物与临床,2021,
21(3):524-525.

［37］饶柳妹,张文兵,叶诗萍,等.闭环护理管理模式在神经内科中的应用［J］.全科护理,2021,19
(3):394-397.

［38］陈德勋.预见性护理程序对脑出血患者术后肢体功能恢复及独立生活能力的影响［J］.中国
药物与临床,2021,21(21):3650-3652.

［39］林华娟,朱秀梅.医院改革下护理管理的创新思路［J］.中医药管理杂志,2021,29(20):75-77.

［40］成翼娟,陈忠兰,谷波,等.我国护理管理20年的发展变化与展望［J］.中国护理管理,2021,
21(9):1283-1287.